Obstetrics, Gynecology AND Infertility

산과 · 부인과 · 불임

군자출판사

산과 · 부인과 · 불임

Obstetrics, Gynecology and Infertility

첫째판 1쇄 인쇄 | 2009년 3월 13일
첫째판 1쇄 발행 | 2009년 3월 20일

지 은 이 John David Gordon MD, Jan Rydfors MD, Maurice Druzin MD, Yona Tadir MD, Yasser El-Sayed MD, John Chan MD, Dan Lebovic MD, Elizabeth Langen MD, Katherine Fuh MD

옮 긴 이 한승수, 김동호, 이상훈

발 행 인 장주연
편집디자인 정은진
표지디자인 이지선
발 행 처 군자출판사
등 록 제 4-139호(1991. 6. 24)

본 사 (110-717) 서울특별시 종로구 인의동 112-1 동원회관 BD 3층
Tel. (02) 762-9194/5 Fax. (02) 764-0209
대 구 지 점 Tel. (053) 428-2748 Fax. (053) 428-2749
광 주 지 점 Tel. (062) 228-0252 Fax. (062) 228-0251
부 산 지 점 Tel. (051) 893-8989 Fax. (051) 893-8986

www.koonja.co.kr

* 파본은 교환하여 드립니다.
* 검인은 옮긴이와의 합의 하에 생략합니다.

ISBN 978-89-6278-097-0

정가 30,000원

역자서문

2008년은 유례없는 세계적 신용경색의 여파로 전 국민이 어려웠던 한 해 이었습니다. 2009년 기축년 새해엔 어려움을 딛고 다시 힘차게 웅비하는 한 해가 되기를 소망합니다.

국내에 출판된 한국어판 산부인과 소형 가이드북이 없는 상황에서, 군자출판사의 산과, 부인과, 불임 전반적인 내용이 포함된 "Red book" 소책자의 번역 제안은 임상에 많은 도움이 되리라 생각되어 번역을 시작하였습니다. 이 책을 번역하면서 한국어로 번역시 내용을 이해하기가 어려운 부분들은 원문 그대로 영어표현을 사용하였습니다.

이 책의 장점은 산부인과 전 영역에 걸친 중요 내용이 포함되어 있으며 산부인과가 지향하고 있는 여성의학의 관점에서 여성건강에 관련된 기본적 질환에 (고혈압, 천식, 당뇨, 고콜레스테롤혈증, 심혈관 질환, 유방 질환 등) 대한 지식 및 처치들에 대한 내용들을 정리하고 있습니다. 이 책의 특징은 많은 중요 논문들 및 기관들의 임상 시험의 결과 및 처치 사항들을 테이블 및 챠트, 그래프 형식으로 요약 정리하고 있어 일목요연하게 내용을 볼 수 있으며 필요시 쉽고 적절하게 사용할 수 있으리라 생각됩니다.

이 책이 어려운 산부인과 현실에서 밤낮으로 열심히 근무하시는 전공의, 개원의, 임상의 모든 선생님들에게 조금이나마 도움이 되고 환자 치료의 결정 과정에 유용하게 사용되기를 기원합니다.

마지막으로, 교정에 도움을 준 중앙대병원 산부인과 이일한 전임의, 김정연 전공의, 이민경 전공의, 2008년 3학년 중앙의대 산부인과 실습 학생들, 출간을 위해 애써주신 군자출판사 관계자들에게 깊은 감사를 드립니다.

2009년 1월

중앙대병원 산부인과 한승수
중앙대병원 산부인과 김동호
중앙대병원 산부인과 이성훈

추천의 글

"Red book"으로도 통하는 "산과학, 부인과학, 불임" 제 6판에는 이미 임상핸드북의 표준이 되었던 지난 다섯 번째판을 뛰어넘는 괄목할만한 발전이 있었습니다. 다수의 그래프와 차트가 보강되었고, 산부인과학의 분야가 다양해짐에 따라 이 책이 다루는 범위 역시 넓어졌습니다. 이번 판은 전반적으로 재 집필되었으며, 산부인과 의사 만을 위해 맞추어 기술되지는 않았습니다. 여성 건강과 관계된 어떠한 종사자라도 이 책을 그들이 갖추어야 할 중요한 지침서로 여길 것입니다.

"1차 진료" 파트는 광범위한 문제들을 포함하면서도 제 2형 당뇨의 관리와 같이 화제가 되는 주제에 대해서도 다루고 있습니다. 제 2형 당뇨의 다양한 약제에 대한 차트가 포함되어 있어 많은 도움이 될 것입니다. 많은 인구가 제2형 당뇨를 앓고 있는 것을 생각해 볼 때, 이것은 "Red book"이 기술 범위를 확대해오고, 실용성을 갖게 되는 방식을 보여주는 좋은 예라고 할 수 있습니다.

"산과학" 파트의 모든 주제들은 직관적인 방식에서 다루어졌으며, 새로운 방식에 대한 최신지견을 포함하고 있습니다. 이런 측면은 임신 중 항고혈압약제가 적응이 되는 경우, 적응이 되지 않는 경우, 피해야 할 경우를 보여주는 차트로써 아주 잘 예증될 수 있을 것입니다.

"유전학"과 "초음파"는 책임감 있는 임상의라면 꼭 알아야 할 신체에 관한 지식이 되었기 때문에 이 부분들은 매우 도움이 될 수 있는 방식으로 아주 잘 기술되어 있습니다. "감염성 질환" 파트는 잘 구조화 되어, 적절한 항미생물 요법에 대한 쉬운 접근을 제공하고 있습니다.

"부인과" 파트는 비정상 자궁 출혈과 같은 일상적인 질환들과, 폐경, 피임, 불임, 종양학에 대해 쉽게 접근할 수 있는 정보들을 통하여 이야기 하고 있습니다. 이 책의 철저함을 입증하기라도 하듯, "수술 기록" 예문과 "Spanish Primer"라는 상용 스페인어 모음도 포함되어 있습니다.

적절하게 준비된 차트와 도표는 오늘날 같이 정보 홍수의 시대에 매우 중요한 형태의 정보전달 방식일 것입니다. 간결한 자료가 필요하게 되는데, "Red book"(산과학, 부인과학, 불임)에서도 역시 이러한 것을 담고 있습니다.

이 책은 오늘 날 여성건강과 산부인과 임상에게 꼭 필요한 것을 모아놓은 최고의 공헌이라 할 수 있습니다. 제가 아무리 노력해도 이 책에서 빠진 부분을 찾을 수 없었습니다. 이 책은 보물이나 다름 없습니다.

Alan DeCherney, M.D.
Chief
Reproductive Biology and medicine Branch
National Institute of Child Health and Human Development
National Institutes of Health

저자서문

이 핸드북은 초기에 레지던트에 의해서 고안되었으며, 의과대학생에서 인턴으로의 전환을 쉽게 하고자 하는 시도에서 출발하였습니다. 그러나 이 책은 폭넓은 분야의 의학 종사자들에게 모두 유용하다는 사실이 입증되었습니다. 나는 제 6판을 발간하게 된 것을 큰 기쁨으로 생각합니다. 총 704페이지로 구성되어, 1판에 비해 10배가 넘는 분량을 구성하고 있습니다. 나는 독자들이 이 책을 사용하면서, "많은 분량이 오히려 부실하다."라고 생각하지 않기를 진심으로 소망합니다.

나는 함께 일하는 전공의와 전임의, 동료의사들에게 그들이 많은 이해와 정서적 지지를 보내준 것에 대해 감사한 마음을 표합니다. 특히, UT-Houston의 Henry, Dave, Mack, Pamela, Laurie와 Stanford의 Yasser, Ron, Jean, Dennis, Debbie, Thomas, Anjali와 USCF의 Russell, Collin, Jan에게 감사를 표합니다.

나는 Fran Faircloth, Elizabeth Willingham, Jane McQueen과 그리고 Silverchair Science and Communications의 뛰어난 직원들에게 깊은 감사를 드립니다. 그들의 뛰어난 노력이 없었다면 이번 신판 책은 출간할 수 없었을 것입니다.

지난 수년간, 많은 사람들이 이 프로젝트의 성공과 Scrub Hill 출판사의 설립을 위해서 공헌해 왔습니다. 특히, Becky Morris (Stanford Publication Services의 임원이기도 한), Jean Williams, Randy Winn, Donna Troyna, Peter Shearer, John Hardee, Fred Peterson, Robert Howard, Chris Carbone, Dan Poyner에게도 감사를 표합니다.

나의 공동 편집자는 수년간 열정과 후원을 보여주었습니다. Dr. Yona Tadir의 공헌들은 4판의 질적 향상을 이끌었으며, 그의 견고한 성과에 감사를 표합니다. Dr. Jan Rydfors은 이 프로젝트가 확립된 이후로부터 한 부분을 차지하여 왔고, 내용의 길잡이로서 큰 공헌을 해준 것에 대해 감사한 마음을 갖습니다. 마지막으로, Stanford 레지던트 시절부터 나의 멘토였던 Dr. Maurice Druzin은 비록 유명을 달리하셨지만, 그의 지혜로움과 사려 깊은 충고들은 항상 내 곁에 있다는 것을 나는 알고 있습니다.

이번 제 6판으로, 다섯 명의 추가 저자들이 투입된 것에 대해 매우 기쁘게 생각합니다. Dr. Daniel Lebovic은 "Reproductive Endocrinology & Infertility" handbook을 나와 공동으로 저술하였는데, 관련단원과 내가 부탁한 몇몇 단원에 우수한 개정을 보여주었습니다. 나의 좋은 친구인 Dr. Yasser El-Sayed는 산과학 영역을 개정하는데 동기를 주었으며, 내가 자주 다루지 않는 분야에 대해 최신 지견을 실을 수 있도록 도와주었습니다. Dr. John Chan은 부인종양학 영역에서 엄청난 양의 새로운 정보를 제공해주었으며, 나는 그가 이 프로젝트에 참여하게 되어 기쁘게 생각합니다. 마지막으로 현재 Stanford 레지던트인 Dr. Elizabeth Langen과 Dr. Katherine Fuh는 매우 열심히 일하여, 교직원들이 집중할 수 있도록 하였으며, 이 책이 전통을 이어갈 수 있으리라는 확신을 심어 주었습니다. 나는 수련 기간동안 전공의가 얼마나 힘든가를 알고 있으며, 그들이 이 책의 향상을 위해 행한 모든 것에 대해 감사한 마음을 가지고 있습니다.

Dr. Charles Hammond, Dr. Robert Creasy, Dr. Mary Lake Polan, Dr. Robert Jaffe와 같은 저명한 과장님(department chairman) 아래에서 수련할 수 있었던 것은 나에게 큰 행운이었습니다. 나는 그들이 이 책의 저자들과 관계를 유지하며 인내를 보여준 점에 있어서 큰 빚을 지고 있는 마음입니다.

또, Dominion Fertility의 나의 동료인 Dr. Michael DiMattina에게도 감사의 마음을 표합니다. 그는 어떤 의사도 구할 수 없는 최고의 파트너이며, Dominion Fertility에서 같이 일하는 동안 그는 줄곧 나의 출간 활동을 지지해주었습니다.

이 프로젝트는 나의 부모님인 Dr. Edward T.Gordon의 정서적인 도움과 너그러운 재정적인 뒷받침이 없었다면 성공할 수 없었을 것입니다.

마지막으로, 의과대학, 두 번의 인턴, 레지던트, 전임의 수련과 그 이후 동안에도 줄곧 나를 격려해주는 사랑하는 친구이자 아내인 H. Allison Smith에게 이 책을 바칩니다. 나는 앞으로 20년 간의 결혼생활이 지난 20년만큼이나 훌륭하게 이어지길 소망합니다.

Jonh David Gordon, M.D.
Co-Director Dominion Fertility & Endocrinology
Clinical Professor
Te George Washington University
Department of Obstetrics and Gynecology

C·O·N·T·E·N·T·S

유전학

초음파

피임

부인과학

감염성 질환

부인종양학

유방질환

폐경

생식 내분비학

불임

고급 심폐 소생술

해부학

역학

암 선별검사

추천되는 암 선별검사 프로토콜

군	방식	선별검사 횟수	선별검사 시작 나이, -세
유방암			
U.S. Preventive services task force	유방조영술	1~2년마다	≥40
American Cancer Society	유방조영술	매년	≥40
	유방자가검진	환자와 손익을 의논	≥20
	임상적 유방 검진	3년 마다 매년	20~39 ≥40
American college of obstetricians and gynecologists	유방조영술	1~2년마다 매년	40~49 ≥50
대장암			
American Cancer Society	대변잠혈검사 또는	매년	≥50
	S상 결장경 검사 또는	매 5년 마다	
	대변잠혈검사 +S상 결장경 검사 또는	대변잠혈검사-매년 S상 결장경 검사-매 5년마다	
	이중 바륨 조영술 또는	매 5년마다	
	대장내시경	매 10년마다	
자궁경부암			
American college of obstetricians and gynecologists	Pap smear/HPV cytology	매년	21, 혹은 첫 성교 후 3년 뒤부터 (30세까지)
		매 2~3년마다[a]	
American Cancer Society	Pap smear	매년 매 2~3년마다[a]	21, 혹은 첫 성교 후 3년 뒤부터
	HPV cytology	매 2년마다	(30세까지)

[a] 30세 이후 3회 연속 PAP/HPV 검사상 정상, HIV 음성, 자궁경부 병변이 없는 여성들

ACOG 암 선별검사

2006년에 다양한 종류의 암이 발생하거나 암으로 사망할 여성의 예상 숫자와 위험도

암의 종류	새로 발생한 건수	일생동안 암이 발생할 위험도, 1 in	사망 숫자	일생동안 암으로 인해 사망할 위험도, 1 in
유방	212,920	8	40,970	34
폐	81,770	17	72,130	20
직장결장	75,810	18	27,300	45
자궁내막	41,200	38	7350	196
피부	30,420	77	3720	500
난소	20,180	68	15,310	95
자궁경부	9710	135	3700	385

추천되는 암 선별검사 가이드 라인

주제	가이드 라인
건강상담 및 암평가	모든 여성은 매년 암에 대한 평가와 전 악성 또는 악성을 의미하는 징후를 찾는 검사를 포함하는 건강검진을 받아야 한다.
유방암	유방촬영검사는 40세 이상의 여성에서 1~2년마다 하여야 하며 50세 이상에서는 매년 해야 한다. 모든 여성은 매년 신체검사의 일환으로 유방 검사를 받아야 한다. 유방 자가 검사의 이점에 대한 명확한 데이터가 부족함에도 불구하고 유방 자가 검사는 촉진 가능한 유방암을 찾는데 도움이 될 수 있으므로 추천된다.
자궁경부암	자궁경부 세포검사는 첫 성경험 후 3년 이후부터 매년 시행하여야 하지만, 늦어도 21세엔 시작하여야 한다. 자궁경부 세포검사는 30세 이상의 여성이 자궁경부 상피내암 (CIN) 2 or 3, 면역 억제, HIV 감염, Diethylstilbestrol 에 자궁이 노출된 과거력의 병력이 없는 경우 3번 연속으로 음성 결과가 나온 뒤에는 매 2~3년마다 한번씩 받아도 된다. 매년 하는 자궁경부 세포검사는 30세 이상의 여성에서는 선택사항이다. 자궁경부 세포검사와 HPV DNA 선별검사의 조합은 30세 이상의 여성에게 적합하다. 만약 이 검사들에서 모두 음성이 나온다면, 매 3년에 한번 이상으로 자주 검사를 받을 필요는 없다.

주제	가이드 라인
대장직장암	50세부터 5가지의 선별검사 중 1가지를 택해야한다. 1) 매년 대변잠혈검사 (Fecal occult blood testing (FOBT)) 혹은 대변 면역화학검사 (fecal immunochemical testing (FIT))[a] 2) 5년마다 직장내시경 (Flexible sigmoidoscopy) 3) 매년 대변잠혈검사 혹은 대변 면역화학검사[a] + 5년마다 직장내시경 4) 5년마다 이중 바륨 조영술 5) 10년마다 대장내시경
자궁내막암	증세없는 여성의 선별검사는 추천되지 않는다.
폐암	가능한 선별검사는 가격대비 성능이 좋지 않고, 폐암으로 인한 사망률을 낮춰주지 않는다. 일상적으로 폐암 선별검사를 하진 않는다.
난소암	증상이 없고, 난소암 저위험군의 여성에 대한 효과적인 선별검사는 현재 없다. 난소암을 초기에 발견하는 가장 좋은 방법은 환자와 의사가 난소암과 관련된 흔한 증세에 대해 주지하고 있고, 많은 의심을 가지고 주의깊게 증세가 있는 여성을 보는 것이다. 복부 사이즈 증가, 복부 팽창, 피로감, 복통, 소화 불량, 정상적으로 먹지 못함, 빈뇨, 골반통, 변비, 요통, 요실금, 체중 감소 등이 있을 경우 감별진단에 난소암이 포함되어야 한다.
피부암	자외선에 대한 노출 평가와 상담

[a] FOBT 와 FIT 는 환자의 집에서 채취한 2~3개의 변 샘플이 필요하다. 직장 수지검사를 통해 FOBT 혹은 FIT를 위해 얻은 1개의 샘플은 대장 직장암을 발견하는데 적당하지 않다.

영양

비타민 및 무기질 권장량

비타민	현 RDI[a] (하루권장섭취량)	새 DRI[b] (식이권장섭취량)	UL[c](상한치)
비타민 A	5,000 IU	900 mcg (3,000 IU)	3,000 mcg (10,000 IU)
비타민 C	60 mg	90 mg	2,000 mg
비타민 D	400 IU (10 mcg)	15 mcg (600 IU)	50 mcg (2,000 IU)
비타민 E	30 IU (20 mg)	15 mg	1000 mg
비타민 K	80 mcg	120 mcg	ND[d]
티아민	1.5 mg	1.2 mg	ND
리보플라빈	1.7 mg	1.3 mg	ND
나이아신	20 mg	16 mg	35 mg
비타민 B6	2 mg	1.7 mg	100 mg
엽산	400 mcg (0.4 mg)	음식에서 400 mcg 합성은 200 mcg	합성 1,000 mcg
비타민 B12	6 mcg	2.4 mcg	ND
바이오틴	300 mcg	30 mcg	ND
판토테익산	10 mg	5 mg	ND
콜린	아직 확립되지 않음	550 mg	3,500 mg

[a] RDI: Reference Daily Intake
[b] DRI: Dietary Reference Intakes
[c] UL: Upper Limit
[d] ND: Upper limit not determined

비타민 및 무기질 권장량

무기질	현 RDI[a] (하루권장섭취량)	새 DRI[b] (식이권장섭취량)	UL[c] (상한치)
광물	현 RDI[a]	새 RDI[b]	UL[c]
칼슘	1,000 mg	1,300 mg	2,500 mg
철	18 mg	18 mg	45 mg
인	1,000 mg	1,250 mg	4,000 mg
요오드	150 mcg	150 mcg	1,100 mcg
마그네슘	400 mg	420 mg	350 mg
아연	15 mg	11 mg	40 mg
셀레늄	70 mcg	55 mcg	400 mcg
구리	2 mg	0.9 mg	10 mg
망간	2 mg	2.3 mg	11 mg
크롬	120 mcg	35 mcg	ND[d]
몰리브덴	75 mcg	45 mcg	2,000 mcg

[a] RDI: Reference Daily Intake
[b] DRI: Dietary Reference Intakes
[c] UI: Upper limit
[d] ND: Upper limit not determined

체질량 지수

노모그램 (Nomogram)

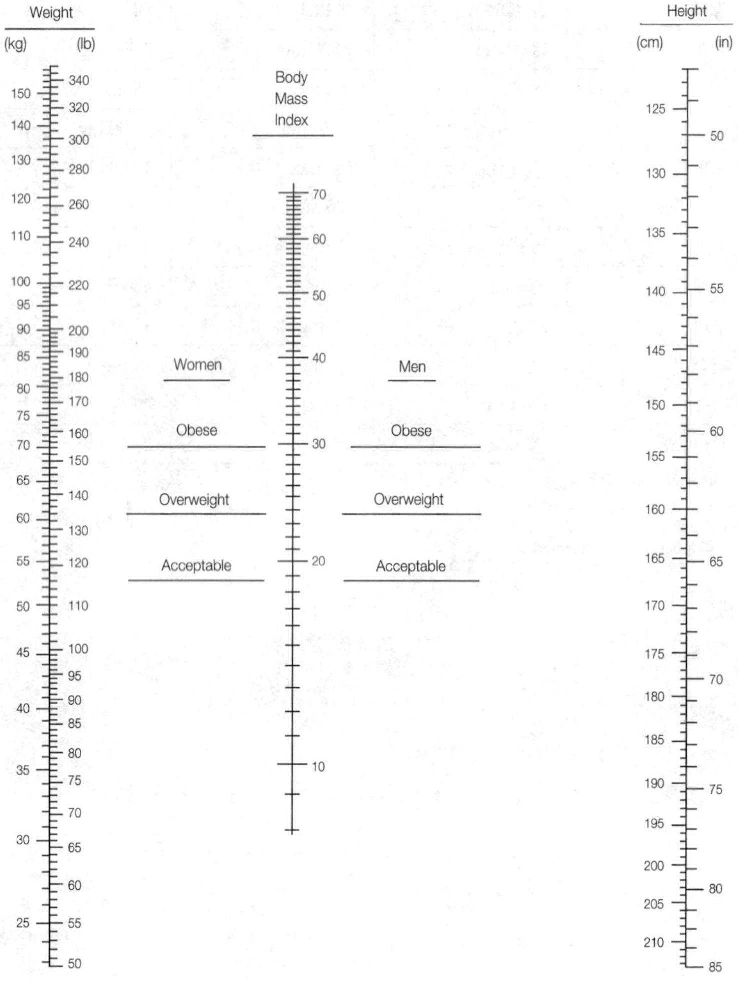

Body Mass Index Table

	Normal						Overweight					Obese										Extreme Obesity														
BMI	19	20	21	22	23	24	25	26	27	28	29	30	31	32	33	34	35	36	37	38	39	40	41	42	43	44	45	46	47	48	49	50	51	52	53	54
Height (in)	Body Weight (lb)																																			
58	91	96	100	105	110	115	119	124	129	134	138	143	148	153	158	162	167	172	177	181	186	191	196	201	205	210	215	220	224	229	234	239	244	248	253	258
59	94	99	104	109	114	119	124	128	133	138	143	148	153	158	163	168	173	178	183	188	193	198	203	208	212	217	222	227	232	237	242	247	252	257	262	267
60	97	102	107	112	118	123	128	133	138	143	148	153	158	163	168	174	179	184	189	194	199	204	209	215	220	225	230	235	240	245	250	255	261	266	271	276
61	100	106	111	116	122	127	132	137	143	148	153	158	164	169	174	180	185	190	195	201	206	211	217	222	227	232	238	243	248	254	259	264	269	275	280	285
62	104	109	115	120	126	131	136	142	147	153	158	164	169	175	180	186	191	196	202	207	213	218	224	229	235	240	246	251	256	262	267	273	278	284	289	295
63	107	113	118	124	130	135	141	146	152	158	163	169	175	180	186	191	197	203	208	214	220	225	231	237	242	248	254	259	265	270	278	282	287	293	299	304
64	110	116	122	128	134	140	145	151	157	163	169	174	180	186	192	197	204	209	215	221	227	232	238	244	250	256	262	267	273	279	285	291	296	302	308	314
65	114	120	126	132	138	144	150	156	162	168	174	180	186	192	198	204	210	216	222	228	234	240	246	252	258	264	270	276	282	288	294	300	306	312	318	324
66	118	124	130	136	142	148	155	161	167	173	179	186	192	198	204	210	216	223	229	235	241	247	253	260	266	272	278	284	291	297	303	309	315	322	328	334
67	121	127	134	140	146	153	159	166	172	178	185	191	198	204	211	217	223	230	236	242	249	255	261	268	274	280	287	293	299	306	312	319	325	331	338	344
68	125	131	138	144	151	158	164	171	177	184	190	197	203	210	216	223	230	236	243	249	256	262	269	276	282	289	295	302	308	315	322	328	335	341	348	354
69	128	135	142	149	155	162	169	176	182	189	196	203	209	216	223	230	236	243	250	257	263	270	277	284	291	297	304	311	318	324	331	338	345	351	358	365
70	132	139	146	153	160	167	174	181	188	195	202	209	216	222	229	236	243	250	257	264	271	278	285	292	299	306	313	320	327	334	341	348	355	362	369	376
71	136	143	150	157	165	172	179	186	193	200	208	215	222	229	236	243	250	257	265	272	279	286	293	301	308	315	322	329	338	343	351	358	365	372	379	386
72	140	147	154	162	169	177	184	191	199	206	213	221	228	235	242	250	258	265	272	279	287	294	302	309	316	324	331	338	346	353	361	368	375	383	390	397
73	144	151	159	166	174	182	189	197	204	212	219	227	235	242	250	257	265	272	280	288	295	302	310	318	325	333	340	348	355	363	371	378	386	393	401	408
74	148	155	163	171	179	186	194	202	210	218	225	233	241	249	256	264	272	280	287	295	303	311	319	326	334	342	350	358	365	373	381	389	396	404	412	420
75	152	160	168	176	184	192	200	208	216	224	232	240	248	256	264	272	279	287	295	303	311	319	327	335	343	351	359	367	375	383	391	399	407	415	423	431
76	156	164	172	180	189	197	205	213	221	230	238	246	254	263	271	279	287	295	304	312	320	328	336	344	353	361	369	377	385	394	402	410	418	426	435	443

Weight category	BMI
Underweight	〈18.5
Normal weight	18.5-24.9
Overweight	25-29.9
Obesity (Class I)	30-34.9
Obesity (Class II)	35-39.9
Extreme Obesity (Class III)	≥40

여성에서의 심혈관 질환 (cardiovascular disease, cvd)

여성에서의 심혈관계 질환 위험도 분류

위험도	기준
고위험군	기존의 관상동맥 질환 뇌혈관계 질환 말초동맥 질환 복강대동맥류 말기 혹은 만성 신부전 당뇨 10년의 Framingham global risk 〉20%
위험군	1개 이상의 심혈관질환 위험 요소 가짐 흡연 부족한 영양 운동부족 비만 특히 중심성 지방과다증 이전 심혈관질환 가족력 (남성에선 55세 미만, 여성에선 65세 미만) 고혈압 고지혈증 무증상의 혈관 질환 증거 (관상동맥 석회화) 대사성 증후군 트레드밀 검사상 운동능력 저하 또는 운동 뒤 비정상적인 심박수 회복
저위험군	10년의 Framingham global risk 〈 10%이고 위험 요소 없는 건강한 상태

심혈관계 질환 예방을 위한 알고리즘

심혈관질환 위험도의 측정

- 의학적 / 가족력
- 심혈관 질환 증상
- 혈압, BMI, 허리 사이즈 등 이학적 검사
- 금식시 지단백질과 혈당을 포함한 검사
- 심혈관질환 혹은 당뇨가 없는 경우는 Framingham 위험도측정
- 심혈관질환있는 여성은 우울증 선별검사

↓

Class I 의 추천되는 생활방식

- 금연
- 심장 건강에 좋은 식단
- 일정한 신체적 운동
- 체중 조절

↓

심혈관질환 고위험군 여성입니까?

- 기존의 심혈관질환
- 대뇌혈관질환
- 말초 동맥질환
- 복부 동맥류
- 당뇨
- 만성신장질환
- 10년 내 총 위험도 >20%

예 →

최근 심혈관 질환 사건, 진행, 혹은 울혈성 심장 부전 증상이 있습니까?

- **예** → 재활을 언급한
- **아니오** →

Class I 추천

- 혈압조절
- 저밀도지질단백질 요법 (<100 mg/dL)
- 아스피린/항혈소판제제
- β 차단제 (β-blocker)
- 안지오텐신변환효소/안지오텐신수용체 차단제
- 당뇨여성은 혈당조절
- 선별된 여성은 알도스테론 차단제

↓

Class II 추천을 고려할것

- 매우 고위험군에서 저밀도지질단백질 <70 mg/dL
- 고밀도지질단백질/비 고밀도지질단백질 요법
- 오메가-3 지방산
- 우울증 센터/치료

아니오 →

Class I 추천

- 혈압 조절
- 저밀도지질단백질 요법

↓

Class II 추천

- 선별여성에서 고밀도지질단백질, 비-고밀도지질단백질, 중성지방 요법
- 아스피린

여성에서 심혈관질환을 예방하기 위한 가이드 라인: 임상적 추천사항들

생활 습관 치료

담배

- 여성은 담배를 피지 말아야 하며, 담배 연기를 피해야 한다. 상담과 니코틴 대체요법, 그리고 약물 치료를 행동치료나 금연프로그램과 연합하여 제공한다 (Class I, Level B).

운동

- 여성은 최소한 30분 이상 중등도 강도의 운동 (가볍게 걷기 등)을 일주일 내내 해주는 것이 좋다 (Class I, Level B).
- 체중 감소가 필요한 여성은 최소 60~90분 이상의 중등도 강도의 운동 (가볍게 걷기 등)을 일주일 내내 해주는 것이 좋다 (Class I, Level C).

재활

- 심혈관 또는 뇌졸중 재활, 집이나 지역사회에서 의사가 추천한 운동 프로그램과 같은 포괄적인 위험 감소요법은 최근 급성 심혈관 증세 또는 심혈관 치료, 협심증, 최근 뇌혈관 장애, 말단 동맥질환 (Class I, Level A), 현재 혹은 과거의 심부전 그리고 LVEF〈40%에 해당되는 여성에게 추천된다 (Class I, Level B).

식이 요법

- 과일과 채소가 풍부한 식단을 섭취해야 한다. 곡류와 고섬유질 음식을 선택한다. 생선 특히 oily fish[a]를 일주일에 2번 이상 섭취한다. 포화 지방 섭취를 에너지의 10% 미만으로 제한하고 가능하면 7% 미만으로 제한한다. 콜레스테롤은 300 mg/day 이하로, 알코올은 하루에 1잔 이하로[b], 나트륨은 2.3 g/day 이하 (1 티스푼)로 제한한다. 트랜스지방산의 섭취는 최대한 낮춘다 (Class I, Level B).

체중 유지와 감소

- BMI를 18.5~24.9로 허리 둘레를 35인치 이하로 유지 또는 획득하기 위해서 여성은 균형잡힌 운동과 적절한 칼로리 섭취, 행동 프로그램을 통해 체중을 유지 또는 감소해야 한다 (Class I, Level B).

오메가-3 지방산

- 음식의 부속물로서 캡슐형 오메가-3 지방산 (대략 850~1,000 mg의 EPA와 DHA)은 관상동맥질환이 있는 여성에게 줄 수 있으며, 중성지방이 높은 여성에게는 더 많은 양 (2~4 g)을 치료를 위해 사용할 수 있다 (Class IIb, Level B).

우울증

- 관상동맥질환이 있는 여성에서 우울증을 선별 검사 해볼 필요가 있다 (Class IIa, Level B).

주 위험요인 치료

혈압 - 최적의 레벨과 생활

- 최적의 혈압인 〈120/80 mmHg는 생활 개선 즉 체중 조절, 운동 증가, 알코올 조절, 나트륨 제한, 그리고 과일과 채소 저지방 음식을 섭취함으로 가능하다 (Class I, Level B).

혈압 - 약물치료

- 약물 치료는 혈압이 140/90 이상인 경우 행해지며, 만성 신장 질환이나 당뇨가 있는 경우 130/80 이상에서 약물 치료를 한다. Thiazide 이뇨제는 금기인 경우나 특정 혈관질환으로 인해 다른 제제가 강요되어지지 않는 한 대부분의 환자에게 사용되어져야 한다. 고위험군의 여성에서 목적한 혈압을 달성하기 위해 초기 치료로 베타 blocker 와 ACE inhibitor 또는 ARBs가 사용되어지며, 거기에 필요하면 thiazide 와 같은 약을 사용할 수 있다 (Class I, Level A).

지질과 지단백 레벨 (Class I, Level A) - 최적의 레벨과 생활

- 다음의 지질과 지단백 레벨은 생활하면서 유지되어지는 것이 좋다. LDL-C〈100 mg/dL, HDL-C〉50 mg/dL, triglycerides〈150 mg/dL, and non-HDL-C(total cholesterol minus HDL cholesterol) 〈130 mg/dL (Class I, Level B). 만약 고위험군[c]의 여성이거나 고콜레스테롤혈증이 있는 경우, 포화 지방의 섭취는 〈7%, 코레스테롤 섭취는 〈200 mg/dL 로 유지되어야 한다 (Class I, Level B).

지질 - 고위험군 여성에서 약물치료로 LDL 낮추기

- 관상동맥질환이 있는 여성은 다른 혈전성 심혈관질환 혹은 당뇨 혹은 10년간 절대위험도가 〉20%인 여성에서와 동일하게 (Class I, Level B) LDL-C〈100 mg/dL를 획득하기 위해 (Class I, Level A) LDL-C 낮추는 약물과 생활 요법을 사용한다.
- CHD 를 가진 고위험군 여성[d]에서 〈70 mg/dL로 낮추는 것은 좋으며, LDL 낮추는 약이 필요할 수 있다 (Class IIa, Level B).

지질 - 다른 위험군 여성에서 약물치료로 LDL 낮추기

- 생활 요법을 하면서도 LDL-C 레벨이 130 mg/dL 이상, 여러 가지 위험 요인, 10년 절대위험도가 10~20% 인 경우 LDL-C 낮추는 약을 사용한다 (Class I, Level B).
- 생활 요법을 하면서도 LDL-C 레벨이 160 mg/dL 이상, 여러 가지 위험 요인을 가진 경우 10년 절대 위험도가 10% 이하이더라도 LDL-C 낮추는 약을 사용한다 (Class I, Level B).
- LDL-C 레벨이 190 mg/dL 이상인 경우 위험 요인의 유무와 상관 없이 LDL-C 낮추는 약을 사용한다 (Class I, Level B).

지질 - 낮은 HDL 또는 증가된 non-HDL 의 고위험군 여성의 약물 치료

- LDL-C 이 목표가 달성되면 낮은 HDL 또는 증가된 non-HDL 의 고위험군 여성인 경우 niacin[e] 또는 fibrate를 쓸 수 있다 (Class IIb, Level B).

지질 - 낮은 HDL 또는 증가된 non-HDL 의 다른 위험군 여성의 약물 치료

- 여러 가지 위험 요인을 가지고 10년 절대 위험도가 10~20%인 여성이 LDL-C 목표치가 달성 되면 HDL이 감소하거나 non-HDL이 증가하는 경우 niacin[f]이나 fibrate 치료를 고려할 수 있다 (Class IIb, Level B).

당뇨

- 당뇨가 있는 여성에서는 (Class I, Level B) HbA1c 〈7%를 달성하기 위해 심한 저혈당이 초래되지 않는 한 생활 교정과 약물 치료를 할 수 있다 (Class I, Level C).

여성에서 심혈관질환 예방을 위한 지침

예방 약물 치료

아스피린 - 고위험

- 아스피린치료는 (75~325 mg/d) 금기가 아닌 한 고위험군[c] 여성에게 사용되어야 한다.
- 만약 고위험군[c] 여성이 아스피린을 못견디는 경우 clopidogrel이 대신 사용될 수 있다 (Class I, Level B).

아스피린 - 다른 위험도 또는 건강한 여성

- 65세 이상의 여성에서는 만약 혈압이 조절되고 허혈성 발작 또는 심근경색 예방에 대한 유익이 위장관 출혈이나 출혈성 발작의 위험보다 크다면 아스피린 사용을 고려해 볼 수 있다 (Class IIa, Level B). 또 65세 미만에서는 허혈성 발작의 예방 효과가 약의 부작용보다 크다면 사용할 수 있다 (Class IIb, Level B).

β-blockers

- 베타 억제제는 금기되지 않는 한 심근 경색, 급성관상동맥증후군, 또는 심부전 여부와 상관없이 있는 좌심실 기능부전에 항상 사용되어져야 한다 (Class I, Level A).

ACE inhibitors/ARBs

- ACE inhibitors는 당뇨나 LVEF가 40% 이하, 심부전의 임상적 증거가 있는 여성, 그리고 심근 경색 후의 여성에게 금기가 아닌한 사용되어져야 한다 (Class I, Level A). ACE inhibitors를 쓸 수 없는 경우 대신 ARBs를 쓴다 (Class I, Level B).

알도스테론 억제제

- 이미 치료 용량의 ACE 억제제와 β-blockers를 사용하고 있고, 심부전 증세가 있는 LVEF가 40% 이하 이면서 심한 신부전이나 고칼륨혈증이 없는 사람에게 심근 경색 직후에 사용할 수 있다 (Class I, Level B).

LVEF, left ventricular ejection fraction; ACE, angiotensin-converting enzyme; ARB, angiotensin receptor blocker.

[a] 임신, 수유중인 여성은 methylmercury가 많은 생선을 먹는 것을 피해야 하며, mercury가 적은 생선과 조개를 12 oz/wk 이하로 먹여야 하며, 더 자세한 내용은 Environmental protection agency 와 US food and drug administration의 web site를 참조하시오.

[b] 동등한 음료는 12-oz bottle 의 맥주, 5-oz 의 한컵의 와인, 또는 1.5-oz shot of 80-proof spirit과 같다.

[c] 고위험군에는 CHD, 뇌혈관 질환, 말단 동맥질환, 복부동맥류, 말기신장질환, 당뇨, 그리고 10년 Framingham 위험도〉20%

[d] 매우 고위험군에는 CVD에 다음과 같은 것이 같이 있을때: 다수의 고위험요인, 심각하거나 잘 조절 안되는 위험 요인, 당뇨

[e] 식용 나이아신은 처방용 나이아신을 대신할 수 없다.

[f] 스텐트 삽입 치료, 이전에 관상동맥 우회술, CVD 가진 여성은 아스피린과 clopidogrel에 대한 최근 가이드라인을 사용해라.

고콜레스테롤혈증 치료

ATP III 추천

1 단계: 지단백 레벨을 결정하라; 9~12시간 굶은 뒤 완전한 지단백 분석표를 얻어라

LDL cholesterol -치료의 첫 목표	
<100	가장 적당
100~129	적당한 편
130~159	약간 높음
160~189	높음
≥190	매우 높음
Total Cholesterol	
<200	바람직함
200~239	약간 높음
≥240	높음
HDL cholesterol	
<40	낮음
≥60	높음

2단계: 관상동맥 심질환에 대한 고위험이 될만한 임상적 동맥경화성 질환을 찾아라

- 임상적 CHD
- 증상이 있는 관상동맥 질환
- 말단 동맥 질환
- 복부동맥류

3단계: 주된 위험 요소의 존재를 결정해라.

- 담배
- 고혈압(BP≥140/90 mmHg 또는 항고혈압제 사용중인 경우)
- 저 HDL 콜레스테롤(〈40 mg/dL)*
- 이른 CHD 가족력(남자 직계 가족〈55세, 여자 직계 가족〈65세)
- 나이(남자≥45세, 여자≥55세)

4단계: 만약 2가지 이상의 위험 요소가 CHD 없이 있다면, 10년 CHD 위험도를 평가해라.

- 20% 초과
- 10~20%
- 10% 미만

* HDL 콜레스테롤이 60 mg 이상이면 하나의 위험 요소를 빼라.

5단계: 위협 카테고리를 정해라.

- LDL 치료 목표를 정해라.
- 치료적 생활 변화 (therapeutic lifestyle changes; TLC)의 필요성을 정해라.
- 약물 고려 단계를 정해라.

위험군 분류	치료적 생활태도 개선 시작	약물치료를 고려할것
고위험군: CHD or CHD 위험도측정 (10년 위험 〉20%)	≥100 mg/dL	≥100 mg/dL
고등중증위험군: 위험요소 2개 이상 (10년 위험도 10~20%)	≥130 mg/dL	≥130 mg/dL
중증위험군: 위험요소 2개 이상 (10년 위험도 〈10%)	≥130 mg/dL	≥160 mg/dL
저위험군: 위험요소 0~2개	≥160 mg/dL	≥190 mg/dL

6단계 : 만약 LDL 이 목표치 이상이면 치료적 생활 변화를 시작해라.

영양소	권장섭취량
포화지방[a]	총 칼로리의 〈7%
다가 불포화 지방	총 칼로리의 10%까지
단가 불포화 지방	총 칼로리의 20%까지
총 지방	총 칼로리의 25~35%
탄수화물	총 칼로리의 50~60%
식이섬유	20~30 g/d
단백질	총 칼로리의 ~15%
콜레스테롤	〈200 mg/d

[a] 트랜스 지방산은 저밀도지질단백질 콜레스테롤을 상승시키므로 적게 섭취해야한다.
Note: 총 칼로리를 고려하여 적절한 열량섭취와 바람직한 체중을 유지하기 위한 운동을 할 것

7단계: 만약 LDL 이 5단계 표에서 보이는 단계를 넘었다면 약물 치료를 더해라.

CHD 나 그에 상응하는 것을 치료하기 위해 TLC 를 약과 같이 쓰는 것을 고려해라.
다른 위험 카테고리에 대해서는 TLC 3개월 후에 약을 쓰는 것을 고려해라.

약 종류	일반적 하루섭취량	지질/ 지단백 영향	부작용	금기사항
HMG CoA reductase inhibitors ("statins")				
Atorvastatin (Lipitor)	10~80 mg	LDL-C ↓ 18~55%	근병증	절대적
Lovastatin (Mevacor)	20 mg	HDL-C ↑ 5~15%	간효소 상승	활동성 혹은 만성 간 질병
Simvastatin (Zocor)	20~80 mg	TG ↓ 7~30%		상대적
Pravastatin (Pravachol)	20~40 mg			특정 약물의 부수적인 사용[a]
Fluvastatin (Lescol)	20~80 mg			
Cerivastatin	0.4-0.8 mg			
Bile acid sequestrants or resins				
cholestyramine (Questran)	4~16 g	LDL-C ↓ 15~30%	위장관 불편감	절대적 · Dysbetalipoproteinemia
Colestipol (Colestid)	5~20 g	HDL-C ↑ 3~5%	변비	· TG 〉400 mg/dL
Colesevelam (Welchol)	2.6~3.8 g	TG 변화 없음	다른 약물의 흡수 감소	상대적 · TG 〉200 mg/dL
Nicotinic acid				
Niacin (Niacor)	1 g tid	LDL-C ↓ 5~25% HDL-C ↑ 15~35% TG ↓ 20~50%	홍조 고혈당 고요산혈증 (혹은 gout) 상부위장관불편감 간독성	절대적 · 만성 간질환 · 심한 gout 상대적 · 담낭 · 고요산혈증 소화성 궤양
Fibric acid				
Gemfibrozil (Lopid)	600 mg	LDL-C ↓ 5~20% (고중성지방혈증 환자에서는 증가할수도 있다)	소화불량	절대적
Clofibrate (Atromid)	1 g bid	HDL-C ↑ 10~20%	담석	· 중증심장질환
Fenofibrate	200 mg	TG ↓ 20~50%	근병증	· 중증 간 질환

[a] Cyclosporine, macrolide, 항생제, 다양한 진균제 그리고 Cytochrome P-450 억제제 (fibrates와 niacin은 반드시 적절한 주의를 주면서 써야한다)

생활 개선 치료의 (TLC) 절차

첫 번째 방문:
치료적 생활습관변화 식이요법 시작

→
- 포화지방 & 콜레스테롤 감소를 강화
- 적당한 신체적 활동
- 영양사 소개를 고려

↓ 6주

두 번째 방문:
LDL 반응을 측정.
LDL 목표치에 도달하지 못하면 LDL 낮추는 치료를 강화

→
- 치료적 생활습관 개선 강화
- 식물성 stanols/ sterols 추가를 고려
- 식이섬유 섭취를 늘림
- 영양사가 식이조절할 것을 고려

↓ 6주

세 번째 방문:
LDL 반응을 측정.
LDL 목표치에 도달하지 못하면 약물치료를 고려

→ LDL-C 목표에 도달했다면
- 대사성 증후군 치료 시작
- 체중관리와 운동을 강화함
- 영양사가 체중조절, TGs, LDL-C조절 할 것을 고려

↓ 4~6개월 마다

치료적 생활습관 개선을 철저히 모니터링

출처: 고콜레스테롤혈증 성인을 발견, 측정, 치료한 전문가 집단의 세 번째 레포트(성인 치료 Panel III)

지질 이상 치료를 위한 약물치료

LDL-C 낮추는 약물치료 시작

→ statin, bile acid sequestrant 또는 niacin을 시작

↓ 6주

LDL-C 목표에 도달하지 못했다면 LDL-C 낮추는 치료를 강화

→ 고농도 statin을 고려하거나 statin 혹은 bile acid sequestrant나 niacin을 추가한다.

↓ 6주

LDL-C 목표에 도달하지 못했다면 약물치료를 강화하거나 혹은 지질 전문가에게 의뢰.
만약 LDL-C 목표에 도달했다면 다른 지질위험인자를 치료
(HDL-C <40 mg/dL, TG ≥150 mg/dL

→

1. 비 HDL 목표치에 비해 상승한 중성지방 수치(≥150 mg/dL)를 niacin이나 fibrate를 추가함으로서 치료하고, VLDL도 더 낮게 한다. 또는 LDL을 낮추는 약물치료를 강화한다.
2. 고 위험군 환자에서 비 HDL이 목표에 도달하면 낮은 HDL을 niacin이나 fibrate로 치료할 것을 고려한다.

↓ 4~6개월 마다

치료적 생활습관 개선을 철저히 모니터링

고혈압

평가

혈압 분류 분류	수축기혈압 mm Hg		이완기혈압 mm Hg
정상	〈120	그리고	〈80
고혈압전기	120~139	혹은	80~89
고혈압, 단계 1	140~159	혹은	90~99
고혈압, 단계 2	≥160	혹은	≥100

고혈압 진단적 정밀검사

- 위험 요인과 동반 질환을 평가한다
- 파악 가능한 고혈압의 원인 알기
- 주요 장기 손상 평가
- 과거력과 신체검사
- 혈액검사 결과 획득: 소변분석, 혈당, Hct, 지질, 칼륨농도, 크레아티닌, 칼슘
  옵션: 소변 알부민/ 크레아티닌 비율
- 심전도 평가

주 심혈관질환 위험 요인 파악

- 고혈압
- 물리적 운동
- 비만 (체질량지수≥30 kg/m²)
- 알부민뇨증, 측정된 사구체 여과율〈60 mL/min
- 이상지질혈증
- 나이 (남자〉55세, 여자〉65세)
- 담배
- 이른 나이의 CVD 가족력 (남자〈55세, 여자〈65세)

파악 가능한 고혈압 원인 파악

- 수면장애
- 쿠싱증후군 또는 스테로이드 치료
- 약제 유발
- 갈색세포종
- 만성신장질환
- 일차성 알도스테론증
- 갑상선 질환
- 신혈관 질환

고혈압 치료 원리

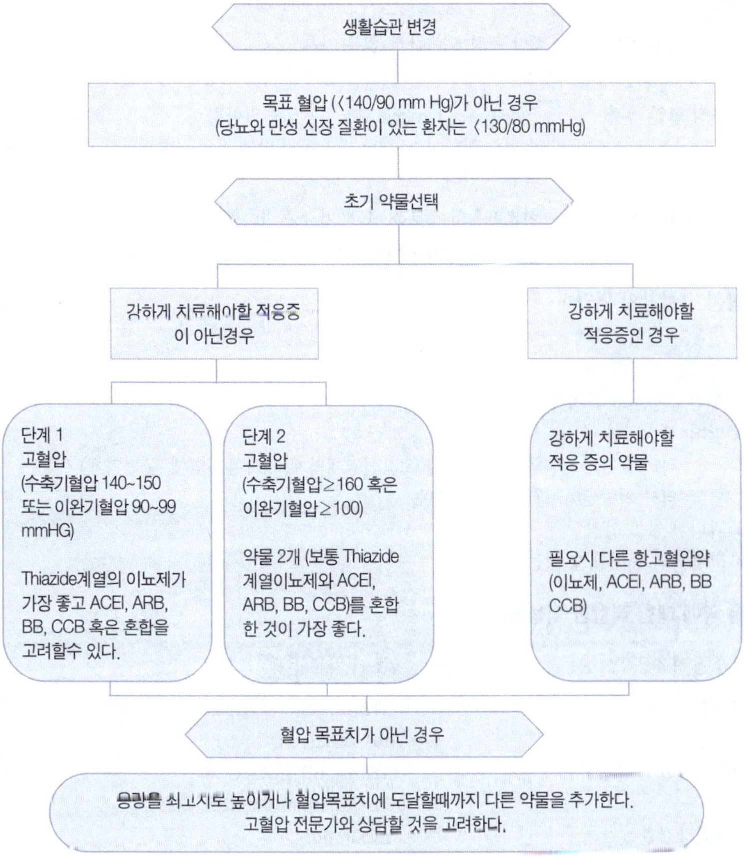

ACEI, angiotension converting enzyme inbitors; ARB, angiotensin receptor blocker; BB, beta blocker; CCB, calcium channel blocker; DBP, diastolic blood pressurel SBP, systolic blood pressure.
Reproduced from U.S. Department of Health and Human Services, NIH Publication No. 03-5231, May 2003.

혈압 측정 기술

방법	정보
진료실에서 측정	2번 측정, 5분 간격, 앉은 자세 반대쪽 팔에서도 혈압이 올라간 것을 확인
이동성 혈압 측정	"white coat hypertension" 측정을 위한것 수면중 혈압이 10~20% 감소하지 않는 것은 심혈관질환의 위험도를 높일수 있다
환자 자가 측정	치료반응의 정보를 제공. 치료를 지속할 때 개선을 도와줄수 있으며 "White coat Hypertension"을 측정하는데 유용하다

저항성 고혈압의 원인

- 잘못된 혈압 측정
- 과도한 나트륨 섭취
- 부적절한 이뇨제 치료
- 약제: 부적당한 양
  약의 효과와 상호작용 (NSAIDs, 교감신경계약제, 경구용피임제, 불법약제)
  의사 처방 없이 팔리는 약과 약초
- 과다한 알콜 섭취
- 고혈압의 증명할 수 있는 원인들

개별 약에 대한 적합한 적응증

적합한 적응중	초기 치료 선택
심부전	THIAZ, BB, ACEI, ARB, ALDO ANT
심근경색 후	BB, ACEI, ALDO ANT
심혈관질환 고위험군	THIAZ, BB, ACEI, CCB
당뇨	THIAZ, BB, ACEI, ARB, CCB
만성신장질환	ACEI, ARB
반복되는 뇌졸중의 예방	THIAZ, ACEI

ACEI, angiotensin converting enzyme inhibitor; ALDO ANT, aldosterone antagonist; ARB, angiotensin receptor blocker; BB, beta-blocker; CCB, calcium channel blocker; THIAZ, thiazide diuretic.

Clinical Trial and Guideline Basis for Compelling Indications for Individual Drug Classes

Compelling Indication[a]	Recommended Drugs						Clinical Trial Basis[b]
	Diuretic	BB	ACEI	ARB	CCB	Aldo ANT	
Heart failure	●	●	●	●		●	ACC/AHA Heart Failure Guideline, MERIT-HF, COPERNICUS, CIBIS, SOLVD, AIRE, TRACE, ValHEFT, RALES, CHARM
Postmyocardial infarction		●	●			●	ACC/AHA, Post-MI Guideline, BHAT, SAVE, Capricorn, EPHESUS
High coronary disease risk	●	●	●		●		ALLHAT, HOPE, $ANBP_2$, LIFE, CONVINCE, EUROPA, INVEST
Diabetes	●	●	●	●	●		NKF-ADA Guideline, UKPOS, ALLHAT
Chronic kidney disease			●	●			NFK Guideline, Captopril Trial, RENAAL, IDNT, REIN, AASK
Recurrent stroke prevention	●		●				PROGRESS

생활습관 개선의 원리

- 모든 개인의 건강한 생활스타일을 권장한다.
- 전 고혈압이나 고혈압을 가진 모든 환자에게 생활습관 개선을 처방한다.
- 생활습관 개선에는 체중감량, DASH 식이요법, 나트륨 섭취 제한, 유산소 운동, 음주조절 등이 들어간다.

생활습관 개선 추천

개선	추천	감소한 수축기혈압 평균[a]
체중 감소	정상체중 유지 (body mass index 18.5~24.9 kg/m²)	5~20 mm Hg/10 kg
DASH 식이요법	과일, 채소가 풍부한 식단고르기, 포화지방 그리고 총 지방이 적은 저지방 유제품을 고른다	8~14 mm Hg
나트륨 섭취 감소	소금섭취를 하루에 ≤100 mmol 줄임 (소금 2.4 g 또는 염화나트륨 6 g)	2~8 mm Hg
유산소 운동	규칙적인 유산소 운동 (예: 경보)을 하루에 최소 30분 일주일에 5~6일	4~9 mm Hg
음주조절	남자: 하루에 ≤2잔[b]까지 여자 그리고 체중이 적게 나가는 사람: 하루에 ≤1잔까지	2~4 mm Hg

[a] 효과는 양과 시간에 의존한다.

[b] 1잔 = 1/2 온즈 or 15 ml 에탄올 (보기. 맥주12온즈, 포도주5온즈, 80 proof 위스키 1.5온즈

고혈압 약물 치료

Combination Type[a]	Fixed-Dose Combination, MG[b]	Trade Name
	Amlodipine-benazepril hydrochloride (2.5/10, 5/10, 5/20, 10/20)	Lotrel
	Enalapril-felodipine (5/5)	Lexxel
	Trandolapril-verapamil (2/180, 1/240, 2/240, 4/240)	Tarka
ACEIs and diuretics	Benazepril-hydrochlorothiazide (5/6.25, 10/12.5, 20/12.5, 20/25)	Lotensin HCT
	Captopril-hydrochlorothiazide (25/15, 25/25, 50/15, 50/25)	Capozide
	Enalapril-hydrochlorothiazide (5/12.5, 10/25)	Vaseretic
	Fosinopril-hydrochlorothiazide (10/12.5, 20/12.5)	Monopril/HCT
	Lisinopril-hydrochlorothiazide (10/12.5, 20/12.5, 20/25)	Prinzide, Zestoretic
	Moexipril-hydrochlorothiazide (7.5/12.5, 15/25)	Uniretic
	Quinapril-hydrochlorothiazide (10/12.5, 20/12.5, 20/25)	Accuretic
ARBs and diuretics	Candesartan-hydrochlorothiazide (16/12.5, 32/12.5)	Atacand HCT
	Eprosartan-hydrochlorothiazide (600/12.5, 600/25)	Teveten-HCT
	Irbesartan-hydrochlorothiazide (150/12.5, 300/12.5)	Avalide
	Losartan-hydrochlorothiazide (50/12.5, 100/25)	Hyzaar
	Olmesartan medoxomil-hydrochlorothiazide (20/12.5, 40/12.5, 40/25)	Benicar HCT
	Telmisartan-hydrochlorothiazide (40/12.5, 80/12.5)	Micardis HCT
	Valsartan-hydrochlorothiazide (80/12.5, 160/12.5, 160/25)	Diovan-HCT

(continued)

고혈압 약물 치료 (계속)

Combination Type[a]	Fixed-Dose Combination, MG[b]	Trade Name
BBs and diuretics	Atenolol-chlorthalidone (50/25, 100/25)	Tenoretic
	Bisoprolol-hydrochlorothiazide (2.5/6.25, 5/6.25, 10/6.25)	Ziac
	Metoprolol-hydrochlorothiazide (50/25, 100/25)	Lopressor HCT
	Nadolol-bendroflumethiazide (40/5, 80/5)	Corzide
	Propranolol LA-hydrochlorothiazide (40/25, 80/25)	Inderide LA
	Timolol-hydrochlorothiazide (10/25)	Timolide
Centrally acting drug and diuretic	Methyldopa-hydrochlorothiazide (250/15, 250/25, 500/30, 500/50)	Aldoril
	Reserpine-chlorthalidone (0.125/250, 0.25/50)	Demi-Regroton, Regroton
	Reserpine/chlorothiazide (0.125/250, 0.25/500)	Diupres
	Reserpine-hydrochlorothiazide (0.125/25, 0.125/50)	Hydropres
Diuretic and diuretic	Amiloride-hydrochlorothiazide (5/50)	Moduretic
	Spirolactone-hydrochlorothiazide (25/25, 50/50)	Aldactazide
	Triamterene-hydrochlorothiazide (37.5/25, 75/50)	Dyazide, Maxzide

[a] ACEIs, angiotensin converting enzyme inhibitors; ARBs, angiotensin receeptor blockers; BBs, β-blockers; CCBs, calcium channel blockers.

[b] Some drug combinations are avaliable in multiple fixed doses. Each drug dose is reported in milligrams.

Reproduced with permission from The seventh report of the joint national committee on prevention, detection, evaluation, and treatment of high blood pressure. JAMA. May 2003;289(19):2567.

2형 당뇨 관리

최신 정보

- 2형 당뇨는 고통과 경제적 지출을 야기한다.
- 부작용은 비당뇨성 혈당 수치를 유지함으로 줄일 수 있다.
- 일차 치료는 생활 개선과 metformin이다.
- 만약 목표를 달성하지 못하면 인슐린의 초기 투입이 추천된다.

단일치료인 항 당뇨 요법 요약

시술	헤모글로빈 A1C 기대 감소치 (%)	장점	단점
Step 1			
체중을 줄이고 활동을 늘림	1-2	저비용, 많은 이득	첫해에 많이 실패
Metformin	1.5	적정 체중, 저렴	위장관 부작용, 드물게 락토산혈증
Step2			
인슐린	1.5-2.5	용량제한없음, 저렴, 지질 수치 개선	주사, 관찰 필요, 체중증가
Sulfonylureas	1.5	저렴	체중증가, 저혈당
TZDs	0.5-1.4	지질수치개선	체액 저류, 체중증가, 비쌈
Alpha-glucosidase inhibitors	0.5-0.8	적정 체중	위장관부작용, TID dosing, 비쌈
Exenatide	0.5-1.0	체중감소	주사, 위장관 부작용, 비쌈, 시험결과가 적음
Glinides	1-1.5	짧은 지속기간	TID dosing, 비쌈
Pramlintide	0.5-1.0	체중 감소	주사, TID dosing, GI 부작용, 비쌈, 임상시험이 적다

2형 당뇨 관리

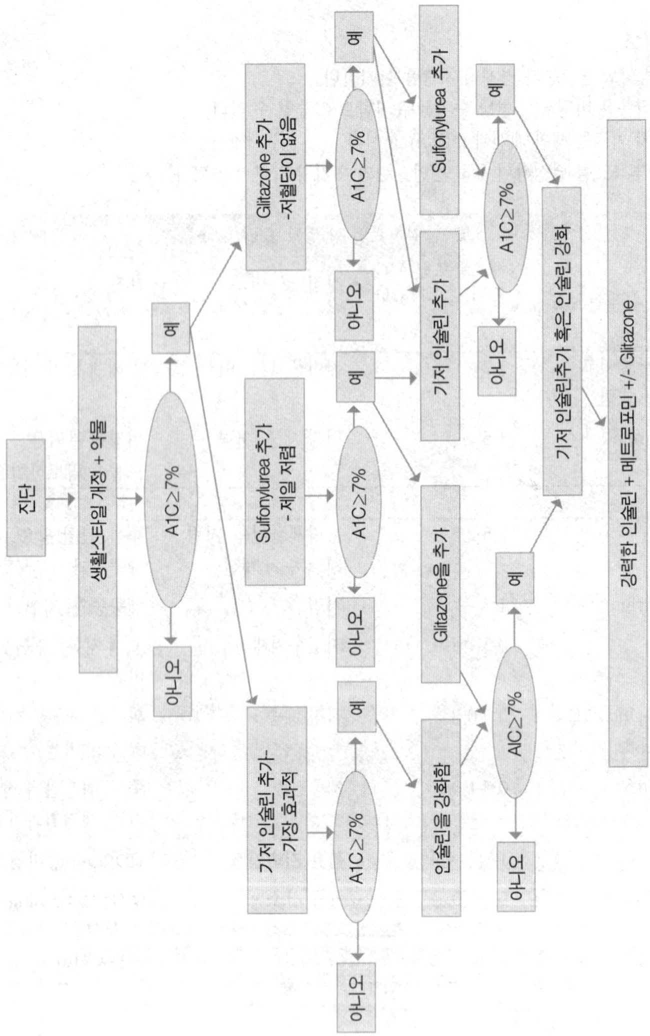
진단
생활스타일 개정 + 약물
A1C≥7%
아니오
예
Glitazone 추가
-저혈당이 없음
Sulfonylurea 추가
- 제일 저렴
기저 인슐린 추가-
가장 효과적
A1C≥7%
예
아니오
A1C≥7%
예
아니오
A1C≥7%
예
아니오
Sulfonylurea 추가
기저 인슐린 추가
Glitazone을 추가
인슐린을 강화함
A1C≥7%
예
아니오
AIC≥7%
예
아니오
기저 인슐린추가 혹은 인슐린 강화
강력한 인슐린 + 메트로포민 +/- Glitazone

인슐린 요법의 시작

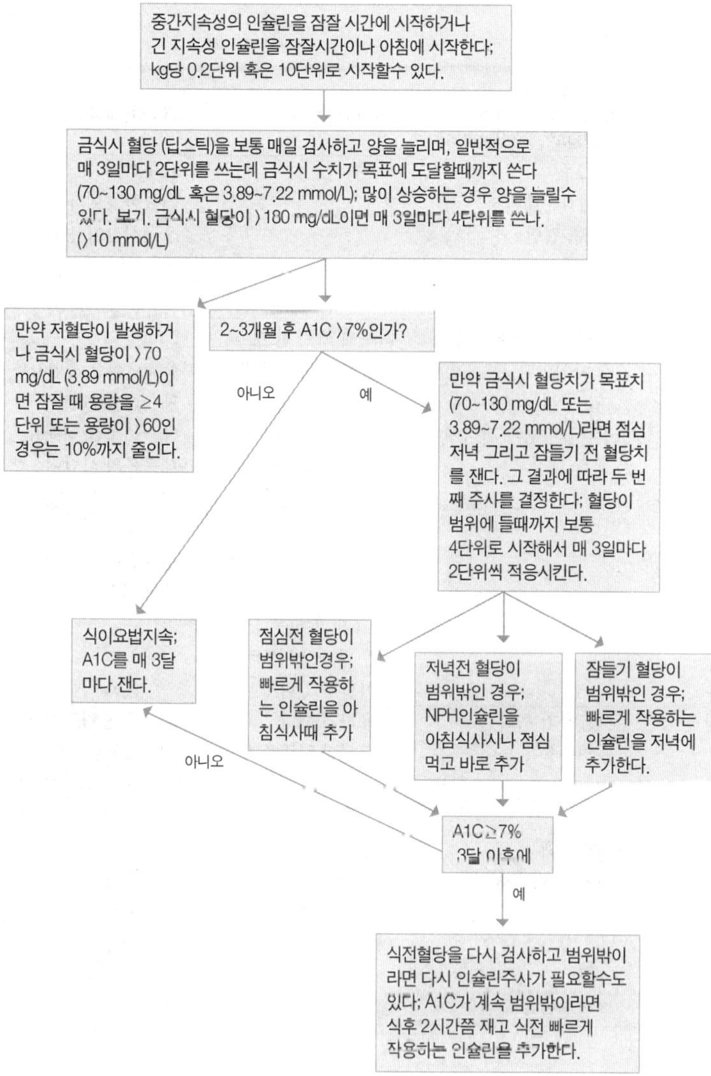

A1C, glycosylated hemoglobin; bg, blood glucose; NPH, neutral protamine hagedorn.

금연

금연을 돕는 약물들

요인	Bupropion hydrochloride SR (Zyban®, Wellbutrin®)	패치 (다양함)	껌 (Nicorette®)
치료기간	7~12주 금연하는데까지 1~2주 걸림 6개월까지 유지위해 사용될 수 있음	6~8주	12주까지 필요한것보다 더 오랜시간이 걸릴수 있음.
용량	1~3일: 150 mg 알약을 각 아침마다 4일~끝까지: 150 mg 알약을아침과 저녁에	하루에 패치 한 개 사용시에 점점 용량줄임: 4주동안 21 mg 2주동안 14 mg 2주동안 7 mg 8주동안 15 mg을 사용한다면 천천히 끊는 것은 하지 말 것 가벼운 흡연자 (≤10개피/하루)는 낮은 용량에서부터 시작할수 있다.	2 mg 4 mg (심한 흡연자) 매 1~2시간마다 (10~15조각/하루) 대부분의 사람이 충분한 양의 껌을 씹지 않는다 - 필요할때는 언제든 씹으세요!
장점	사용하기 쉽다 흡연충동욕 줄여줌	사용하기 쉽다 니토틴의 꾸준한 용량	스스로 용량조절가능 예측가능한 충동시 (보기. 식후) 도움 입이 바쁘다.
단점	수면방해 입을 건조하게함	피부자극 수면 방해 욕구에 응한 니코틴 양을 조절할수 없다	올바로 껌을 씹는게 필요함-씹고 쉬고 틀니에 달라붙음 껌을 씹는동안 산성음료를 마시면 안됨
이용성	처방전있을 때만	일반의약품	일반의약품

금연

금연을 돕는 약물들 (계속)

흡입기 (Nicotrol®)	비강 분무기 (Nicotrol®)	Lozenge (Commit™)
3~6달 지난 몇주동안 천천히 줄여가며 사용	3~6달 몇주동안 줄여가며 사용	12주
6~16통/하루 한 통을 다 쓸때까지 80회정도 흡입하는게 좋다 한 통의 일부를 쓰게 되면, 나머지는 두었다가 쓴다	각 콧구멍으로 한번 뿌리는 것이 한번 용량 필요할때마다 1~2회용량/시간 최소량 =8용량 /하루 최대량 =40용량/하루	2 mg lozenge 한번 복용 (만일 당신이 일어나서 30분 이상 경과하여 처음 흡연을 한다면 or (만일 당신이 일어나서 30분 이내에 처음 흡연을 한다면 4 mg lozenge를 첫 1~6주 사이엔 하루에 1~2시간 마다 7~9주사이엔 2~4시간마다 10~12주사이엔 4~8시간 마다
스스로 용량을 조절할수 있음 예상가능한 흡연충동시 도움 손과 입을 바쁘게 함	스스로 용량을 조절할수 있음 욕구를 진정시키는데 가장 빠른 작용	사용하기 쉽다 완전히 녹는데 20-30분이 걸린다
입과 목을 자극함 (사용시 개선됨) (40°F에서 잘 작용하지 않음 흡입기를 사용하는동안 산성음료를 마시면 안된다	올바르게 사용하는게 필요함 (흡입하지 말 것) 코를 자극 할수 있음 (사용시 개선될수 있음) 의존성야기 가능	계속해서 사용한다면 딸꾹질, 속쓰림. 구역질 혹은 부작용을 야기할 수 있음 lozenge씹거나 삼키면 안됨 lozenge를 입에 넣고 있을때는 15분동안 먹거나 마시면 안됨
처방전이 있는 경우에만	처방전이 있는 경우에만	일반의약품

편두통

최신 정보

- 초기 편두통 치료는 편두통 특이적 이어야 하며, 최고의 결과를 위해서 편두통 경과 초기에 사용되어야 한다.
- 마약성 진통제는 편두통의 초기 치료로 쓰지 않는다.
- 주당 2일 이상 발생하는 편두통의 급성 증상 치료법 특히 진통제의 사용은 약물 과다사용 두통을 야기할 수 있다.
- 편두통을 치료 안하는 것 또는 지연 치료는 central sensitization을 야기하여 치료를 더욱 어렵게 만들 수 있다.

사용가능한 트립판 계열 약물 및 용량

일반 명	알약 하나당 용량	적정 용량	하루 최고 용량	다른 투여방법
Almotriptan	6.25 & 12.5 mg	12.5 mg	25 mg	-
Eletriptan	20 & 40 mg	40 mg	80 mg	-
Frovatriptan	2.5 mg	2.5 mg	7.5 mg	-
Naratriptan	1 & 2.5 mg	2.5 mg	5 mg	-
Rizatriptan	5 & 10 mg	10 mg	30 mg	ODT
Sumatriptan	25, 50 & 100 mg	50 or 100 mg	200 mg	SC, NS, PR
Zolmitriptan	2.5 & 5 mg	2.5 or 5 mg	10 mg	ODT, NS

NS, nasal pray; ODT, orally disintegrating tablet ; PR, per rectum (suppository); SC, subcutaneous.

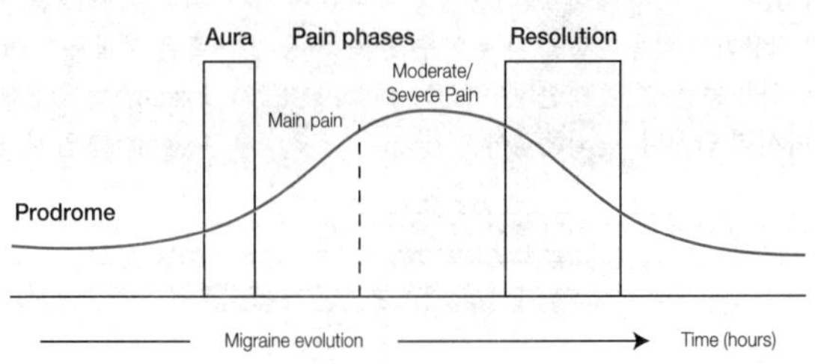

편두통, 군발성 두통, 긴장성 두통의 특징

특징	편두통	군발성두통	긴장성 두통
발병	청소년기에 제일 호발	30대 혹은 40대	다양, 대개는 20대나 그 이후에 문제가 나타남
빈도	종종 월경시에 한달에 1~2회 발생	하루에 1회 혹은 그 이상, 6~8주간 지속	단발성-한달에 15일 이하 만성- 한달에 15일 이상
위치	일측성〉양측성 전두-측두엽 또는 안구	100% 일측성; 대개 안와측두성	양쪽 이마, 뒤통수, 목
묘사	박동성의 또는 강한 압력성	비박동성, 격통, 찌르는 관통하는듯한	쥐어짜고, 눌리고, 쑤시는
지속기간	4~72시간, 보통 12~24시간	30분에서 2시간, 보통 45~90분	단발성 - 수 시간 만성 - 하루종일
전구증상	기분, 힘, 식욕의 변화	동측 안쪽 눈구석 또는 안쪽 콧구멍의 약하게 순간 타는 듯한 감각을 포함하기도 함	없음
전조	60분까지, 보통 20분, 종종 시각적	없음	없음
관련증상	오심, 구토, 공음증 (sonophobia) 과민성 때때로 안검하수	동측 안검하수 축동, 결막염, 누루; 동측 콧구멍이 막히고 콧물흐름	일과성 - 식욕 감소, 빛이나 소리에 과민성 만성적 - 빛이나 소리 과민성 또는 오심
행동	어둡고 소용한 방에서 운둔 (칩거)	심한 심박동, rocking	일반적으로 영향받지 않음 ; 기능적측면에서 약간 감소할수 있음

Marks DR의 허가를 받아 개정함, Rapoport AM. Practical evaluation and diagnosis of headache Semin Neurol. 1997; 17:309.

편두통의 급성 치료 및 예방을 위한 약물

약 분류	약물 유형	농도와 사용	편두통의 급성 반응	편두통의 예방
진통제	NSAIDs	ibuprofen, 400~800 mg, 경구 OTC or Rx	●	●
		naproxen, 250~500 mg, 경구 OTC or Rx		
		indomethacin, 50 mg, 경구	●	
	acetaminophen	acetaminophen, 1,000 mg orally OTC	●	
	Opiods	codeine, 경구 30 mg	●	
	Opiate 길항제	butorphanol, 1 mg, NS	●	
	진통제 혼합	esgic, 1~2알 orally (butalbital, 50 mg. acetaminophen, 325 mg, caffeine, 40 mg)	●	
		fioricet, 1-2 알약 경구 (butalbital, 50 mg, acetaminophen, 325 mg, caffeine, 40 mg)		
혈관작용 물질	dihydroergotamine mesylate	dihydroergotamine mesylate, 1 mg IM, SQ, IV	●	
	other combination agents	midrin, 경구로 2알, 그리고 한시간에 1알 총 6알까지 (isometheptene mucate, 65 mg dichloralphenazone, 100 mg, acetaminophen, 325 mg)까지	●	
	5-HT agonists[b]	sumatriptan, 6 mg SQ, 25~100 mg 경구, 20 mg NS		●
		naratriptan, 경구, 1.0~2.5 mg		
		rizatriptan, 경구, 5~10 mg		
		zolmitriptan, 경구, 1.25~2.5 mg		
	Ergotamine	ergotamine, 경구, 2 mg	●	
		ergotamine과 caffeine의 다양한 조합, 경구 혹은 직장내		
베타차단제		propranolol, 80~240 mg 경구, 하루에 한번		●
		metoprolol, 50~100 mg 경구, 하루에 한번		

편두통의 급성 치료 및 예방을 위한 약물[a]

약 분류	약물 유형	농도와 사용	편두통의 급성 반응	편두통의 예방
항우울제	Tricyclic anti-depressants	Amitriptyline, 25~100 mg 경구, 하루에한번		●
		Doxepin, 175~300 mg		
	선택적 serotonin 재흡수 억제제	Fluoxetine, 20~80 mg 경구, 매일 (다른것들이 효과적일수 있음)		●
칼슘통로 차단제		Verapamil, 80~480 mg, 매일		●
		Nimodipine, 30 mg 3회 매일		
항경련제		Valproic acid, 250~500 mg 경구, 매일		

DHE, dihydroergotamine; 5-HT, 5-hydroxytryptamine; IM, 근육내; IV, 정맥내; NS,비강 분부기; NSAIDs, 비스테로이드성 항 소염제; OTC, 일반의약품; Rx, 처방전; SO, 피하

[a] 치료주의사항,금기사항, 약물상호작용 의 완전 목록을 위한 다른 정보등을 제조자와 상담한다 .

[b] 24시간동안 투여할수 있는 최고치는 어떤 방식으로 하던지 2번 투여하고 그 사이 최소 2시간을 두어야한다

● 긴장성 두통에 더 좋은 약물로 알려짐. 편두통예방 목록에 있는 모든 약물이 어느 정도 효능이 있음

요통

최신 정보

- 의사에게 찾아가는 주요 원인 중 한 가지
- 대부분 자연적으로 치유된다.
- 90%는 3개월 동안 통증이 없어지고 그 중 90%에서는 4주 동안 통증이 없어진다.
- 악성종양, 감염, 외상, 혹은 중요한 신경학적 질환을 배제하는 것이 중요하다.
- 양성 straight leg test (SLT)는 종종 추간판 탈출증을 의미한다.
- SLT에서 통증의 위치는 종종 병변의 해부학적 위치를 알려줄 것이다.
- 실험실 검사는 드물게 필요하다.
- 활동, NSAIDs, Ultram, 물리 치료는 합병증 없는 허리통증에 유용하다.

신경위치를 파악하기 위한 강도 및 운동 평가

신경뿌리	반사	근육	검사
L4	무릎반사	넙다리 네갈래 근	다리 폄 약화
L5	뒤넙다리근	긴 엄지 폄근 앞정강근	엄지발가락 신전 약화 발목 발등쪽 구부림 약화 (발처짐 가능)
S1	발목반사	큰 볼기근	걸음걸이, 골반기울임에 영향, 엉덩이의 바깥회전 약화
		발가락 굽힘근 장딴지근	발가락 굽힘에 영향 발바닥 굽힘 약화, 발꿈치 올림 약화

요통의 진단적 측정

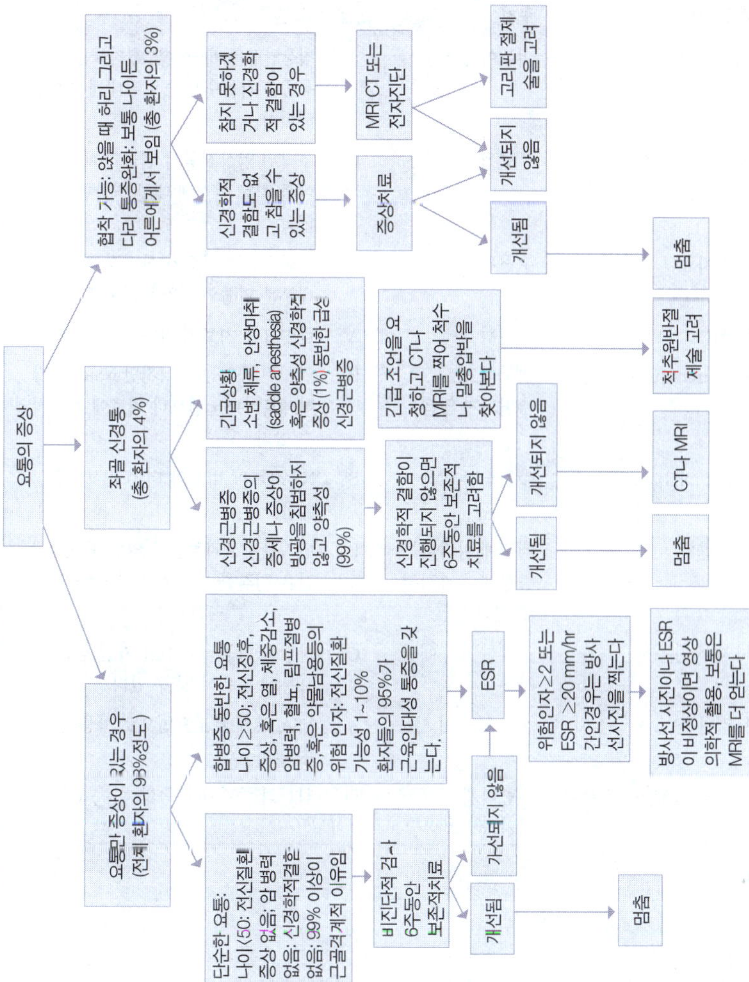
요통의 증상
협착 가능: 앉을 때 허리 그리고 다리 통증완화; 보통 나이든 어른에게서 보임 (총 환자의 3%)
신경학적 결함도 없고 참을 수 있는 증상
참지 못하겠거나 신경학적 결함이 있는 경우
증상치료
MRI CT 또는 전자진단
개선됨
개선되지 않음
고리판 절제술을 고려
멈춤
좌골 신경통 (총 환자의 4%)
긴급상황 소변 체류, 안장마취 (saddle anesthesia) 혹은 양측성 신경학적 증상 (1%) 동반한 급성 신경근병증
긴급 조언을 요청하고 CT나 MRI를 찍어 척수나 말총압박을 찾아본다
척추원반절제술 고려
신경근병증 신경근병증의 증세나 증상이 방광을 침범하지 않고 양측성 (99%)
신경학적 결함이 진행되지 않으면 6주동안 보존적 치료를 고려함
개선되지 않음
CT나 MRI
개선됨
멈춤
요통만 증상이 있는 경우 (전체 환자의 93%정도)
합병증 동반한 요통 나이≥50; 전신징후, 증상, 혹은 열, 체중감소, 암병력, 혈뇨, 림프절병증, 혹은 약물남용등의 위험 인자: 전신질환 가능성 1~10% 환자들의 95%가 근육인대성 통증을 갖는다.
ESR
위험인자≥2 또는 ESR ≥20 mm/hr 간인경우는 방사선사진을 찍는다
방사선 사진이나 ESR이 비정상이면 영상의학적 촬영, 보통은 MRI를 더 얻는다
단순한 요통: 나이<50: 전신질환의 증상 없음; 암 병력 없음; 신경학적결함 없음; 99% 이상이 근골격계적 이유임
비진단적 검사 6주동안 보존적치료
개선되지 않음
개선됨
멈춤

요통의 비수술적 치료방법

치료기법	추천	등급	조언
침상안정	피해야 함	A	침상안정은 피해야 함. 환자들은 가능한 통증을 참을수 있는 범위내에서 활동을 해야함.
생활양식 변경: 체중감소, 금연, 운동	추천됨	C	무작위 임상시험이 힘들기 때문에 이들 치료 이점에 대한 명확한 증거가 없음.
물리치료	추천됨	D	뒷받침하는 자료가 한정적 이지만 대부분 임상의들은 물리치료 추천함.
NSAIDs	추천됨	A	급성요통 치료에 일차요법.
Acetaminophen	일상적으로 추천되지 않음	B	일치된 증거는 아니지만 NSAIDs 가 아세트아미노펜보다 치료에 효과적일 수 있다.
Cox-2 inhibitors	추천되지 않음	B	NSAIDs 에 비해야 더 효율적이진 않음.
근이완제	저녁에 나타나는 증상에 효과적일 수 있다.	B	단기간에 효과적일 수 있으나, 진정작용 같은 심각한 부작용이 있을 수 있다.
마약성 진통제	심각한 요통에만 사용	C	상당한 기능적 제한을 가진 심한 요통에 도움이 될 수 있다.
트라마돌	심한 통증시 사용	A	NSAIDs에 보조요법으로 사용될 수 있다.
경막외 스테로이드 투여	신중하게 선택된 환자들	D	임상적 증거가 부족함.

요통의 비수술적 치료방법

치료기법	추천	등급	조언
척추 수기	일상적으로 추천되지 않음	C	연구된 이득이 없음, 그러나 일반적으로 안전한 수기
지압 수기	일상적으로 추천되지 않음	D	다른 치료수기에 비해 별다른 이득이 없음 하지만 환자의 만족은 높음
TENS	일상적으로 추천되지 않음	B	뒷받침하는 자료가 한정적, 하지만 안전한 수기
증식요법	추천되지 않음	D	자료 부족, 그리고 안전성연구의 장기 자료가 부족함
침술 / 마사지	일상적으로 추천되지 않음	B	이 수기사용에 이용할 수 있는 상질의 자료가 없음 하지만 일반적으로 안전한 수기
Back school	심각한 기능장애를 동반한 만성요통 환자를 위한 곳	B	비용-효율성 자료 이용불가
온열 혹은 냉동 요법	추천됨	C	뒷받침하는 상질의 자료가 없음 안전하며 가장 덜 침습적인 수기

LBP, low back pain; NSAID, nonsteroidal anti-inflammatory drug; PT, physical therapy; RCT, randomized control trial.

국소 스테로이드

상품명	일반명
분류 1-초강력	
Clobex lotion 0.05%	Clobetasol propionate
Cormax Cream/Solution, 0.05%	Clobetasol propionate
Diprolene Gek/ointment, 0.05%	Betamethasone dipropionate
Olux Foam, 0.05%	Clobetasol propionate
Psorcon Ointment, 0.05%	Diflorasone diacetate
Temovate Cream/Ointment/Solution, 0.05%	Clobetasol propionate
Ultravate Cream/ointment, 0.05%	Halobetasol propionate
분류 2-강력	
Cyclcort ointment, 0.1%	Amcinonide
Diprolene Cream AF, 0.05%	Betamethasone dipropionate
Diprosone Ointment, 0.05%	Betamethasone dipropionate
Elocon Ointment, 0.1%	Mometasone furoate
Florone Ointment, 0.05%	Diflorasone diacetate
Halog Ointment/Cream, 0.1%	Halcinonide
Lidex Cream/Gel/Ointment, 0.05%	Fluocinonide
Maxiflor Ointment, 0.05%	Diflorasone diacetate
Maxivate Ointment, 0.05%	Betamethasone dipropionate
Psorcon Cream, 0.05%	Diflorasone diacetate
Topicort Cream/Ointment, 0.25%	Desoximetasone
Topicort Gel, 0.05%	Desoximetasone
분류 3-중상위-강력	
Aristocort A Ointment, 0.1%	Triamcinolone acetonide
Cutivate Ointment, 0.005%	Fluticasone propionate
Cyclocort Cream/Lotion, 0.1%	Amcinonide
Diprosone Cream, 0.05%	Betamethasone dipropionate
Florone Cream, 0.05%	Diflorasone diasetate
Lidex-E Cream, 0.05%	Fluocinonide
Luxiq Foam, 0.12%	Betamethasone valerate
Maxiflor Cream, 0.05%	Diflorasone diasetate
Maxivate Cream/Lotion, 0.05%	Betamethasone dipropionate
Topicort Cream, 0.05%	Desoximetasone

상품명	일반명
Valisone Ointment,0.1%	Betamethasone valerate
분류 4- 중간정도 강력	
Aristocort Cream, 0.1%	Triamcinolone acetonide
Cordran Ointment, 0.05%	Flurandrenolide
Derma-Smoothe/FS Oil, 0.01%	Fluocinolone acetonide
Elocon Cream, 0.1%	Mometasone furoate
Kenalog Cream/Ointment/Spray, 0.1%	Triamcinolone acetonide
Synalar Ointment, 0.025%	Fluocinolone acetonide
Uticort Gel, 0.025%	Betamethasone benzoate
Westcort ointment, 0.2%	Hydrocortisone valerate
분류5-중하위 강력	
Cordan Cream/Lotion/Tape, 0.05%	Flurandrenolide
Cutivate Cream, 0.05%	Fluticasone propionate
Dermatop Cream, 0.1%	Prednicarbate
DesOWen Ointment, 0.05%	Desonide
Diprosone Lotion, 0.05%	Betamethasone dipropionate
Kenalog Lotion, 0.1%	Fluocinolone acetonide
Locoid Cream, 0.1%	Hydrocortisone butyrate
Pandel Cream, 0.1%	Hydrocortisone probutate
Synalar Cream/Lotion, 0.025%	Fluocinolone acetonide
Uticort Cream/Lotion, 0.025%	Betamethasone benzoate
Valisone Cream/Ointment, 0.1%	Betamethasone valerate
Westcort Cream, 0.2%	Hydrocortisone valerate
분류 6- 중간정도	
Aclovate Cream/Ointment, 0.05%	Alclometasone dipropionate
DesOwen Cream, 0.05%	Desonide
Synalar Cream/Solution, 0.01%	Fluocinolone acetonide
Tridesilon Cream, 0.05%	Desonide
Valisone Lotion, 0.1%	Betamethasone valerate
분류7- 가장 약함	
hydrocortisone, dexamethsone, methylprednisolone 그리고 prednisolone의 국소적 사용	

부비동염

최신 정보

부비동염의 4가지 종류

- 급성 부비동염 (〈4주)
- 아급성 부비동염 (a.k.a, 부분적으로 치료됨) (4~8주)
- 만성 부비동염 (〉8주)
- 재발성 부비동염 (≥3 per year)

1. 급성 부비동염

- 화농성 콧물, 코뒤배출, 부비동 (sinuses) 주변 통증의 증상이 있다.
- 종종 바이러스 감염이 먼저 일어난다.
- 대부분 S. pneumoniae, H.influenzae, 그리고 M.catarrhalis가 원인이다.
- 심각한 증상이 아니라면 7~10일 기다려보고, 그 후 치료를 시작한다.
- 치료는 10~14일간 다음 항생제로 구성된다:
  Ampicillin 500 mg bid, Augmentin 500~875 mg bid, cefuroxime 250~500 mg bid.
- nasal corticosteroids와 saline nasal sprays/lavage가 도움이 될 수 있다.

2. 아급성 부비동염 (부분적 반응)

- 항생제를 10~14일 더 쓰는 것을 고려하고, 강한 항생제를 사용하는 것을 고려한다.
- 만약 여전히 호전이 안된다면 CT를 찍어보고 알러지 전문가와 이비인후과 전문의에 보낸다.

3. 만성 부비동염

- 급성 부비동염과 유사한 증상을 보이지만 더욱더 포착하기 어렵다.
- 종종 비감염성 원인에 의해 야기된다.
- 감염성이 원인이라면 S.aureus, gram-nagative enteric bacteria, anaerobes에 의해 야기된다.
- 알러지 전문가와 이비인후과 전문의에게 보내는 것을 고려한다.

부비동염 평가

1. 부비동염을 시사하는 증상

↓

2. 초기 측정
   - 과거력
   - 신체 검사
   - 내시경적 비경을 고려
   - 부비동염의 내재하는 위험 인자를 평가 (보기: 알러지, 역류성 식도염, 구조적이상)

↓

3. 급성 부비동염
   - 아니오 → 4. 다른 진단 만성 부비동염이라면 8번 박스를 보시오
   - 예 ↓

5. 치료
   - 항생제
   - 보조적 측정기를 고려

↓

6. 치료 성공?
   - 예 → 7. 추적
     - 내재하는 위험 요인을 더 평가할 것을 고려함
   - 아니오 ↓

8. 부가적인 치료와 평가
   - 항생제 치료 범위를 넓히거나 바꿔봄
   - 항소염제 그리고/또는 항충혈성 치료를 고려
   - 부비동CT 그리고/또는 코내시경을 고려
   - 내재하는 위험인자들 더 평가
   - 전문가의 평가 의뢰를 고려
   - 기회감염, 면역 결핍, 구조적 이상을 평가

↓

9. 치료 성공?
   - 예 → 7번 박스
   - 아니오 ↓

10. 불응성/만성 그리고/또는 재발성 부비동염
   - 비감염성 증식성 호산구 부비동염 고려
   - 외과의에게 의뢰할 것 고려
   - 개별화된 의료를 지속할것

대체의학/식물성 약제

대체의학 사용과 부작용

이름	일반 용도	독성/부작용	약물 상호작용
St.John' s wort	우울증과 신경증을 감소시킴	두통, 안절부절, 광과민성	SSRI와 다른항우울제, digoxin (Lanoxin), HIV약제, theophyllin, cyclosporine, 경구 피임약과 상호작용
Ephedra	각성도 증가, 호흡개선, 체중감소가 올수도 있음	심장마비, 박동장애, 뇌졸중, 발작 혹은 사망	카페인, 점막충혈 억제제, 자극제, 항우울제와 상호작용함
Kava	스트레스와 걱정감소: 근이완제, 진정제, 또는 이뇨제도 사용함	중독성, 깊은 진정 또는 혼수상태	진정제, 수면제, 항정신병약물, 그리고 알콜과 상호작용함
Flaxseed (phytoestrogen)	폐경후증상을 경감시킴, 저밀도지단백콜레스테롤을 낮춤	오메가 3 지방산을 포함한 다른 경구 약제의 흡수를 지연시킴	warfarin, aspirin과 상호작용해서 출혈을 증가시킴
생선기름	심혈관질환의 위험을 낮춤	INR 증가시킴, 출혈을 야기가능	warfarin, aspirin, NSAIDs와 상호작용함
Gingko biloba	인지기능에 영향을 줌, 기억상실을 연장시킴	INR 증가시킬수있음, 과도한 출혈을 야기하며 혈소판의 특정기능에 영향을 줌	warfarin, aspirin과 NSAIDs와 상호작용함

INR, international normalized ratio; NSAID, nonsteroidal antinflammatory drug; SSRI, selective serotonin reuptake inhibitor.

식물성 약제 : 다른 약들과의 상호작용

약물 분류	약초	강력한 상호작용
항응고제	Bilberry	출혈 위험 증가 (고용량)
	Chamomile	출혈 위험 증가
	Co-enzyme Q10	항응고제 효과 감소시킴
	Danshen	출혈 위험 증가
	Dong quai	출혈 위험 증가
	Feverfew	출혈 위험 증가
	마늘	출혈 위험 증가
	생강	출혈 위험 증가
	은행나무	출혈 위험 증가
	인삼	출혈 위험 증가
	Kava	출혈 위험 증가
	St.John' s wort	항응고제 효과 감소시킴
항경련제	Borage	발작의 역치를 낮춤
	Comfrey	phenobarbital 독성의 위험 증가
	Evening primrose oil	발작의 역치를 낮춤
	쐐기풀 (Valerian)	barbiturates의 효과 증가
항우울제	Ephedra	monoamine oxidase inhibitors 효과증가
	인삼	monoamine oxidase inhibitors 효과증가
	KAVA	고혈압
	St.John' s wort	Monoamine oxidase inhibitors -혈압을 증가시킴
	Yohimbine	Tricyclis-Hypertension; Selective serotonin reuptake inhibitors-increased serotonin levels
이뇨제	알로에	저칼륨혈증 위험 증가
	Cascara sagrada	저칼륨혈증 위험 증가
	Licorice	저칼륨위험증가
	Senna	저칼륨위험증가
혈당강하제	Aloe	저혈당의 위험
	인삼	저혈당의 위험
	쐐기풀	혈당치상승이 강력함
진정제	캐모마일 (chamomile)	기면상태 증가
	Kava	진정작용의 위험
	쥐오줌풀 (Valerian)	진정작용의 위험

Reproduced with permission from O'Mathuna DP. Herb-drug interactions. Altern Med Alert. 2003; 6(4): 37-43.

흔히 사용되는 식물성 약물과 비타민, 수술환자에서 효과

물질	잠재적 부작용
Chaparral	간독성
Chondroitin	항응고성특징
Chromium	저혈당
Dong qual	항응고성
Echinacea	간독성
Feverfew	항응고성
마늘	항응고성
생강	항응고성
은행나무	항응고성
인삼	항응고성
Goldenseal	항응고성; 고혈압; 저혈압
Kava	마취제의 진정작용을 강화함; 간독성
Licorice root	고혈압; 고칼륨혈증; 저칼륨혈증; 고나트륨혈증; 부종
Ma huang (ephedra)	부정맥; 고혈압
Red yeast rice	간독성
St. John' s wort	마취효과를 연장함; serotonin,dopamine과 noradrenaline의 재흡수를 방해
valerian	Prolongs anesthetic effects; 간독성
비타민 E	항응고성

외래환자 관리

의무기록

방문시 기입해야할 것

- 태아 심장음 그리고 태아 움직임
- 혈압, 소변 단백뇨 검사
- 눈에 띄는 검사 결과
- 태위와 fundal height
- 측정된 제태기간
- 다음 방문할 날짜
- 이전 제왕절개를 했다면 자궁 절개의 종류를 확인하고 기입한다.
- 산후 피임에 관한 이야기를 확인하고 기입한디.
- 이전에 제왕절개를 했다면 제왕절개후 자연분만의 (VBAC) 이야기를 확인하고 기입한다.
  - VBAC 동의서에 기입해야할 것
- 자궁경부 검사, 가능하면 자궁경부 길이, 초음파, 그리고/혹은 조기분만 증상이 있다면 fibronectin (flowchart page 144 참조)
- 조기분만 증상, 출혈, 질분비물, 혹은 자발적인 막 파열 유무
- 자간전증의 증상의 유무
  - 흐릿한 시각
  - 암점
  - 두통
  - 빠른 체중 증가와 부종

일반적인 산전검사

첫 방문	조언
유형과 선별검사	
낭성섬유증 (Cystic fibrosis)	
풍진	분만 후 예방접종 관리
VDRL	RPR과 동일
HBsAg	
HIV	
파파니콜로 도말 염색	
임균과 클라미디아를 찾는 자궁경부세포배양	임상적 프로토콜에 기초해 그룹 B 연쇄구균포함
전혈구 계산	
혈색소 전기영동	적응증이 될때
PPD	
유전자 선별검사를 의논함	e.g. Tay-Sachs, Canavan' s 섬유성 낭종, 홀배수체와 심혈관계 위험성 vs. 양수천자
임신 9~14주째	
첫 삼분기에 유전자 검사 추천	PAPP-A, free beta hCG and nuchal translucency screening {See page 202}
임신 15~20주째	
MSAFP 또는 "3종 선별검사" 의뢰 유전자 검사 "4종 선별검사" 의뢰	3종선별검사=AFP+에스트리올+free beta-HCG beta HCG, 에스트로겐, AFP, inhibin {201쪽을 보시오}
임신 18~20 주째	
초음파검사	적응사항대로
임신 24~28 주째	
1시간 혈당 부하	111쪽의 지시사항 참고
임신 28~30 주째	
RhoGAM 관리	RhoGAM에 앞서 항체선별검사가 음성이어야 함
임신 35~37 주째	
Group B strep 배양 전혈구수 검사	
임신 34~40 주째	
VDRL (RPR)과 HIV 반복	고위험군 환자에게

AFP, alpha-fetoprotein; β-hCG, β human chorionic gonadotrophin; GC, neisseria gonorrhoeae; HIV, human immunodeficiency virus; MSAFP, maternal serum alpha-fetal protein; RPR, rapid plasma reagin; VDRL Venereal Disease Research Laboratory test of syphilis.

임신 중 오심 및 구토

치료	Route of Administration/Dose	효능	첨부설명
항구토제			
Metaclopramide (Reglan)	PO (10~30 mg qid) IM/IV (10 mg q4~6hr)	효과적	사람에게 발견되지 않았지만 기형성과 관련있어 보이며, often given with hydroxyzine (Aterax), 25~50 mg q4~6hr
Ondansetron (Zofran)	PO (4~8 mg q4~8hr) IV (8 mg q4~8hr)	효과적일 수 있음	세로토닌수용체 길항제 경한 진정자용과 두통을 포함하는 일반적인 부작용
Droperidol (Inapsine)	IV/IM (2.5 mg q3~6hr) IV continuous infusion (1~2.5 mg/hr)	효과적일 수 있음	알려진 기형성 없음
Phenothiazines/항정신성약물			
promethazine (Phenergan)	PO/PR/IM (12.5~50 mg q4~6hr)	효과적	알려진 기형성 없음, 추계외로증상 (파킨슨증상)의 부작용, 고혈압, 진정작용
Prochlorperazine (Compazine)	PO/IV/IM (5~10 mg q4~6hr) PR (25 mg q 12hr)	효과적일 수 있음	알려진 기형성 없음
Chlorpromazine (Thorazine)	PO/IM (10~50 mg q6~8hr)	효과적일 수 있음	알려진 기형성 없음
항히스타민제			
Doxylamine succinate (Unisom)	PO (12.5~35 mg daily)	효과적일 수 있음	알려진 기형성 없음
Doxylamine succinate 10 mg + pyridoxine 10 mg (Bendectin)	PO (1~2 tablets q6~8hr)	효과적	초기에 기형성에 대한 염려가 있었으나 사람에게 정확히 밝혀진 것은 없음
Meclizine (Antivert)	PO (25~100 mg daily)	효과적일 수 있음	알려진 기형성 없음
Chlorpheniramine (Chlor-Trimeton)	PO (8~12 mg daily)	효과적일 수 있음	알려진 기형성 없음
Diphenhydramine (Dramamine)	PO/IM/IV (50~75 mg q4~6hr)	효과적일 수 있음	알려진 기형성 없음
Trimethobenzamide (Tigan)	PO (250 mg tid/qid) PR/IM (200 mg q 6~8hr)	효과적일 수 있음	알려진 기형성 없음

임신에서의 오심 및 구토

단일 요법
비타민 B6 10 mg~25 mg, TID 또는 QID

↓

Doxylamine 12.5 mg TID 또는 QID를 추가
스케쥴과 용량을 환자 증상에 따라 조절한다

↓

Promethazine (Phenergan) 12.5~25 mg을 4시간마다 PO/PR로 준다.
(하루에 400 mg을 넘지 않게 , 만약 환자가 doxylamine도 같이 복용한다면 하루 200 mg을 넘지 않는다)

↓

탈수증세 없을 경우

다음중 추가한다
(알파벳 순으로 쓴 것)

Metoclopramide (Reglan)
5~10 mg 8시간마다 IM/PO
또는
Ondansetron (Zofran)
8 mg을 12시간마다 IM/PO
또는
Prochlorperazine (Compazine)
5~10 mg 3~4시간마다 IM/PO
25 mg BID PR
또는
Promethazine (Phevergan)
12.5~25 mg 4시간마다 IM/PO/PR

탈수증세 보일 경우

IV 대치액
IV 다비타민 보충
Dimenhydrinate (Dramilin 주사) 50 mg
(50 mL 식염수 20분 이상) 4~6시간마다 IV

다음 사항중에서 추가함
(알파벳순으로 쓴 것)
Metoclopramide (Reglan)
5~10 mg 8시간마다 IV
또는
Prochlorperazine (Compazine)
2.5~10 mg 3-4시간마다 IV
또는
Promethazine (Phenergan)
12.5~25 mg 4시간마다 IV

추가사항:
Methylprednisolone (Solu-Medrol)
16 mg 8시간마다 IV/PO로 3일동안
2주 이상 가장 낮은 효과용량으로
서서히 끊는다
만약 효과가 있다면 총사용기간을 6주로 제한한다
또는
Ondansetron (Zofran) 8mg,
15분 이상 12시간마다 IV

영양

몸무게 증가

- 체질량지수 (BMI) 혹은 IBW를 기준으로 권고함
- 임신전 체중이 임상적 의의를 가진 유일한 기준이 된다.
- 성인은 범위의 상한값까지 몸무게 증가를 해야한다
- 단신인 여성은 (〈157 cm 또는 62 in) 범위의 하한값을 목표로 해야 한다.
- 비만인 여성은 최소 6 kg 몸무게 증가 해야 한다.

임신 전 체중	IBW (%)	BMI	권장 체중 증가
저체중	〈90	〈19.8	12~18 kg
정상	90~120	19.8~26.0	11~16 kg
과체중	121~135	26.0~29.0	7~11 kg
심한 과체중	〉135	〉29.0	7 kg
과도한 과체중	〉1.5 kg/mo		
부적절한 체중 증가	〈0.25 kg/wk or 〈1 kg/mo		

칼로리 권장량

- 임신 1삼분기, 2삼분기 초기: 25~30 kcal/kg IBW
- 임신 2삼분기 후기, 3삼분기 초기: 25~35 kcal/ kg IBW

철 섭취

- 임신 중 총 철분 섭취량: 1000 mg
  - 하루 철분 30 mg 복용 권장 (U.S centers for disease control and prevention)
    - · 150 mg ferrous sulfate 혹은
    - · 300 mg ferrous gluconate 혹은
    - · 100 mg ferrous fumarate

엽산 섭취

- 가임기 여성에 있어 복용을 권하고 있다 (0.4 mg/일).
- 신경관 결손의 과거력이 있는 경우
  - 임신 전 부터 복용 시작
  - 4 mg/일

특별히 섭취가 권장되는 경우

- 비타민 D: 채식주의자인 경우 매일 10 mcg (400 IU) 섭취
- 비타민 B12: 채식주의자인 경우 매일 2 mcg 섭취
- 칼슘: 19세 미만의 여성은 매일 1,300 mg, 19~50세 여성은 매일 1,000 mg 섭취

임상적 골반계측

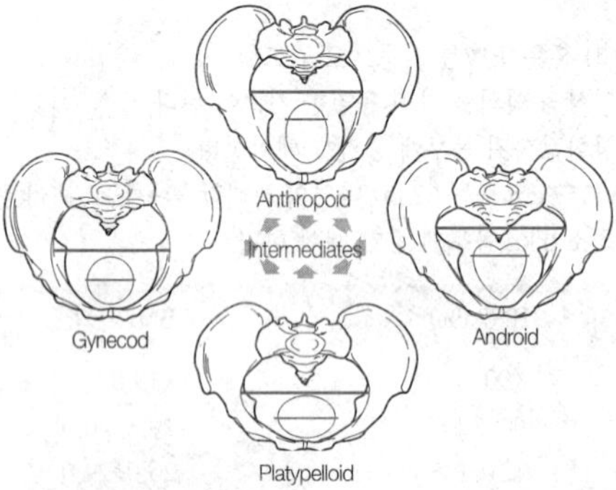

분류	Forepelvis	Sidewalk	Sacrum Inclination	Sacrosciatic Notch	Ischial Spines	Arch
여성형	넓음	직선형	중간	중간	비 현저	넓음
남성형	좁음	수렴형	앞쪽	좁음	현저	좁음
원숭이형	좁음	발산형	뒤쪽	넓음	비 현저	중간
편평형	넓음	직선형	앞쪽	좁음	비 현저	중간

골반면	지름	평균길이 (cm)
골반입구	진 결합선 (True conjugate)	11.5
	산과적 결합선 (Obstetric conjugate)	11
	가로	13.5
	비스듬	12.5
		4.5
최대지름	앞뒤	12.75
	가로	12.5
중앙면	앞뒤	12
	양 가시 (Bispinous)	10
	뒤 시상면	4.5~5
골반출구	해부학적 앞뒤	9.5
	산과적 앞뒤	11.5
	양 결절 (Bituberous)	11
	뒤 시상면	7.5

분만 유도

최신 정보

- 전체 유도율은 2002년에 전체출생의 20.6%로 증가했다.
- 유도는 여러 산모와 태아의 조건에 적용된다.
- Bishop score ≥6 에서는 유도분만에 성공하기 쉽다.
- 모든 prostaglandin은 이전에 제왕 절개력이 있는 여자에게 사용하지 않도록 하지만, 옥시토신 혹은 foley bulb는 고려할 수 있다 (See ACOG Practice Bulletin, Vaginal Birth after Previous Cesarean Delivery, Number 54, July 2004.).

상업적으로 이용가능한 프로스타글란딘 유도체의 특성

	Dinoprostone (PGE2 자궁경부 젤)	Dinoprostone (PGE2 질내 주입)	Misoprostol (PGE1유사체)
세부사항	무균, 반투명의 끈적거림, 주사기에 3.0 g당 0.5 mg PGE2 자궁경부내로 넣음	얇고 편평한 중합판 형태로 10 mg dinoprostone이 포함됨	100 또는 200 mcg 경구알약, 약국에 25-그리고 50 mcg 용량으로 나뉘어져 있음; 질내 사용이 경구투여보다 권장됨
FDA 인증상태	자궁숙화에 FDA 인증함	자궁숙화에 FDA 인증함	궤양치료에 FDA인증; 임신시 금기를 알리는 검은 박스의 분류 X 약물; 유산위험성 보고됨
약동학	반감기 <5분; 폐에서 아주 잘 대사됨; 빠르게 흡수됨; T_{max} - 0.5~0.75 시간	반감기2.5~5분; 폐순환을 처음 통과할 때 95%가 제거됨; 생체내에서 대략 0.3 mg/hr가 세한되어 방출됨	반감기 20~40분; 표준 용량 스케줄을
초기용량	0.5 mg	10 mg	25~50 mcg
경로	자궁경부내	질 내	질 내
최고 투여 횟수	24시간동안 3회	1 회	24시간동안 6회
작용기전	자궁경부를 부드럽게함; 자궁경부 평활근을 이완시킴; 자궁수축을 야기	자궁경부를 부드럽게함; 자궁경부 평활근을 이완시킴; 자궁수축을 야기	자궁수축 야기

상업적으로 이용가능한 프로스타글란딘 유도체의 속성

	Dinoprostone (PGE2 자궁경부 젤)	Dinoprostone (PGE2 질내 주입)	Misoprostol (PGE1유사체)
VBAC에서 사용	자궁파열 위험을 증가 시킬수 있다는 연구결과	자궁파열 위험을 증가 시킬수 있다는 연구결과	자궁파열 위험성 때문에 ACOG가 특별히 금기시함
용량 당 가격	약 $ 150; 보통 1번 이상 투여	약 $ 175; 1번만 투여하면 됨	약 $ 1.00
냉장보관	필요함	필요함	불필요
자궁 과도자극	자궁수축 억제제 필요	질 좌제를 제거시 즉시 해결됨	자궁수축 억제제 반드시 필요
옥시토신 투여	젤 제제 마지막 투여 후 6-12 hrs 뒤에	질 좌제 제거 후 30-60분 뒤에	마지막 PGE1 투여 후 최소 3시간 뒤에
자궁경부 숙화 정도의 효능	유사함	유사함	유사함
법의학적	라벨있는 것을 사용하는 것은 부가적 조치하지 않아도 됨	라벨있는 것을 사용하는 것은 부가적 조치하지 않아도 됨	라벨없는 것은 알리고 동의를 받아 야함
제왕절개 비율	감소없음	감소없음	감소없음

ACOG, American College of Obstetriseians and Gynccologists; FDA, U.S. Food and Drug Admistration; PGE1, prostaglandin E1; PGE2, prostaglandin E2; VBAC, vaginal birth after cerajean delivery.

도뇨관 (Foley Catheter)

- 의학적 방법에 필적해서 손색이 없는 성공
- 무균 검경을 넣고 베타딘 혹은 다른 항생제로 자궁경부를 깨끗하게 함.
- Ring forceps을 사용해서 도뇨관의 끝을 내자궁경부 근처까지 넣는다 (stylet의 사용이 필요할 수도 있다.).
- 30 cc balloon이 있는 26 french catheter를 사용한다.
- 1분에 걸쳐 생리식염수 30~60 cc를 balloon에 채운다.
- balloon을 internal cervical os에 집어넣는다.
- 환자의 허벅지에 위치를 고정하기 위해 테이프를 붙인다.
- 자궁경부가 압력에 반응하여 3~4 cm 확장되었을 때 떨어질 수 있다.
- 카테터 끝에 1리터 IV fluid bag을 붙이고 침대에 걸도록 한다.
- 6시간 후나 막이 파열되었을 때나 혹은 자발적으로 빠졌을 때 제거한다.
- 옥시토신 투여를 같이 할 수 있다.

Pitocin

- 낮거나 높은 용량의 Pitocin을 가지고 여러 프로토콜이 연구되고 있다.
- 대부분 기관은 Pitocin 증량에 관한 표준적인 프로토콜을 가지고 있다.
- 이전에 C/S의 경험을 가진 여성에서 Pitocin의 사용과 관련하여 상반되는 증거가 있다. 유도를 위해 Pitocin을 사용할 때 자궁파열의 비율이 증가하는 것을 보여주는 연구가 있지만 파열의 비율은 1% 미만으로 보고되고 있다 (71쪽 참조).

지침

- 차트에 명료하게 측정된 태아 몸무게와 태위, 적응증을 기록한다.
- 만약 유도분만이라면 39주 미만일 경우 폐성숙을 기록한다.
- 태아심박동수 (FHR)와 prostaglandin의 투여 전 10분 당 3번 수축미만인지 기록한다.
- 태아심박동수와 자궁활동을 젤의 투여 혹은 misoprostol의 계속적 투여 후 적이도 30분에서 2시간 동안 지켜본다.
- 천식과 녹내장, 혹은 신장, 폐, 그리고 간의 질병이 있는 환자에게 주의해서 사용한다.

자궁경부 숙화에 대한 비숍 점수 Bishop Scoring for Cervical Ripening

요인	0	1	2	3
자궁경부 이완 (cm)	closed	1~2	3~4	5+
자궁경부 소실 (%)	0~30	40~50	60~70	80+
태아 위치 (fetal station)	-3	-2	-1	+1, +2
자궁경부 경도	딱딱함	중간	무름	•
자궁경부 위치	뒤쪽	중간	앞쪽	•

질식분만전에 자간전증이 있을때마다 1점 추가
실제 날짜 계산이 늦게된 임신, 초산부, 미숙아 또는 양막조기파수가 연장될 때 1점씩 뺌

성공적인 예측 치

점수	0~4	45~50% 실패
	5~9	10% 실패
	10~13	0% 실패

태아 폐 성숙

ACOG committee opinion

태아 성숙은 추정할 수 있고 양수천자는 다음 중 한 가지를 충족했을 경우 수행하지 않아도 된다.

1. 태아 심박동이 20주 동안 non-electric fetoscope 혹은 30주 동안 Doppler에 기록되는 경우.
2. 만약 양성 혈청 혹은 소변 HCG 임신테스트가 실제 실험실에서 수행되고 36주가 지난 경우.
3. 두정 둔부 길이의 초음파 측정에서 6~11주로 측정되고 제태기간 39주 이상으로 보일 경우.
4. 12~20주때 초음파에서 임신주수 확인 후 임상병력과 신체검사에 의해 결정된 39주 이상을 초음파로 확인한 경우

태아 폐성숙 평가

시험	기술	역치	성숙	미성숙	기록
Lecithin/ sphingomyelin ratio	얇은 층 크로마토그래피	2.0-3.5	95~100	33-50	기술이 다양함 검사결과의 다양성이 유의함
Phosphatidylglycerol	얇은 층 크로마토그래피	"존재" (보통 총인지질의 평균 〉3%)	95~100	23-53	혈액, 태변에 의해 영향받지 않음; 질에 흘러나온 양수도 사용가능
	항혈청	0.5 =약한 양성 2.0 =강한 양성	95~100	23-53	혈액, 태변에 의해 영향받지 않음; 질에 흘러나온 양수도 사용가능
Foam stability index	양수에 이탄올을 넣어 흔든 용액. 안정된 거품 존재여부 확인	≥47또는 48	95	51	혈액,태변,질분비물찌꺼기, 실리콘 코팅 시험관에 의해 영향받음
Fluorescence polarization	형광극성	알부민 〉55 mg/g	96~100	47-61	실험실 내, 실험실 간 오차가 적고 간단한 시험방법
650 nm에서 광학밀도 (OD)	광학분광 기록	OD ≥0.15	98	13	간단한 기술
lamellar body 수	상품화된 혈액 카운터 이용	30,000~40,000 (여전히 시험용)	97~98	29-35	유망한 기술

분만과 출산

정상 분만

- 이상적으로 각 환자는 적어도 2시간마다 측정되야 한다.
- 분만은 병리적 과정이 아닌 생리적 과정이다.
- 아래 있는 Friedman 곡선을 보자

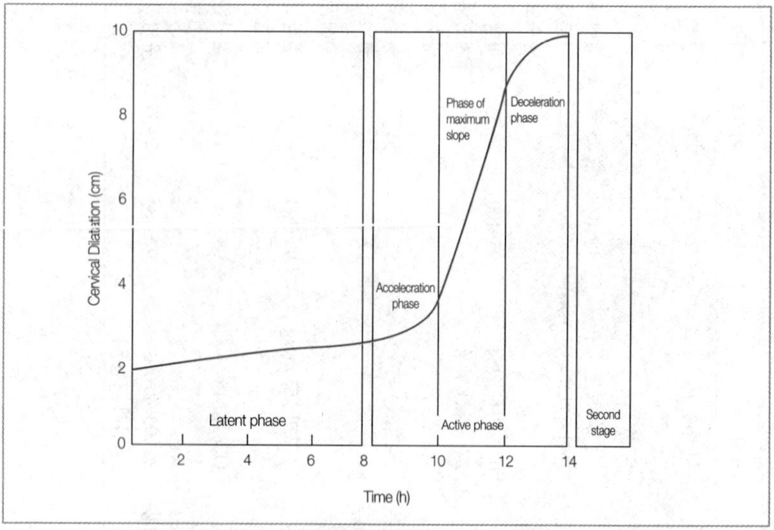

불필요한 검사는 피하고 다음사항을 기억하자 (Courtesy of S.Joel-Cohen):

5 Cs	**5 Ps**
Clean -청결 (우선순위)	Presentation
Catheterize-카테터 (혹 안되면 방광을 비움)	Position
Cervix- (자궁경부소실, 이완...)	Place (station)
Caput (태아 머리인지 caput 인지 확인)	Pelvis (임상적 골반 계측법)
Cord (양막 안쪽으로 탯줄의 박동이 느껴지는가?)	Puncture (자연 파수 또는 양막절개필요)

유형	**초산부**	**다산부**	**치료적 중재술**
지연된 잠복기	〉20 hrs	〉14 hrs	휴식, 옥시토신
지연장애			
이완	〈1.2 cm/hr	〈1.5 cm/hr	AROM, 옥시토신
하강	〈1 cm/hr	〈2 cm/hr	옥시토신
정지장애[a]			
이완	〉2 hrs	〉2 hrs	AROM, 옥시토신, 제왕절개
하강	〉2 hrs 〉3 hrs with epidural	〉1 hr 〉2 hrs with epidural	겸자, 진공, 제왕절개

[a] 적절한 자궁수축:〉200 Montevidio units/10분 - 2 시간당
AROM, artificial rupture of membranes.

Note: The newest American College of Obstetricians and Gynecologists (ACOG) Bulletin (Dystocia and Augmentation of Labor. Number 49, December 2003)는 이완정지를 진단하거나 C/S을 행하기 앞서 적절한 수축을 4시간동안 기다려 볼 수 있다고 제안한다. 하강정지의 다른 치료적 선택은 관찰을 유지하는 것이나 (만약 산모와 태아의 상태가 양호하다면). 평균적인 분만 2nd stage 시간은 다산모는 19분이고 초산부는 54분이다.

어깨 난산

정의

"머리가 분만되고 태아 머리를 밑으로 견인시에도 어깨의 분만이 되지 않을 경우 추가적인 수기가 필요한 분만"

발생률

모든 출산 중 0.6~1.4%

위험요소

산모 비만, 당뇨, 거대아 출산 과거력, 현재 거대아, 이전 어깨 난산 과거력

출생체중에 따른 어깨 난산의 위험도

참고치	2500-2999 g	3000-3499 g	3500-3999 g	4000-4499 g	4500-5000 g	>5000 g
Acker DB et al. Obstet Gynecol 1985;66 (6): 762-768	0.2	0.6	2.3	10.3	23.9	
Spellacy WN et al. Obstet Gynecol 1985;66 (2): 158-61	0.3		N/A		7.3	14.6
Benedetti TJ et al. Obstet Gynecol 1978;52 (5): 526-529	1.5		3.0			

- 2/3에서 출생체중이 4,000 g 이하에서 일어난다.
- 당뇨 임신은 높은 위험요소이다.

위험신호

예상하는 것이 중요한 열쇠이다.

- 지속되는 2기 분만기
- 회음부위에서 머리가 다시 위로 올라가는 경우 (turtle sign)
- 자발적 복구의 결핍 (Lack of spntaneous restitution)

치료

- McRobert' s Maneuver
- 여유있는 회음절개
- 치골위 압박 (NOT fundal pressure)
- 지속적 중간정도 힘으로 하향 견인 (30까지 숫자를 센다)
- Rubin' s Screw Maneuver (바닥쪽으로 얼굴을 돌린다)
- Wood' s Screw를 시도
- 뒤 팔의 분만을 시도 (위팔뼈 골절 가능)
- Zavenelli 술기 - 두정위로 다시 바꿈/복부 처치

태아 합병증

- 출산의 4~40%에서 어깨 난산에 의해 일어난다.
- 팔신경 얼기의 손상, 빗장뼈 골절, 위팔뼈 골절이 보통 손상
- 10% 이하에서 영구적 손상이 일어난다.
- 질식의 위험이 높아진다.

산모 합병증

- 11%에서 산후 출혈
- 3.8%에서 4도 열상

HELPER Alogorithm

Help - 도움요청
Episiotomy - 회음절개
Leg elevated (McRobert' s) - 다리올리기
Pressure (치골위) - 압력
Enter vagina and attempt rotation (Wood' s screw) - 질로 들어가 회전 시도
Reach for fetal arm - 태아 팔 찾음

수술적 질식 분만

겸자 분만의 유형별 기준

출구 겸자

1. 머리의 두피가 질입구에서 음순을 벌리지 않고도 보인다.
2. 태아 두개골이 골반저에 도달한다.
3. 태아의 시상봉합이 골반 전후경에 있거나 좌우 후두전방위 또는 후두후방위이다.
4. 회전은 45° 를 넘지 않는다.

하위 겸자

태아 두개골의 선진부의 하강정도가 ≥+2 cm이고 골반저에 있지 않은 경우
회전이 45° 거나 그 미만인 경우
(좌 혹은 우 후두전방위를 후두전방위로, 좌 혹은 우 후두후방위를 후두후방위로)
회전은 45° 를 초과한다.

중위 겸자

하강정도가 +2 cm 위이지만 아두는 진입이 되어 있다.

고위 겸자

분류에 포함 안된다.

Dr. Shirley Tom의 조언

- 겸자 사용에 있어서 정확한 적응증이 있어야 한다 (태아 곤란, 지연된 2기 등).
- 마취를 잘 해야 한다.
- 방광을 비워야 한다.
- 정확한 태아의 위치를 알아야 한다 (두위 분만일 경우 태아의 귀 이륜을 느껴야 함).
- 환자에게 동의를 구해야 한다.

수술적 질식 분만의 적응증

절대적인 수술적 질식 분만의 적응증은 없다. 태아의 머리가 진입하고 자궁 경부가 넉넉히 열린다면 아래 적응증을 적용할 수 있다.

지연된 2기

초산부	국소마취하에 3시간, 또는 국소마취없이 2시간 동안 진행 없음
다산부	국소미취하에 2시간 또는 국소마취없이 1시간 동안 진행 없음

태아곤란이 당장 또는 강하게 의심될 경우

모체를 위해 2기를 단축시킬 경우

겸자의 종류

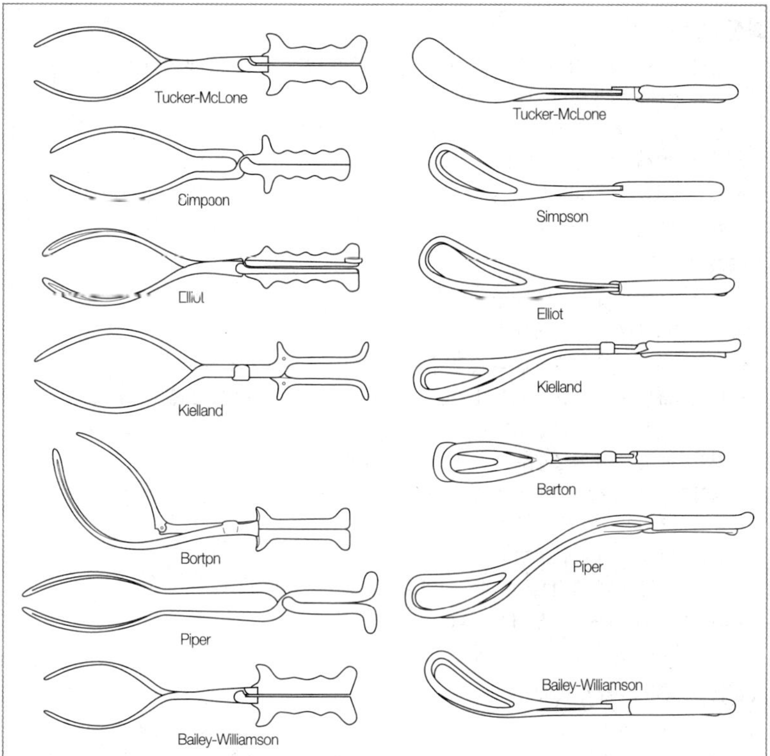

Source: From Zuspan FP, Quilligan EJ, Forceps. In: Douglas-Stromme Operative Obstetrics. 5th ed. Norwalk, Conn.: Appleton & Lange, 1988. 출판사의 허가를 받아 개정함

진공흡착기 분만

최신 정보

- 겸자 분만과 같은 적응증을 사용하나 사용의 편의성은 일부 의사들의 판단을 흐리게 한다.
- 모든 진공흡착기 컵의 지름은 대략 6 cm이다.
- 겸자 분만과 비슷한 태아 손상을 줄 수 있으나 두피 손상 발생빈도가 더 높다.
- 흡입분만에서 두개혈종은 14~16%로 발생함 (겸자분만에서의 빈도는 2%임).
- 흡입분만에서 머리덮개밑혈종 Subgaleal hematoma 은 1,000명 당 26~45명에서 발생함.
- 흡입분만에서 망막출혈은 38%로 발생함 (겸자분만에서의 빈도는 17%임).

적응증과 분만

- 태아 자세를 정확히 알아야 한다.
- 제조인의 충고를 확인해야 한다.
- 굽힘점인 시상봉합선 위로 뒤 숫구멍 3 cm 앞에 컵을 대칭으로 위치 시킨다.
- 100 mmHg의 낮은 압력으로 시작하고, 500 mmHg까지 압력으로 올릴 수 있고, 골반곡선을 따라 당겨야 한다.
- 컵안으로 질이나 자궁경부 조직이 끼였는지 확인해야 한다 .
- 태아의 머리는 각각의 당김과 함께 내려와야 한다.
- 분만은 3~5번 이내의 당김으로 이루어져야 한다.
- 최대 2번 컵이 빠지면 중단한다.
- 머리는 처음 사용 후 15분 이내에 완전히 분만되어야 한다.
- 회전을 위해 사용하지 않아야 한다.
- 움직임을 제한하거나 과도한 회전은 피해야 한다.

흡입분만 컵의 사용과 분류

Soft cups-Indicated for outlet and low OA〈45° assisted deliveries	Kiwi ProCup and Kiwi OmniCup Silc, Gentle Vac, and Secure Cups Silastic. Reusable and Vac-U-Nate cups Standard Mity Vac and Soft Touch cups
Rigid 'anterior' cups-Indicated for outlet and low OA〈45° assisted deliveries	M-Style MityVac cup 부드러운 흡입기 Malmstrom, Bird, and O'Neil cups
Rigid 'posterior' cups-Indicated for OA〉45°, OP and OT assisted deliveries	Kiwi OmniCup M-Select Mityvac cup Bird and O' Neil Posterioi cups

OA, occiput-anterior; OP, occiput-posterior; OT, occiput-transverse.

적절한 위치

컵의 중앙은 뒤숫구멍에서 약 3 cm 앞인 시상봉합선 위에 위치시킨다. 컵은 일반적으로 가능한 한 뒤쪽에 위치시킨다.

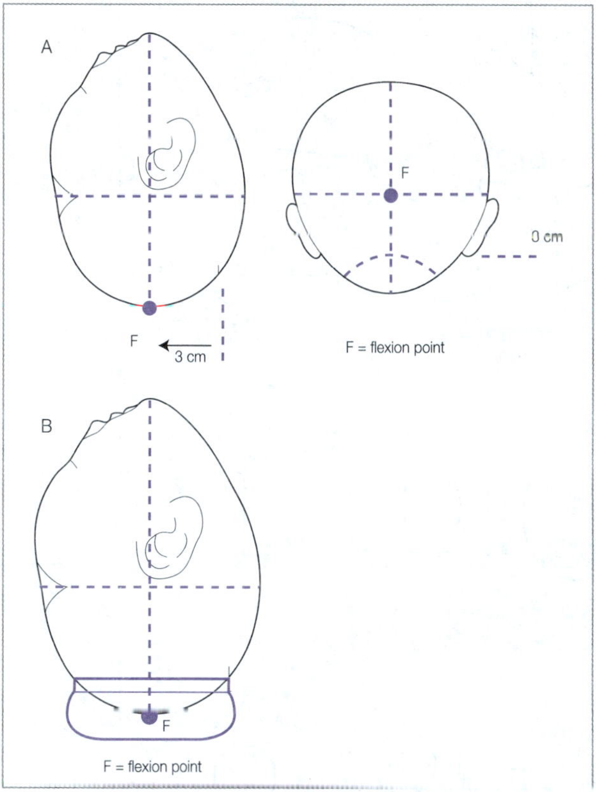

(A) 정상 분만 조건이라면, 턱끝자궁목 (mentocervical) 직경이 대략 뒤 숫구멍의 약 3 cm 앞 시상봉합선 위에서 나타난다. (B) 추출 컵의 중앙은 굽힘점 위에 와야 하며, 당김 축이 요구된다.

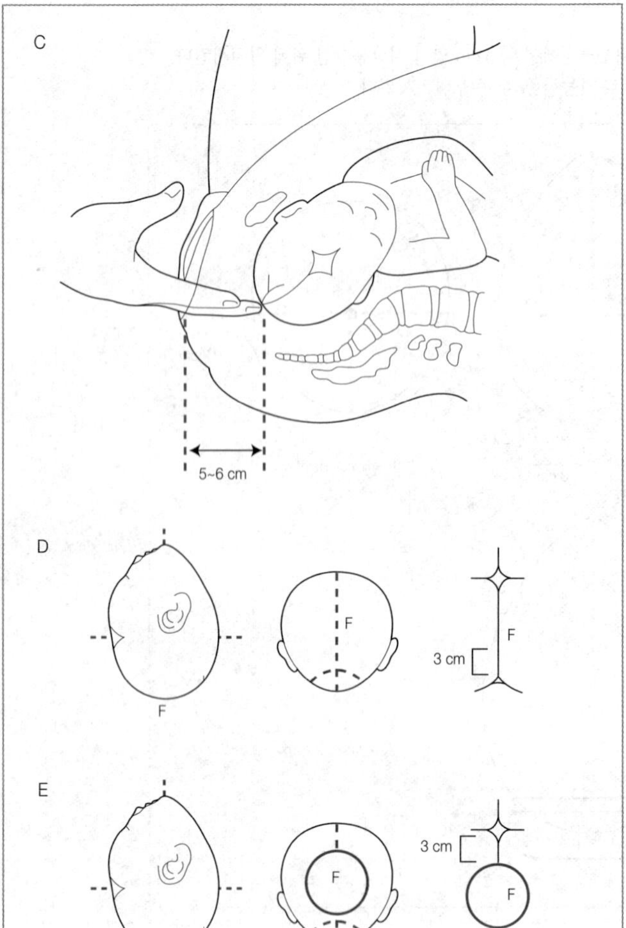

(C) 굽힘점의 (flexion point) 위치잡기와 뒤음순 소대에서부터의 거리는 수술자의 손가락을 이용한다. (D) 굽힘점은 뒤숫구멍에서 3 cm 앞인 시상봉합선 위에 위치한다. (E) 흡입 컵의 중앙은 굽힘점위인 시상 봉합의 중앙선에 오도록 해야 한다.

상대적 금기증

- 미숙아 (대부분의 전문가는 34주 미만에서는 흡입분만 사용을 권장하지 않는다.)
- 거대아가 의심되는 경우
- 태아의 응고장애가 의심되는 경우
- 태아의 두피표본을 추출한 경우
- 두정위가 아닌 경우
- 태아 골격 장애

분만 방법	신생아사망	두개내 출혈	그외[a]
자연 질식분만	1/5000	1/1900	1/216
진통중에 제왕절개 한 경우	1/1250	1/952	1/71
흡입/겸자 후에 제왕절개	자료없음	1/333	1/38
진통 없이 제왕절개만 한경우	1/1250	1/2040	1/105
흡입 분만	1/3333	1/860	1/122
겸자 분만	1/2000	1/664	1/76
흡입과 겸자	1/1666	1/280	1/58

[a] 안면신경/팔신경얼기손상, 경련, 중추신경계의 저하, 기계적 환기

제왕절개술

최신 정보

- 용어의 기원은 확실치 않은 것으로 남아 있다.
- Julius Caesar의 분만 방법 (확실히 미신임)
- Lex cesarea-로마법에서는 죽은 산모에서 태아를 제거하는 방법이라 한다.
- 자른다는 의미의 라틴어 caedere에서 기원한다.
- 모성 사망률이 낮다 (1/5,000보다 낮음).
- 2004년 미국 출생아의 29.1%가 제왕절개로 태어났고, 이는 U.S. Center for Disease Control and Prevention의 자료에서 기원한다.

적응증

- 정확하고 구체적이어야 한다.
- 수술전 기록을 상세히 해야 한다.

태아측

- 태아곤란 (반복되는 late deceleration, 서맥 등)
- 태아가 분만을 못 견딤
- 태아안녕을 증명하지 못함
- 태아위치이상 (둔위, 횡위)
- 쌍둥이 (비두정위의 쌍둥이첫째, 둘째는 거의 비두정위)
- 모체 HSV 감염
- 태아선천기형

모체-태아측

- 비정상적 분만
  - 활성기정지장애
  - 하강 정지
  - 유도분만 실패
  - 치료에 반응하지 않는 비효율적 자궁수축
- 태반조기박리 (특정 경우)
- 전치 태반
- 골반기형 (완전골반 불균형)
- 당뇨병 환자에서 추정한 태아 몸무게 〉4,500 g 또는 당뇨환자에서 〉5,000 g

모체측

- 폐쇄성 양성/악성종양
- 자궁경부상피암
- 질 봉합술 경력
- 심한 외음부 콘딜로마
- 복부원형결찰
- 질식분만의 금기사항 (의학적 적응증)

HSV, herpes simplex virus.

산모의 요구에 의한 제왕절개술 (CDMR)

환자가 선택하는 제왕절개술은 논쟁의 여지가 있으나, 그렇다고 절대적인 금기증도 아니며, 제왕 절개술을 위한 이유가 되기도 한다.

NIH State-of-the-Science Conference on CDMR: 근거 중심 조사의 요약

	모체	신생아
자료의 질이 중간정도		
질식분만 계획이 선호됨	· 병원입원기간 감소	· 호흡기계 사망 감소
제왕절개 계획이 선호됨	· 산후 출혈 위험도가 감소	
자료의 질이 낮음		
질식분만 계획이 선호됨	· 더 낮은 감염율 · 더 적은 마취 합병증, 전치태반 빈도 감소 · 모유수유 비율 증가	· 의인성 미숙아 감소 · 병원 입원기간 감소
제왕절개 계획 선호됨	· 단기간 스트레스성 요실금과 계획하지 않은 CDs에 비해 수술합병증이 적음	· 더 낮은 태아 사망률 · 더 낮은 IVH,신생아가사, 뇌병증, 팔신경얼기 손상, 신생아 감염
출산경력, 가족수[a]에 민감	· 속발성 자궁파열 · 자궁적출 · 임신회수	
Weak evidence: 이 화제에서 분만 방법은 경험이 없다.	· 사망률 · 직장항문 기능 · 성기능 · 골반장기 탈출 · 속발성 사산	· 사망률 · 장기적 이득

[a] 예정된 반복적인 제왕절개술 후 오는 자궁파열의 빈도는 감소하였다; 제왕절개술 후 계획대로 질식분만을 한 경우에는 자궁파열의 빈도는 증가하였다.

CD, cesarean deliveery; IVH, intraventricular hemorrhage; MR, maternal request; NIH, National Institutes of Health; PVD, planned vaginal delivery; VBAC, vaginal birth after cesarean.

전문기관에서는 무엇을 하라고 말하는가?

ACOG: 예를 들어 CDMR 같은 수술에 동의한 윤리적 의원회

CDMR는 산과의가 환자와 태아 건강을 종합하여 CDMR이 질식분만보다 낫다고 판단한다면 정당화 된다.

CDMR는 산과의가 CDMR이 질식분만보다 낫다고 판단하지 못할때는 정당화 될 수 없다

SOGC: 임신과 잇따른 임신 사이 위험을 줄여주며, 대부분의 여성에 있어서 "**질식분만은 접근성이 좋으며 안전한 방법이다**"

NICE/RCOG: "**모체측의 요구는 CS의 적응증이 될수 없다.** 각 임상의는 명확한 증거가 없을 경우에는 CS요청을 감소시킬 수 있는 권리를 가지고 있다 임산부는 제 2의견을 제공받아야 한다."

FIGO (WHO): 명확한 이점은 없다; 술기 중 하나가 될 강력한 가능성
윤리적인 결론이 나지 않았음

NIH State-of-the-Science Conference:

- 다른 분만 방법을 추천하기엔 불충분한 증거
- CDMR 결정은 반드시 개별화되야 하며 윤리적 원칙을 지켜야 함
- 더 유망한 연구들이 필요함

ACOG, American College of Obstetricians and Gynecologists; CDMR, cesarean delivery maternal request; CS, cesarean section; FIGO, International federation of Gynecology and Obstetrics; NICE, National Institute for Health and Clinical Excellence; NIH, National Institutes of Health; RCOG, Royal College of Obstetricians and Gynaecologists; SOGC, Society of Obstetricians and Gynaecologists of Canada; WHO, World Health Organization.

제왕절개술을 위한 자궁 절개

- 대부분: 아래쪽 가로절개 (아래 A 그림) 또는 Kerr 절개 (아래 D 그림)
- 아래쪽 세로절개 (아래 B 그림)
  - 이상태위의 미숙한 태아 또는 아래쪽 분절이 덜 발달된 경우
  - 대부분 능동 분절로 확장된다.
- 일반적인 절개 (아래 C 그림)
  - 주로 미숙한 신생아의 분만에 사용된다.
  - 꽉 들어찬 가로태위, 자궁경부암에 사용된다.

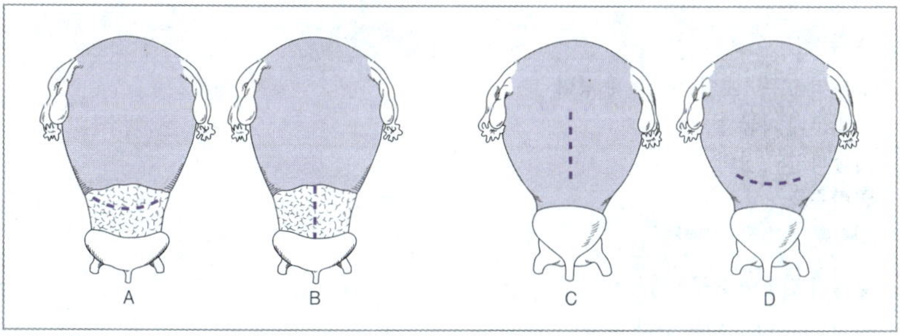

Druzin Splint 조작

- 미숙한 태아의 이상태위는 분만시 어려움을 초래한다.
- 적절한 자궁 절개법을 선택한다.
- Druzin splint 기법은 아래 상황에서 비외상성의 분만을 허락한다.
- 둔위 또는 가로태위
- 완전한 막이 도움이 된다.
  만약 실패한다면, 자궁 이완제나 태아회전/태아만출을 시도한다.

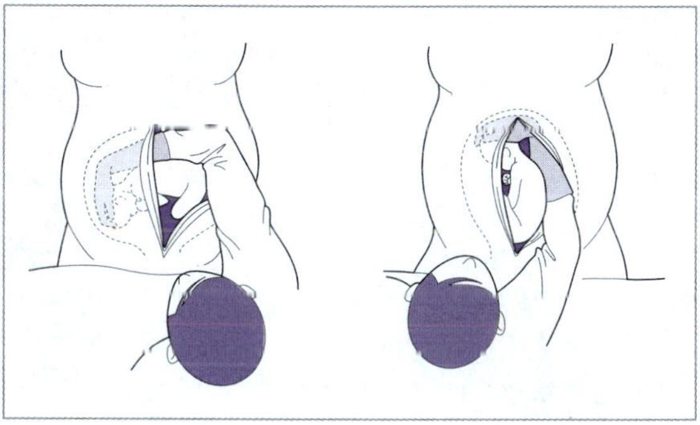

제왕절개술 후의 질식 분만

후보자 선택
산통 시험을 통한 기준

자격

1회의 저위 제왕절개 경력
임상적으로 적절한 골반
다른 자궁 상처가 없을것

실격

고전적 또는 T모양 자궁절개 경력
여러군데 자궁 절개
자궁파열의 경력
골반수축
질식분만의 금기사항

활성기 진통중 요구사항

즉시 진료 할수 있는 산과 의사
태아심박동수를 전자장치로 지속적으로 감시
태아심박동을 잘 알아야함
응급제왕절개를 위한 마취
응급제왕절개를 할수 있는 의사

경계

알려지지 않은 자궁 상처
저위 세로 자궁 절개 경력
자궁기형
단층 자궁 봉합 경력
이전 분만과 간격이 짧은 경우
진통유도 필요성
external cephalic version필요
쌍둥이 임신
거대아증 의심
모체비만
과숙아
노산
질식분만의 경험 없음

제왕절개술 분만력이 있는 산모 중 두번째 분만 시 자궁 파열이 생길 상대 위험도와 빈도[a]

분만유형	여성의 수	빈도 (1,000건당)	상대위험도 (95% 신뢰구간)
진통없이 제왕절개 반복	6980	1.6	1.0
자연적 진통	10,789	5.2	3.3 (1.8~6.0)
프로스타글란딘 없이 진통 유도	1960	7.7	4.9 (2.4~9.7)
프로스타 글란딘으로 진통 유도	366	24.5	15.6 (8.1~30.0)

[a] 첫번째 아기를 제왕절개술로 분만한 후 두 번째 아기를 분만한 1000명의 여성 중 자궁파열이 온 경우의 횟수를 발생율로 표현하였다. 반복적으로 제왕절개술로 분만한 여성을 대조군으로 하였다.

- 자궁내 혈압 도관의 사용은 자궁 파열을 예측하지는 못하지만 정지장애에서의 적절한 수축력을 기록하는데 도움이 된다.
- 이전 절개의 적응증에 따라 성공률은 다양하다.
  - 재발성이 아닌 적응증 (둔위): 75~86%의 성공률, 이는 제왕절개술 분만력이 없는 산모에서와 비슷함
  - 이전 정지 장애 병력 (머리골반 불균형과 같은): 50~80%

산후 출혈

정의

분만 후 24시간 동안 출혈량이 500 cc 이상인 경우

병인론과 위험인자

1. 무긴장증
   - 경산부
   - 자궁 과잉팽창
   - 자궁수축제의 사용증가에 따른 산통의 연장
   - 융모양막염
   - 전신마취
   - 경련 예방제로서의 황산마그네슘 치료
   - 급속 분만
2. 잔류 태반
   - 주로 지연성 산후 출혈
   - 유착 태반 (특히 여러번의 예전 제왕절개술 분만력)
   - 조산 분만
   - 보조태반 엽
   - 제대 찢김
3. 생식기 열상
   - 성급한 산통과 분만
   - 부적절한 회음부절개술 복원
   - 수술적 질식 분만
4. 자궁 내번증-제대를 잡아당기지 마라!

혈액 성분 치료

구성성분	내용물	용량	기대되는 효과 (단위당)
적혈구 팩	RBC, WBC, 혈장	300 mL	헤모글로빈 1 g/dL 증가
혈소판	혈소판, RBC, WBC, 혈장	50 mL	혈소판 7,500/mm^3 증가
신선동결혈장	피브리노겐,항트롬빈 III, clotting factors, plasma	250 mL 10 mg/dL	피브리노겐 증가
동결침전물	피브리노겐, 인자 VIII, von Willebrand 인자, 인자 XIII	40 mL	피브리노겐 10 mg/dL 증가

자궁수축제 치료

Agent	Dose	Route	Dosing Frequency	Side Effects	Contraindications
Oxytocin (Pitocin)	정제용액 1,000 mL 당 10~80단위	처음 라인: IV 두 번째 라인: IM or IU	지속적	오심 구토 수분독성	없음
Methylergonovine (Methergine)	0.2 mg	First line: IM Second line: IU or PO	Every 2-4 hrs	고혈압 저혈압 오심, 구토	고혈압 자간전증
15-methyl prostaglandin $F_{2\alpha}$ (Hemabate)	0.25 mg	첫 라인: IM 두 번째 라인: IU	매 15~90분마다 (최대 8회)	오심 구토 설사 홍조 오한	활동성 심장 폐장 신장 간 질환
Prostaglandin E_2 (Dinoprostone)	20 mg	PR	매2시간마다	오심 구토 설사 열, 오한 두통	저혈압
Misoptostol[a] (Cytotec)	600~1,000 pg	첫번째라인: PR 두 번째 라인: PO	1회 투여	오심 구토 설사 열 오한	없음

[a] FDA가 인증하지 않음, 라벨 없음
IM, intramuscular; IU, intrauterine; IV, intravenous; PO, per oral; PR, per rectum.

자궁 무력증과 출혈성 쇼크의 관리

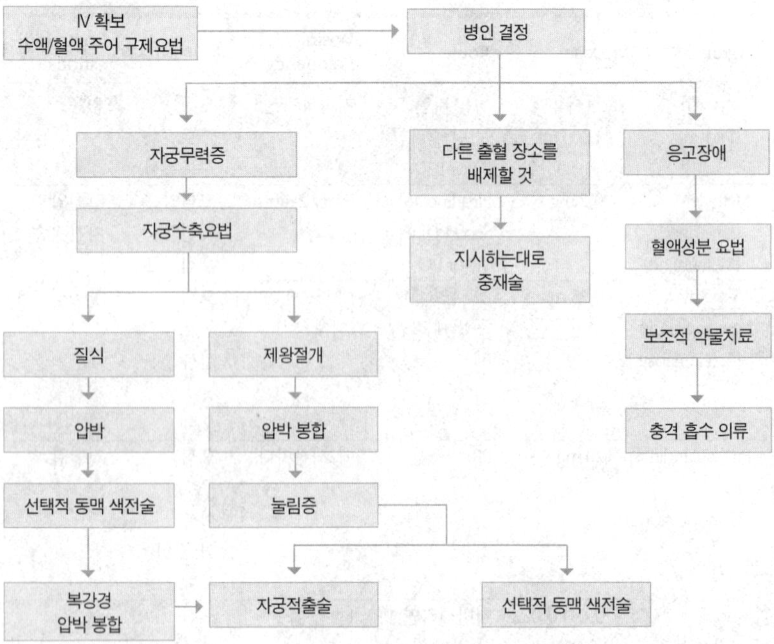

자궁동맥 결찰술

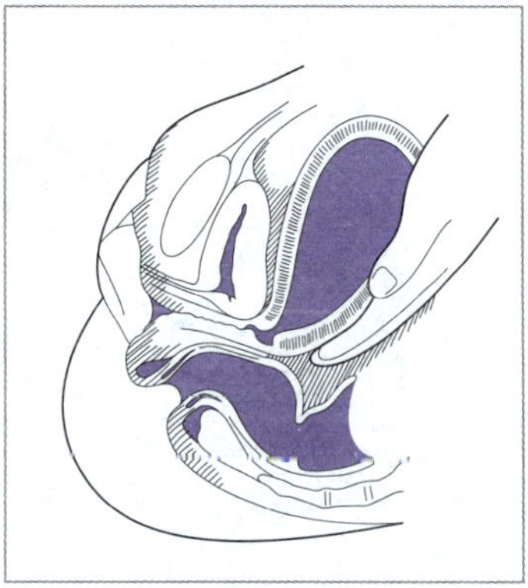

왼손으로 자궁을 쥐고 올려 기울여서 자궁동맥을 노출시킨다.

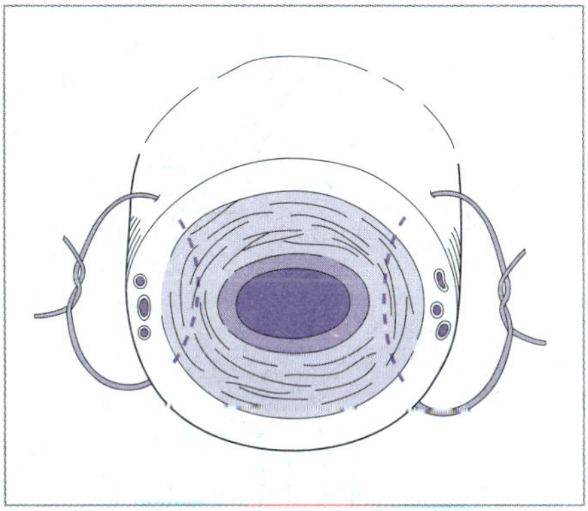

아래쪽 자궁 분절의 관상면을 보여준다. 자궁강과 혈관 내측을 침범하지 않고 자궁경부 내로 봉합을 넣는다.

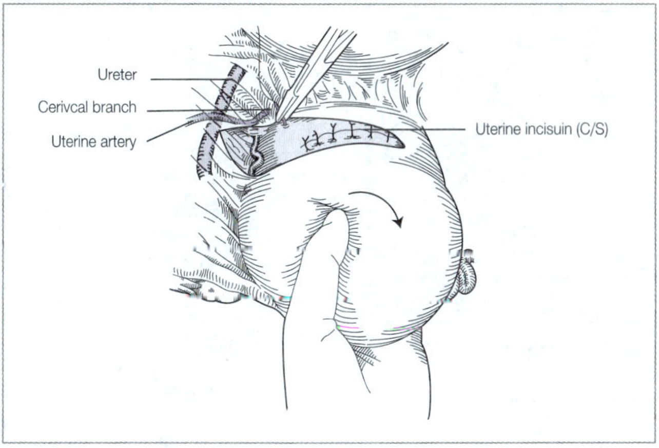

결찰술은 자궁 절개의 2~3 cm 아래에서 자궁근층의 2~3 cm을 포함하여 봉합한다.

산후 출혈 시 B-Lynch 봉합술

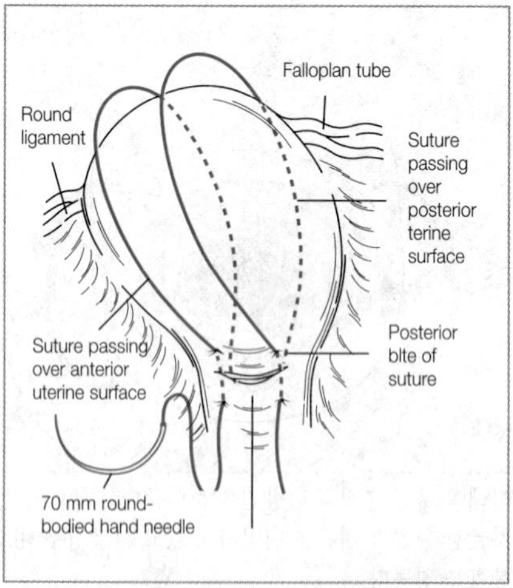

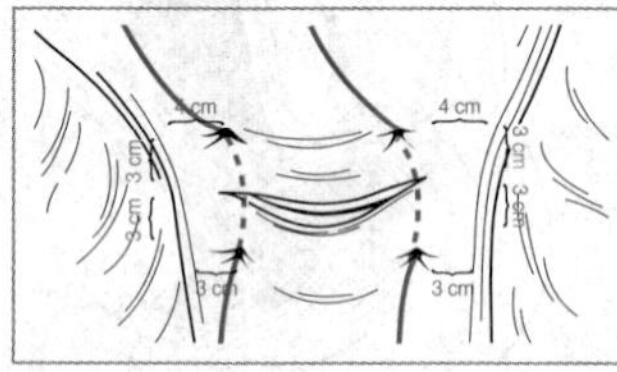

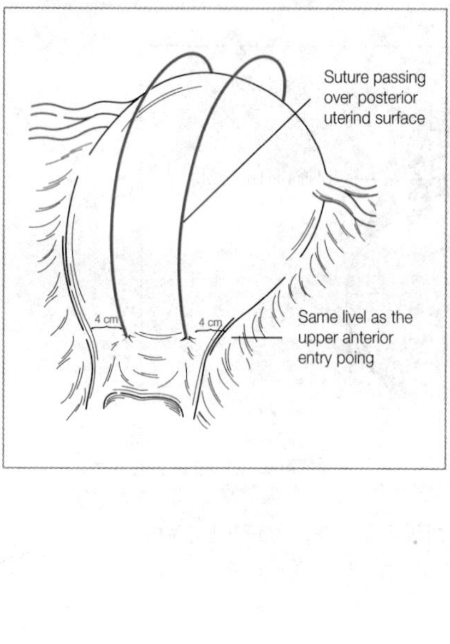

아래쪽 자궁 분절 메우기

도뇨관 기법

- 자궁 경부를 따라 도뇨관의 끝을 삽입하고 자궁 기저부까지 위로 밀어 넣는다.
- 필요하다면 도뇨관 끝 장착시 고리 겸자를 사용한다.
- 60 cc의 생리식염수로 풍선을 부풀린다 (이는 더 많은 부피를 취할 수 있다).
- 가능하다면 초음파를 통해 자궁 기저부 위치를 확인한다.
- 필요하다면 다른 도뇨관을 삽입하는 것도 고려한다.
- 12~24시간 뒤에 제거하고, 광범위항생제를 경험적으로 사용한다.

Bakri 산후 풍선

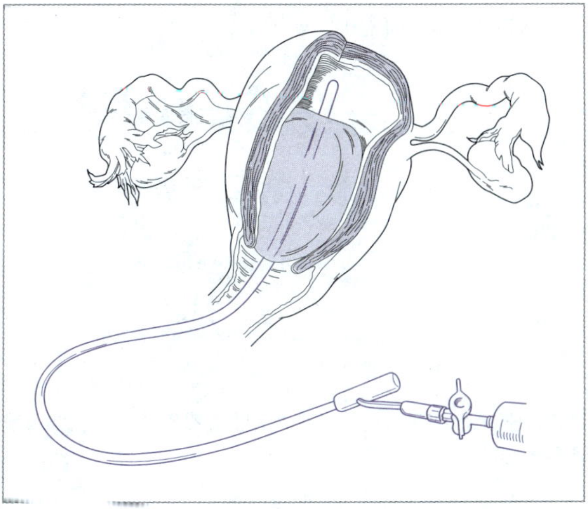

Reproduced with permission from Cook Women's Health, Spencer, Indiana.

거즈 메우기 방법 (Gauze Packing Method)

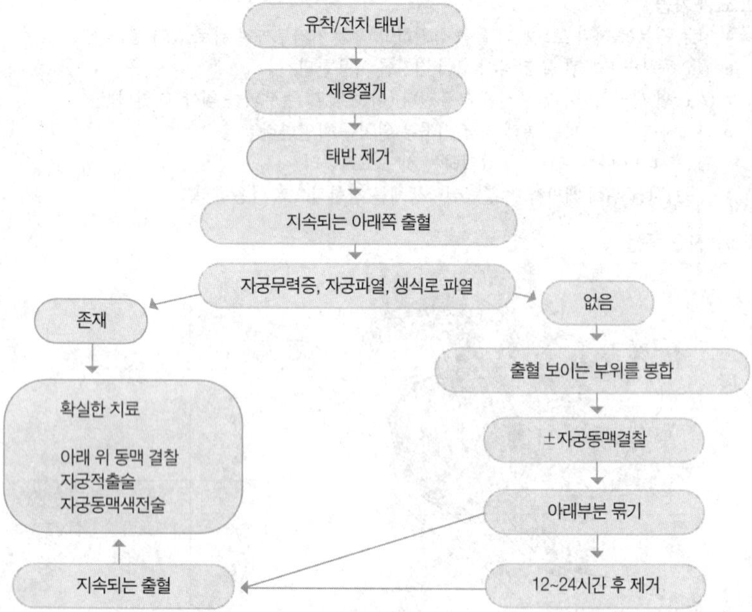

생리식염수로 흠뻑 젖은 거즈를 자궁절개한 부분을 통해 끼워넣어, 질을 통과한 후, 조심해서 거즈로 메워진 자궁을 닫아 준다.

자궁 내번증

최신 정보

- 1/25,000 빈도의 분만
- 다임부의 임신에서 더 흔함
- 종종 의인성

양상

- 입구에서 종괴처럼 태반이 만져진다.
- 미주신경 반응에 대한 서맥과 함께 쇼크가 나타난다.
- 과도한 출혈이 생긴다.

치료

- 쇼크와 실혈을 치료한다.
- 도움요청 (특히 마취과의사)
- 자궁 이완제를 사용한다.
  - Terbutaline 0.25 mg 한번 더 반복투여 가능
  - Nitroglycerine 100~250 mcg를 정주투여하며 혈압을 보면서 전체 1,000 mcg 까지 올릴 수 있다.
- 자궁위치를 바로 잡는다.
  - "마지막에 빼고; 처음에 넣는다."
  - leading point 가 아닌, 주위에 압력을 준다.
  - halothane과 같은 전신 마취가 요구되기도 한다.
  - 자궁위치를 바로 잡을 때 까지 확실히 자궁에 도달하지 않았다면 태반을 제거하지 않는다.
- 위의 모든 것이 실패한다면 진단적 개복술을 시행한다.

자궁경부원형결찰술

원형결찰술의 종류

원형결찰의 종류	합병증	퍼센트 (%)
예정	양막파수	0.8~18
	융모양막염	1~6.2
긴급	양막파수	3~65.2
	융모양막염	대략 30~35
응급	양막파수	0~51
	융모양막염	대략 9~37

원형결찰 배치 평가를 위한 알고리즘

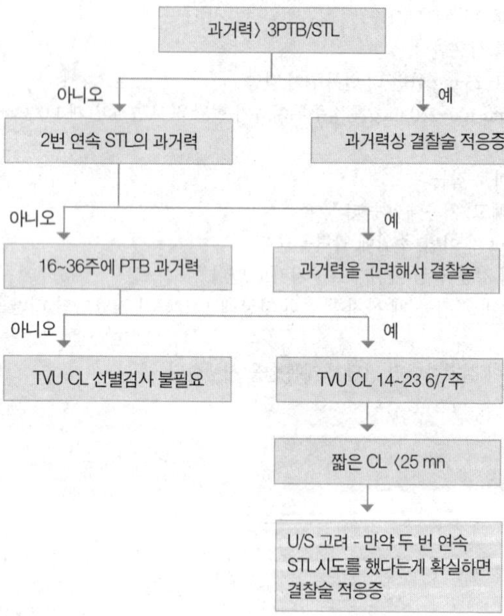

CL, cervical length; PTB, preterm birth; STL, second-trimester losses; TVU, transvaginal ultrasound.

McDonald 원형결찰술

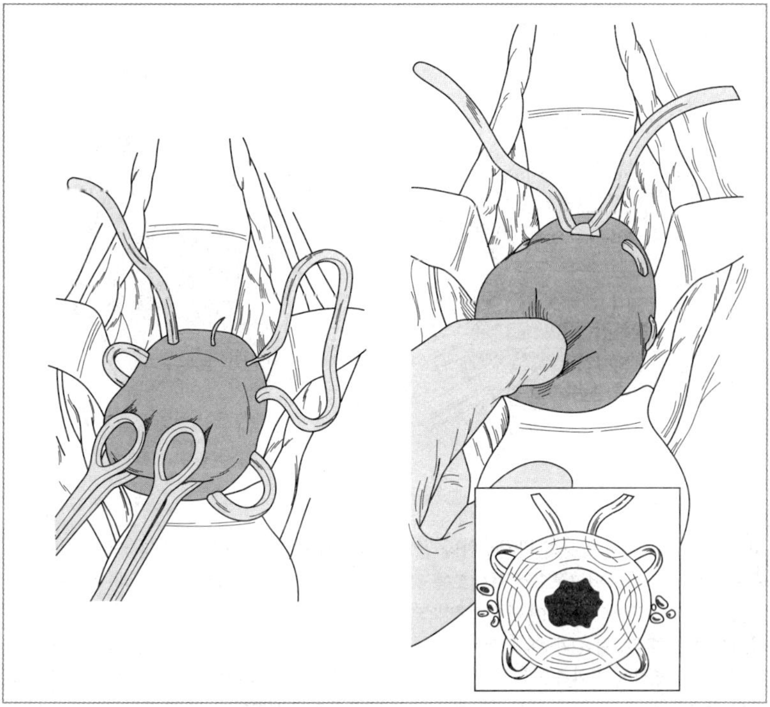

가중 벌리개와 (weighted speculum) 직각 당김기를 이용하여 수술 시야를 가장 능률적으로 노출시킨다. 방광자궁경부 반전부에서 시작하여, 자궁경부 주위를 따라 연속적인 4~6땀의 고리 모양 봉합 (purse-string suture)을 한다. 각각의 땀은 "당겨지는 것" 을 피할 정도의 깊이로 자궁경부 기질을 충분히 포함하도록 깊게 떠야하나, 자궁경부내 관을 침범할 정도로 깊게 떠서는 안된다. 외측으로 향하는 자궁 혈관들을 조심해야 하며, 봉합선은 봉합선이 흔히 뒤틀어지는 부위인 자궁 경부의 뒤쪽보다 높이가 높아야 한다. 봉합선은 속구멍을 충분히 닫을 만큼의 힘으로 단단히 앞에서 묶어야 한다. 연속적인 매듭을 하여, 매듭의 끝이 쉽게 제거될 수 있도록 길게 남겨 놓는다

변형된 Shirodkar 원형결찰술

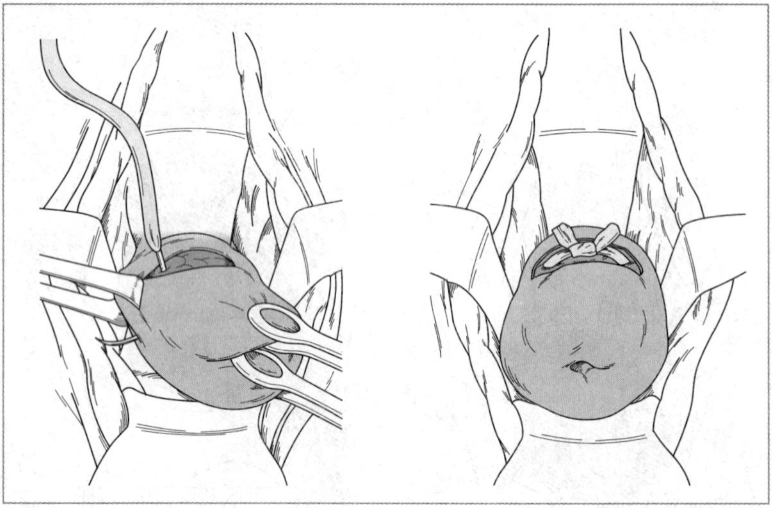

처음의 가로 절개는 방광의 반전부위의 앞 자궁경부질 상피에서 이루어진다. 방광질 근막은 속구멍의 높이에서 머리쪽으로 보이도록 하고, 질 자궁절제술을 시작할 때와 비슷하게 한다. 비슷한 절개를 뒤에도 만들어 준다. 앨리스 겸자는 머리쪽 절개를 최대한 작게 하기 위해서 자궁경부 위쪽의 앞, 뒤 절개 내에 끼워잡는 부분을 외측으로 하여 위치시킨다. 자궁 혈관을 피하여 점막밑조직에서 외측으로 당긴다. 봉합은 주인대 삽입부의 위쪽에서 앨리스 겸자의 먼쪽부터 각각의 위치에서 비외상성 바늘을 이용해 연속적으로 시행한다. 봉합은 뒤쪽에서는 납작하게 하고, 봉합의 매듭은 앞쪽에서 속구멍이 가볍게 막힐 정도로 시행한다. 연속적인 매듭을 하여, 위치 확인이 용이하고 나중에 쉽게 제거될 수 있도록 한다. 점막의 절개는 만약 눈에 띄는 출혈이 있다면 덮어 가려야 한다.

복부를 통한 원형결찰술

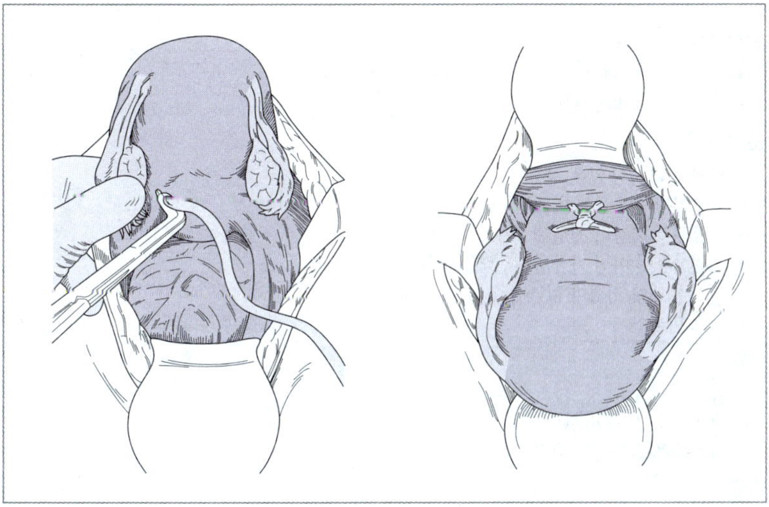

자궁 혈관을 외측으로 의사의 손을 사용하여 밀치고 있는 동안, 직각 당김기를 이용해서 낸 무딘 구멍을 통해 속구멍 높이의 자궁 넓은 인대에서 5 mm의 Mersilene 봉합을 시행한다. 이 봉합은 각각의 위치에서 시행하고, 봉합 매듭은 앞쪽에서 시행한다.

응급 원형결찰술

최신 정보

- 막 탈출이 된 경우 시행하는 원형결찰술의 한 방법
- 효과가 큰 대담한 방법

포함 기준

- 양막이 터지지 않은 경우
- 융모양막염의 증거가 없는 경우
- 자궁경부 확장이 진행된 경우
- 조기산통이 아닌 자궁경부무력증과 합당한 병력
- 육안적 태아 기형이 없는 경우
- 극소 미숙아

준비

- 사전 동의
- 전신 또는 부위 마취
- 회음부와 질부위의 준비

기법

- 트렌델렌버그 (Trendelenburg) 자세를 취한다.
- 방광에 도뇨관을 삽입한다.
- 1/2 생리식염수로 250 cc씩 증량하며 방광을 다시 채운다.
- 800~1,000 cc를 채우면 막은 주로 움푹 들어간다.
- 원형결찰술을 시행한다 (McDonal 또는 Shirodkar).

수술 후 관리

- 방광을 비움
- 항생제*
- 예방적 자궁수축억제제*

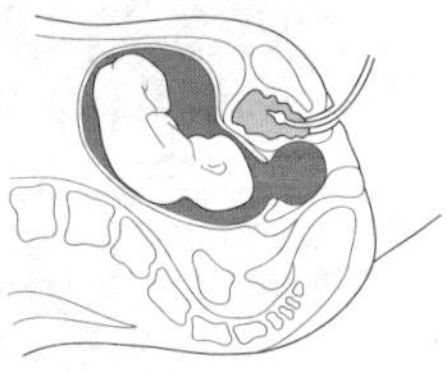

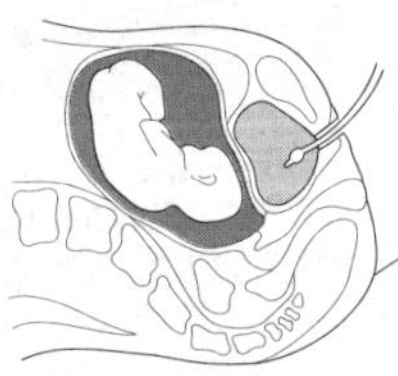

* 대중적인 술기 자체를 뒷받침할 좋은 증거가 있지 않으므로 술기 시행시 주의해서 해야한다 (Source: ACOG bullerin, Number 48, November 2003: Cervical insufficiency. Obstet Gynecol, 2003;102:1091-1099.).

양수주입

최신 정보

- 양수과소증과 관련된 산통에서 오는 문제점을 방지하기 위해 시도한다.
- 가변성 감속 (variable deceleration)을 줄임으로써 태아 곤란증에 대한 제왕절개술 비율을 줄인다.
- 태변 흡인 증후군이나 다른 태변착색 양수에 의한 합병증의 위험을 감소시킴을 보여주진 않는다.

양수주입의 적응증

- 초음파에서 확인된 양수과소증과 함께 있는 조기양막파수
- 재발되는 가변성 감속과 감소된 양수를 동반되는 만기 산통
- 두위
- 예전 제왕절제술이나 근종절제술 병력은 절대적인 금기증은 아니다.
- 융모양막염은 상대적 금기증이다.

방법

- 태위와 양수과소증을 초음파를 통해 기록한다.
- 태아 두피 전극 도관과 자궁내 압력 도관을 위치시킨다 (가급적이면 이중 내강도관을 사용한다).
- 유지량 (3 cc/분) 주입과 함께 따뜻한 생리 식염수 250~500 cc를 처음 일시주사로 준다.
- 필요하다면 일시주사를 다시 준다.
- 30분마다 혹은 (2번째 자궁내 압력 도관 또는 이중내강도관을 이용하여) 계속적으로 자궁 내 압력을 기록한다.

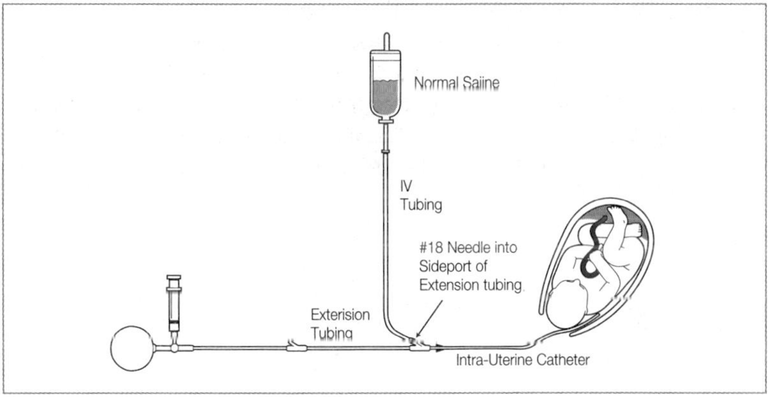

태아 심박동 양상의 정의

양상	정의
기준선	· 아래의 상태를 제외하고, 10분 동안 평균 태아 심박동수로 1분에 5박동 증가시 까지를 포함한다. - 주기적변화 - 두드러진 태아심박수의 변화 - 기준 태아심박수보다 1분에 25박동이상 차이가날 경우 · 10분 동안 기준태아심박수가 최소 2분간 유지되어야 함
기준변이 (Baseline variability)	· 태아심박수가 1분이상에서 2주기 심박동수의 기복이 관찰됨 · 태아심박수의 변이는 최고점의 진폭을 분당 심박수로 계산할 수 있음 - 부재 (Absent) - 측정불가의 진폭범위 - 최소 (Minimal) - 분당 5박동수 보다 작은 진폭범위 - 정상 (Normal) - 분당 6-25박동수의 진폭범위 - 주의 (Marked) - 분당 25박동수 이상의 진폭범위
촉진 (Acceleration)	· 태아심박수가 가장 최근에 계산된 기준선에서부터 현저히 증가 되었을 경우 (30초 이내에 최고점에 다다랐을 경우) · acceleration (촉진)의 지속은 태아심박수가 기준에서 처음으로 변화가 보일 때부터 기준선으로 회복될 때까지로 정의함 · 임신 32주 이후에는 기준으로부터 분당 15박동 이상으로 나타나며, 15초 이상 2분 미만으로 유지됨 · 임신 32주 이전에서 기준으로부터 분당 10박동 이상으로 나타나며, 10초 이상 2분미만으로 유지됨 · 장기촉진은 약 2분에서 10분 동안 유지 될 수 있음 · 촉진이 약 10분 이상 지속될 경우에는 기준선에 변화를 뜻함
서맥	· 기준 태아 심박수가 분당 110박동수보다 작을 경우
초기 감소 (Early deceleration)	· 자궁의 수축과 관련하여, 태아심박수가 서서히 감소하여 (시작에서 최저점까지 30초 이상) 태아 심박수가 기준선으로 회복되는 경우 · 최저의 감소는 수축이 최고점에 이를 경우 일어남

태아 심박동 양상의 정의

양상	정의
후기 감소	· 자궁수축와 관련하여, 태아 심박수가 서서히 감소하여 기준선으로 회복되는 경우 (발병부터 최저점까지 약 30초 이상 소요) · 감소의 발병, 최하, 그리고 회복은 수축의 시작, 최고, 끝 이후에 상응하여 일어남
빈맥	· 태아심박수의 기준이 분당 160박동수 이상을 경우
변이성 감소	· 태아심박수가 기준에서 갑작스럽고 현저히 감소되었을 경우 (발병부터 최하까지 30초 이내) · 태아심박수가 분당 15박동수 이상 감소되어 15초에서 2분간 유지될 경우 .
지속적 감소	· 태아심박수가 기준에서부터 현저히 감소되었을 경우 · 분당 15박동수 이상씩 감소를 보이며 2분에서 10분간 지속됨

FHR, fetal heart rate.

약물처치의 태아 심박동 양상에 따른 효과

약물	참고	연구방법	태아심장에 주는 영향
Butorphanol	Hatjis 1986	Case-control	일시적 태아심장박동의 사인곡선 양상
Cocaine	Chazotte 1991	Case-control	태아심장박동의 양상에서 특징적인 변화가 관찰되지 않음
Corticosteroid	Senat 1998	Randomized clinical trial	태아심장박동의 변이 감소가 dexamethasone이 아닌 betamethasone 투여 시 관찰
Magnesium sulfate	Hallak 1999 and Wright 1996	Randomized clinical trial and retrospective	기준에서부터 태아심장박동의 현저한 감소 관찰; 임신기간동안 가속의 증가를 저해
Meperidine	Giannina 1995	Randomized clinical trial	태아심장박동의 양상에서 특징적인 변화가 관찰되지 않음
Morphine	Kopecky 2000	Case-control	촉진의 (acceleration) 수가 감소
Nalbuphine	Giannina 1995	Randomized clinical trial	장기나 단기의 병화에서 가속의 수가 감소
Terbutaline	Tejani 1983	Retrospective	후기 감소의 빈도가 감소되거나 폐지됨
Zidovudine	Blackwell 2001	Case-control	태아심박수의 기준선이나, 변이, 촉진 과 감소의 수에 변화가 관찰되지 않음

FHR, fetal heart rate.

탯줄 가스 분석 값

Value	Yeomans (1985)[a] (n=146)	Ramin (1989)[a] (n=1292)	Riley (1993)[b] (n=3522)
만삭아 동맥혈(평균±표준편차)			
PH	7.28±0.05	7.28±0.07	7.27±0.069
PCO_2 (mmHg)	49.2±8.4	49.9±14.2	50.3±11.1
HCO_3^- (meq/L)	22.3±2.5	23.1±2.8	22.0±3.6
과도한 염기 (meq/L)	—[c]	-3.6±2.8	-2.7±2.8
만삭아 정맥혈(평균±표준편차)			
pH	7.35±0.05	—	7.34±0.063
PCO_2 (mmHg)	38.2±5.6	—	40.7±7.9
HCO_3^- (meq/L)	20.4.±4.1	—	21.4±2.5
과도한 염기 (meq/L)	—	—	-2.4±2.0

[a] 합병증없는 질식분만에서 선택한 환자의 아기자료

[b] 질식분만한 보통 산모의 아이로부터 얻어진 자료

[c] 얻어진 자료 없음

Value	Ramin (1989)[a] (n=77)	Dickincon (1992)[b] (n=949)	Riley (1993) (n=11015)
조산아 동맥혈(평균±표준편차)			
PH	7.29±0.07	7.27±0.07	7.28±0.089
PCO_2 (mmHg)	49.2±9.0	51.6±9.4	50.2±12.3
HCO_3^- (meq/L)	23.0±3.5	23.9±2.1	22.4±3.5
Base excess (meq/L)	-3.3±2.4	-3.0±2.5	-2.7±3.0

[a] 합병증 없이 질식분만한 환자를 선택해 그 아기에서 추출한 데이터

[b] 질식분만한 환자의 아기에서 추출한 데이터

신생아 심폐소생술

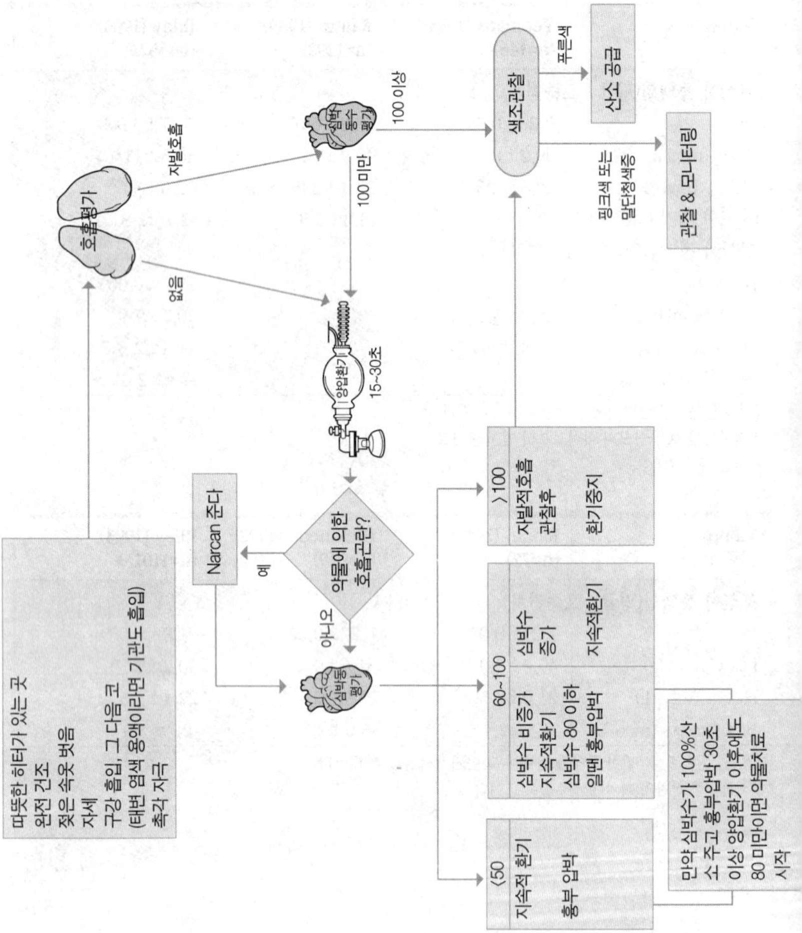
따뜻한 히터가 있는 곳
완전 건조
젖은 속옷 벗음
자세
구강 흡입, 그 다음 코
(태변 염색 용액이라면 기관도 흡입)
촉각 자극
호흡평가
자발호흡
없음
심박동수 평가
100 이상
100 미만
색조관찰
푸른색
산소 공급
핑크색 또는 말단청색증
관찰 & 모니터링
양압환기
15~30초
약물에 의한 호흡곤란?
예
Narcan 준다
아니오
심박동 평가
〈50
지속적 환기
흉부 압박
60~100
심박수 비증가
지속적환기
심박수 80 이하
일땐 흉부압박
심박수 증가
지속적환기
〉100
자발적호흡
관찰후
환기중지
만약 심박수가 100%산
소 주고 흉부압박 30초
이상 양압환기 이후에도
80 미만이면 약물치료
시작

영아 심폐소생술

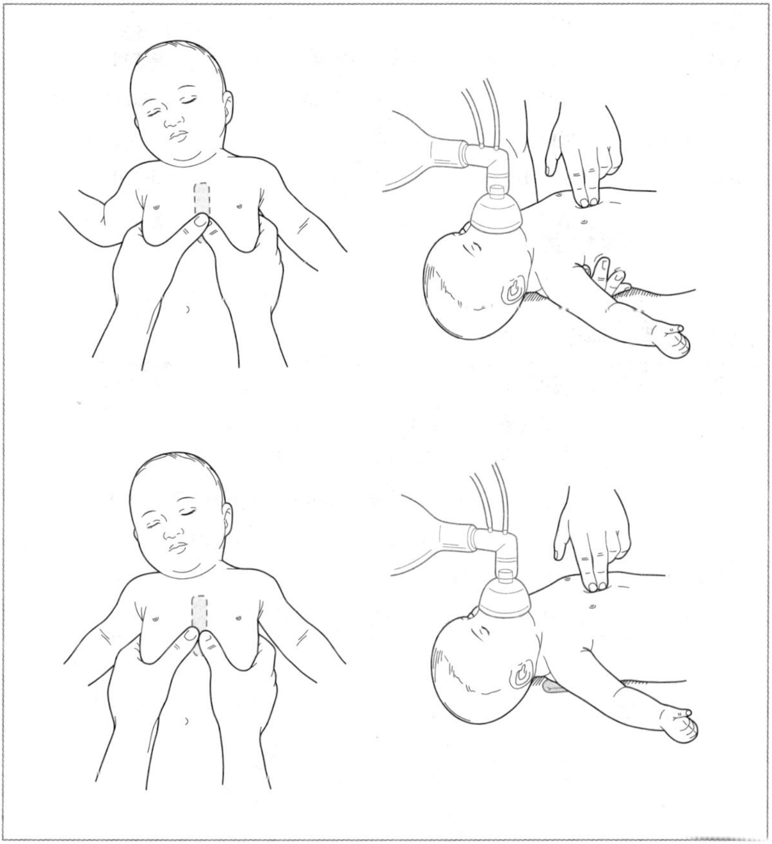

아프가지수 (Apgar Score)

특징	0	1	2
모양	푸른색,창백	몸체는 분홍빛 사지는 푸름	분홍빛
맥박	부재	〈100 박동수/분	〉100 박동수/분
찡그림(긴장)	없다	찡그림	기침, 재채기
활동	절름발이	약간의 긴장	활동적
호흡	부재	울음	울음

신생아 약용량 (Neonatal Drug Dose)

약물	용량
Epinephrine	(1:10,000) 0.2 mL/kg IV or ET. 빠르게 준다. 식염수로 1:1희석하여 기관내 투여한다.
Vilume Expansion	(전혈, 식염수, 5% 알부민, LR) 10 mL/kg, 5~10 분 이상준다.
$NaHCO_3$	(0.5 meq/mL) 1~2 meq/kg IV. 환기가 적당할때만 천천히 준다.
Naloxone	(0.4 mg/mL) 0.1 mg/kg=0.25 mL/kg IV, ET, IM, SQ.빠르게 준다.
Glucose	D10W 2 mL/kg IV. 1~2분 이상 준다.

분만전 검사

적응증

자궁태반순환 부전의 고위험 환자
- 지연임신
- 당뇨병
- 고혈압
- 사산력
- 자궁내성장지연 의심
- 산모의 나이가 많은 경우
- 다태임신
- 항인지질항체 증후군

다른 검사가 태아 위험을 제안하는 경우
- 자궁내성장지연이 의심
- 감소된 태동
- 양수과소증

통상적인 분만전 감시

비수축 검사

- 외래 환자에서 태아 건강 평가에 사용될 수 있다.
- 임신 32주 후, 반응성 비수축 검사는 20분 동안 15초 지속되는 2번의 15박동의 가속(acceleration)을 포함한다.
- 비 반응성 비수축 검사는 수면주기, 산모의 약물복용, 흡연, 중추신경계의 이상이나 태아 저산소증이 원인일 수 있다.
- 반응성 비수축 검사는 5/1000의 주산기 사망률과 연관되어 있다.
- 비 반응성 비수축 검사는 30~40/1000의 주산기 사망률과 관련있지만, 위양성율이 75~90%이다.
- 비수축검사가 비반응성이면 진동음향 자극 (VAS)이 수면주기로부터 태아를 깨우기 위해 3초동안 태아의 머리에 적용될 수 있다. VAS후 반응성은 자발성 반응성 비수축검사 만큼의 보증성을 갖는다.
- 비수축검사 동안, 서맥 (태아심박동이 90으로 감속 (deceleration) 또는 60초나 그 이상 기저선보다 40박동 아래)은 그대로 둘 경우 25%의 주산기 사망률과 관련이 있다.
- 1주에 2번의 비수축검사는 당뇨병, 지연임신, 자궁내성장지연에서 추천된다.

수축자극검사 (CST)

- 수축자극검사는 분만전 태아건강 상태의 접근에 사용된 첫 검사였다.
- 수축자극검사 동안 수축 (자발성 또는 Pitocin에 유도된)의 스트레스에 대한 태아심박동의 반응이 평가된다.
- 수축자극검사는 높은 위양성율 (〉30%), 검사 시행에 필요한 시간에 의해 약점이 있지만 만약 유도된 수축이 분만이 필요한 태아의 심박동이상을 일으킨다면 진통과 분만에 대한 접근이 필요하다.
- 그러나 수축자극검사 음성은 반응성 비수축검사 (NST)보다 더욱 보증된 결과를 보인다.
- 수축자극검사는 비반응성 비수축검사에 추적검사로 사용될 수 있다.

해석	특징	발병률 (%)
음성	10분에 3번의 적절한 자궁수축시에도 심박동의 후기감소가 나타나지 않는 경우	80
양성	과도한 자궁 활동없는 수축의 대부분 (절반 이상)에서 지속적, 일치되는 후기감소가 나타나는 경우, 자궁수축 시작전에 지속적 후기감소가 나타나는 경우 양성으로 해석함	3~5
의심	일치하지 않는 후기감소	5
과자극	2분 보다 더 자주 혹은 90초 이상 자궁수축이 있는 경우, 10분에 5회의 자궁수축, 후기감소가 보이지 않으면 음성으로 해석	5
불만족	해석에 적합하지 않은 모니터링 상태 혹은 적절한 자궁 활동성이 나타나지 않은경우	5

생물리학적 계수 (Biophysical Profile)

생물리학적 변수	정상 (score=2)	비정상 (score=0)
태아호흡운동	30분 동안 최소 30초 이상의 에피소드가 1번 이상 관찰	부재 또는 30분 동안 30초 이상의 에피소드가 관찰되지 않음
몸운동	30분 동안 최소 3번이상의 확실한 몸통/사지 운동이 관찰 (지속적인 활동성 운동은 하나의 운동으로 간주)	최대 2회 몸통/사지 움직임이 관찰
태아 긴장	최소 1번의 태아 사지 혹은 몸통의 펴, 굽힘 운동 관찰; 손의 폄, 닫힘 관찰	느리게 펴고 부분적으로 굽히는 운동이거나 사지의 완전한 폄운동, 태아 운동이 관찰되지 않음
반응성태아 박동	최소 1번의 15 bpm 이상의 촉진이거나 30분 중에 15초 동안 지속되는 움직임	2개 이하의 촉진이거나 30분 동안 15초 이하의 촉진이 관찰
정성양수부피	최소 1개의 2 cm의 양수주머니 관찰	양수주머니가 없거나 2 cm 이하의 것이 관찰

bpm, beats per minute.

생물리학적 계수에 따른 처치 (Management Based on Biophysical Profile)

점수	해석	관리
10	정상; 낮은 만성질식위험	1주 간격 검사를 반복; 당뇨환자이거나 41주 이상의 환자는 1주에 2번 검사시행
8	정상; 낮은 만성질식위험	1주 간격 검사를 반복; 당뇨환자이거나 41주 이상의 환자는 1주에 2번 검사시행; 양수과소증시 분만조치
6	만성질식의심	36주 이상이거나 상태가 좋은 경우 출산; 36주 이상이거나 L/S가 2.0 이하일 경우 4 6 시간간격으로 검사 반복; 양수과소증시 분만조치
4	만성질식의심	36주 이상이면 분만, 32주 이하일 경우 점수 환산 반복
0-2	강력한 만성질식의심	120분으로 검사시간 확대; 4 이하의 점수가 반복될시 임신주수 상관없이 분만조치

- Biophysical profile (BPP)는 임신 26~28주 정도부터 평가에 이용될 수 있다.
- BPP가 6점 이하면 진동음향 자극이 적용될 수 있고 BPP를 다시 한 번 한다.
- 태아 사망의 위험은 태동이 없을 때 14배, 호흡이 없을 때 18배 증가한다.
- BPP는 태아 폐 성숙을 위해 스테로이드를 투여 받은 경우 24 96시간 안에 낮게 측정될 수 있다.
- 낮은 BPP 점수는 뇌성마비의 발생률과 관련되어 있다; 낮은 점수일수록 높은 뇌성마비 발생률

배꼽동맥 도플러

- 정상임신동안, 임신이 진행되면서 확장기 동안 혈류는 증가한다.
- 수축기, 확장기의 혈류의 비는 (S/D ratio) 태반 저항을 반영한다.
- 전형적으로 배꼽동맥 도플러는 태반순환부전이 의심되면 추천된다.
- S/D 비는 태아 저산소증에 영향을 받지 않는다.
- 비정상적으로 증가된 S/D 비는 자궁내성장지연, 염색체 이상, 태아 기형과 관련된다.
- 확장기말 혈류의 부재는 주산기 이환율과 사망률의 증가와 관련이 있다. 반대로 뒤집힌 확장기말 혈류는 36%의 사망률을 포함한 좋지 않은 태아 경과를 예측한다.
- S/D 비가 확장기말 혈류의 부재나 역전을 보이면 태아 모니터링의 적응증이 된다. 분만은 의무적이지는 않지만, 임신 주수와 태아와 산모의 건강, 다른 검사결과의 임상적 정황에서 고려될 수 있다.

산전진찰 검사 가이드라인

조건	검사시간	검사빈도
당뇨		
합병증 없는 식이조절	34주-분만	주마다 NST
인슐린으로 잘 조절됨	34주-분만	주마다 NST
이전에 IUFD가 있고 식이조절 그리고/또는 다른 의학적 문제	26주-32주	주마다 NST
인슐린으로 잘 조절되지 않음	32주부터 분만까지	주당 NST 2회
IUFD 과거력	≥40주	주당 NST 2회 & BPP
잘조절됨=임신전 당뇨가 12주 이전에 잘 조절됨, 또는 GDM이 32주 이전에 잘 조절됨		
너무 초기에 EDC를 해서 날짜를 늦게 계산하거나/잘못계산한경우		
	40-40.6 주	주마다 NST
	41-41.6 주	주당 NST 2회 & AFI
		주당NST 3회, BPP at 42주
분만을 42주 이상시에는 강제로 함, 하지만 분만이 가능하지 않다면 프로토콜에 따라 관찰한다.		
정상 NST, CST, BPP 에 AFI가 낮은경우, → 분만고려		
다수의 미약한 변수 (3〉 5분당) 또는 30초 이상 지속		
	AFI 를한다 → 환자별로 이후 검사를 시행	
분류된 임상문제		
청진에 의한 비정상 FHT	26주나 문제 발병시	주마다 NST
천식		
심장질환		
임신의 쓸개즙정체		
인화된 아교질혈관병		
신천성 기형		
태아움직임 감소		
늦은 출생전관리		
다태 임신		
양수과소증		
비출혈성 전치태반		
양수과다증		
갑상선질환		

(계속)

상태	테스트 시기	테스트와 빈도
불량한 산과력	26주 또는 발병시기	주마다 NST
조기진통		
PUBS or IUT		
신장질환		
Rh 질병		
낫적혈구 질환		
IUFD경력		
임신 3분기의 출혈		
만성 HTN		주당 NST 2회
자간전증		
IUGR		
PROM		

AFI, amniotic fluid index; BPP, biophysical profile; CST, contraction stree test; EDC, expected day of confinement; FHT, fetal heart tracing; HTN, hyperrtension; IUFD, intrauterine fetal death; IUGR, intrauterine growth restriction; IUT, intrauterine transfusions; NST, nonstress test; OB. obstetric; PROM, premature repture of the membranes; PUBS, percutaneous umbilical blood sampling.

자궁내 성장저하

태아자궁내 성장저하와 관련된 위험요소

태아측	태반	모체측
염색체 이상	작은 태반	극심한 영양 부족 또는 결핍
다인자성 선천 기형	유곽태반	혈관/신장질환
다태임신	융모막 맥관종	선천성 또는 후천성 혈전성향성 장애
감염		약물/생활습관
		고소질병 유의한 저산소증 장애

자궁내 성장저하 태아의 평가와 처치

	체질적으로 작은태아	구조적 염색체 이상이 있는 태아; 태아감염	자궁태반부전으로 물질결핍
성장률과 패턴	정상미만, 정상곡선과 평행적, 대칭적	현저히 정상미만; 대칭적	다양함; 대개 비대칭
해부학	정상	보통 비정상	정상
양수양	정상	정상, 양수과다; 신장 무발생이나 요도협착시엔 양수 감소	낮음
추가적인 평가	없음	핵형; 바이러스의DNA를 양수에서 특별검사	태아폐성숙 검사
태아 안녕을 위한 부가적인 검사	정상 BPP/UAV	BPP 다양; 정상 UAV	BPP점수감소; 혈관저항 UAV증거
분만시기와 지속적인 추적	없음; 만삭 분만 기다림	병인에 기인함	BPP와 UAV; 분만시기는 임신 주수와 BPP/UAV의 균형을 요함; 태아폐성숙검사가 종종 도움됨

IUGR, intrauterine growth restriction; BPP, biophysical profile; UAV, umbilical artery velocimetry,

임신중 천식

최신 정보

- 천식에 예측할 수 있는 효과는 없다.
- 1/3은 개선, 1/3은 악화, 1/3은 변화 없음
- 경한 천식환자는 낮은 위험도에 있다.
- 심한 천식 환자는 고위험도로 추적 감시 받아야 한다.
- 천식의 사망률은 기계적 환기의 피로에 의한 것이다.

천식의 의학적 관리

type	치료	
	추천되는 치료	대체적 치료
경증 간헐성 천식	매일매일 투약은 불필요 albuterol이 필요함	
경증 지속성 천식	저용량의 흡인성 스테로이드	Cromolyn, leukotriene receptor antagonist or, theophylline (혈청 레벨 5~12 mcg/mL)
중등도 지속성 천식	저용량의 흡인성 스테로이드와 salmeterol 혹은 중간 용량의 흡인성 스테로이드 혹은 (만일 필요하면) 중간 용량의 흡인성스테로이드와 salmeterol	저용량의 혹은 (만일 필요하면) 중간 용량의 흡인성 스테로이드와 leukotriene receptor antagonist나 theophylline을 사용 (5~12 mcg/mL)
중증 지속성 천식	고용량 흡인성 스테로이드와 salmeterol과 (만일 필요하면) 경구 스테로이드	고용량의 흡인성 스테로이드와 theophylline (혈청농도: 5~12 mcg/ml) 과 만일 필요하면 경구 스테로이드를 쓴다.

FEV1 (Forced expiratory volume in 1 sec)나 PEFR (Peak expiratoy flow rate)이 만일 80% 미만, 악화되는 천식이나 운동이나 알러젠에 노출된 경우라면 알부테롤을 2~4 puffs 사용한다. 알부테롤에 대한 반응이 없을경우 천식의 악화 정도에 관계없이 경구 스테로이드를 사용하도록 한다.

NAEPP (Natinal Asthma Education and Prevention Program) **천식 분류**

	경증 간헐성	**경증 지속성**	**중등도 지속성**	**중증 지속성**
증상	주당 2회 이하 악화와 악화 사이에는 증상이 없음	주당 2회 초과, 하루에 1회 미만	매일 악화 발생 하거나 주당 2회 이상 악화	지속적이고 악화가 많이 일어남
폐기능검사	악화와 악화 사이에는 PEFR이 정상 FEV1이나 PEFR이 예측치의 80% 초과 PEFR의 변동치 <20%	FEV1 이나 PEFR > 예측치의 80% PEFR의 변동치 20~30%	FEV1 PEFR 예측치의 60~80% PEFR의 변동치는 30%	FEV1 혹은 PEFR이 예측치의 60% 미만 PEFR 변동치>30%
야간 발작	한달에 2회 이하	한달에 2회 초과	주당 1회 초과	
일상생활의 방해	없음	경증	때때로 정상생활에 방해를 받지만한 심각한 수준의 악화는 없음	육체적 활동의 제약
치료	흡인성 β2 항진제 (알부테롤)	흡인성 단기성 β2 항진제+ 매일 항염제 (cromolyn or 저용량의 흡인성 스테로이드)	흡인성 β2 항진제 +매일매일의 투약 (중간 용량의 흡인성 스테로이드 or 저-중간 용량의 흡인성 스테로이드 and 지속성 기도 확장제)	흡인성 단기성 β2 항진제+ 매일의 투약 (흡인성 고용량 스테로이드와 지속성 기관 확장제와 구강 스테로이드

임신시 만성 천식의 관리

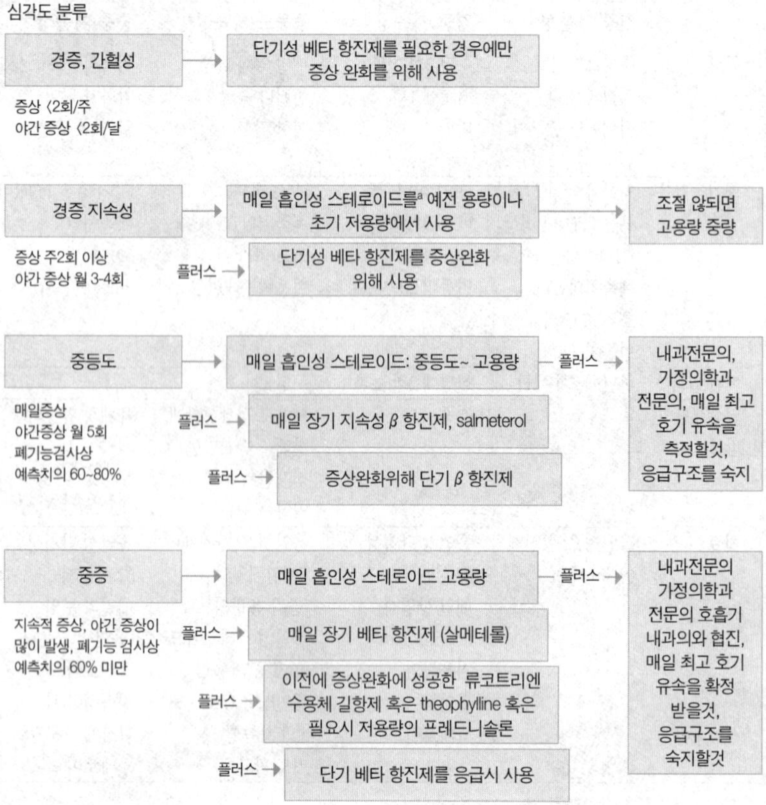

대체성 방법: 이전에 좋은 반응을 보인 경우 Cromolyn or nedocromil
PEFR, 최고호기속도; PFT, 폐기능검사

천식치료에 흔하게 사용되는 약 용량

약제	용량	FDA 카테고리[a]	대상
Albuterol (Proventil, Ventolin)	필요시 4~6시간마다 2회 흡기	B	모든 천식에
Salmeterol (Serevent)	12시간마다 2회 흡기 혹은 자기전	C	중등도와 중증
Cromolyn (Intal)	하루 4번 2회 흡기	B	경증지속성에서 중증까지
Beclomethasone (Beclovent, Vancenase, Qvar)	하루 3~4번 2~4회 흡기/두배용량으로 하루 2회 흡기	C	경증지속성에서 중증까지
Triamcinolone (Azmacort, Nasacort)	하루 세 번에서 네 번 2~4회 흡입 (100 mcg)	C	경증지속성에서 중증까지
Budesonide (Pulmicort, Rhinocort)	200~400 pg 흡기당, 하루 2회 1~2번 흡입	C	경증지속성에서 중증까지
Flunisolide(Aerobid)	2~4회 흡기 (250 mcg)	C	경증지속성에서 중증까지
Fluticasone (Flovent, Advair)	44,110,220 mcg/흡기당 하루 2회 한번흡인	C	경증지속성에서 중증까지
Montelukast (Singular)	자기전 10 mg	B	중증, 가능하면 중등도도 사용
Zafirlukast (Accolate)	하루 2회 20 mg	B	중증, 가능하면 중등도도 사용

[a] B 인간에는 위험이 입증된 바가 없음 C 위험을 완전 배제할 수 없음

급성 중증 천식 악화를 치료하기 위한 약들

약제	용량
흡인성 베타 항진제	
Albuterol	흡입기 (Nebulizer): 2.5~5.0 mg (0.5% 수용액의 0.5~1.0 ml, 2~3 ml의 생리 식염수에 희석)을 20분 마다 3회 MDI 투여; 1흡기당 90 mcg를 4시간 동안 매 20분마다 4~8회 흡기
Metaproterenol	흡입기: 15 mg 5% 수용액 0.3 ml를 2~3 ml의 생리식염수에 희석
Subcutaneous beta-agonists	
Terbutaline	: 0.25 mg 3회 용량으로 20분마다
Epinephrine	0.3 mg (1:1000용액) 3회 용량으로 20분마다
Corticosteroids	
Methylprednisone	60~80 mg 매 6~8시간마다 정주 혹은 125 mg 정맥 일시주사 후에 초기반응에 따라 경구 스테로이드나 흡인성/피하 베타항진제 적용
Hydrocortisone	4시간마다 2.0 mg/kg 정맥 일시주사 혹은 2.0 mg/kg 정맥 일시주사 후에 지속적인 0.5 mg/kg/hr 주입
Anticholinergics	
Ipratropium bromide	흡입기: 3회용량으로 매 30분마다 0.5 mg MDI: 필요하다면 4~8회 호흡을 1회 호흡당 18 mcg의 용량으로 준다
Other	
Magnesium sulfate	2분동안 2 g을 정맥 일시주사 후 즉시 흡인성베타 항진제 투여
Heliox	80% 헬륨과 20% 산소를 섞은 것을 (병원에 따라 7:3이나 6:4로 섞기도 함) 재호흡 불가 마스크를 (nonrebreather mask) 통해 투여

급성 천식 악화의 Home Management

albuterol metered-dose inhaler (MDI) 2~4 puffs, PEFR 측정

반응 불량:

PEFR이 예상치의 50% 이하이거나, 심한 wheezing 그리고 짧은 호흡 또는 태아 움직임 감소하면 albuterol 2~4 puffs MDI 로 반복하고 응급치료를 한다.

불완전한 반응:

PEFR이 예상치의 50~80% 정도거나 지속되는 wheezing과 짧은 호흡이 있으면 albuterol treatment 2~4 puffs MDI를 20분 간격을 두고 2번 이상 반복한다.

재측정한 PEFR이 예상치의 50~80% 또는 태아 움직임이 감소되면 집중치료를 하거나 응급치료를 행해야한다.

반응 좋음:

PEFR이 예상치의 80% 이상인경우, wheezing이나 짧은 호흡이 없고 태아의 움직임이 정상임. 흡인성 albuterol 2~4 puffs MDI를 3~4시간 마다 필요한 만큼 지속할 수 있다.

천식의 급성악화의 응급 관리와 병원에 기초한 관리

초기 평가와 치료

- 문진과 검사 (청진, 호흡 보조근의 사용, 심박동수, 호흡수), 최대 호기량 (PEFR), 또는 1초간 노력성 호기량 (FEV1), 산소 포화도, 그리고 적응되는 다른 검사
- 초기 태아 접근 (태아가 살수 있으면 태아 감시와 생물리학계수 (biophysical profile)을 고려한다)
- 심한 천식의 급성악화 (안정시 심한 증상과 함께 FEV1 또는 PEFR이 50% 미만)이면, 매 20분마다 또는 1시간 연속으로 albuterol을 분무형으로, ipratropium bromide와 전신 스테로이드를 흡입한다.
- MDI 혹은 흡입기에 의한 albuterol을 1시간 안에 3회까지 투여
- 즉각적인 반응이 없거나 환자가 최근 전신 스테로이드 치료 받았다면 경구 스테로이드
- 산소포화도 95% 이상 유지하기 위한 산소 공급
- 반복된 평가: 증상, 신체 검진, PEFR, 산소 포화도
- 증상이 호전되면 1~3시간 동안 매 60분 마다 albuterol을 지속투여

반복된 평가

- 증상, 신체 검진, PEFR, 산소 포화도, 필요한 다른 검사들
- 태아 평가 지속.

좋은 반응 (good respond)

- FEV1이나 PEFR 70% 이상
- 마지막 치료 후 반응이 60분 지속
- 태아곤란의 없음 (no distress)
- 정상 신체검진
- 안심이 되는 태아 상태
- 퇴원

불완전한 반응

- FEV1이나 PEFR이 50% 이상이나 70% 미만
- 경증, 중등도의 증상
- 환자가 안정될 때까지 태아 평가 지속
- FEV1, PEFR, 산소 포화도, 심박수 측정
- albuterol 흡입과 산소 지속
- ipratropium bromide 흡입
- 전신 스테로이드 (경구 또는 정맥내)
- 입원에 대한 개인 특수성에 따른 결정

반응불량 (poor response)

- FEV1이나 PEFR이 50% 미만
- PCO2가 42 mmHg보다 클 때.
- 신체 검진: 심한 증상, 졸음, 착란
- 태아 평가 지속
- 중환자실 입원
- 정맥내 스테로이드

모성 판막성 심장 질환

항응고제 복용중인 판막질환을 가진 가임기 여성의 평가 및 관리

임신 이전

예전의 심장성 질환이나 이나 심장의 기능적 상태를 임상적으로 평가한다.
심장초음파적으로 심실이나 판막의 기능과 폐동맥압을 평가한다.
임신과 관련된 위험의 평가
항응고제 치료와 연관된 이섬과 위험성 평가
가족이나 임신계획

임신

임신 확인 시점부터 12주까지 치료 용량의 적량의 unfractionated heparin을 투여
(치료 효과는 aPTT or anti Xa 측정)

임신 1삼분기의 종료

12~36주까지 와파린 치료

36주[a]

와파린 사용의 중지
unfractionated heparin의 용량을 다시 치료 용량으로 증량

분만

만약 금기사항에 해당되는 것이 없다면 다시 헤파린을 분만 후에 4~6시간 동안 주입
만약 출혈 위험이 없다면 분만 후 저녁에 와파린 치료를 시작

[a] 만약 여성이 와파린 복용중에 진통이 있었다면 항응고요법을 다시 시작하고 제왕절개를 고려해야 한다

모성, 태아 및 신생아 위험에 따른 판막성 심장질환의 분류

모성, 태아의 위험도가 낮은 경우	태아나 산모의 위험도가 높은 경우	모성 위험도가 높은경우	태아 위험도가 높은경우
- 정상 좌심실수축 기능, 평균 유출량의 비가 낮은 (50 mmHg 미만) 무증상의 대동맥협착증 - 정상 좌심실 수축 기능을 가진 NYHA class I, II 정도의 대동맥판 역류증 - 정상 좌심실 수축 기능을 가진 NYHA class I, II 정도의 승모판 역류증 - 정상 좌심실 수축 기능을 가진 승모판 역류가 없거나 경도에서 중증도의 승모판 탈출증 - 심각한 폐동맥 고혈압이 동반되지 않은 경도에서 중등도의 승모판 협착증 (mitral valve area 〉1.5 cm^2, gradient〈5 mmHg) - 경도에서 중등도의 폐동맥판 협착증	- 심각한 대동맥판 협착증 (증상의 동반여부와 무관) - NYHA class III or IV 증상을 동반한 대동맥판 역류증 - NYHA class II,III or IV 증상을 동반한 승모판 협착증 - NYHA class III or IV 증상을 동반한 승모판 역 류증 - 심각한 폐동맥 고혈압을 유발한 (폐동맥압 이 체내 수축기압의 75% 초과) 대동맥판막과 승모판막 질환들 - 좌심실 수축 기능부전 (박출률이 40% 미만)을 가진 대동맥판막, 승모판막 질환 - 모성 청색증 - 기능적 상태가 저하된 경우 (NYHA III or IV)	- 좌심실 수축기능의 감소 (좌심실의 박출율이 40% 미만) - 예전의 심부전 - 예전의 뇌경색이나 허혈성질환력이 있는 경우	- 엄마의 나이가 20세 미만이거나 35세 초과인 경우 - 임신동안 항응고제의 사용 - 임신동안 흡연을 한 경우 - 다태임신

모성 판막질환 치료에 사용되는 약물과 관련된 태아의 영향 및 위험성, 모체의 적응증[a]

약제	태아에게 미치는 영향	판막질환을 가진 산모에서의 적응증	위험도
이뇨제			
Furosemide	소변내 나트륨과 칼륨을 증가시킨다.	판막심장질환에 의한 울혈방지	C_m
항고혈압약			
Beta blockers	심박수와 태아무게의 감소가 가능	고혈압, 상심실성 부정맥, 임상적으로 심각한 승모판협착증 환자의 심박수의 조절	D_m
Methyldopa	주요 부작용없음	고혈압	C
혈관확장제			
ACE inhibitors	비뇨생식기계의 문제, 사망, 자궁내 성장지연	임신동안에는 적용되지 않음	D_m
Hydralazine	주요 부작용 없음	대동맥판막역류증이나 심실부전에서 혈관확장 위해	C_m
Nitrates	심박수 감소 가능	정맥울혈에는 거의 사용되지 않음	B-C_m
항응고제와 항혈전제			
Warfarin	출혈, 임신 6~12주 사이에 투여시 발달장애 발생	인공판막을 쓰고 있거나 심방세동이 동반된 경우 12~36주 사이에 사용	D_m
Unfractinated heparin	출혈, 선천성 부작용 없음	인공판막을 쓰고 있거나 심방세동이 동반된 판만성 심장질환의 경우 6~12주, 36주 이후 사용	C_m
Low-molecular weight heparin	출혈	임신 중에는 사용되지 않음	D_m
Aspirin	출혈, 산통 연장, 지제중태아 (고용량 투여시)	저용량 아스피린 (81 mg/day)이 예전에 색전증과거력이 있거나 인공 밸브에 의한 혈전증이 있는 사람에서 사용됨	C

모성 판막질환 치료에 사용되는 약물과 관련된 태아의 영향 및 위험성, 모체의 적응증[a]

(계속)

약제	부작용	판막질환을 가진 산모에서의 적응증	위험도
항부정맥제			
Digoxin	주요 부작용 없음	상심실성 부정맥 감소	C
Adenosin	주요 부작용 없음	즉각적인 상심실성 부정맥 소실	C_m
Quinidine	고용량에서 자궁수축 유발	때때로 심방성 혹은 심실성 부정맥 억제	C_m
Procainamide	주요 부작용 없음	때때로 심방성 혹은 심실성 부정맥을 억제	C_m
Amiodarone	갑상선 기능 저하증, 자궁내 성장지연, 조산	거의 임신중 부작용으로 인해 사용되지 않음; 고위험군의 환자중 심방이나 심실성 부정맥을 억제 위해 사용될 수 있다	C_m
심내막염 예방을 위한 항생제[a]			
Ampicillin	주요 부작용 없음	심내막염을 방지하기 위해 고위험군의 사람에서 겐타마이신과 사용	B
Vancomycin	주요 부작용 없음	심내막염을 방지하기 위해 페니실린 알러지가 있는 고위험군의 사람에서 겐타마이신과 사용	C_m
Gentamicin	주요 부작용 없음	심내막염을 방지하기 위해 고위험군의 사람에서 암피실린이나 반코마이신과 사용	C

[a] 심내막염에 대한 항생제 전처치는 고위험군의 분만 당시에 의사의 판단에 의해 사용된다. 인공밸브나 예전에 박테리아성 심내막염의 과거력이 있거나 외과적으로 형성된 전신-폐순환 션트 (systemic pulmonary shunts), 복합적 청색증성 선천성 심장병들을 가진 사람들이 고위험군에 속한다; Ampicillin은 정맥내 혹은 근육내 주사로 2.0 g 분만 30분 전에 주어져야 하며 1 g은 경구로 혹은 정맥내 근육내 주사로 6시간 내에 투여 해야 한다. Vancomycin은 분만 30분 전에 1~2시간에 걸쳐 1 g을 정맥주사 해야한다. 겐타마이신은 킬로그램당 1.5 mg씩 분만 30분 내에 맞도록 한다 (120 mg 초과하지 않게).

임신성 당뇨

임신성 당뇨의 선별검사

- 처음 50 g 당부하검사 (GCT)와 그에 뒤따르는 100 g 진단적 내당능검사 (OGTT) 또는 당부하 검사 (GCT) 시행하지 않고 모든 적절한 환자에게 내당능검사 (OGTT) 시행한다.
- GCT = 공복이 아닌 50 g 경구 당부하검사
  - 혈장 혈당은 한 시간 뒤 측정되어야 한다.
  - 측정치가 ≥140 mg/dL이면, 3시간 OGTT의 적응증
  - 측정치가 ≥130 mg/dL이면, 민감도를 90%까지 올리지만 25%의 여성에서 OGTT 검사가 필요하다.

각 기관별 검사 권고 사항

제기된 이슈	북미 당뇨 임신연구회	미국 당뇨학회	미국 대학 산부인과 학회
포괄적 versus 선택적 선별검사	포괄적	선택적	추천되지 않음
술기의 종류		1~2단계	2단계 1단계는 미국 일부 원주민만
선별검사의 역치		130~140 mg/dL	130~140 mg/dL
진단기준		Carpenter-Coustan	Carpenter-Coustan or NDDG

NDDG, National Diabetes Data Group.

임신성 당뇨를 위한 선별검사

혈당수치	혈장 또는 혈청 당 수치 Carpenter/Coustan Conversion		Plasma National Diabetes Data Group Conversion	
상태	mg/dL	mmol/L	mg/dL	mmol/L
금식	95	5.3	105	5.8
한시간	180	10.0	190	10.6
두시간	155	8.6	165	9.2
세시간째	140	7.8	145	8.0

위험군 분류	추천되는 선별검사
고위험군	
엄마의 나이가 많은 경우 (Stanford Protocol) 예전 임신 시 임신성 당뇨 (ACOG) 비만 일촌에 당뇨환자가 있는 경우 내당성장애의 과거력 이전 아기가 큰 경우 현증 당뇨	가능한 첫 번째 방문시 선별검사 시행 만약 첫 검사에서 음성이 나오면 24주에서 28주 사이에 다시 시행한다.
보통 위험군	
고위험군도 아니고 저위험군도 아닌사람	임신 24~28주 사이
저위험군	
25세 미만 저위험군종족[a] 일촌에 당뇨 환자가 없는 경우 임신 전 정상 체중 및 임신 중 정상체중 증가 비정상 혈당치 병력이 없는 경우 비정상 산과력이 없는 경우	필요 없다.

[a] 저위험군 종족: 히스패닉, 흑인, 미국원주민, 남 동아시아, 호주원주민, 태평양 섬주민 등

관리

정확한 이해를 위해 Metzger BE, Coustan DR et al.을 보라. 임신성 당뇨에 대한 Fourth International Workshop-Conference의 요약과 추천. Diabetes Care 1998; 21 Supp 2, B161-B168

식이 (신체질량지수, BMI)

- 이상 체중 (IBW) = 100 lb @ 5 feet, plus 5 lb/inch 〉5 feet
- 일별 칼로리: 36 kcal/kg 또는 15 kcal/kg of IBW + 100 kcal/trimester
- 영양소
  - 40~50% 탄수화물
  - 12~20% 단백질
  - 30~35% 지방

당 감시

- 요구되는 범위

California Diabetes in Pregnancy Program "Sweet Success"

  - 공복 시 70~105 mg/dL
  - 식후 2시간 100~140 mg/dL

인슐린

- 일관되게 공복시 〉105 mg/dL이면 보통 시작함
- 임신성 당뇨에서 예상되는 인슐린의 필요량은 아래의 표로 제시
- 분배

  A.M. 2/3 Total: 2/3 NPH, 1/3 Reg

  P.M. 1/3 Total: 1/2 NPH, 1/2 Reg
- 인슐린 의존성 당뇨병은 개별화가 필요하다 (아래 페이지를 보라).

타입	작용시작시간	최고효과시간	효과지속시간
Insulin lispr	1~15분	1~2	4~5
Insulin aspart	1~15분	1~2	4~5
Regular insulin	30~60분	2~4	6~8
Isophane insulin suspension	1~3 시간	5~7	13~18
Insulin zinc suspension	1~3 시간	4~8	13~20
Extended insulin zinc suspension	2~4 시간	8~14	18~30
Insulin glargine	1시간	최고치 없음	24

예상 인슐린 용량

임신주수	예상되는 인슐린 용량
6-18	0.7 Units/kg
18-26	0.8 Units/kg
26-36	0.9 Units/kg
36-40	1.0 Units/kg

경구 혈당강하제

- Glyburide는 태반을 통과하지 않는다.
- Glyburide는 category B에 속해있다.
- 아침 식사와 함께 glyburide 2.5 mg 경구로 시작. 만약 혈당이 떨어지지 않으면 매주 2.5 mg을 추가한다.
- 만약 10 mg 초과하면, 하루 2회 투여로 바꾼다.
- 만약 20 mg 초과하면, 인슐린으로 바꿔준다.
- 85% 정도까지 Glyburide로 잘 조절된다.

진통과 분만동안 인슐린 치료

- 수면시에 중간 속효성의 인슐린을 평소 양만큼 준다.
- 아침 인슐린 투여는 보류한다.
- 생리식염수의 정맥내 투여를 시작한다.
- 진통이 시작되거나 혈당이 70 mg/dL 미만으로 내려가면, 혈당을 100 mg/dL로 맞추기 위해 생리식염수에서 5% 포도당용액으로 바꾸어 100~150 cc/hr (2.5 mg/kg/min) 속도로 준다.
- 인슐린과 포도당 투여 속도를 조정하는 계측기를 사용하여 매 시간 혈당 검사한다.
- Regular insulin (속효성)은 혈당이 100 mg/dL을 넘으면 정맥내로 1.25 U/hr 속도로 투여한다.

활성화된 진통 중 당뇨 처치

- 소변에서 케톤 검사
- 분만 시 정상 혈당을 위해 아래의 인슐린 척도를 사용하라.

FSBG	인슐린투여속도
<70	0
70-90	0.5 Units/hr for DM I
91-110	1 Units/hr for DM I
111-130	2 Units/hr for DM I/DM II/GDM
131-150	3 Units/hr
151-170	4 Units/hr
171-200	5 Units/hr
>200	소변 ketones 검사, 의사 호출

DM I, type I diabetes; DM II, type II diabetes; GDM, gestational diabetes.

인슐린 의존성 당뇨병과 임신

임신중 인슐린 의존성 당뇨병의 관리

- 임신 전 및 임신 1삼분기 HgB_{A1C}
  - HgB_{A1C} 〉8.5면 기형 비율 22%
- 22주에 태아 심초음파
- 임신 1, 3 삼분기에 안과학적 평가
- 크레아티닌 청소율과 총 단백질양 평가를 위한 24시간 소변
- 18, 22, 26, 38주에 초음파; 38주에 폐성숙도 확인을 위한 양수천자

임신중 diabetic ketoacidosis

평가	치료
실험실적 평가	동맥혈가스, 혈당, 케톤, 전해질을 2시간마다 체크한다.
인슐린	저용량, 정맥내 레귤라 인슐린 부하용량: 무게당 0.2~0.4 Unit 유지용량: 시간당 2~10 Unit
수액	등장성 염화 나트륨 첫 12시간 동안 4~6리터를 보충 2~4시간동안 시간당 500~1,000 ml를 보충 80% 보충될때까지 250 ml 보충
혈당	혈장 혈당이 250 mg/dl 가 될 때 5% D5-NS 투여 시작
칼륨	만약 초기에 정상이나 감소시 40~60 mEq/L 농도로 투여 만약 초기에 상승시 감소 할때까지 20~30 mEq/L의 농도로 투여
중탄산	산도가 7.10 미만이면 0.45% 생리식염수 1 L에 1앰플 (44 mEq)을 넣어 투여

White 분류

단계	발병시점	기간	혈관질환
A	언제든	언제든	없음
B	〉20세	〈10세	없음
C	10~19세	10~19세	없음
D	≦10세	≧20세	양성망막질환
EF	언제든	언제든	신병증
R	언제든	언제든	망막 증식증
14	언제든	-	심장질환
RT	언제든	언제든	신이식

임신중 고혈압성 질환의 분류

만성 고혈압

- 임신 전 혹은 임신 20주 이전에 고혈압이 존재하고 관찰할 수 있음
- 고혈압은 수축기혈압이 〉140 mmHg 또는 확장기혈압이 〉90 mmHg로 정의된다.
  - 보통 출산 후 고혈압의 지속
  - 임신 전 항고혈압제 복용

자간전증-자간증

- 자간전증은 다음으로 정의됨
  1. 전에 정상 혈압을 가지던 여성이 임신 20주 이후에 수축기 혈압이 140 mmHg 또는 확장기 혈압이 90 mmHg 보다 클 때
  2. 24시간 소변 검체에서 0.3 g 이상 단백질의 배설로 정의되는 단백뇨
- 아래 중 하나 이상이 존재하면 심한 자간전증으로 진단된다.
  1. 환자가 침상 안정 중에 최소 6시간 간격으로 두 번 수축기혈압 160 mmHg, 확장기혈압 110 mmHg을 넘을 때
  2. 24시간 소변에서 5 g 이상의 단백뇨 또는 최소 4시간 간격으로 채취된 소변에서 3+ 이상
  3. 24시간 동안 500 mL보다 적은 핍뇨
  4. 대뇌나 시력장애
  5. 폐부종이나 청색증
  6. 심와부, 우상복부 통증
  7. 손상된 간기능
  8. 혈소판 감소증
  9. 태아성장지연

Note: 혈압에서 과거의 혈압의 증가는 포함되지 않았지만, 수축기에 30 mmHg 또는 확장기에 15 mmHg 상승은 면밀한 관찰을 해야 하는 근거가 된다.
더 이상 부종은 자간전증-자간증의 특징이 아니다.
자간증은 자간전증이 있는 여성에서 경련이 발생하는 것 (다른 원인에 의한 것이 아님)

자간전증의 예상 위험요소

20~30%	이전 자간전증
50%	28주에 자간전증 과거력
15~25%	만성 고혈압
40%	심한 고혈압
25%	신질환
20%	임신 전 당뇨
10~15%	B/C등급 당뇨
35%	F/R등급 당뇨
10~40%	Thrombophilia
10~15%	비만/인슐린 저항성
10~20%	35세 초과
10~15%	전자간증 가족력
6~7%	첫임신

임신과 관련된 자간전증의 위험요소

인자의 수에 따른 위험도의 증가	
정상의 2배	2삼분기에 설명할 수 없이 증가된 AFP, HCG, inhibin-A
10~30%	도플러 속도계상 자궁동맥 혈류의 이상
0~30%	태반의 수종성 변화
10~20%	다태임신 (태아 수와 엄마 나이와 관련)
10%	다른 부인이 전자간증이었던 남편
8~10%	임신성 당뇨
8~10%	제한된 정자 노출 (십대 임신)
6~7%	첫 임신
자료 부족	난자 기증, 정자 기증에 의한 임신
자료 부족	설명할 수 없는 지속성 혈뇨 단백뇨
알수 없음	설명할 수 없는 태아 성장부진

만성 고혈압에 겹쳐진 자간전증 (Preeclampsia Superimposed upon Chronic Hypertension)

- 만성고혈압, 자간정증 각각의 경우에서보다 더 예후가 나쁨.
- 과도한 진단은 적절하고 피할수 없음
- 다음 상황들에서 진단 고려
  - 전에 단백뇨가 없던 고혈압 여성에서 새롭게 시작된 단백뇨 (300 mg/24hr)
  - 임신 20주 전에 발생한 고혈압과 단백뇨
  - 단백뇨의 급작스런 증가
  - 혈압이 잘 조절되던 환자에서 갑작스런 혈압의 상승
  - 혈소판 수치 〈100,000 cell/mm^3
  - 간효소의 상승 (AST와 ALT)

겹쳐진 전자간증이 (Superimposed preeclampsia) 있는 여성 대 고혈압이 없는 여성간의 합병증 비율

합병증	고혈압없는 경우 (1,000 케이스 당)	전자간증과 만성고혈압이 같이 있는 경우 (1,000 케이스 당)
태반박리	9.6	30.6
혈소판감소증	1.6	11.5
혈관내 파종성응고	2.9	17.4
폐부종	0.2	6.4
수혈	1.5	16.3
기계환기	0.2	17.0

경증 전자간증

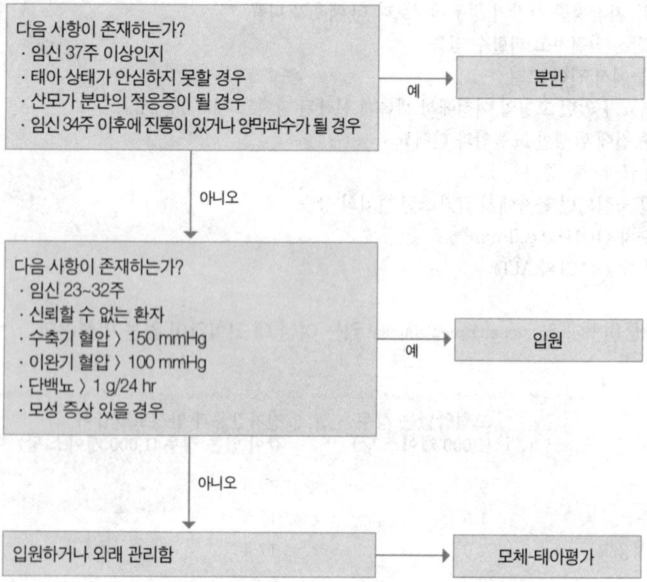
다음 사항이 존재하는가?
· 임신 37주 이상인지
· 태아 상태가 안심하지 못할 경우
· 산모가 분만의 적응증이 될 경우
· 임신 34주 이후에 진통이 있거나 양막파수가 될 경우
예
분만
아니오
다음 사항이 존재하는가?
· 임신 23~32주
· 신뢰할 수 없는 환자
· 수축기 혈압 〉 150 mmHg
· 이완기 혈압 〉 100 mmHg
· 단백뇨 〉 1 g/24 hr
· 모성 증상 있을 경우
예
입원
아니오
입원하거나 외래 관리함
모체-태아평가

경증 전자간증의 관리

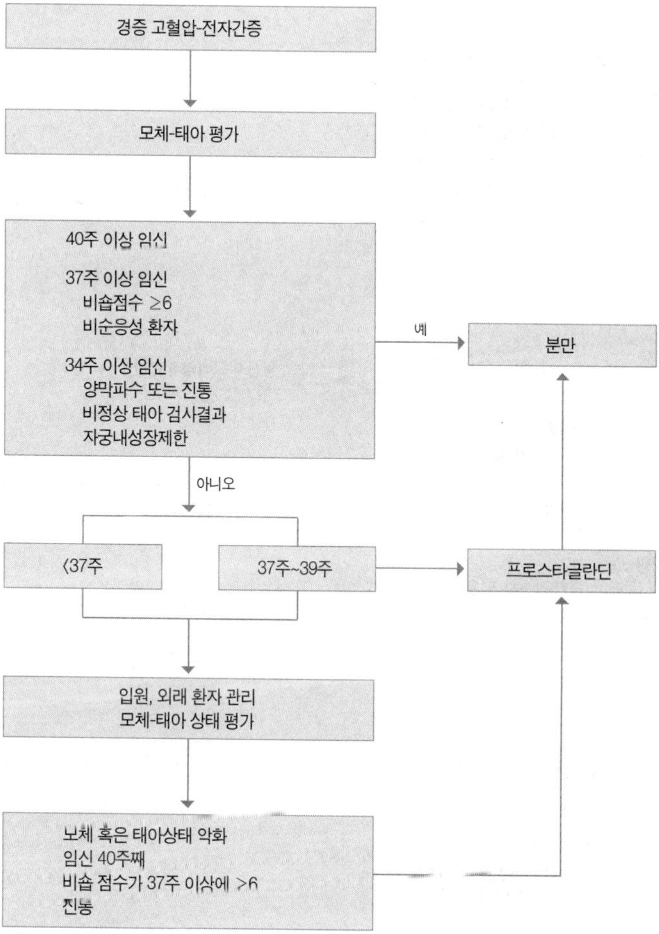
경증 고혈압-전자간증
모체-태아 평가
40주 이상 임신
37주 이상 임신
비숍점수 ≥6
비순응성 환자
34주 이상 임신
양막파수 또는 진통
비정상 태아 검사결과
자궁내성장제한
예
분만
아니오
<37주
37주~39주
프로스타글란딘
입원, 외래 환자 관리
모체-태아 상태 평가
보체 혹은 태아상태 악화
임신 40주째
비숍 점수가 37주 이상에 >6
진통

중증 전자간증의 관리

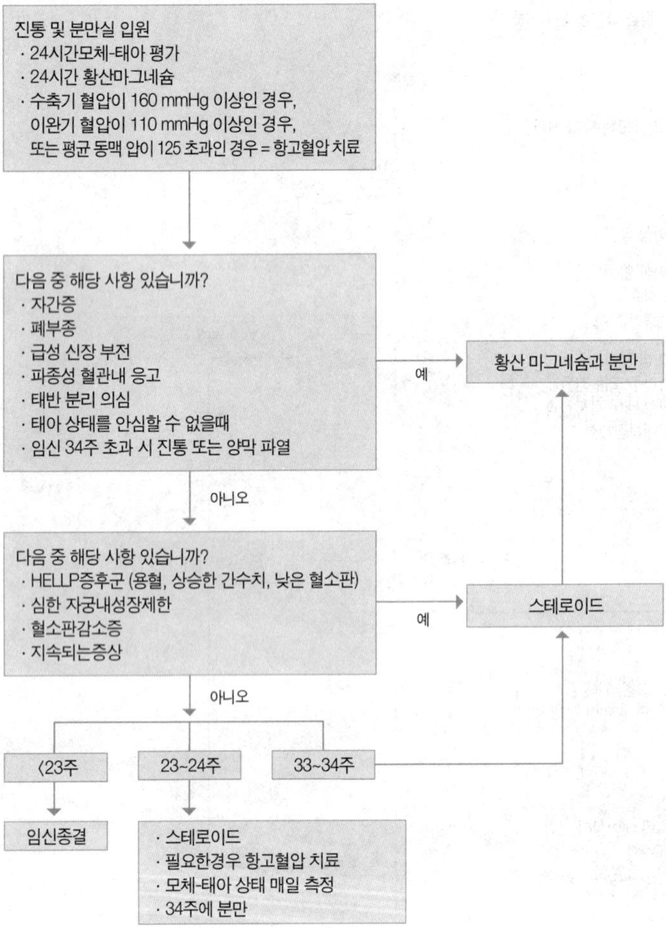
진통 및 분만실 입원
· 24시간모체-태아 평가
· 24시간 황산마그네슘
· 수축기 혈압이 160 mmHg 이상인 경우,
이완기 혈압이 110 mmHg 이상인 경우,
또는 평균 동맥 압이 125 초과인 경우 = 항고혈압 치료
다음 중 해당 사항 있습니까?
· 자간증
· 폐부종
· 급성 신장 부전
· 파종성 혈관내 응고
· 태반 분리 의심
· 태아 상태를 안심할 수 없을때
· 임신 34주 초과 시 진통 또는 양막 파열
예
황산 마그네슘과 분만
아니오
다음 중 해당 사항 있습니까?
· HELLP증후군 (용혈, 상승한 간수치, 낮은 혈소판)
· 심한 자궁내성장제한
· 혈소판감소증
· 지속되는증상
예
스테로이드
아니오
〈23주
23~24주
33~34주
임신종결
· 스테로이드
· 필요한경우 항고혈압 치료
· 모체-태아 상태 매일 측정
· 34주에 분만

Magnesium Sulfate 독성

$MgSO_4$ Overdose	
독성	
EKG 변화	5~10 mEq/L
심건반사 소실	10 mEq/L
호흡억제	15 mEq/L
심혈관 허탈	〉25 mEq/L

독성치료: 1gm Ca^{+2} gluconate IV push

임신성 고혈압 검사실 평가

시험	설명
헤모글로빈과 헤마토크릿	혈액농축이 자간전증을 뒷받침 하며 그 심각도를 반영한다. 하지만 용혈이 동반된 경우는 수치가 감소할 수 있다.
혈소판 수	혈소판감소증은 자간전증을 암시한다.
단백질 배설의 정량화	단백뇨를 동반한 임신성 고혈압은 다른 것이 밝혀질때까지 자간전증 (Pure or superimposed)으로 생각한다.
혈청 creatinine 수치	크레아티닌이 상승하거나 비정상 수치일경우 특히 핍뇨와 동반 시 심각한 자간전증을 암시한다.
혈청 uric acid 수치	요산수치 증가는 자간전증 진단을 의미한다.
혈청 transaminase 수치	혈청 트랜스아민 수치 증가는 간을 침범한 심한 자간전증을 의미한다.
혈청 알부민, lactic acid dehydrogenase, 혈액 도말과 응고 검사 수치	심각한 질병이 있는 여성에서 이 수치들의 상승은 혈관내피 손상에 의한 누출 정도 (저 알부민 혈증), 용혈존재가능성 (LDH 수치, 말초 혈액 도말), 혈소판 결핍을 포함한 응고병증의 가능성을 가리킨다.

LDH, lactate dehydrogenase.

고혈압성 응급

Drug	Administration
Hydralazine	5 mg IV 또는 10 mg IM으로 시작, 혈압이 조절되지 않는다면 20분 간격으로 반복 (반응에 따라서 5~10 mg). 일단 혈압이 조절되면 필요한만큼 반복한다 (보통 3시간 정도) 만약 총 20 mg IV나 30 mg IM을 줬는데 효과가 없으면 다른 약물을 고려한다.
Labetalol	20 mg IV 한번에 주는걸로 시작한다 효과가 뚜렷하지 않으면 40 mg을 10분 뒤에 주고 10분 간격으로 80 mg 2회 투여 최고 220 mg 까지 줄수 있다. 혈압이 희망 수치에 도달하지 않는다면 다른 약으로 바꾼다. 천식 및 울혈성 심부전 있는 여성에게는 투여하지 말 것.
Nifedipine	경구 10 mg으로 시작하고 필요하다면 30분 간격으로 반복한다. 단기성 nifedipine은 고혈압치료에 있어서 FDA 승인을 받지 못했다. 세부사항은 Working Group Report를 참고하라.
Sodium nitroprusside	고혈압성 뇌병증의 임상적 상황이 의심되는 경우 혹은 위의 약물들로 반응이 없는 경우 드물게 사용 0.25 mcg/kg/min 속도로 시작한다 (최고 5 mcg/kg/min). 태아 시아나이드중독은 4시간 이상 썼을 때 발생할 수 있다.

주의: 갑자기 발생한 심각한 저혈압은 이 약물들 중 어느것이든 유발할 수 있으며 특히 단기작용 경구 nifedipine 사용시 주의를 요한다. 응급상황에서 혈압감소 목표치는 정상치로 점차적으로 내려가게야 한다

단기간과 장기간 약물 처치

약물	시작용량	최고용량	도움말
중증고혈압의 단기치료			
Hydralazine	5~10 mg IV 매 20분마다	30 mg[a]	
Labetalol	20~40 mg IV 매 10~15분마다	220 mg[a]	천식이나 울혈성심부전이 있는 여성은 피할것
Nifedipine	10~20 mg 경구 매일 30분	50 mg[a]	
고혈압의 장기치료			
Methyldopa	250 mg bid	4 g/day	거의사용하지 않음
Labetalol	100 mg bid	2400 mg/day	일차선택약물
Atenolol	50 mg/day	100 mg/day	자궁내성장지연과 관련됨
propanolol	40 mg bid	640 mg/day	갑상선질환관련 시 사용
Hydralazine	10 mg tid	100 mg/day	좌심실비대의 경우 사용
Nifedipine	10 mg bid	120 mg/day	당뇨여성에서 사용
Diltiazem	120-180 mg/day	540 mg/day	
Thiazide diuretics	12.5 mg bid	50 mg/day	염분에 민감한 고혈압 그리고/또는 울혈성 심부전에 사용 2차 치료약으로 추가 할 수 있음 전자간전증 발생 또는 자궁내성장지연이 있다면 피할것
Angiotensin converting enzyme inhibitors and angiotensine receptor blockers	—	—	16~18주 이후 사용하지 말것

[a] 목표치 혈압에 도달하지 않았나면, 다른약으로 바꾼다

자간증

자간증의 증상 및 징후

상태	자간전증이 있는 여성에서 발생빈도 (%)	특징상태
징후		
고혈압	85	6 시간 간격을 두고 적어도 2회 이상 발생해야 함
심함: 160/110 mm Hg or more	20~54	
약함: 140~160/90~110 mm Hg	30~60	
고혈압 없음	16	
단백뇨 (dipstick)	85	
최소 1+	48	
최소 3+	14	
단백뇨 없음	15	
증상		
적어도 다음중 1개:	33~75	경련 전이나 후에 임상적 증세가 나타날 수 있다.
두통	30~70	지속적, 뒤통수나 이마
우측 상복부 또는 명치 부위 통증	12~20	
시각 변화	19~32	흐릿한 시야, 빛 공포증
정신상태 변화	4~5	

보통 발병시기

발병시기	빈도 (%)	특징
분만전	38~53	모체, 주산기 사망률 그리고 합병증 기저질환들이 분만전 자간증 (특히 이른 발병시)에서 더 많이 발생한다.
≤20 주	1.5	
21 to 27 주	7.5	
≥28 주	91	
분만중	18~36	분만 중 자간증은 분만 전보다 분만 후 케이스와 비슷하다.
분만후	11~44	후기 분만 후 자간증은 48시간 후에 일어나지만 분만 후 4주 이내에 발생한다.
≤48 시간	7~39	
>48 시간	5~26	

산모의 합병증

합병증	비율 (%)	특징
사망	0.5~2.0	사망 위험이 높은 경우: 30세 이상 산전진찰이 없는 경우 아프리카계 미국인 28주째 임신 이전에 전자간증이나 자간증의 발병
뇌내 출혈	<1	심한 위험 인자와 관련됨
흡인성 폐렴	2~3	모체 저산소증과 산혈증 위험도 증가
파종성응고병증	3~5	국소마취는 이 환자들에게는 금기이며 출혈성쇼크의 위험을 증가시킴
폐부종	3~5	모체 저산소증과 산혈증 위험도 증가
급성신부전	5~9	보통 태반박리, 모체출혈, 연장된 모체 저혈압과 관련됨
태반박리	7~10	경련후에 일어날 수 있음; 태아서맥이나 후기박동감소 (late deceleration)가 지속되면 의심
HELLP 증후군	10~15	

HELLP, hemolysis, elevated liver enzyme and low platelets.

자간증 경련에 대한 관리

모체 상해를 줄임
혀보호를 위해 재갈을 물린다. 구역질 반사 유도 금지 침대 울타리높이를 높인다. 필요한만큼 신체적 제한을 가한다.
엄마와 태아에게 산소공급 유지
산소 공급 유무에 관계없이 산소 마스크를 씌운다 (reservoir at 8-10 L/min). 산소와 대사상태를 모니터링 다음을 이용 경피부 맥박 산소측정기 동맥혈 가스 (필요시 중탄산나트륨 투여) 마취전 심근 기능 억제할 수 있으므로 산소와 대사상태 교정
흡인 최소화
환자를 옆으로 비스듬히 눕게 한다 (자궁으로 가는 혈류를 극대화 하고 정맥혈을 잘 돌아오게 한다). 구토물과 구강 분비물을 제거한다. 흡인을 확인하기 위해 경련이 조절되면 흉부사진 찍는다.

급성 지방간, HELLP, 간염 등

전자간증-자간증 등에서 나타나는 다양한 증상 및 징후의 빈도

증세 및 증상	HELLP 증후군	AFLP	TTP	HUS	SLE 가속화
고혈압	85	50	20~75	80~90	80 (APA, 신염이 동반된 경우)
단백뇨	90~95	30~50	혈뇨동반	80~90	100 (신염이 있는 경우)
열	부재	25~32	20~50	NR	Flare동안 혼함
황달	5~10	40~90	드뭄	드뭄	부재
오심 구토	40	50~80	흔함	흔함	APA 동반 시
복통	60~80	35~50	흔함	흔함	APA 동반 시
중추신경계	40~60	30~40	60~70	NR	50 (APA 동반 시)

AFLP, acute fatty liver of pregnancy; APA, antiphospholipid antibodies with or without catastrophic antiphospholipid syndrome; Common, reported as the most common presentation; HELLP, hemolysis, elevated liver enzymes, low platelets; HUS, hemolytic uremic syndrome; NR, values are not reported; SLE, systemic lupus erythematosus; TTP, thrombotic thrombocytopenic purpura.

Data are %

전자간증-자간증 등에서 나타나는 검사실 소견 빈도와 중증도

실험실 값	HELLP 증후군	AFLP	TTP	HUS	SLE의 악화
혈소판 감소증 (100,000/mm³ 미만)	〉20,000	〉50,000	20,000 이하	〉20,000	〉20,000
용혈 (%)	50~100	15~20	100	100	14~23 (APA동반시)
빈혈 (%)	〈50%	없다	100	100	14~23 (APA동반시)
DIC (%)	〈20	50~100	거의 없다	거의 없다	거의 없다
저혈당 (%)	없다	50~100	없다	없다	없다
VW factor multimeters (%)	없다	없다	80~90	80	〈10
5% 미만의 ADAMTS13 (%)	없다	없다	33~100	거의 없다	거의 없다
손상된 신장 기능 (%)	50	90~100	30	100	40~80
LDH(IU/L)	600 이상	다양	〉1,000	〉1,000	APA 동반시
암모니아 상승 (%)	거의 없다	50	없다	없다	없다
빌리루빈 상승 (%)	50~60	100	100	NA	〈 10
트랜스아미나제 상승 (%)	100	100	보통 Mild*	보통 Mild*	APA 동반시

AFLP, acute fatty l〈iver of pregnancy; ADAMTS, von Willebrand factor-cleaving metalloprotease, APA, antiphospholipid antibodies; DIC, disseminated intravascular coagulopathy; HELLP, hemolysis, elevated liver enzymes, low platelets; HUS, hemolytic uremic syndrome; LDH, lactic dehydrogenase; NA, values are not available; SLE, systemic lupus erythematosus; TTP, thrombotic thrombocytopenic purpura; VW, won Willebrand.

* 수치가 100 IU/L보다 적다.

자궁내 태아 사망

추천되는 평가

대부분 추천되는 방법
주산기의 부검
태반의 평가
핵형
항체 선별 검사[a]
매독의 혈청학적 검사[b]
태아-산모 출혈의 선별 검사 (Kleihauer-Betke 또는 다른 질환)
요 독성학 선별검사
파보바이러스 혈청학
임상적으로 의심 시 추천되는 방법
루프스 항응고 선별검사[c]
항 카디오리핀 항체[c]
인자 V Leiden 변이[c]
프로트롬빈 G20210A 변이
protein C, protein S,와 antithrombin III 결핍의 선별검사[d]
자궁 영상 검사[e]
MTHFR 변이 선별 검사[f]
현재 추천되지 않음
갑상선 자극 호르몬
Glycohemoglobin
TORCH 역가들[g]
태반 배양
다른 thrombophilia들의 검사

[a] 임신 1삼분기의 음성 결과는 반복 검사할 필요가 없다.

[b] 고위험군환자의 경우 임신 1삼분기의 음성 결과는 반복 검사한다.

[c] 혈전생성, 태반부전, 반복되는 태아사망의 경우 검사

[d] 이런 혈전성향증은 개인이나 가족력 없는 경우에는 거의 나타나지 않는다.

[e] 설명되지 않는 반복유산, 조기양막파수,조산아의 경우 검사

[f] MTHFR, methylenetetrahydrofolate reductase.

[g] TORCH titers, toxoplasmosis, rubella, cytomegalovirus, 과 herpes simplex의 혈청검사

비면역성 태아수종의 평가

초음파	모체 혈액
태반	3시간 OGTT
혈관종	Type과 선별 검사
두꺼워짐	클라이하우어-베케 시험
3배체성 증후군 (Triploidy syndrome)	AFP
모체의 당뇨병	G-6-PD
태아의 빈혈	CMV, toxo, parvovirus B19 역가들
얇은 (dysmaturity)	VDRL
탯줄	Rheumatoid factor, anti-nuclear antibody (ANA)
혈전	BUN creatinine, 요산
양수	Mirror 증후군
과양수증 (보통)	태아 수종과 관련된 자간전증 형태 모체의 질병
저양수증 (3배체성과 같이)	혈전성향증 선별검사
태아	
복수, 늑막 삼출, 심막 삼출	
부종	
쌍태아-쌍태아 수혈	
태아의 성 (G-6-PD 부족)	
커진 심장, 심장 종양	
태아의 서맥 (심장 차단)	
폐의 저형성	
폐의 낭성 선종양의 변형	
횡경막 탈장	
엉치꼬리의 기형종	
짧은-사지 왜소증	
낭성 림프관종	
알파 지중해 빈혈	

동종면역

간접 쿰즈 테스트 결과 양성인 산과 환자들의 평가

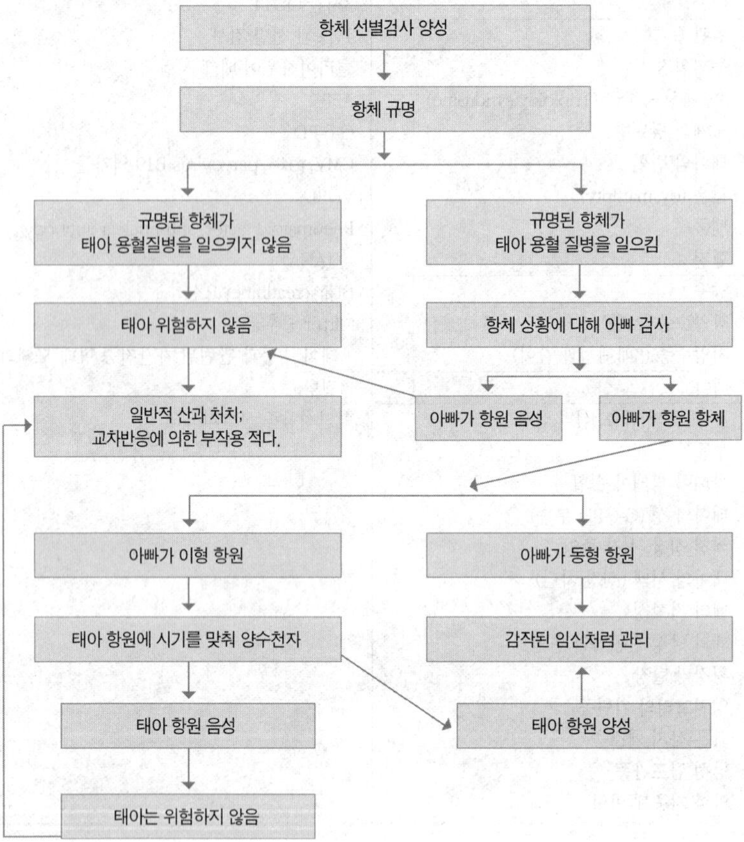

중대뇌동맥 도플러 평가

- 중대뇌동맥 최고수축혈류 속도의 초음파 측정은 DOD-450 대신에 태아 빈혈 예측을 위하여 사용될 수 있다.
- 중대뇌동맥 도플러 검사는 태아빈혈 예측에 88% 민감도와 82% 특이도를 보이는 반면 DOD-450은 76% 민감도, 77% 특이도를 보인다.

감작된 임신의 처치

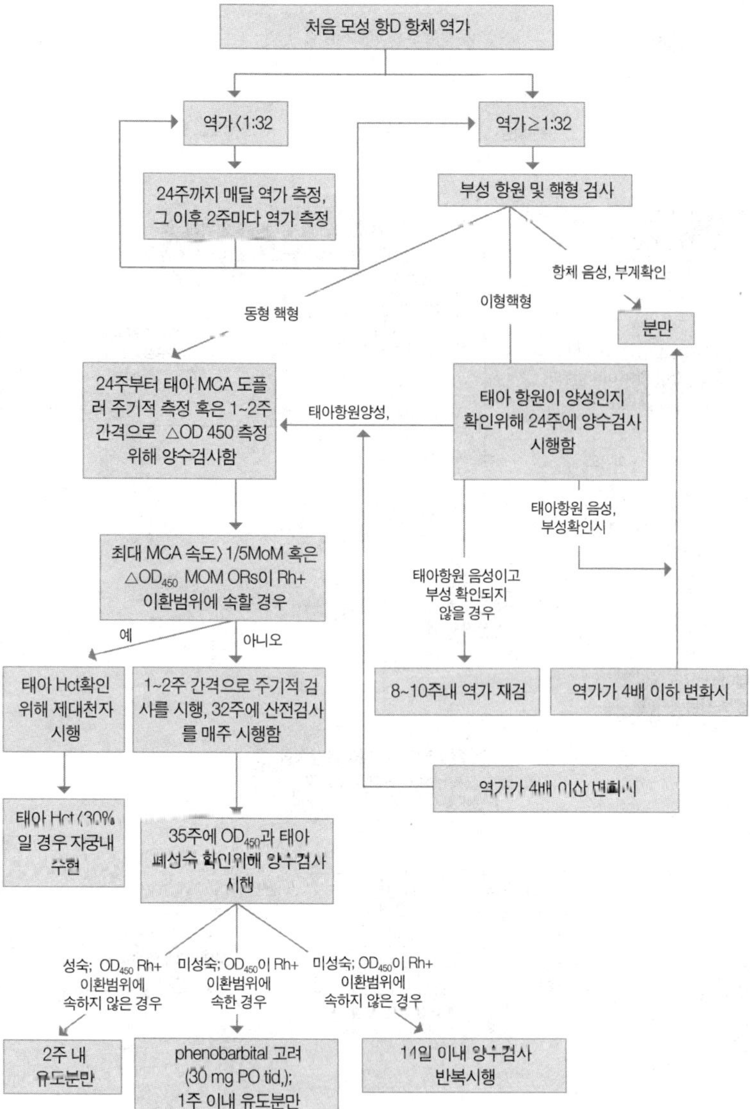
처음 모성 항D 항체 역가
역가 <1:32
역가≥1:32
24주까지 매달 역가 측정, 그 이후 2주마다 역가 측정
부성 항원 및 핵형 검사
항체 음성, 부계확인
동형 핵형
이형핵형
분만
24주부터 태아 MCA 도플러 주기적 측정 혹은 1~2주 간격으로 △OD 450 측정위해 양수검사함
태아항원양성,
태아 항원이 양성인지 확인위해 24주에 양수검사 시행함
태아항원 음성, 부성확인시
최대 MCA 속도 >1/5MoM 혹은 △OD_{450} MOM ORs이 Rh+ 이환범위에 속할 경우
태아항원 음성이고 부성 확인되지 않을 경우
예
아니오
태아 Hct확인 위해 제대천자 시행
1~2주 간격으로 주기적 검사를 시행, 32주에 산전검사를 매주 시행함
8~10주내 역가 재검
역가가 4배 이하 변화시
역가가 4배 이상 변화시
태아 Hct <30% 일 경우 자궁내 수혈
35주에 OD_{450}과 태아 폐성숙 확인위해 양수검사 시행
성숙; OD_{450} Rh+ 이환범위에 속하지 않은 경우
미성숙; OD_{450}이 Rh+ 이환범위에 속한 경우
미성숙; OD_{450}이 Rh+ 이환범위에 속하지 않은 경우
2주 내 유도분만
phenobarbital 고려 (30 mg PO tid,); 1주 이내 유도분만
14일 이내 양수검사 반복시행

이전에 감작된 태아를 가진 환자의 처치

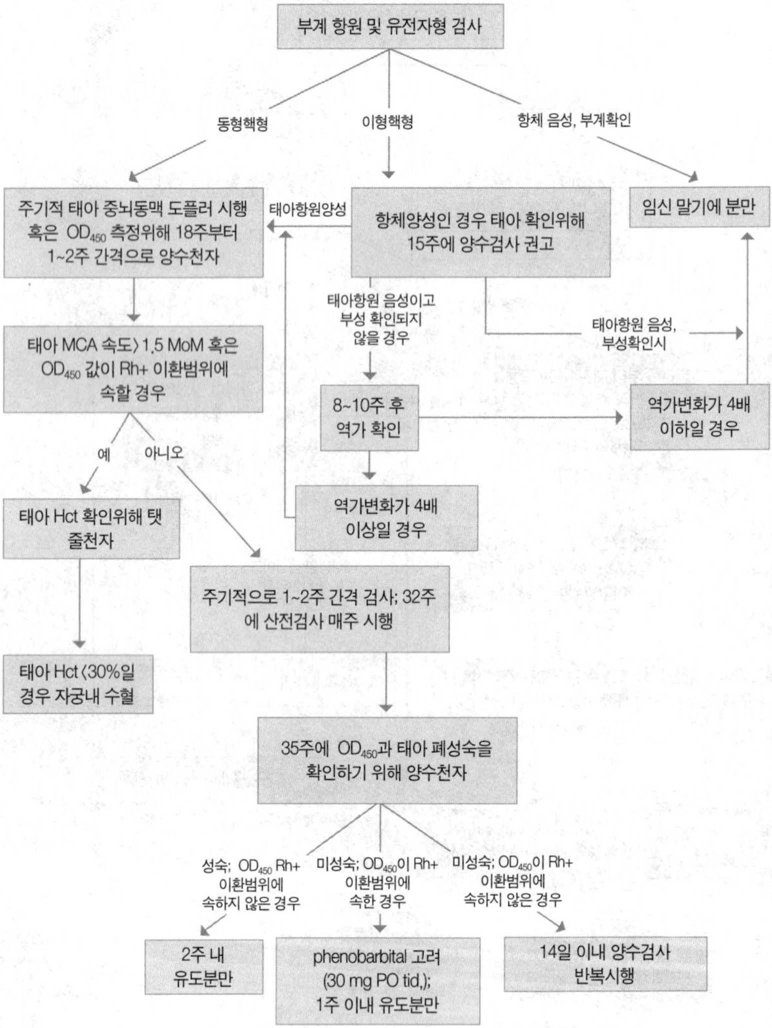

다태임신

최신 정보

- 이란성: 두 개의 정자와 두 개의 난자가 각각 수정한 경우
- 일란성: 한 개의 정자와 한 개의 난자가 수정하여 나뉘어진 경우
- 1980년 이후로, 두 쌍둥이는 65%, 세 쌍둥이는 500% 증가했다

태반형성

- 이란성 쌍둥이는 (미국 쌍둥이의 2/3) 분리된 융모막과 양막을 가진다.
- 일란성 쌍둥이는 (미국 쌍둥이의 1/3) 배아가 분리되는 시기에 의해 결정된다.

0~72 hrs	이융모성, 이양마성 (30%)
4~-8 days	단일융모성, 이양막성 (68%)
8~13 days	단일융모성, 단일양막성 (2%)
〉13 days	접합 쌍둥이

쌍둥이 임신의 모성 합병증

- 임신합병증으로 인한 입원이 6배 이상
- 입덧
- 임신성 고혈압 (PIH)
- 신우신염
- 출산후출혈
- 조산
- 급성 지방간
- 혈전색전증

산전 관리

- 모신의 높은 위험성
- 성장에 따른 계속적인 초음파검사
- 필요시 비수축검사
  - 태아가 잘 있는지 평가하고 제대압박을 예측하는데 유용할 수 있다

다태임신에서의 이환률 및 사망률

특성	쌍둥이	세쌍둥이	네쌍둥이
평균 출생 체중	2347 g	1687 g	1309 g
분만시 평균 임신 주수	35.3주	32.2주	29.9주
성장지연 (%)	14~25	50~60	50~60
신생아 집중 치료실에 입원을 요하는 퍼센트	25	75	100
신생아 집중 치료실에 평균 재원 기간	18일	30일	58일
주 장애를 가질 퍼센트	—	20	50
뇌성 마비의 위험도	단일아보다 4배 많이	단일아보다 17배 많이	—
1살 안에 사망할 위험도	단일아보다 7배 많이	단일아보다 20배 많이	—

쌍둥이의 위치

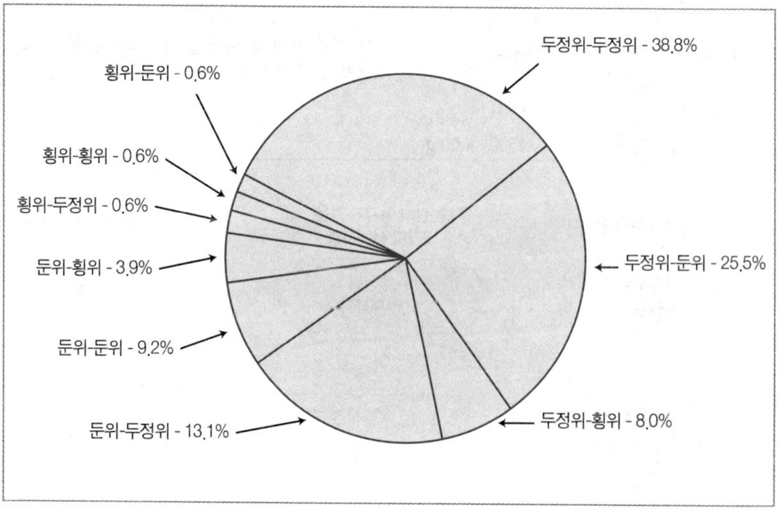
두정위-두정위 - 38.8%
횡위-둔위 - 0.6%
횡위-횡위 - 0.6%
횡위-두정위 - 0.6%
둔위-횡위 - 3.9%
두정위-둔위 - 25.5%
둔위-둔위 - 9.2%
둔위-두정위 - 13.1%
두정위-횡위 - 8.0%

다태성임신 분만의 처치

분만 방법은 논란의 여지가 있다

태아위치	체중	한 예의 유병 및 사망을 예방하기 위해 필요한 제왕절개 수
두정위/비두정위	500~1499 g	7
두정위/비두정위	1500~4000 g	25

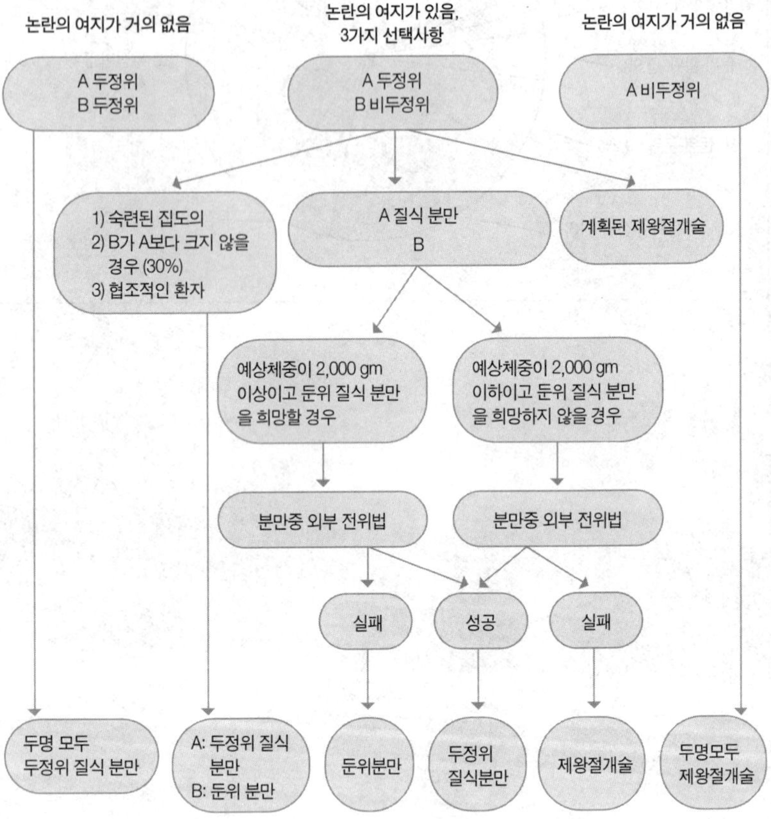

조기진통

최신 정보

- 조산은 모든 주산기 이환률 및 사망률의 85%를 야기한다.
- 모든 임신의 12.5% (National vital statistics report 2004)
  - 자발적 조기 진통 (70~80%)
  - 조산 (20~30%)

진단

1. 임신주수 추정치 〈37 주
2. 자궁활성도
3. 자궁경부이완 〉2 cm 또는 80% 소실
4. 검사가 한명에 의해 자궁경부 변화가 확인되어야 함

처치의 원칙 (외래)

- 일주일마다 자궁경부 검사 (20~37 wks)
- 집에서 조기진통 여부 체크
- 골반안정 (pelvic rest)
- 침상안정
- 자궁경부 변화에 빠른 중재
- 교육
- 고위험 환자의 확인

예방

16~20주 시작해서 36주까지 매주 17-Alpha-hydroxyprogesterone caproate 250 mg을 IM로 주는 것은 조산 과거력이 있는 산모에 있어 37주전에 분만하는 위험을 감소시킨다.

NICHD 연구에서 출생당시 제태연령, 17P 혹은 위약으로 치료된 여성들의 태아 및 신생아 결과

	17P	위약효과	RR	CL
N	306	153		
출산시 임신주수				
〈37주	36.3%	54.9	0.66	0.54~0.81
〈35주	20.6%	30.7%	0.67	0.48~0.93
〈32주	11.4%	19.6%	0.58	0.37~0.91
체중 〈2,500 g	27.2%	41.1%	0.66	0.51~0.87
체중〈1,500 g	8.6%	13.9%	0.62	0.36~1.07
신생아 사망	2.6%	5.9%	0.44	0.17~1.13
괴사성장염	1.3%	5.2%	0.25	0.8~0.82
심실내 출혈	0	2.6%	NA	NA
O_2공급	14.9%	23.8%	0.62	0.42~0.92
호흡부전증후군	9.5%	15.1%	0.63	0.38~1.05

조산의 4가지 주된 기전

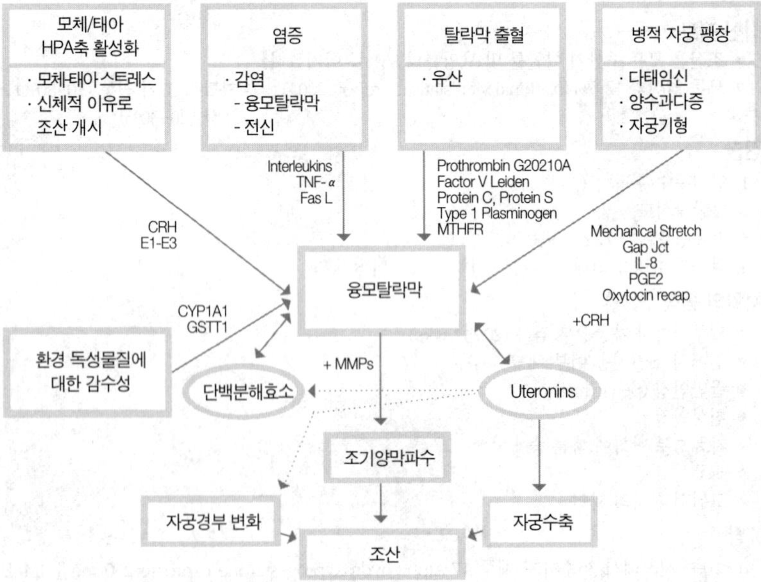

모체/태아 HPA축 활성화
· 모체-태아 스트레스
· 신체적 이유로 조산 개시
염증
· 감염
- 융모탈락막
- 전신
탈락막 출혈
· 유산
병적 자궁 팽창
· 다태임신
· 양수과다증
· 자궁기형
Interleukins
TNF-α
Fas L
Prothrombin G20210A
Factor V Leiden
Protein C, Protein S
Type 1 Plasminogen
MTHFR
CRH
E1-E3
Mechanical Stretch
Gap Jct
IL-8
PGE2
Oxytocin recap
융모탈락막
CYP1A1
GSTT1
+CRH
환경 독성물질에 대한 감수성
+ MMPs
단백분해효소
Uteronins
조기양막파수
자궁경부 변화
자궁수축
조산

조산의 예측

- 집에서 자궁활성도를 모니터링하는 것은 별 이득이 없다.
- Fetal fibronectin screening은 24~34주 사이에서 강한 음성예측치를 가진다.
- 초음파상 자궁경부 길이는 조산의 예측이 될 수 있다.
- Group B streptococcus를 가진 산모의 예방적 치료는 신생아 감염을 막을 수 있지만 조산을 막진 못한다.
- 자궁수축 억제제 치료는 corticosteroid의 주입 또는 분만을 위해 3차 병원으로 이동하기 위해 공급되어질 수 있다.

임신주수 24주인 경산부에서의 조산 위험성 결정

위험도를 결정하는 방법	분만력에 기초한 위험도 %			
	18-26주	27~31 주	32~36 주	37 주
	35주 미만에서 분만 위험도			
산과력	15	15	14	3
FFN (+)	49	48	46	13
FFN (-)	13	13	12	2
CL(cm) -24 주				
≤2.5	31	32	31	8
2.6-3.5	16	16	16	4
〉3.5	8	8	8	2
	35주 미만에서 자발적 조산 위험도			
FFN(-) - CL(cm)				
≤2.5	25	25	25	6
2.6-3.5	14	14	13	3
〉3.5	7	7	7	1
FFN(+) - CL(cm)				
≤2.5	64	64	63	25
2.6-3.5	64	45	45	14
〉3.5	28	28	27	7

FFN, fetal fibronectin; CL, cervical length.

태아 fibronectin 검사

1. 조산의 징후와 증상을 가진 여성

음성예측률	99.2%	정상 태아파이브로넥틴 (음성) 테스트 결과를 가진 125명의여성중 124명은 14일 내로 분만을 하지 않았다.
양성예측률	16.7%	상승된 태아 파이브로넥틴 (양성) 테스트 결과를 가진 여자 6명중 1명이 14일 내로 분만을 했다 . 하지만 상승된 태아 파이브로넥틴 (양성) 테스트 결과를 가진 여자 2명 중 1명은 37주전에 자연적인 분만을 했다

위험요소는 있으나 증상이 없는 여성

음성예측률	93.9%	정상 (음성) 태아 파이브로넥틴 테스트 결과를 가진 16명 중 15명의 여자가 37주 전에 자연적인 분만이 발생되지 않는다.
양성예측률	46.3%	상승한 태아 파이브로넥틴 테스트 결과를 가진 여자들 중 거의 2명의 1명 꼴로 37주 전에 자연적인 분만을 했다

반복성 조산 예측

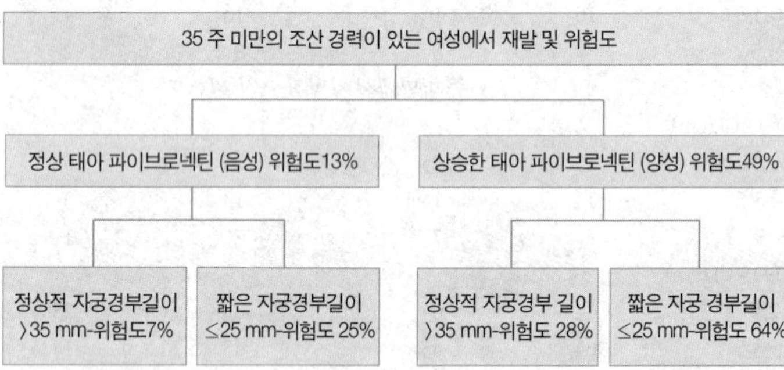

조산 위험요소를 가진 환자의 평가

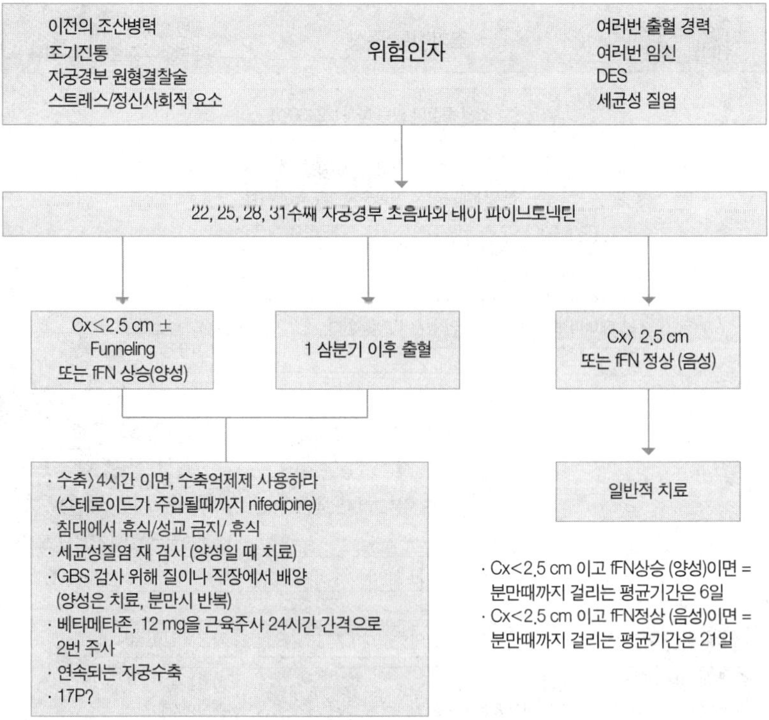

fFN, fetal fibronectin; TVS, transvaginal ultrasonography.

조기진통 증상에 대한 대처방안

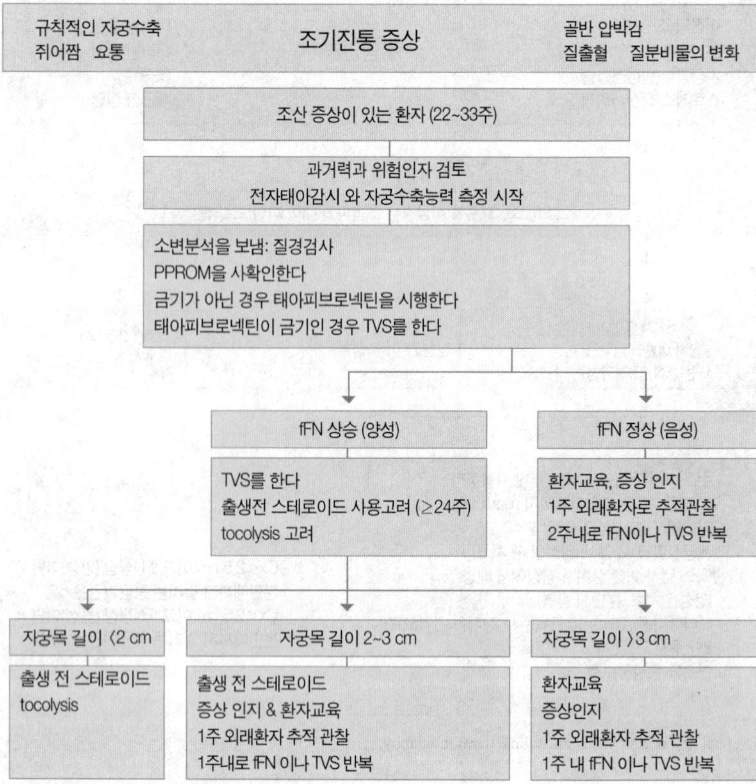

위험도를 증가시키는 산모의 특징

- 과거의 조산력
- 인종 (흑인〉비흑인)
- 영양 부족, 저 체질량지수
- 낮은 사회경제적 계층
- 산전관리가 부적절하거나 없을 때
- 18세 미만 혹은 40세 초과
- 힘든 직업
- 높은 개인적 스트레스
- 흡연
- 빈혈 (hemoglobin 〈 10 g/dL)
- 세균뇨
- 성기의 군집, 혹은 감염 (예: 질세균증, Neisseria gonorrhea, Chlamydia trachomatis, Mycoplasma, 그리고 Ureaplasma)
- 자궁경부 손상이나 기형 (예: diethylstilbesterol의 자궁내 노출, 자궁경부원추절제술의 과거력, 임신 2삼분기에 인공유산)
- 자궁기형 혹은 자궁근종
- 과도한 자궁 수축력
- 미성숙한 자궁경부 이완 (〉1 cm)이나 소실 (~80%)

산전 스테로이드

출생전 steroid 사용에 대한 National Institutes of Health Consensus Panel의 추천

- 조산 위험이 있는 태아에게 출생 전 steroid의 주입은 매우 효과적이다. 호흡곤란증후군의 위험을 줄여줄 뿐 아니라, 근본적으로 사망률과 뇌실 내 출혈을 줄여준다.
- 임신 24~34주 사이의 조산 위험이 있는 모든 여성은 출생 전 steroid 치료의 후보자이다.
- 태아의 인종, 성별, 계면활성제 치료의 유용성은 출생 전 steroid 치료의 사용 여부 결정에 영향을 미치지 않는다.
- 자궁수축억제치료에 적합한 환자는, 그녀가 반복 정맥 내 수축억제주사를 필요로 할 때, 출생 전 steroid 치료에 역시 적합하다.
- 치료는 24시간 간격의 2회 12 mg betamethasone 근육내 주사나 12시간 간격의 4회 6 mg betabethasone 근육내 주사 중 하나로 이루어져야하며, 최적의 효과는 투여 24시간 후나타내기 시작하여 7일간 지속된다.
- 24시간 이내의 치료도 여전히 신생아 사망률의 확실한 감소를 보여주기 때문에, 출생 전 steroid는 즉시 분만이 예상되지 않는 한 주어져야한다.
- 임상적 융모양막염이 없는 임신 30~32주 이전의 조기양수파열의 여성에게서, 이른 재태 연령에서의 높은 뇌실내 출혈 위험도 때문에, 출생 전 steroid 사용이 추천된다.
- 산모에게 corticosteroid가 부작용을 일으킬만한 증거나, 출산이 임박한 산모가 아닌 이상, 제태 34주 이전에 분만할것 같은 합병증있는 임산부에게 출생 전 steroid 사용이 추천된다.

용량

Betamethasone

- 12 mg 근육내주사로, 24시간 간격을 두고 두번

Dexamethasone

- 6 mg 근육내주사로, 매 12시간 마다 4번

스테로이드의 반복된 사용은, 출생 체중과 머리둘레의 감소를 유발할 수 있기 때문에 논쟁의 여지가 있으며, 일반적으로 실험치료계획에 등록된 여성에게만으로 사용이 제한된다.

조산시 사용되는 자궁수축 억제제

자궁수축억제제	용도와 투여	금기사항
Beta-mimetic	Terbutaline, 0.25 mg 피하로 매 20분마다 3시간동안	부정맥
	Ritodrine 초기농도 50~100 mcg/min, 자궁수축이 멈추거나 부작용이 나타날때까지 매 10분마다 50 mcg/min 증가시킴	조절되지 않는 갑상선질환
	최고농도 = 350 mcg/min	조절되지 않는 당뇨
Magnesium sulfate	4~6 g을 20분동안 한꺼번에 줌, 그후 2~3 g/hr	중증 근무력증
Calcium channel blockers	30 mg 투여하고, 10~20 mg 투여 매 4~6시간당	심장질환, 신장질환에서는 조심스럽게 사용, 모성저혈압 (〈90/50 mm Hg), magnesium sulfate와 병용투여 금지
Prostaglandin synthetase inhibitors	Indomethacin투여량 50 mg 직장으로/또는 50~100 mg 경구로주고, 25~50 mg 매 6시간마다 48시간동안 경구로 투여	유의한 신장 간 부전
	Ketorolac 투여량 60 mg 근육내, 이후 30 mg 근육내, 매 6시간마다 ×48시산 동안	활동성 소화성 궤양
	Sulindac, 200 mg 경구로 매 12시간마다 48시간동안	응고성장애 또는 혈소판 감소 NSAID-민감성천식 그외 NSAIDs에 민감성

모체측 부작용	태아와 신생아 측 부작용
심장 또는 심폐부정맥 폐부종, 심근허혈 저혈압, 빈맥	태아빈맥, 고인슐린혈증, 고혈당, 심근 중격 비대, 심근허혈
대사성 고혈당증, 고인슐린혈증, 저칼륨혈증, 항이뇨제, 갑상선 기능 변화	신생아 빈맥, 저혈당, 저칼슘혈증, 고빌리루빈혈증, 저혈압, 심실내 출혈
생리적 진전, 심계항진, 안절부절, 오심 또는 구토, 열,환각	—
홍조, 기면, 두통, 근약화, 복시, 구강건조, 폐부종, 심정지	기면, 근긴장 저하, 호흡부전, 장기 사용시 탈 미네랄화
홍조, 두통, 졸림, 오심, 일시적 저혈압	아직 알려진 바 없음
오심, 속쓰림	동맥관수축, 폐 고혈압, 양수과소증을 동반한 신기능 가역적 저하, 심실내 출혈, 고빌리루빈혈증, 괴사성 장염
—	—
—	—

Cochrane 의 자궁수축억제 요법 정리

물질 (Cochrane 참고)	연구건수와 대상인원	효과적인 분만억제 약제인가?	Cochrane 재정리의 조언 또는 결론
효과 없음			
수분공급	2개의 연구, 228명	침상 안정보다 낫지 않음	여성의 탈수 상태가 아닌 이상 침상안정보다 이득이 없다.
마그네슘	23개의 연구, 2,036명	대조군보다 우수하지 않음	Magnesium은 대조군 치료에 비해 분만을 지연시키거나 조산을 방지하는데 효과적이진 않다; 사용 시에 유아 사망률이 증가한다
Atosiban	11개의 연구, 1,695명	위약효과보다 나은게 없음	사용시 주의
막이 온전할 때 항생제	11개의 연구, 7,428명	모체 감염감소, 하지만 신생아에겐 이득이 없음, 신생아의 복합감염이 증가할 수도 있음	일상적 사용은 추천되지 않음
약간 효과적			
Nitric oxid donors (nitro-glycerine)	5 개의 연구, 466명	37주 이전의 분만위험은 감소, 하지만 32주나 34주는 아님; 두통이 일반적 부작용	뒷받침하는 충분한 근거 부족
Cyclooxygenase 억제제 (indomethacin)	13개의 연구, 713명	대조군과 비교시 37주이전 분만이 감소	추정은 부정확하고 주의깊게 해석해야함
대조군과 비교했을 때 효과적			
칼슘채널 차단제	12개의 연구, 1,029명	치료 7일내와 임신 34주 이내 분만 감소 ;betamimetics와 비교시 부작용으로 인해 치료종결 빈도 감소	Calcium-channel blocker가 다른 분만 억제제보다 선호된다; nifedipine[a]은 위약효과와 비교한 연구 없음 대조군은 일반적으로 betamimetic을 줌
Betamimerics	17개의 연구, 1,320명	48시간내 분만 위험도 감소 ; 많은 부작용이 보고됨	Betamimetics는 분만을 지연시킴, 스테로이드주입 시간을 확보; 여러 부작용이 보고됨

[a] Nifedipine: 조기진통 치료에 FDA 승인 않됨.

만삭 전 조기양막파수 (Pretem prematture rupure of membranes)

최신 정보

- 조산의 25~33%와 관련
- 만삭의 90%, 만삭 전 산모의 50%가 24시간 내에 진통에 들어간다.
- 조산 산모의 85%가 1주 안에 진통에 들어간다.
- 13~60%에서 임상적으로 분명한 양막내 감염이 존재한다.
- 태아위치이상이 증가한다.
- 태반조기박리가 4~12%에서 발생한다.
- 산전 태아 사망의 위험이 1~2%
- 폐형성 저하증 (pulmonary hypoplasia)의 위험도는 다양
  - 26주 이후 조기양막파수에서는 드물다.
- 양수천자와 연관된 만삭 전 조기양막파수는 자발적으로 발생한 만삭 전 조기양막파수에 비해 좋은 예후를 갖는다.

위험요인

- 양막내 감염
- 사회경제적으로 낮은 계층, 10대, 흡연자, 미혼모, 과거 임신기간 중 STD (성병) 과거력
- 임신 2삼분기와 3삼분기 때의 출혈, 자궁경부 원형 묶음술, 이전의 자궁경부 원추형절제술
- 낮은 신체질량지수 (BMI), 영양결핍 (구리, 아스코르빈산)
- 결합조직질환 (Ehlers-Danlos 증후군)
- 폐질환
- 자궁의 과팽창
- 이전의 조기양막파수 (16~32%의 재발 위험)

진단/평가

- 병력
- 무균적 질경 검사 (SSE)
  - 양수고임
  - 수지상형성 (Ferning)
  - 니트라진 검사 이중성 (혈액, 정액, 알칼리성 항균제, 세균성 질염, 또는 질내 pH 〉 6인 상황에서 위양성이 나올 수 있다)
  - 질/ 자궁경부 배양
  - 질강내 양수고임→ L/S, PG 검사
- 최종 진단을 위해, "tampon test"와 양수천자를 통한 인디고카민의 양막 내 주입을 할 수 있다. 탐폰이 파랗게 된다면 파열 되었음을 확진할 수 있다.
- 초음파로 태위를 확인해 보는데, 만일 두정위가 아니라면 탯줄 탈출을 주의깊게 감시
- 융모양막염에 대한 평가

조기양막파수의 치료

임신주수	처치
Term (37 wks or more)	분만을 유도 혹은 분만진행 Group B streptococcal 예방이 추천
Near term (34 wks to 36 completed wks)	만삭아와 동일
Preterm (32 wks to 33 completed wks)	태아의 폐성숙이 확인되지 않았다면 기대요법 Group B streptococcal 예방이 추천 Corticosteroid-일치된 의견은 아니지만 일부 전문가는 투여 권유 금기사항이 없다면 항생제를 투여하여 임신기간을 늘리는 것이 추천된다.
Preterm (24 wks to 31 completed wks)	기대요법 Group B streptococcal 예방이 추천 Single-course corticosteroid 사용이 추천 자궁수축억제제-일치된 의견은 없다 금기사항이 없다면 항생제를 투여하여 임신기간을 늘리는 것이 추천된다.
Less than 24 wks	환자 상담 기대요법 Group B streptococcal prophylaxis가 추천되지 않는다. Corticosteroid 는 추천되지 않는다. 항생제-임신기간 늘리는 효과에 대한 불완전한 연구 결과

- CBC 와 활력징후의 감시로 상태의 변화를 확인
  - 항생제는 임신기간을 연장시킬 수 있다.
  Ampicillin, 2 mg IV q6hrs, and erythromycin, 250 mg IV q6hrs × 48 hrs then
  Amoxicillin, 250 mg PO q8hrs, and erythromycin, 333 mg PO q8hrs × 5 days

권유사항 정리 및 결론

다음 권유사항과 결론은 만족할 만한 일치되는 과학적 근거에 기반하고 있다 (Level A):

- 만삭에서 조기양막파수 여성들은, 융모양막염 위험을 감소시키기 위해, 보통 옥시토신을 주입하면서, 분만을 유도한다.
- 임신 32주 이전 조기양막파수 경우, 산모나 태아에 금기사항이 없는 한 임신 33주가 끝날 때까지 기대요법 시행가능하다.
- 기대요법 동안 임신기간을 연장시키고 감염의 위험과 임신주수에 의한 신생아사망률을 감소시키기 위하여 48시간동안의 ampicillin과 erythromycin의 정맥내 주입과 그후 5일간 amoxicillin, erythromycin의 주입이 추천된다.
- 조기양막파수이면서 생존력이 있는 태아를 가지고 있는 모든 산모 (group B streptococcus의 carrier, carrier 상태가 확인되지 않은 상태에서 분만하는 산모를 포함)는 group B streptococcus의 수직감염을 예방하기 위하여 이전 치료에 관계없이 분만시 chemoprophylaxis를 받는다.
- 임신 32주 이전 조기양막파수 산모들은 신생아 호흡곤란증후군의 위험과 주산기 사망율과 이환율을 줄이기 위해 corticosteroid를 한번 투여한다.

다음 권유사항과 결론은 제한적이고 변동이 있을 수 있는 과학적 근거에 기반하고 있다 (Level B):

- 임신 34주 이후 발생한 조기양막파수에는 분만할 것이 권장되고 있다.
- 임신 32~33주에 발생한 조기양막파수의 경우 태아 폐 성숙이 확인된 경우 분만을 유도를 고려할 수 있다.
- 자궁경부 내진 시행은 분만이 활발히 진행중이거나, 곧 분만할 것이 예상되는 경우가 아니라면 피해야 한다.

다음의 권고사항과 결론은 기본적으로 합의되었던 의견과 전문가의 의견에 바탕을 둔다. (Level C):

- Tocolysis 의 주입에 대한 구체적인 권고사항은 만들어지지 않았다.
- 임신 32~33주의 산모에게 corcicosteroid 사용의 효과에 대한 유효한 증거가 불명확하지만, 만일 특히 폐 미성숙이 확인된다면 사용하는 것이 유익할 것이다.
- 만삭 전 조기 양막파수이면서 생존력이 있는 태아가 있는 산모에게 집에서 기대 요법에 대한 안전성 여부는 아직 확립되지 않았다.

전신성 홍반성 루푸스

진단

다음 11개 항목 중 4개 이상 (American College of Rheumatology)

Malar rash	Arthritis
Discoid lesion	Pleuritis or pericarditis
Photosensitivity	Oral Ulcers
Proteinuria 〉 0.5 g/day or cellular cast	Neurologic disorder-seizure, psychosis
Hematologic	Immunologic
Anemia	(+) LE prep
Leukopenia	Anti double-stranded DNA
Thrombocytopenia	Anti-Sm
Anemia	False positive VDRL
	Positive FANA

DNA, deoxyribonucleic acid; FANA, fluorescent antinuclear antibody test; LE, lupus erythematosus; VDRL, Venereal Disease Research Laboratory test for syphilis.

루푸스 환자에서의 불평사항

- 관절염 또는 류마티즘 〉3개월
- 추운 곳에서 손가락이 차가워 지고, 창백해지며, 저리고, 불편한 느낌을 가진다.
- 구내염 ≥2주
- 얼굴에 현저한 발진 〉 1개월
- 광과민성
- 늑막염
- 빠른 털의 소실
- 발작과 경련

임신시 처음 검사해야 할 사항

- 항핵항체 선별검사 및 역가
- Anti-double-stranded DNA
- Anti-Ro, La
- 루푸스 항응고 인자 (Lupus anticoagulant)
- Anticardiolipin 항체 검사
- C3, C4
- CH50
- Chemistry panel, 전해질
- 갑상선 기능 검사 (적응이 되는 경우)
- 항 혈소판 항체
- 24시간 소변: 크레아틴 청소율, 총 단백질

검사수치 이상

(+) ANA	〉90%
Anti-DNA(DS)	〉80%
Anti-DNA(SS)	50%
Anti-SM	30%
Anti-Ro(SSA)[a]	25%

[a] 신생아 lupus-rash, 혈소판 감소증, heart block 과 관련있다.

임신

- 연구는 일치하지 않지만, 경험적으로 보자면 1/3은 좋아지고, 1/3은 나빠지며, 1/3은 그대로 있다.
- 환자들은 병이 완화되었을 때 임신 할 것을 상담 받아야 한다.
- 병이 갑자기 악화되거나 임신시 고혈압성 합병증을 감시해야 한다 (특히 루푸스 신장염의 과거력이 있는 경우).
- 류마티스 내과와 협진해야 한다.

수정된 Antiphospholipid sundrome 에 대한 분류 기준

적어도 1개 이상의 임상기준과 1개 이상의 검사기준을 만족시킬 때

항인지질 항체 증후군 이라고 할 수 있다 (임신 12주 미만 혹은 항인지질 항체증후군 검사기준 및 임상기준이 5년이상 되었을 경우엔 적용될 수 없다).

임상기준

1. Vascular thrombosis

   어떠한 조직이나 기관에서의 한번[a] 이상의 동맥, 정맥, 또는 작은 혈관에서 혈전증 발생.[b] 혈전증은 객관적인 유효한 기준에 의해 확인되어야 한다 (적절한 영상의학적 검사 소견이나 조직학적 소견). 조직학적 확진을 위하여, 혈전증은 혈관벽의 염증이 없다는 중요한 증거가 있어야 한다.

2. Pregnancy morbidity

   (a) 초음파 혹은 태아의 검진 상 형태학적으로 정상인 임신 10주 이상의 태아의 한번 이상의 설명되지 않는 사망 or

   (b) 다음과 같은 이유로, 임신 34주 이전에 형태학적으로 정상인 태아의 한번 이상의 조산:

   (i) 자간증 혹은 중증 자간전증 or

   (ii) 태반기능부전 (placental insufficiency)[c] or

   (c) 임신 10주 이전 3번 이상 연속적인 지연유산 (모체의 해부학적, 호르몬적 이상과 부체와 모체의 염색체 이상은 제외된 상태에서)

수정된 Antiphospholipid sundrome 에 대한 분류 기준 (계속)

검사기준[d]

1. 적어도 12주 간격을 두고 시행한 2번 이상의 혈장검사에 루푸스 항응고 인자의 존재
   - Guidelines of the International Society on Thrombosis and on Haemostasis (Scientific subcommittee on LAs/phospholipid-dependent antibodies).
2. IgG and/or IgM isotype 의 Anticardiolipin antibody 가 중등도 이상으로 혈장이나 혈청에 존재함 (i.e. 〉40 IgG antiphospholipid or IgM antiphospholipid, or 〉the 99th percentile), 적어도 12주 간격을 두고 두 번 이상 양성이어야 하며 측정방법은 standardized enzyme-linked immunosorbent assay를 사용함.
3. 혈청이나 혈장에 IgG and/or IgM isotype의 Anti-β_2 glycoprotein- I antibody의(in titer 〉 the 99th percentile) 존재. 적어도 12주 간격을 두고 두 번 이상 양성이어야 하며 측정방법은 standardized enzyme-linked immunosorbent assay를 사용함.

[a] 과거의 혈전증은 적절한 진단 기준을 충족하고 다른 원인이 없다면 임상기준을 충족한다.

[b] 표재부 정맥 혈전증은 임상기준에 포함되지 않는다.

[c] 태반기능 부전 특징은 다음과 같다; 비정상 태아감시 결과 (태아 저산소증을 의미하는 비반응성 비수축검사), 태아 저산소증을 의미하는 비정상 도플러 검사 (제대동맥에서 확장기말혈류 없음), AFI 5 이하의 양수과소증, 재태연령에 비해 10% 미만의 신생아 체중

[d] 연구자들은 APS환자 분류를 다음과 같이 한다; I (하나이상의 검사기준 충족시), IIa (LA 양성시), IIb (aCL 항체 양성시), IIc (anti-β_2 glycoprotein-I 항체 양성시)

항인지질 항체를 가진 여성들의 처치

특징	임신 중 (pregnant)[a]	비임신 중 (nonpregnant)
Antiphospholipid Syndrome(APS)		
이전의 태아사망 혹은 반복적 유산의 병력이 없는 APS	예방적 헤파린 용량 분할하여 피하주사 (15,000-20,000 U of unfractionated heparin or equivalent per day) 및 매일 저용량 아스피린 Calcium and Vitamin D 보충	최적의 관리 불명확 특별한 치료하지 않거나 저용량 아스피린으로 매일치료
이전의 혈전증 혹은 뇌졸중 동반한 APS	충분한 항응고 효과를 얻기위해 헤파린 또는 예방적 헤파린 용량 분할하여 피하주사 (15,000-20,000 U of unfractionated heparin or equivalent per day) 및 매일 저용량 아스피린 Calcium and Vitamin D 보충	INR 〉 3.0을 유지 위한 매일 와파린 투여
이전의 유산 혹은 혈전증 동반하지 않은 APS	최적의 관리 불명확 : 특별한 치료하지 않거나 저용량 아스피린으로 매일 치료, 매일 예방적 헤파린 및 저용량 아스피린 투여	최적의 관리 불명확 특별한 치료하지 않거나 저용량 아스피린으로 매일 치료
Antiphospholipid Antibodies without APS		
Lupus anticoagulant (LA) 혹은 중등도 이상의 IgG anticardiolipin antibody (aCL) 양성	최적의 관리 불명확 : 특별한 치료하지 않거나 저용량 아스피린으로 매일 치료, 매일 예방적 헤파린 및 저용량 아스피린 투여	최적의 관리 불명확 특별한 치료하지 않거나 저용량 아스피린으로 매일 치료
LA 없는 낮은 수준의 IgG aCL, IgM aCL 만, IgA aCL 만, LA 혹은 aCL 이외의 항인지질 항체	최적의 관리 불명확 : 특별한 치료하지 않거나 저용량 아스피린으로 매일 치료	최적의 관리 불명확 특별한 치료하지 않거나 저용량 아스피린으로 매일 치료

[a] 임신 중 항상 모체와 태아의 신중한 경과관찰이 요망됨.

조기태반박리

최신 정보

- 정상적으로 착상된 태반의 조기 박리
- 임신 3분기 출혈의 30%, 전체분만의 1%에서 관찰된다.
- 임신 24~26주 사이에 가장 흔하게 일어난다.

출판되었던 연구들에 기초한 조기태반박리와 주요 위험인자간의 연관 정도

Risk Factor	Strengrh	RR or OR
Maternal age ane parity	+	1.1-3.7
Cigarette smoking	++	1.4-2.5
Cocaine and drug use	+++	5.0-10.0
Multiple gestations	++	1.5-3.0
Chronic hypertension	++	1.8-5.1
Mild and severe preeclampsia	++	0.4-4.5
Chronic hypertension with preeclampsia	+++	7.8
Premature rupture of membrane	++	1.8-5.1
Oligohydramnios	+	2.5-10.0
Chorioamnionitis	++	2.0-2.5
Dietary or nutritional deficiency	+/-	0.9-2.0
Male fetus	+/-	0.9-1.3

RP, relative risk; OR, odds ratio.

- 재발위험도
  - 5~16%
  - 이전에 2회의 태반조기박리 이후에는 위험도가 25% 증가
- 전형적인 징후와 증상
  - 통증을 동반한 질 출혈
  - 복통
  - 자궁의 과다긴장성과 압통
  - 태아곤란 또는 태아사망 (보통 적어도 50% 이상의 박리에서)

관리

- 경미한 태반박리이면서 태아가 미숙하다면 기대요법 또는 자궁수축억제제를 고려한다.
- 중증에서 심한 정도의 박리에서는 분만의 적응이 된다
- 질식분만이 예상되는 상황에서 진통이 증가하고 있다면 인공양막파열이 유용하다.
- 긴밀한 태아 감시
- Lab 검사: CBC, type and cross, prothrombin time/partial thromboplastin time, and fibrinogen.
- 혈액제재와 응고인자를 적극적으로 투여한다.
- 적절한 제왕절개로 주산기 사망률이 감소하고 있다.

조기태반박리의 초음파 진단기준

24% 민감도, 96% 특이도, 88% 양성 예측치, 53% 음성 예측치

1. Preplacental collection under the chorionic plate(between the placenta and amniotic fluid)
2. Jello-like movement of the chorionic plate with fetal activity
3. Retroplacental collection
4. Marginal hematoma
5. Subchorionic hematoma
6. Increased heterogeneous placental thickness(more than 5 cm in a perpendicular plane)
7. Intra-amniotic hematoma

조기 태반박리의 관리

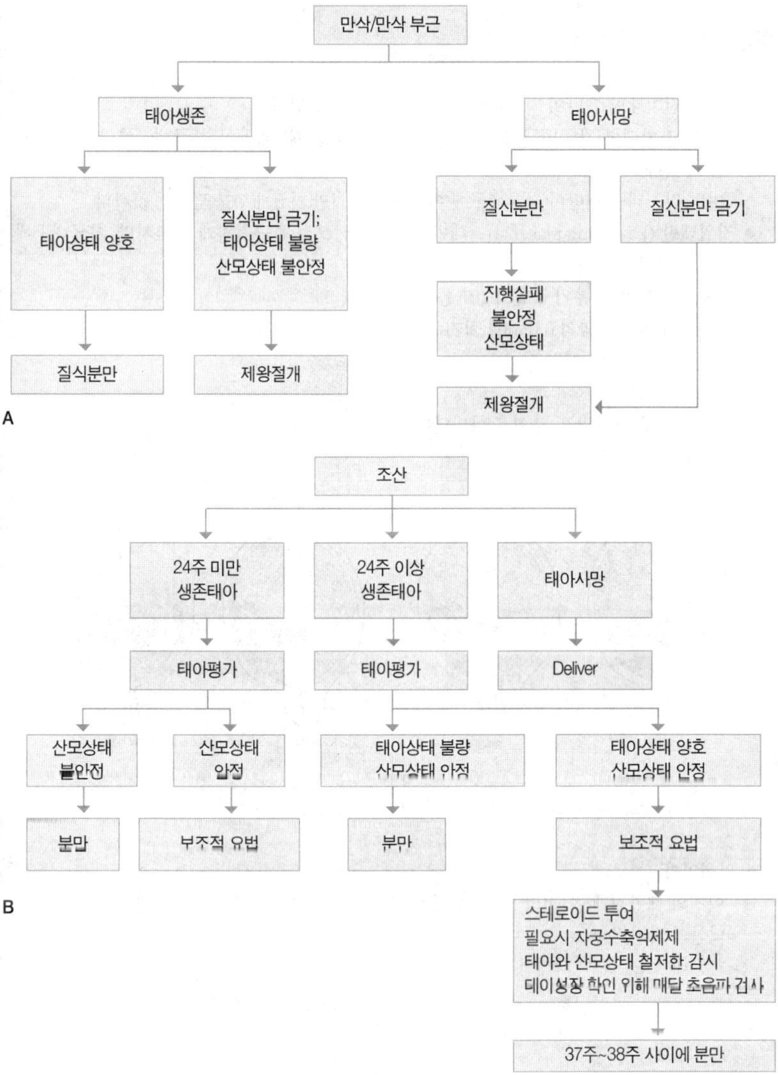

만삭/만산 부근 (A)과 조산 (B) 시 태반조기박리 처치의 알고리즘
모든 경우에 CBC, coagulation 검사시행, 수혈 및 수액 공급, 응고장애 교정, 신기능 감시, I/o 감시

전치태반

최신 정보

- 정의
  - 완전 전치태반-태반이 자궁내구를 전체적으로 덮고 있다.
  - 부분 전치태반-자궁내구가 부분적으로 늘어났을 때, 태반이 자궁내구를 부분적으로 덮고 있다.
  - 변연 전치태반-태반이 자궁내구에 이르기는 하지만 자궁내부를 덮지는 못한다.
- 저위태반 (Low-lying-placenta) - 태반이 아래자궁분절에 근접하게 이르지만, 자궁내구에까지 이르지 못한다.
- 전치태반은 임신3분기 출혈의 20%를 차지
- 미국에서, 모성사망의 0.03%를 차지
- 발생률: 1/250 생존아
- 모성 출혈이다.
- 종종 통증 없이 선홍빛 출혈로 나타난다.
- 자궁수축과 관련이 있다.

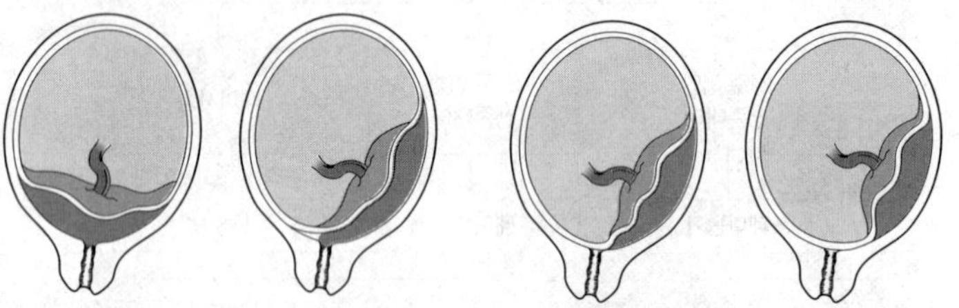

Type of placenta previa previa. Illustration; John Yanson.

- 위험인자
  - 이전의 제왕절개 (이전의 1번의 제왕절개; RR 4.5, 이전의 4번의 제왕절개; RR 44.9)
  - 다산의 과거력
  - 자궁내 수술, 흡연, 다태임신, 산모의 나이

관리

- 질경유 초음파를 통한 정확한 진단

분만시 전치태반이 예상되는 경우에서 임신 2분기의 질경유 초음파에 관한 연구들

- 자궁수축억제제로는 $MgSO_4$가 일차 약물
- 질 검사는 하지 않는다.
- 태아의 성장여부 및 부분 전치태반의 해소 확인을 위해 일련의 초음파 시행
- 제왕절개; 태반이 자궁내구로부터 〉2 cm인 경우 질식분만 가능, 그러나 산후출혈에 대한 철저한 감시를 해야함.
- 첫 출혈이후 대개 입원하지만 임상적인 상황에 따른다.
- 폐성숙이 되는 대로 분만 고려한다.
- 24주에서 34주 사이에 출혈이나 수축이 있으면 β-Methasone을 줌
- 유착태반, 출혈의 위험도가 높음 (특히 이전의 제왕절개 병력이 있는 경우)
- 혈액제재, 자궁절제술에 대한 논의
- 자궁내 패킹한 부분을 보자 (page 77).

Auther	Gestational Age at Sonogram (wk)	Number of women	Incidence of Placenta Previa at First- or Second-Trimester Sonography [n (%)]	Incidence at Delivery [n (%)]
Becker	20-23	8650	99 (1.1)	28 (0.32)
Taipale	18-23	3969	57 (1.5)	5 (0.14)
HIV	9-13	1252	77 (6.2)	4 (0.31)
Mustafa	20-24	203	8 (3.9)	4 (1.9)
Lauria	15-20	2910	36 (1.2)	5 (0.17)
Rosati	10-16	2158	105 (4.9)	8 (0.37)

평가

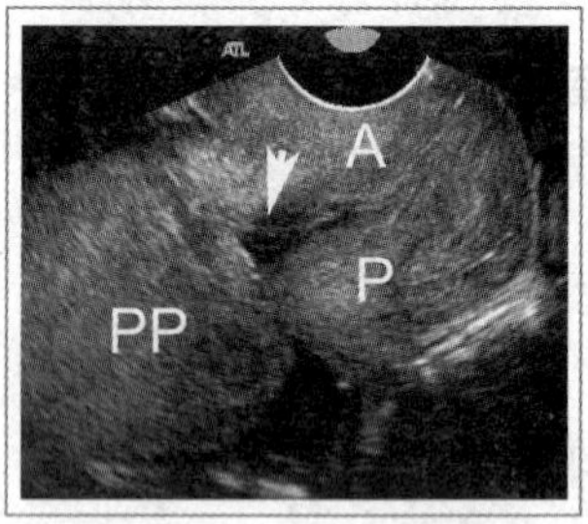

완전 전치태반 (PP)의 질 경유초음파. 태반과 자궁내구 (화살표)가 선명히 보인다. A, ant. Lip of cervix; P, post. Lip of cervix. 태반이 자궁내구에 겹쳐있다. 자궁경부가 확장된다면 자궁경부의 앞입술만을 덮개되어 부분전치태반이 될 수 있음을 볼 수 있다.

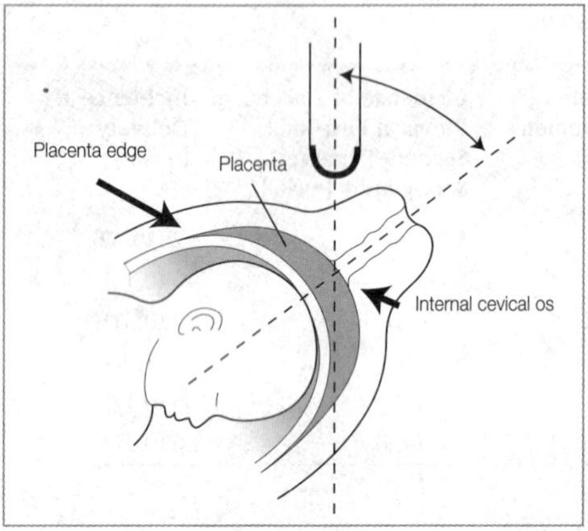

전치태반의 질 경유초음파 기술을 묘사한 그림. T, Transvaginal transducer A, ant. Lip of cervix; P, post. Lip of cervix. 완전 전치태반은 자궁내구를 (화살표) 완전히 덮고 있다. Transvaginal transducer를 자궁경부 앞입술로부터 약 2 cm 위치한 질 내부에 놓는다. Transducer와 자궁관이 이루는 각은 32도이고, probe가 왜 자궁내로 들어가지 않는지 보여주고 있다.

혈전색전병

최신 정보

정맥 혈전색전증은 임신의 0.05~0.3%에서 발생한다.

심부 정맥혈전증 (deep vein thrombosis) 위험도는 임신 1~3분기와 산후기 (postpartum) 때나 서로 비슷하다. 하지만 폐 색전증은 산후기 때 더욱 현저하다.

심부 정맥혈전증의 월별 발생률 : 분만 전 0.001%, 분만 후 0.06%

- 제왕절개 후 3~16배 더 흔하다.

폐 색전증은 치료하지 않은 심부 정맥혈전증의 15~24% 에서 발생하는데, 이때 사망률은 15%이다.

- 폐 색전증은 치료한 심부 정맥혈전증의 4.5%에서 발생하고, 이때 사망률은 1%이다

혈전색전증의 위험인자

Hereditary thrombophilia (prevalence in general population)
Factor V Leiden mutation (5-9%)[a]
AT-III deficiency (0.02-0.2%)
Protein C deficiency (0.2-0.5%)
Protein S deficiency (0.08%)
Hyperhomocysteinemia (1-11%)
Prothrombin gene mutation G20210A (2-4%)
Prior history of deep vein thrombosis
Mechanical heart valve
Atrial fibrillation
Trauma/Prolonged immobilization/major surgery
Other familial hypercoagulable states
Antiphospholipid syndrome

[a] African-Americans, 약 1%; Caucasians, 6~11%

혈전색전증에 대한 유전적 위험인자의 유병률과 혈전색전증에 대한 위험도

Genetic Risk Factor	Prevalence in the General Population	Prevalence in Patients with First VTE	Risk of VTE (OR)
Antithrombin deficiency	0.07%	1%	10-20
Protein C deficiency	0.3%	3%	6-8
Protein S deficiency	0.2%	3%	2-6
Factor V Leiden (heterozygous)	5-8%	20%	4-8
Factor V Leiden (homozygous)	0.06%	1.5%	80
Prothrombin gene mutation	3%	6%	2-4
Hyperhomocysteinemia	5%	10%	2-3
Antiphospholipid antibodies	2%	10-15%	9

VTE, venous thrommboembolism; OR, doos ratio.

임신 시 혈액응고인자의 변화양상

- 응고인자의 증가 (I, VII, VIII, IX, X)
- S 단백의 감소
- 섬유용해작용의 감소 (decreases in fibrinolytic activity)
  정맥정체의 증가 (increaed venous stasis)
- 분만과 관련된 혈관 손상
- 혈소판 활성의 증가
- 활성화된 C 단백에 대해 저항

진단

- 도플러 초음파는 근위부의 심부 정맥혈전증의 진단에 일차적 방법
- 폐색전증 의심시 경우 환기 - 관류 scan 또는 CT angiogram이 필요

흔한 과다응고 상태

비정상	혈전증 있는 환자들의 유병률	검사방법	임신중 검사 가능한가?	급성 혈전증 시기에 믿을 만한 검사인가?	항응고 치료중에 믿을 만한 검사인가?
Factor V Leiden	40~70%	APC resistance assay	No	Yes	Yes
		DNA analysis	Yes	Yes	Yes
Prothrombin gene mutation G20210A	8~30%	DNA analysis	Yes	Yes	Yes
Antiphospholipid antibody	10~15%	Functional assay (e.g., dilute Russell viper venom tissue)	Yes	Yes	Yes
		Anticardiolipin antibodies	Yes	Yes	Yes
		β_2 Glycopretein-1 antibodies	Yes	Yes	Yes
Protein C deficiency	—				
Protein S deficiency	10~15%	Pretein C Activity	Yes	No	No
		Pretein S total and free antigen	Yes	No	No
AT-III deficiency	—				
Hyperhomocysteinemia	8~25%	AT-III activities	Yes	No	No
		Fasting plasma homocystine	Yes	Unclear	Yes

헤파린 치료

Unfractionated Heparin

Low-Dose Prophylaxis	Adjusted-Dose Prophylaxis
5,000~7,500 U every 12hrs during the first trimester 7,500~10,000 U every 12hrs during the second trimester 10,000 U every 12hrs during the third trimester unless the APTT is elevated. 만삭 가까이 APTT 체크해 본 후 증가되어 있으면 헤파린 용량 줄인다. OR 5,000~10,000 U every 12hrs during the entire pregnancy	10,000 U 하루 2~3회 (APTT: 1.5~2.5)

Low-Molecular-Weight-Heparin

Low-Dose Prophylaxis	Adjusted-Dose Prophylaxis
Dalteparin 5,000 U once or twice daily Enoxapin 40 mg once or twice daily	Dalteparin 5,000~10,000 U every 12hrs Enoxapin 30~80 mg every 12hrs

ACCP and ACOG Guidelines Overview

ACCP (2004)

정맥혈전색전증 예방

임신을 고려하고 있는 long-term VKA therapy를 받는 여성: 장기간의 VKA therapy를 받는 임신을 시도중인 여성에게는, 임신 여부를 자주 확인하고 임신확인 시 Warfarin 대신 UFH 나 LMWH을 준다 (Grade 2C).

이전의 VTE를 가진 여성

(1) 지금은 더 이상 존재하지 않는 일시적인 위험 인자와 연관된 한번의 VTE 병력을 가지고 있는 환자에서, 임상적인 감시와 분만 후 항응고제가 추천된다 (Grade 1C). 만일 이전의 병력이 임신 또는 에스트로겐 연관성이거나 부가적인 위험 인자 (비만과 같은)가 있었던 경우, 출산전 항응고제 예방요법이 추천된다.

(2) 장기간 항응고치료를 받지 않았고, 이전에 한번 특발성 VTE의 병력을 가지고 있는 환자에서는, 예방적 LMWH, mini-dose UFH, moderate-dose UFH, 또는 임상적 감시, 그리고 분만 후 항응고제가 추천된다 (Grade 2C).

(3) 한번의 VTE 병력 및 혈전성향증 (thrombophilia, 검사결과 이상이 확인됨) 또는 혈전증의 강한 가족력을 가지고 있고 장기간 항응고 치료를 받지 않은 환자들에 있어서는, 예방적 또는, intermediate-dose LMWH, 또는 mini-dose 또는 moderate-dose UFH, 추가로 분만후 항응고 치료가 제안된다(Grade 2C).

(4) prothrombin G20210A와 factor V Leiden에 대한 compound heterozygote이며 antithrombin 결핍인 여성과 homozygotes 이면서 VTE 과거력을 가진 여성인 경우, intermediate-dose LMWH prophylaxis나 moderate-dose UFH가 제안된다 (Grade 2C).

(5) VTE에 대한 2번 이상의 병력을 가지고 있고 또는 장기간의 항응고 치료를 받은 여성에 있어서 (e.g single episode of VTE-either idiopathic of asseociated with thrombophilia), adjusted-dose UFH 또는 adjusted-dose LMWH 치료 이후 분만 후 장기간의 항응고 요법이 제안된다 (Grade 2C).

(6) 이전의 DVT 인 모든 여성에게, 분만전과 분만 후에 graduated elastic compression stocking 의 사용이 제안된다.

ACOG (2000)

(1) 일시적인 thrombogenic event와 관련된 VTE의 단독 과거력 (혈전성향증과 관련없는); 분만전 헤파린 또는 no prophylaxis. 분만 후 6주간 warfarin 투여한다.

(2) 다음과 같은 병력: 특발성 혈전증; 임신 혹은 경구용 피임제와 관련된 혈전증; 혈전성향증을 동반한 혈전증 (other than homozygous for factor V Leiden mutation, heterozygous for both factor V Leiden and prothrombin G20210A mutation, or anti-thrombin III deficiency); 분만 전과 분만 후의 저용량 헤파린

(3) 혈전성향증과 혈전증의 강한 가족력이 있으나 혈전증의 history는 존재하지 않는 경우 분만전과 후의 예방조치를 해봄. 적어도 분만 후의 예방조치가 권장된다.

(4) 다음과 같은 상황: 인공심장판막, 생명에 위협적인 혈전증 과거력, 최근 혈전증, 재발성 혈전증, 만성적 항응고치료를 받는 경우, 심방세동을 동반한 류마티스성 심장질환의 과거력, antithrombin III deficiency; antiphospholipid syndrome; thrombosis accompanied by any of the following: homozygous for factor V Leiden mutation or G20210A mutation or heterozygous for both factor V Leiden mutation and G20210A mutation; adjusted-dose heparin every 8hrs; LMWH BID 이 대체요법.

(5) antiphospholipid syndrome과 혈전증의 과거력: adjusted-dose 예방적 항응고제

(6) 분만이 시작될 때 헤파린주입을 멈춘다. 고위험 산모는 합병증없는 분만 후 4-8시간 후에 다시 주입할 수 있고 다음날 아침에 와파린을 줄 수 있다.

ACCP and ACOG Guidelines Overview (계속)

ACCP (2004)	ACOG (2000)
혈전성향증이 있는 여성 (1) prothrombin G20210A와 factor V Leiden에 compound heterozygotes이며 과거의 VTE 병력없이 이들 인자들에 homozygote인 antithrombin 결핍 여성들에겐 적극적인 예방이 제안된다 (Grade 2C). (2) 이전에 VTE 가 있었던 모든 환자들과 혈전성향증이 있었던 모든 환자들에게 임상적 감시를 하거나 LMWH 또는 mini-dose UFH을 주고, 분만 후에는 항응고제를 주는 방법이 추천된다 (Grade 2C).	LEVEL C
VTE 치료	
(1) 급성 VTE가 있는 여성들에게 임신 동안 adjusted-dose LMWH을 주거나 또는 IV UFH(bolus followed by a continuous infusion to maintain aPTT in therapeutic range)를 적어도 5일간 주고 남은 임신기간동안 Adjusted-dose LMWH 혹은 LMWH을 주는 것이 추천된다. 항응고제는 분만 후 적어도 6주 후에 투여해야 한다 (Grade 1C). (2) adjusted-dose LMWH나 IV UFH Therapy를 받는 여성은 유도분만 시작하기 전 24시간부터 헤파린을 끊어야 한다.	(1) 임신기간동안: 헤파린 (IV bolus + infusion for 5~7 days)을 주고나서 SC adjusted-dose heparin 을 8시간 마다 준다; acute event가 있은 이후로 3달 이상 동안 매번 8~12시간 마다 준다. 몇몇 전문가들은 남은 임신기간동안 치료적 용량을 지속할 것을 추천한다 다른 이들은 낮은 용량을 추천한다; LMWH 이 대체적인 요법이다. 용량은 anti-factor X level 이 0.5-1.2 U/ml 를 얻을 수 있을 만큼 준다. (2) 분만중: IV 헤파린으로 바꾼다 (short half-life). (3) 분만후: 와파린으로 바꾼다 (overlap with heparin for first 5~7 days until international normalized ratio = 2.0~3.0).

헤파린 유도성 혈소판감소증 (Heparin-induced thrombocytopenia)

Heparin-induced thrombocytopenia을 (HIT) 확진하거나 배제하기 위한 알고리즘

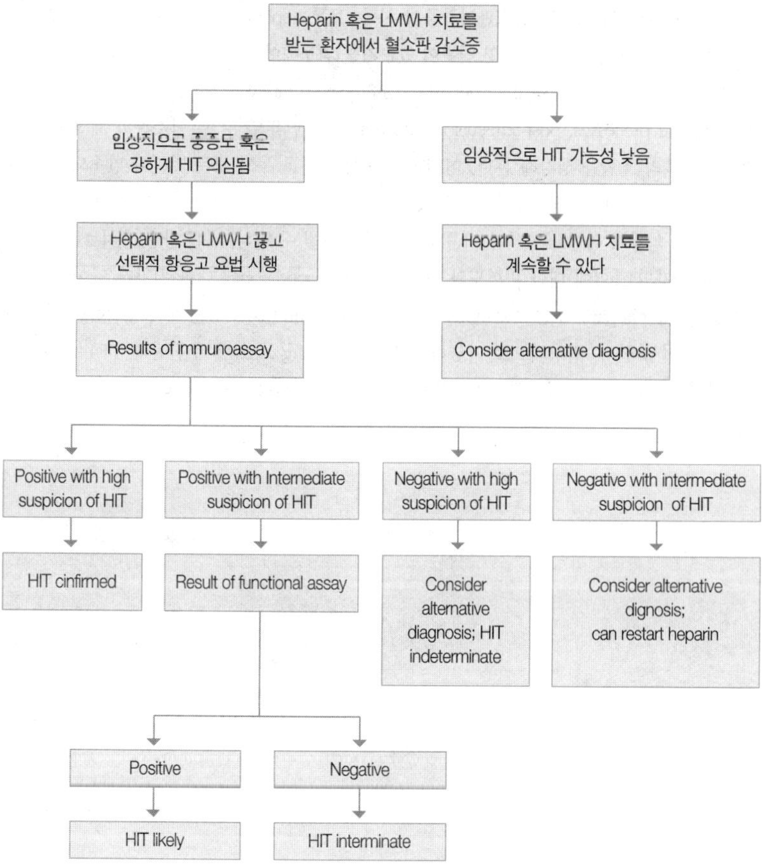

우회로 조성술을 시행받지 않은 환자에 있어서 heparin-induced thrombocytopenia (HIT)를 확진하거나 배제 하기 위한 진단적 알고리즘. 혈소판 저하증의 절대적 기준 (〈150,000 mm^3) 또는 상대적 기준 (heparin 치료 시작 전 가장 높은 수치로부터 50% 이상 감소). 임상적인 의심은 헤파린 치료의 시작과 혈소판저하증의 시작 (보통 heparin 치료 시작 후 5~10일째 시작됨)또는 새로운 혈전증에 일시적인 연관이 있는지를 염두해야 하고 혈소판저하증의 다른 원인의 가능성 (e.g., drugs other than heparin, disseminated intravascular coagulopathy or other consumptive precesses, post-transfusion purpura); 헤파린을 끊은 후 혈소판의 재상승; 또는 이런한 것들의 조합을 생각해 본다. 이러한 기준에 근거를 두고 모든 기준이 만족되면 높은, 한 두개가 만족된다면 중간, 그리고 아무것도 만족되지 않는다면 낮은 정도의 의심을 할 수 있다. 대신에, 임상적 위험도는 다른 기준에 의해서 평가될 수 있다. 다른 항응고 치료를 시작하려면 각 환자의 출혈에 대한 위험도와 다른 동반하는 condition에 대한 평가가 있어야 한다. Unfractionated heparin 또는 low-molecular weight heparin (LMWH)을 계속 유지하는 것은 환자에 맞추어서 한다. 임상적으로 가능하다면, Functioning assay가 추천된다. PF4-heparin에 비특이적 항체는 HIT를 일으킬 수도 있다. 다른 항응고 치료를 계속하는 것은 개개인에 따라 시행한다.

위험군에 따른 Heparin-induced thrombocytopenia 빈도 그리고 혈소판수에 대한 감시

Therapy	Risk	Clinical population at risk
Heparin (new or remote [〉100 days] exposure)	High	정형외과 수술을 받은 환자
	Intermediate	심장수술을 받은 성인 심장수술을 받은 어린이
	Intermediate	일반적 내과계 환자 신경학적 증상을 가진 환자 급성 관상동맥 증후군으로 경피적 관상동맥 중재술을 시행받은 환자 급성혈액투석을 받는 환자
	Low to rare	일반적 소아과 환자 임신한 여성 만성적인 혈액투석을 받는 환자
Low-molecular-weight heparin (new or remote [〉100days] exposure)	Intermediate	내과계 환자 신경학적 증상이 있는 환자 외과적, 정형외과적 수술을 받은 환자
	Rare	임신한 여성 일반적 소아과 환자
Heparin or low-molecular-weight heparin (exposure within 100 days)	Unknown	모든 임상 환자군

위험군에 따른 Heparin-induced thrombocytopenia 빈도 그리고 혈소판수에 대한 감시 (계속)

Incidence of PF4-Heparin Antibodies (%)	Incidence of HIT (%)	Platelet-Count Monitoring
14	3~5	치료 시작 전 체크 후, 헤파린 치료 시작 4~14일 째부터 적어도 2일 간격으로, 헤파린 치료 끝날때까지
25~50	1~2	
8~20	0.8~3.0	
0~2.3	0~0.1	필수적이진 않음
2~8	0~0.9	치료 시작 전 체크 후 저분자량 헤파린 치료 시작 4~14일 째부터 2~4일 간격으로, 치료 끝날때까지
Unknown	0~0.1	보통 시행하지 않음
Unknown	Unknown	치료 시작전, 24시간 이내, 헤파린 치료 시작 4~14일째부터 2일 간격으로, 헤파린 치료 끝날때까지

임신중 혈소판 저하증

최신 정보

- 혈소판 숫자 〈150,000/ml
  - 혈소판 숫자를 다시 측정, 범혈구 감소증 및 검사 오류 확인 위해 CBC 시행
- 임신의 8%에서 발생한다.
- 항혈소판 항체를 얻는 것은 추천되지 않는다(진단과 처방에 별 영향을 주지 않는다).
- 경막외 마취는 모성 혈소판이 50 k 이하이면 시행해서는 안된다.

임신성 혈소판 저하증

- 임신에서 혈소판저하증의 가장 흔한 원인 (약 2/3)
- 임신 3분기 때 발현되고 경증이다(〈70 k는 드물다).
- 태아의 혈소판 저하증과는 관련이 없어서 태아에 출혈의 위험을 주지는 않는다.
- 분만 전 1~2달마다 매번 확인하는 혈소판 수치 이외에 다른 검사는 요구되지 않는다.
- 항체가 존재하므로 면역성 혈소판 감소성 자반병과 구분하기 어려울 수 있다.
  - 증상이 더 경미하며, 임신 후반기에 발생, 모성의 혈소판 저하증에 대한 병력 없음
- 여성은 무증상이다.
- 이전의 임신 이외에는 혈소판 저하증의 과거력이 없다.
- 분만 후 2~12주만에 회복된다.

신생아 동종면역 혈소판저하증

- 1:1-2000의 임신에서 발생
- 부성에서 유래한 혈소판 항원에 대한 모성의 항체에 의해 발생 (HPA-1 and -2)
- Rh disease와 비슷하지만 첫 임신에서도 발생할 수 있다.
- 모성의 혈소판 수치는 보통 정상이다.
- 10~20%의 신생아는 종종 자궁 안에서 두개 내 출혈이 발생한다.
- 치료는 태아의 혈소판의 수를 증가시키기 위해서 정맥에 Ig (±steroids, fetal transfusion)을 주사하는 것이다.
- 치료하기 전에 태아의 혈소판에 대한 평가
  - 임신 22~24주일 때의 태아 혈액 샘플은 치료를 하는데 유용하다.
- 임신 37주에 분만이 추천된다.
  - 분만방법 결정하기 위한 태아 혈소판 평가도 가능한 접근법이다(〈50 k, 제왕절개가 추천됨).
- 재발률이 매우 높기때문에 혈소판 불일치에 대한 부모의 검사를 고려한다.
- 증상이 있는 혈소판 저하증의 신생아는 분만 후 진단된다.

면역성 혈소판 저하증 자색반 (Immune thrombocytopenia purpura)

- 1:1000에서 1:10000의 임신에서 발생한다.
- 모성과 태아의 혈소판을 파괴하는 모성의 항혈소판 IgG 항체에 의해 발생한다.
- 모성의 혈소판수 (〈100 k); 모성 쪽의 수치와 태아의 수치와는 연관성이 적다.
- 면역 혈소판 저하증 자색반이 있는 엄마 중에서 15%의 아기는 혈소판이 50 k 이하일 것이고 5%는 수치가 20 k 이하일 것이다.
- 두개내 출혈의 빈도는 신생아 동종면역 혈소판저하증에 비하여 극히 낮다 (〈1%).
- 태아가 적응증일 경우 엄마에 대한 치료는 추천되지 않는다.
- 자주 혈소판 수치를 측정
  - 엄마는 혈소판 수치가 50 k 이하이면 치료의 적응증이 된다
    - · Prednisone 1~2 mg/kg/d, PRN intravenous immunoglobulin and platelet transfusion.
- 태아의 혈소판 수치의 확인은 큰 의미가 없다.
  - 분만의 유형은 오직 산과적 상황에 기반을 두고 있어야 한다
    - · C/S 는 두개내 출혈의 위험을 줄이지 못하는 것 같다.
- 다른 질환의 배제

임신성 고혈압

- 20%에서 병인이 있다
- 원인은 밝혀지지 않았으나 혈소판 수치가 〈20 k는 드믈다
- PIH 또는 HELLP syndrome 인 경우 일차적인 치료는 분만이다.
- C/S, epidural을 고려한다면 혈소판 수치를 50 k 이상으로 올리는것을 고려해야 한다.

Characteristics of Maternal Thrombocytopenia

	진단시기	임상적 특징
Gestational thrombocytopenia	임신 3분기	전형적으로 무증상
Preeclampsia	임신 2분기에서 3분기	고혈압, 신부전, 단백뇨 혈액과 간의 부전 두통, 시력변화, 상복부 불편
HELLP syndrome	임신 2분기에서 3분기	간부전, 용혈 자간전증 증상이 있을 수 있다.
Idiopathic thrombocytopenia	다양함	종종 무증상 보통 ITP의 과거력을 가짐 비정상적인 멍이 발견
Thrombotic thrombocytopenic purpura (UP)	임신 2분기에서 3분기	신경학적 이상, 열, 용혈성 빈혈 고혈압, 신부전
Hemolytic uremic syndrome	임신 2분기에서 3분기	고혈압, 신부전, 용혈성빈혈 신경학적 이상소견, 열 위장관계감염이 선행
Human immunodeficiency virus infection (HIV)	다양함	많은 환자가 무력감이나 낮은 열을 호소 하지만 무증상일 수도 있다, 경미한 빈혈과 호중구감소증과 연관될 수 있다.
Heparin-induced thrombocytopenia	다양함	전형적으로 헤파린 사용 2주 내에 발생 정맥과 동맥의 혈전증

Characteristics of Maternal Thrombocytopenia (계속)

혈소판저하증 중증도	치료
Mild	기대 요법
Mild to severe	임신 종결
Mild to severe	임신 종결
Severe	코르티코스테로이드 IgG 정맥주사 비장절제술
Severe	혈장교환
Severe	혈장 교환
Typically mild	기대 요법 항리트로바이러스 치료
Mild to moderate	heparin 중단 혈전증에 대해 선택적 항응고요법

성인 혈소판 저하성 자색반의 관리

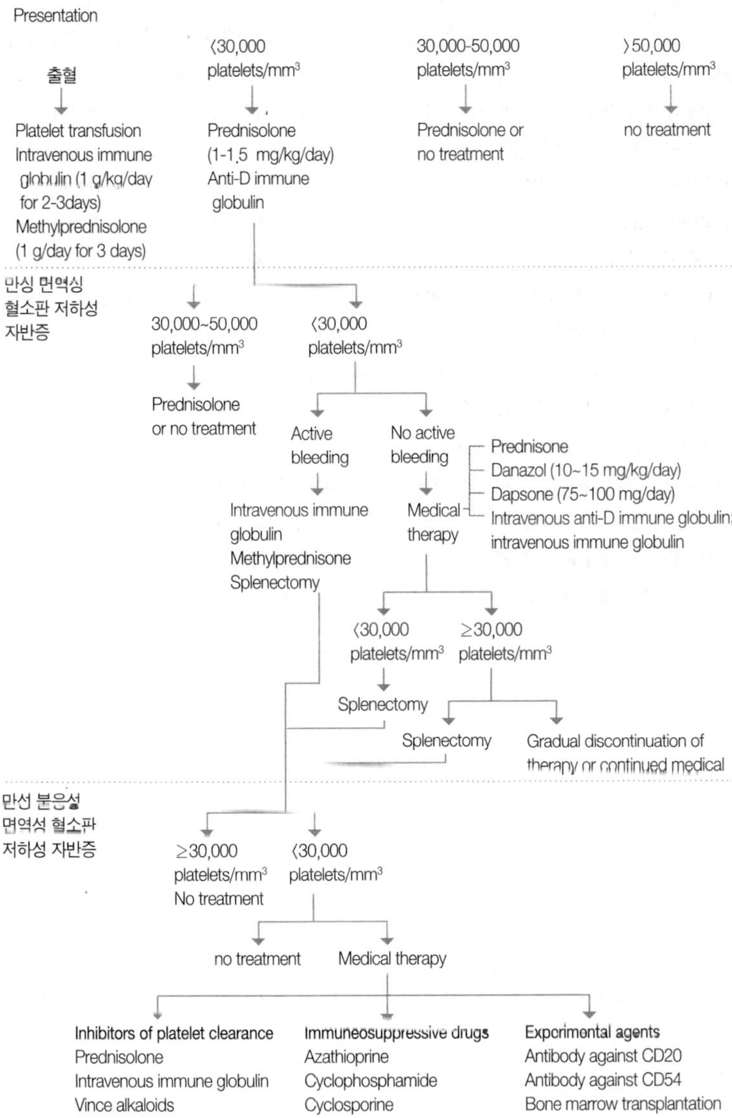

성인 혈소판 저하성 자색반의 관리. 몇몇 전문가들은 치료의 적응이 되는 혈소판수치를 세제곱밀리미터당 30,000 미만보다는 20,000 미만으로 할 것을 주장한다. 스테로이드 치료의 적절한 기간은 아직 정해지지 않았다. 첫 치료로서 anti-D immunoglobulin의 사용은 피하점막의 출혈의 범위와 혈소판감소의 심한 정도에 의한다. 혈소판 수치가 30,000에서 50,000인 사람들의 치료에 대한 결정은 출혈에 대한 위험요소의 존재, 외상의 강한 위험도의 존재 여부에 따른다. 혈소판 수치가 50,000 이상인 사람들의 치료는 수술 전이나 외상 후에도 가능하다. 만성적인 면역성 혈소판 저하성 자반증을 가지고 있고 혈소판 수치가 30,000 이상인 사람들에 있어서, 정맥내 immunoglobulin이나 methylprednisolone의 주입은 비장절제술 전에 혈소판 수치를 증가시키는 데 도움을 줄 수 있다. 혈소판 수치가 30,000 이하인 만성적인 면역성 혈소판 감소성 자판증의 치료는 환자에 따라 달라지게되는데 주로 danazole 또는 dapsone을 최소 용량의 prednisolone과 병합하여 지혈에 적합한 혈소판수치를 얻기위해 사용한다. 정맥내 immune globulin과 anti-D immunoglobulin은 대체적으로 먹는 약으로는 치료가 안되는 심각한 혈소판 감소증에 사용된다. 혈소판 수치가 30,000 이하인 만성적인 면역 혈소판 저하성 자반증에서의 비장절제술, 약물치료의 지속, 또는 약의 양을 줄이고 끊을지에 대한 결정은 필요한 치료의 정도, 부작용에 대한 내성, 수술에 대한 위험도, 그리고 환자의 선호도에 따른다. 만성적인 난치성 면역 혈소판감소성 자반증의 치료에 대한 결정을 위해서는 각각의 치료의 부작용에 대한 출혈성 위험도의 평가가 필요하다. 약은 종종 병합되어 쓰인다. 일정기간 계속되는 스테로이드치료를 받는 환자들은 골다공증이나 백내장에 대한 감시를 받아야 한다.

임신중 간질

최신 정보

- 간질의 유병률은 인구 1,000명당 6.8명이다.
- 미국에서는 110만 명의 여성이 가임기때 간질을 겪는다.
- 0.5~1%의 산모가 간질을 겪는다.
- 편두통 후 산과에서 나타나는 가장 흔한 신경학적 증상이다.
- 간질이 있는 임신한 여성 중 80%가 항간질약을 복용한다.

발작의 분류

대발작

- 소발작 (Ansence)
- 긴장발작 (Tonic)
- 간대발작 (Clonic)
- 근간대발작 (Tonic-clonic)
- 무긴장성발작 (Atonic)

국소발작

- 단순부분발작 (Simple partial)
- 복합부분발작 (Complex partial)
- 이차성대발작 (Secondary generalized)

항간질약

Traditional	Newer
Ethosuximide	Gabapentin
Valproate	Lamotrigine
Phenobarbital	Topiramate
Carbamazepin	Tiagabine
Mysoline	Levetiracetam
Phenytoin	Oxcarbazepine
	Zonisamide

임신과 간질

오래된 보고에서는 발작의 빈도가 증가하는 여성이 8~75%라고 한다.
좀더 최근의 보고에서는 15~33%의 여성에서 발작의 조절력이 감소한다고 한다.
임신 이전에 매우 높은 빈도의 발작이 있었다면 아마도 임신 시 발작이 증가할 것이라고 예측할 수 있다.

임신 시 발작의 증가에 기여하는 요인

- 높은 에스트로겐 수치
- 오심과 구토의 증가
- 혈장량의 변화
- 위장관 운동의 변화
- 단백질 결합의 변화
- 모체의 간의 대사능력의 증가
- 태반/태아의 대사
- 낮은 순응도
- 스트레스의 증가

임신중의 발작

- 대발작에서 모체의 큰 산염기 평형의 변화
- 모체 혈청의 lactate의 농도가 10배 증가하고, pH가 6.9 이하로 떨어진다고 보고 되었다.
- 모체 산염기평형의 변화는 태반을 통해 태아에게로 빠르게 전달된다.

간질: 모성-태아의 부작용

- 주산기 사망은 일반 산모에 비교해 볼 때 간질이 있는 여성에서 유의하게 차이가 나진 않는다.
- 대조군에서의 1.5%에 비해 간질이 있는 여성의 5.3%에서 선천기형이 발생한다.
- 높은 제왕절개 가능성을 제외하면 임신중 합병증이 크게 다르지 않다.
- 선천기형의 위험도가 2.7배

선천 기형

- 항 간질약 (AEDs)을 복용하고 있는 여성에게 태어난 아기는 6~8%의 선천성 결함을 가지고 태어난다.
- 일반 인구의 2~3배 위험도
- 다음과 관련된 위험도가 증가
  - 복합약물요법-4가지 이상 항 간질약제 복용여성에서 기형발생 빈도가 25%
  - 높은 약물 최고 농도
- 발작의 빈도와는 명백한 관련이 없다.

임신중 항간질약물 처치

- 항간질약 치료의 중단
  - 과거 2~5년간 발작이 없음
  - 한가지 유형의 발작
  - 치료 후 정상적인 EEG
  - 정상적인 신경학적 검사 결과
  - 임신을 하기 6개월 전에 치료를 완료
- 재발위험도
  - 위험 요인이 없다면 25%
  - 위험 요인이 있다면 50%
  - 첫 해에 90%의 재발

단일요법

- 가장 효과적인 약물을 최소용량으로 준다.
- 복합 약물요법의 중단을 계획한 여성 중 1/3에서 성공적

감소된 혈청 약물 농도 시 임의로 약의 용량을 늘리지 말 것

- 전체적인 수치가 현저하게 감소한다면 free fraction
- Free fraction 시에도 더한 발작이나 현저한 약물 농도 감소가 있으면 용량을 늘린다.
- 높은 약물 최고농도를 피한다 (3~4번으로 나눠서).

임신중 항간질약의 감시

- 임신전의 수치
- 각 3분기의 시작시
- 임신의 마지막 한달 동안
- 분만 후 8주까지
- 감시 스케줄은 개개인에 따라 다르게

Quality standards subcommittee of the American Academy of neurology 1998

Folate 보충

- 결핍은 신경관 결손과 강력한 연관성
- 보충요법에 의한 위험도의 감소는 60~100%
- 보충요법에 대한 연구는 항간질약을 복용중인 여성에게는 시행하지 않음, 효과가 불명확
- 보충하는 엽산의 양은 일반인구 집단에서의 값을 추정함

엽산보충: 현행하는 추천법

- 미국, Pulblic Health Service
  - 미국에서 임신을 시작할 수 있는 모든 여성에게 하루 0.4 mg을 준다.
- 1996 Americal College of Obstetricians and Gynecologists
  - 항간질약을 복용하는 여성에게는 적절해 보이는 양인 4 mg을 준다.

Vitamin K 의 보충

- 항간질제를 복용하는 여성에서 태어난 신생아들에게 Vitamin K 의 결핍이 관찰됨
- Vitamin K 1 mg을 신생아에 주입

Antenatal Oral Supplementation

- 임신의 마지막 달에 Vitamin K를 10 mg 줌
- Vitamin K의 결핍으로 인한 단백질 감소 - decarboxylated forms of Vitamin K dependent coagulation fators
- 신생아 출혈의 감소?

분만중의 주입

- 분만전 경구로 보충이 되지 않은 경우 parenteral vitamin K 10 mg을 줌

Guidelines for diagnostic imaging in pregnancy

최신 정보

- 진단적 X-ray는 환자를 불안하게 할 수 있다.
- 한번의 X-ray는 배아나 태아의 안녕에 위협을 주지 않는다.
- 태아의 기형, 성장 제한, 또는 자연유산에 대한 위험도는 〈5 rad로 노출된 경우 증가하지 않는다.

Some Measures of Ionizing Radiation

Measure	Definition	Unit	Unit
Exposure	Number of ions produced by X-rays per kilogram of air	Roentgen (R)	Roentgen (R)
Dose	Amount of energy deposited per kilogram of tissue	Rad (rad)	Gray (Gy) 1Gy=100rad
Relative effective dose	Amount of energy deposited per kilogram of tissue normalized for biological effectiveness	Roesntgen equivalents man (rem)	Sievert (Sv) 1Sv=100rem

Estimated Fetal Exposure from some commen radiologic procedures

Precedure	Fetal Exposure
Chest x-ray (2views)	0.02~0.07 mrad
Abdominal film (single vies)	100 mrad
Intravenous pyelography	≧1 rad[a]
Hip film (single vies)	200 mrad
Mammography	7~20 mrad
Barium enema or small bowel series	2~4 rad
CT scan of head or chest	〈1 rad
CT scan of abdomen and lumbar spine	3.5 rad
CT pelvimetry	250 mrad

[a] 노출은 필름숫자에 따라 결정한다.

Guidelines from American College of Obstetrics and Gynecologists

1. 진단적 목적을 위한 X-ray에 한번 노출 된 것은 태아에 해로운 영향을 미치지 않는다.
   - <5 rad인 노출은 부작용과 관련 없음
2. 태아에 미칠 영향에 대한 염려로 진단적인 검사를 하지 않을 수는 없지만, 가능하다면 비이온성 방사선의 (nonionizing radiation) 사용을 고려해본다.
3. MRI 와 초음파는 태아에 미치는 부작용과 연관성이 없다.
4. 전문가에 의한 방사선 선량의 계산에 대한 상담은 많은 검사가 필요할 경우에 태아에 주는 방사선량을 측정하는데 도움을 준다.
5. 방사선 비투과성 그리고 상자성 조영물질은 (paramagnetic contrast agents) 해로움을 일으키지 않는 것으로 보이나, 태아에 대한 잠재적인 위험도 보다 더 유익한 경우에만 시행한다.
6. 요오드의 방사성 동위원소의 사용은 금기

임신중 갑상선 질환

최신 정보

- 갑상선 질환은 가임기의 여성에게 2번째로 흔한 내분비 질환이다.
- American College of Obstetrics and Gynecologists는 증상이 없는 산모의 일반적 선별검사를 추천하지 않는다.

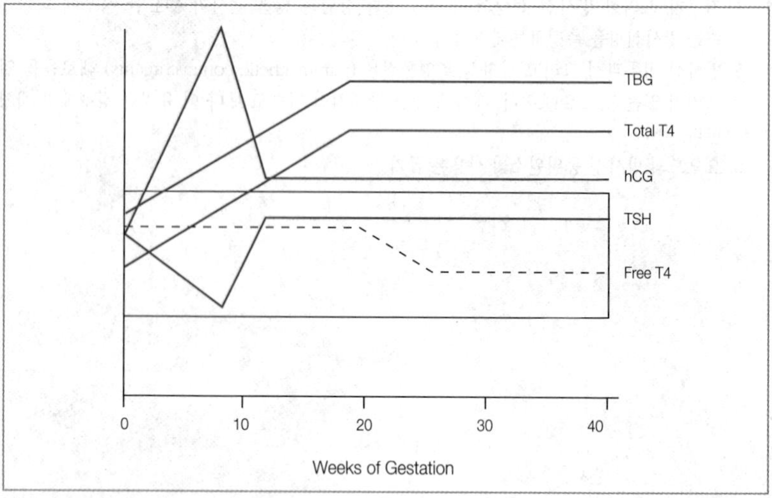

임신 주수와 관련된 갑상선기능 그리고 hCG 의 혈청 농도의 변화. Shading area는 임신하지 않은 여성에 있어서 thyroid binding globulin, total throxine, thyroiding stimulating hormone, 또는 free T4 의 정상범위를 나타낸다.

TBG, thyroid-binding globulin; T_4, thyroxine; TSH, thyroidpstimulating hormone.

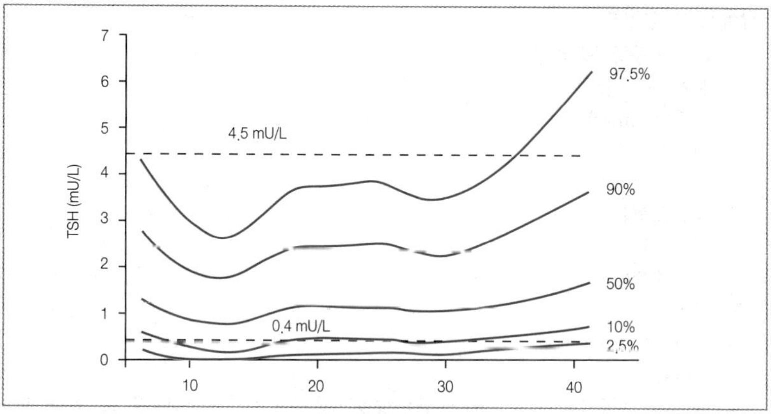

임신주수에 따른 TSH 노모그램

정상 임신과 갑상선 질환에서의 갑상선기능검사 결과의 변화

Maternal Status	TSH	FT_4	FTI	TT_4	TT_3	RT_3U
Pregnancy	No change	No change	No change	Increase	Increase	Decrease
Hyperthyroidism	Decrease	Increase	Increase	Increase	Increase or no change	Increase
Hypothyroidism	Increase	Decrease	Decrease	Decrease	Decrease or no change	Decrease

FT_4, free thyroxine; FTI, free throxine index; RT_3U, resin T3 uptake; TSH, throid-stimulating hormone; TT_3, total triiodothronine; TT_4, total throxine.

갑상선기능항진증

- 갑상선기능항진증의 징후와 증상
  - 불안
  - 떨림 (Tremors)
  - 빈맥
  - 과다한 발한
  - 더위 못참음
  - 체중감소
  - 갑상선종 (Goiter)
  - 불면증
  - 심계항진 (Palpitation)
  - 고혈압
- 그레이브즈병은 (Grave' s disease) 임신 중 95%의 갑상선 기능 항진증을 일으킨다. 자가항체, 갑상선자극 면역글로블린과 갑상선 자극 호르몬-결합 억제성 면역글로블린은 갑상선 자극 호르몬 수용체에 작용하여 갑상선을 자극하거나 억제한다.
  갑상선 자극 면역글로불린과 갑상선자극호르몬-결합 억제성 면역 글로불린은 태아의 갑상선에 영향을 줄 수 있고 그레이브즈 병인 여성에서 태어난 신생아에게 갑상선 중독증 또는 일시적인 갑상선 기능 저하증을 일으킬 수 있다.
- 모성의 갑상선중독증에 대한 부적절한 치료는 다음을 유발할 수 있다.
  - 조산
  - 저체중아
  - 태아사망
  - 심각한 자간전증
  - 심장부전

관리

- Free thyroxine이나 free thyroid index (FTI)를 2~4주마다 측정한다.
- 최소용량의 약을 사용하여 free thyroxine 이나 FTI을 high normal range로 유지한다.
- Prophylthiouracil (PTU)나 methimazole을 사용하여 치료한다.
- 두가지 약 모두 갑상선 호르몬 합성을 감소시킨다. PTU는 또한 말초에서 thyroxine의 triidothysonine 로의 변환을 감소시킨다.
- PTU와 methimazole 둘 다 모유로 들어간다. 그러나 American Academy of Pediatrics에 따르면 모유수유가 가능하다.
- β-blocker 는 갑상선중독증의 증상을 개선하는데 사용될 수 있다.

임신에서 갑상선기능항진증의 관리

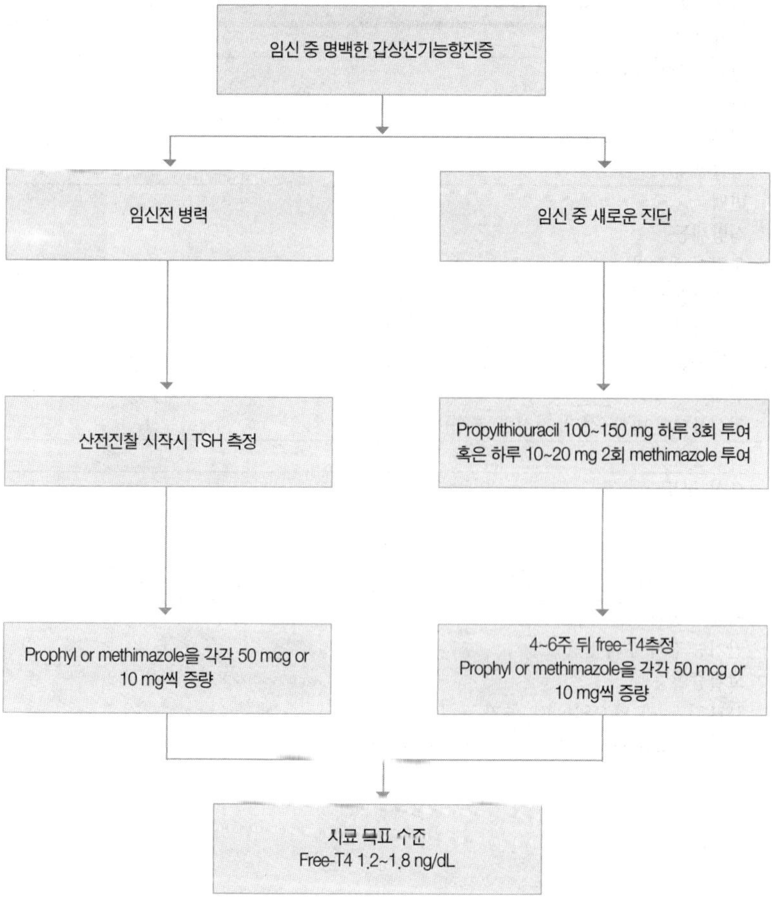

임신한 여성에서 갑상선 급성발작의 (Thyroid storm) 치료

갑상선 급성발작의 징후와 증상

대사항진
4도 이상의 체온 상승 발한 피부 온도 상승 및 홍조
심혈관계
빈맥 심방세동 울혈성 심부전
중추신경계
신경과민 안절부절못함 떨림 정신상태의 변화 (섬망, 정신병, 혼수)
위장관계
오심, 구토 설사 황달
Supporting laboratory evidence
백혈구 증가증 간기능 검사 수치 상승 고칼슘혈증 TSH 감소, FT_4와 (또는) FT_3 증가

FT_3, free triiodothyronine; FT_4, free thyroxine; TSH, thyroid-stimulating hormone.

Thyroid Storm의 관리

산과 중환자실로 환자 입원

- 초기검사: CBC, electrolytes, LFT, glucose, and renal function;
- 산모의 상태가 호전될때까지 태아를 위한 처치는 삼가할것
- Position changes, cooling measures, fluids and oxygen therapy to help improve oxygen delivery to the fetus.

1. 태아가 잠재적으로 생존력이 있다면 태아 감시를 시행한다.
2. 정맥내 수액 및 전해실 주입
3. 12-lead ECG 지속적 monitoring
4. cooling measure (cooling blanket, sponge bath, acetaminophen)
5. Oxygen therapy (pulse oxymetry, obtain maternal blood gas at outset)
6. Nasogastric tube if patient unable to swallow

산모 빈맥 조절:

1. Propranolol, 1-2 mg/min IV or dosesufficiency to slow heart rate to 90bpm; or 20~80 mg PO q4-6h
2. Consider an echocardiogram and/or pulmonary artery catheter to help guide management especially in cardiac failure

갑상선 호르몬 합성 억제약물 투여: PTU 투여 후 적어도 1시간 뒤 T4 방출을 막기위해 iodide 투여 (IV sodium iodine or oral Lugol' s):

1. PTU orally or via nasogastric tube, 300~800 mg Loading dose followed cy 150~300 mg q6h
2. 1h after institutinf PTU give
   Sodium iodide, 500 mg q8~12h or
   Oral Lugol's solution, 30~60 drops daily in divide doses
   Iodine may be discontinued initial improvement

T_4) T_3의 만추전환을 막기위해 부신피질 글루코코티코이드 투여:

1. Hydrocortisone, 100 mg IV q8h or
2. prednisone, 00 mg PO every day or
3. Dexamethasone may bo discontinued after initial improvement

환자가 통상적치료에 반응이 없을 경우 혈액내 갑상선호르몬 제거를 위해 혈장분리교환술 (Plasmopheresis) 혹은 복막투석 (peritoneal dialysis)

→ 통상적치료에 반응없을 경우 임신 2삼분기에 부분 갑상선 절제술 (subtotal thyroidectomy) 혹은 방사성 iodine (분반후)

갑상선 기능저하증

증상 및 증후

피로감
변비
추위를 견디지 못함
근육경련
탈모
피부건조

병인

하시모토병 (만성 갑상선염 또는 만성 자가면역성 갑상선염)
아급성 갑상선염
갑상선절제술의 과거력
방사성요도드 치료를 받은 과거력
요도드 결핍
산후 갑상선염 (출산후 1년 내에 갑상선 기능저하증으로 이어지는 갑상선중독증을 유발하는 갑상선의 자가면역성 염증)
무증상 갑상선 기능 저하증: TSH 상승, 정상 FTI

적절한 치료를 받지 못한 경우

자간전증의 위험 증가
태반조기박리
저체중아
선천 크레틴병 (cretinism; 성장부전, 정신지체, 다른 신경정신적 결함)

갑상선 기능 저하증의 치료

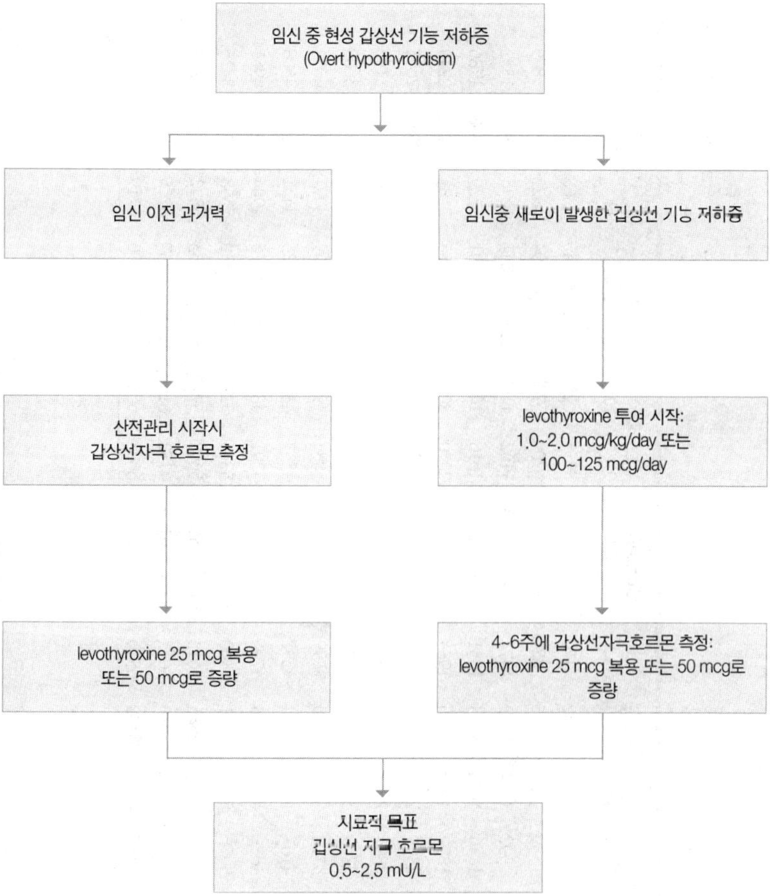

미터 / 영국식 무게 변환

Pounds	Ounces 0	1	2	3	4	5	6	7	8	9	10	11	12	13	14	15
0		28	57	85	113	142	170	198	226	255	283	311	340	368	396	425
1	454	482	510	539	567	595	624	652	680	709	737	765	794	822	850	879
2	907	936	964	992	1021	1049	1077	1106	1134	1162	1191	1219	1247	1276	1304	1332
3	1361	1389	1417	1446	1474	1503	1531	1559	1588	1616	1644	1673	1701	1729	1758	1786
4	1814	1843	1871	1899	1928	1956	1984	2013	2041	2070	2098	2126	2155	2183	2211	2240
5	2268	2296	2325	2353	2381	2410	2438	2466	2495	2523	2551	2580	2608	2637	2665	2693
6	2722	2750	2778	2807	2835	2863	2892	2920	2948	2977	3005	3033	3062	3090	3118	3147
7	3175	3203	3232	3260	3289	3317	3345	3374	3402	3430	3459	3487	3515	3544	3572	3600
8	3629	3657	3685	3714	3742	3770	3799	3827	3856	3884	3912	3941	3969	3997	4026	4054
9	4082	4110	4139	4167	4196	4224	4252	4281	4309	4337	4366	4394	4423	4451	4479	4508
10	4536	4564	4593	4621	4649	4678	4706	4734	4763	4791	4819	4848	4876	4904	4933	4961
11	4990	5018	5046	5075	5103	5131	5160	5188	5216	5245	5273	5301	5330	5358	5386	5415
12	5443	5471	5500	5528	5557	5585	5613	5642	5670	5698	5727	5755	5783	5812	5840	5868
13	5897	5925	5953	5982	6010	6038	6067	6095	6123	6152	6180	6209	6237	6265	6294	6322
14	6350	6378	6407	6435	6464	6492	6520	6549	6577	6605	6634	6662	6690	6719	6747	6775

인종에 따른 흔한 유전질환 보인자 검사

인종	흔한 질병	보인자 빈도	검사 방법
아프리카계 미국인	Sickle cell anemia	1 in 10	CBC와 정량적 혈색소 전기영동
	Sickle cell disease	1 in 50	
	α-thalassemia	1 in 30	
	β-thalassemia	1 in 75	
아시케나지 유태인	Tay-sachs disease	1 in 30	생화학 검사
	Canavan disease	1 in 40	분자학적 검사
	Cystic fibrosis	1 in 29	분자학적 검사
	Gaucher disease	1 in 15	분자학적 검사
	Dysautonomia	1 in 32	분자학적 검사
아시아인	α-thalassemia	1 in 20	CBC와 정량적 혈색소 전기영동
	β-thalassemia	1 in 50	
카리브인	낫적혈구 빈혈	1 in 12 to 1 in 30	CBC와 정량적 혈색소 전기영동
	α-thalassemia	1 in 30	
	β-thalassemia	1 in 50 to 1 in 75	
백인 (유태인아닌)	Cystic fibrosis	1 in 29	분자학적 검사
프랑스계 캐나다인	Tay-sachs disease	1 in 30	분자학적 검사
라틴 아메리카인	Sickle cell anemia	1 in 30 to 1 in 200	CBC와 정량적 혈색소 전기영동
	α-thalassemia	다양함	
	β-thalassemia	1 in 30 to 1 in 75	
인도인 /파키스타인	낫적혈구 빈혈	1 in 50 to 1 in 100	CBC와 정량적 혈색소 전기영동
	α-지중해 빈혈	다양함	
	β-지중해 빈혈	1 in 30 to 1 in 75	
지중해인 (이탈리아인 /독일인)	낫적혈구 빈혈	1 in 30 to 1 in 50	CBC와 정량적 혈색소 전기영동
	α-thalassemia	1 in 30 to 1 in 50	
	β-thalassemia	1 in 20 to 1 in 30	
중동인 (아라비아인)	낫적혈구 빈혈	1 in 50 to 1 in 100	CBC와 정량적 혈색소 전기영동
	α-thalassemia	다양함	
	β-thalassemia	1 in 50	
동남아시아인	α-thalassemia	1 in 20	CBC와 정량적 혈색소 전기영동
	β-thalassemia	1 in 30	

낭성섬유증 (Cystic fibrosis, CF)

최신 정보

- 상염색체 열성 질환; 유전자 (cystic fibrosis transmembrane regulator)는 7번 장완염색체에 위치함
- 1,200개 이상의 변이가 보고됨; 유럽계 백인과 아시케나지 유태인 출신은 현재 25개의 흔한 변이에 대한 선별검사가 권고됨
- 낭성섬유증의 임상적 증상 (여기에 국한되지 않음)
  - 만성 동폐성 (sinupulmonary) 질환
    - 만성 기침과 객담 생성, 만성적인 쌕쌕거림, 공기폐색 (air trapping), 폐기능 검사에서 폐쇄성 폐질환, 낭성섬유증 병원균의 지속적인 집락형성, 만성적인 흉부 영상의 이상 소견, 손가락 곤봉증
  - 위장관/영양학적 이상
    - 흡수장애/췌장기능부전, 원위부 장폐색 증후군, 직장 탈출증, 재발성 췌장염, 성장실패, 태변성 장폐색증, 만성 간담도 질환, 저단백질혈증, 지용성 비타민 부족증
  - 폐쇄성 무정자증
  - 염분 소실 증후군
    - 급성 염분 고갈, 만성 대사성 알카리증
- 낭성섬유증 선별검사 시 중요 포인트
  - 두명의 보인자는 자녀에게 낭성섬유증을 전달할 가능성은 각 임신시마다 25%이다.
  - 중증도, 발현 나이, 증상이 나타나는 장기는 예측 불가능하다.

인종	검출율 (%)
유럽계 백인	90
아프리카계 미국인	69
남미계 미국인	72
아시아계 미국인	의미없는 검사결과

유전자 검사

- 위험 임신에 대한 착상 전 유전자 검사와 산전 유전자 검사
- 5T 대립유전자는 cystic fibrosis transmembrane reculator 단백질 생성량을 줄여준다 (정량적 변화).
- 변이의 수와 크기가 큰 변이 유전자의 의미
  - 100% 검출 불가
  - 음성검사는 CF/보인자 상태를 제외할 순 없지만 가능성을 줄여준다.
  - 미확인된 변이가 추후의 광범위한 검사 후 에도 존재할 수 있다.
  - 하나의 변이의 확인한 경우에도 두 번째 미확인된 변이의 존재 가능성을 배제할 수 없다.

낭성섬유증과 선천성 양측 무정관증

- 선천성 양측 무정관증 남자의 19%가 두 개의 CF 변이를 가진다.
- 33%는 확인된 하나의 CF 변이와 하나의 5T 대립형질을 가진다.
- 20%에서는 하나의 확인된 CF 변이를 가진다.
- 1%는 2개의 5T 대립형질을 가진다.
- 27%는 5T 대립형질의 유무와 상관없이 확인된 CF 변이를 보이지 않는다.

다른 인종과 민족에서 선별검사 전후의 낭성섬유증 보인자 비율

인종 또는 민족	검출률	측정된 보인자 위험도	
		검사 전	음성검사결과 후
아시케나지 유태인	97%	1/29	~1 in 930
유럽계 코카시안인	80%	1/29	~1 in 140
남미계 미국인	57%	1/46	~1 in 105
아프리카계 미국인	69%	1/65	~1 in 207
아시안계 미국인	c	1/90	c

낭성섬유증을 가진 후손의 위험도[a]

양쪽 부모의 인종 또는 민족[b]	검사안함	한명은 양성, 다른 한명은 검사안함	한명은 양성, 다른 한명은 음성	한명은 양성, 다른 한명은 검사 한함	둘다 음성
아시케나지 유태인	1/3,300	1/107,880	1/3,720	1/116	1/3,459,600
유럽계 코카시안인	1/3,300	1/16,240	1/560	1/116	1/78,400
남미계 미국인	1/8,464	1/19,320	1/420	1/184	1/44,100
아프리카계 미국인	1/16,900	1/53,820	1/828	1/260	1/171,396
아시안계 미국인	1/32,400	c	c	1/360	c

[a] 평가는 보인자 빈도와 보인자 검사의 민감도에 대해 보고된 것을 바탕으로 하였음. 두명 다 양성의 경우 위험도는 인종 또는 민족에 상관없이 25%.

[b] 다른 인종 또는 민족적 배경을 가진 부부에 대한 위험도 계산은 위 표의 자료를 근거로 하였다.

검사안함: 보인자 위험도는 다른 파트너의 1/4로 계산

한명이 음성이고, 다른 한사람은 검사안함: 한명의 검사 후 위험도 × 검사안한 파트너의 위험도 × 1/4

한명이 양성이고, 다른 한사람이 음성인 경우: 음성인 파트너의 검사후의 위험도 × 1/4

한명이 양성이고, 다른 한사람이 검사안함: 검사안한 파트너 위험도 × 1/4

둘다 음성인 경우: 한명의 검사후의 위험도 × 다른 한명의 검사후 위험도 × 1/4

선별검사의 권장사항

- CF 가족력이 있는 경우
- 배우자가 CF가 있는 경우
- 한명 또는 둘다 코카시안인 부부가 임신 할 계획이거나 산전관리 하려할 때

(아시케나지 유태인을 포함한 코카시안인) 임신을 계획하거나 산전관리를 하려하는 경우 CF를 가진 아이를 가진 고위험도의 부부는 선별검사를 받을 것이 권장되며 또한 그들에게 CF 변이 보인자 검사가 가장 민감하다. 더 나아가 위험도가 낮은 다른 인종과 민족의 부부에서도 덜 민감할 수 있지만 선별검사가 권장된다. 선별검사를 받아야 하는 부부는 임신 전 상담 또는 불임관리시, 또는 임신의 1기와 2기에 시행받도록 권장한다.

비정배수체 선별검사 (Aneuploidy screening)

임신 1기 목덜미 투명대 선별검사 (NT screening)

- 초음파 목덜미 투명대 측정, free β-hcG, pregnancy associated plasma protein A (PAPP-A)와 모성 나이를 포함한 선별검사
- 선별검사는 임신 11-13^{+6} 주에 시행한다.
- 이 선별검사로 87%를 찾아낼 수 있으며, 위양성률은 5%

임신 2기 3중법 (Triple marker)과 4중 선별검사 (Quad screen)

- 캘리포니아에선 여전히 다운증후군과 trisomy 13, trisomy 18을 찾아내기 위해 임신 2기에 알파태아단백 (AFP), hCG, unconjugated estriol (uE3) 병용법을 이용한다.
- 미국의 대부분의 주에서는 AFp, unconjugated estriol, β-hCG, 그리고 inhibin-A를 이용한 사중법을 이용한다.

유전 질환	AFP	uE3	hCG	Inh A	PAPP-A
Down syndrome	↓		↑	↑	↓
trisomy 18	↓	↓↓	↓↓	↔	↓
trisomy 13	↔	↔	↔	↔	
Turner syndrome (with hydrops)	↓	↓	↑	↑	
Turner syndrome (without hydrops)	↓	↓	↓	↓	
Triploidy (부성)	↔	↓	↑	?	
Triploidy (모성)	↔	↓	↓	?	
Smith-Lemli-Opitz 증후군	↓	↓↓	↓	?	

권장 선별검사

선별검사 요약 및 결론

다음의 권장사항은 훌륭하고 지속적인 과학적 증거에 근거함 (Level A)

목덜미 투명대 측정과 생화학적 지표 둘 다를 이용한 임신 1기의 선별검사는 일반인에서 다운증후군에 대한 효과적인 선별검사이다. 이 검사법은 임신 2기의 엄마혈청 삼중법보다 진단율이 높고 사중법 선별검사에 비교할만하다. 임신 1기의 단독 목덜미 투명대 측정은 병용검사 (목덜미 투명대 측정과 생화학적 지표)에 비해 덜 효과적이다.

임신 1기에서 비배수체의 (aneuploidy) 위험성을 가진 것이 알려진 여성에게는 유전 상담과 부가적으로 융모막 생검 또는 임신 2분기 양수천자를 권해야 한다.

특수화된 수련, 표준화, 적절한 초음파 장치의 사용 그리고 계속적인 적절수준 평가는 다운증후군 위험도 평가에서 최적의 목덜미 투명대 측정을 얻기 위해 중요하며, 이러한 시술은 기준에 맞는 의료인과 시설에 제한해야 한다. 신경관 결손 선별검사는 임신 1기에서 비배수체성 검사에서 선별된 여성에게만 임신 2분기에 권해야 한다.

제한적이거나 또는 일관성이 없는 과학적 증거를 바탕으로 한 권장사항 (Level B)

비배수체에 대한 선별검사와 침습적 진단검사는 모성 나이에 상관없이 임신 20주 전에 산전검사를 받는 모든 여성에서 가능해야 한다. 산모에게 선별검사와 침습적 진단검사의 차이점에 대해 설명해야 한다.

통합된 임신 1기와 2기의 선별검사는 임신 1기의 단독 선별검사에 비해 낮은 위양성률을 보이며 민감하다.

혈청 통합검사는 목덜미 투명대 검사가 불가능하거나 결과를 얻을 수 없는 임산부에서 유용한 부가적인 방법이다.

주요 선천성기형을 확인하는 임신 2기의 초음파 검사에서 비정상적인 소견은 비배수체의 위험도를 유의하게 증가시키며 더욱 상세한 상담과 진단적 시술의 제안에 대한 정당한 근거가 된다.

음성 비배수체 검사와 정상 태아 염색체로 나왔어도 태아 목덜미 투명대 검사에서 3.5 mm 이상의 결과가 나온 환자는 표적 초음파 검사나 태아 심초음파 또는 둘 다 권해야 한다.

다태아 임신에서 임신 1기 또는 2기의 혈청 분석을 이용한 다운증후군 위험도 검사는 단태아 인심에 비해 정확도가 떨어진다.

임신 1분기에 다운증후군에 대한 목덜미 투명대 선별검사는 쌍둥이 혹은 세쌍둥이에 적합하지만 단일 임신에 비하여 민감도가 더 낮다.

전문가의 의견이나 합의에 일차적으로 근거한 권장사항 (Level C)

임신 1기검사 후에 연이은 임신 2기의 다운증후군 선별검사는 통합검사, 순차적인 검사, 또는 부수적 순차적인 검사의 한 부분으로 시행되지 않는 한 적응증이 되지 않는다.

임신 2기의 민감한 초음파 지표들은 산모의 나이, 과거력과 혈청 선별검사 결과들과 통합하여 해석해야 한다.

다운증후군 위험도 평가의 접근

임신 1기

목덜미 투명대 검사 (Nuchal translucency), PAPP-A, hCG

임신 2기

삼중법 (Triple screen): MSAFP, hCG, uE_3

사중법 (Quadruple screen): MSAFP, hCG, uE_3, inhibin-A

유전적 초음파 (Genetic sonogram): 초음파 표지자

확대 초음파 (Extended sonogram): 혈청 + 초음파 표지자

Integrative (임신 1기 검사 결과 나오기 전)

Integrated (NT, PAPP-A, 사중 선별검사)

Serum integrated (PAPP-A, 사중 선별검사)

Sequential (임신 1기 결과 나온 후)

독립적 (임신 1기와 2기 검사의 독립적인 결과해석)

순차적 검사:

임신 1기 검사

양성: 진단 검사

음성: 임신 2기 검사; 임신 1기와 2기의 검사 결과를 통합한 최종 위험도 평가

부수적 검사:

임신 1기 검사:

양성: 진단 검사

음성: 추가 검사 없음

애매한 경우: 임신 2기 검사 제안; 임신 1기와 2기의 검사 결과를 통합한 최종 위험도 평가

hCG, human chorionic gonadotrophin; MSAFP, maternal serum alpha-fetoprotein; NT, nuchal translucency; PAPP-A, Pregnancy-associated plasma protein A; uE3, unconjugated estriol.

SURUSS + FASTER Trials 결과 요점

검사방법	위양성률 1%에서 진단율 (%)		위양성률 5%에서 진단율 (%)		위양성률 (%)	
	SURUSS	FASTER	SURUSS	FASTER	85% 진단율	95% 진단율
임신 2기 삼중 표지자	56	45	77	70	14	32
임신 2기 사중 표지자	64	60	83	80	7.3	22
임신 1기 병용 검사	72	73	86	87	3.8	18
혈청 통합검사	73	73	87	88	3.6	15
총 통합검사	86	88	94	96	0.6	4

FASTER, first- and second-trimester evaluation risk; SURUSS, serum, urine, and ultrasound screening study

병용 임신 1분기 선별검사: 전향성 연구 결과들

연구방법	위양성률 5%에서 임신 일분기 진단율 (%)		
	환자수 (n)	다운증후군 환자수 (n)	진단율 (%)[a]
BUN	8216	61	79
FASTER	33,557	84	83
SURUSS	47,053	101	83
OSCAR	15,030	82	90
Total	103,856	328	84

BUN, biochemistry and fetal nuchal translucency screening; FASTER, first-and second-trimester evaluation of risk; OSCAR, one-stop clinic for assessment of risk; SURUSS, serum, urine, and ultrasound screening study.
[a] 95% 신뢰구간 79.7~87.0%

다운증후군의 대체 산전선별검사

Tests	Gestational Age (wks)	Description of Screening	Average DR/FP Rates of 5% Unless Otherwise Specified
Blood tests			
Triple test	15-20	β-hCG, estrogen, and AFP	DR: 65%
Quad screen	15-20	β-hCG, estrogen, and AFP, and inhibin	DR: 81%
Serum integrated (individual screens combined to calculate one risk assessment: nondisclosure until screening is complete)	9-14 and 15-20	임신 1기에 PAPP-A, 임신 2기에 quad screen: 임신 2기에 환자는 검사결과를 확인한다.	DR: up to 87%; FP: aound 3%
Sonogram			
Nuchal translucency	11-13	다운증후군 및 다른 염색체에 이상이 있는 태아에서 증가할 수 있는 목덜미 투명대를 측정한다. 코뼈 (nasal bone) 확인은 다운증후군 위험성을 더 낮출 수 있다.	DR: 76% (임신 14주엔 57%로 감소한다)
Level II sonogram	18-20	Increased nuchal fold, shortened humerus or femur, echogenic bowel, echocardiac foci, and renal pyelectases. → 이러한 초음파 소견들이 구조적 비정상 소견들과 연관성이 있을때 다운증후군 가능성이 높아진다.	DR: 증가된 nuchal fold 소견 이외에 다른 하나의 검사소견은 침습적 검사의 적응증이 될 수 없다; FP: 각 소견마다 비교적 높다.
First trimester	11-14	NT + 혈청표지자 PAPP-A and free β-hCG	DR: 85~90%

다운증후군의 대체 산전선별검사 (계속)

Tests	Gestational Age (wks)	Description of Screening	Average DR/FP Rates of 5% Unless Otherwise Specified
Fully intgrated (nondisclosure until screening is complete)	9-14 and 15-20	NT + PAPP-A (임신 1기)와 quad screen (임신 2기)	DR: 90~94%
stepwise sequential	9-14 and 15-20	임신 1기 선별검사 이상시 침습적 검사시행; 임신 1기 선별검사 정상소견시 임신 2기에 quad screen. 위험도 평가는 임신 1기 및 2기 검사 결과를 보고 결정	DR: 87~95%
contingent sequential	9-14 and 15-20	임신 1기 선별검사 정상소견시 선별검사를 끝낸다; 검사소견 이상시 침습적 검사시행; 경계성 검사 소견시엔 quad screen 시행	DR: 89~91%; FP: 2.1~3.1%

DR, detection rate; DS, Down syndrome; FP, false positive; PAPP-A, pregnancy-associated plasma protein A.

양수천자검사에서 염색체 이상

maternal age	Singleton Gestation		Twin gestation	
	Trisomy 21	All Abnormalities	Trisomy 21	All Abnormalities
25	1/885	1/1533	1/481	1/833
26	1/826	1/1202	1/447	1/650
27	1/769	1/943	1/415	1/509
28	1/719	1/740	1/387	1/398
29	1/680	1/580	1/364	1/310
30	1/641	1/455	1/342	1/243
31	1/610	1/357	1/324	1/190
32	1/481	1/280	1/256	1/149
33	1/389	1/219	1/206	1/116
34	1/303	1/172	1/160	1/91
35	1/237	1/135	1/125	1/71
36	1/185	1/106	1/98	1/56
37	1/145	1/83	1/77	1/44
38	1/113	1/65	1/60	1/35
39	1/89	1/51	1/47	1/27
40	1/69	1/40	1/37	1/21
41	1/55	1/31	1/29	1/17
42	1/43	1/25	1/23	1/13
43	1/33	1/19	1/18	1/10
44	1/26	1/15	1/14	1/8
45	1/21	1/12	1/11	1/6

주요 기형의 비배수체 위험성

Sructural Defect	Population Incidence	Aneuploidy Risk	Most Common Aneuploidy
Cystic hygroma	1/120 EU-1/6,000 B	60~70%	45X (80%), 21, 18, 13, XXY
Hydrops	1/1500-4,000 B	30~80%*	13, 21, 18, 45X
hydrocephalus	3-8/10,000 LB	3~8%	13, 18, triploidy
Hydranencephaly	2/1,000 IA	Minimal	
Holoprosencephaly	1/16,000 LB	40~60%	3,18,18p-
Cardiac defect	7-9/1,000 LB	5~30%	21, 18, 3, 22, 8, 9
Complete atrioventricular canal		40~70%	21
Diaphragmatic hernia	1/3,500-4,000 LB	20~25%	13, 18, 21, 45X
Omphalocele	1/5,800 LB	30~40%	13, 18
Gastroschisis	1/10,000-15,000 LB	Minimal	
Duodenal atresia	1/10,000 LB	20~30%	21
Bowel obstruction	1/2,500-5,000 LB	Minimal	
Bladder outlet obstruction	1-2/1,000 lB	20~25%	13, 18
Prune belly syndrome	1/35,000-50,000 LB	Low	18, 13, 45X
Facial cleft	1/700 LB	1%	18, 13. deletions
Limb reduction	4-6/10,000 LB	8%	18
Club foot	1.2/1,000 LB	6%	18, 13, 4p-, 18q-
Single umbilical artery	1%	Minimal	

B, birth; EU, early ultrasound; IA, infant autopsy; LB, livebirth

* 24주에 진단되면 30%; 17주 미만에 진단되면 80%

흔한 성염색체 이상의 특징

Karyotype; Name	Expected Phenotype
47, XXY; Klinefelter syndrome	· 신생 남아 500명 중 한명 · 생식샘기능저하증과 불임의 가장 흔한 원인 · 태어났을 때는 정상이며, 정상 생식기를 가진다. · 정상 사춘기 보이나, 고환의 크기는 작으며, 사춘기에서부터 성인기를 통해 testosterone의 공급이 필요, 불임과 여성유방증의 위험 · 양성적 특징 · 큰키, 마름, 인이적 표현의 결함 · 학습장애 (특히 독서); 50%는 난독증을 가지고 있다.
47, XY/47, XXY; Klinefelter mosaic	· 보통 정상 외모를 가짐 · 대부분 생식 (fertility)가능 · 발달 위험성을 47, XXY와 동일하게 감소됨
47, XXX; Triple X	· "Super female" · 신생 여아 1,000명 중 한명 · 큰 키, 외형 정상 · 불량한 난소기능을 가지나 정상 사춘기 그리고 빠른 폐경 · 학습장애와 과행동장애의 위험성, 우울증의 위험성, 생리양상이 다양함 · 공격성 증가 없음
45, X; Turner syndrome	· 출생시 선청성 림프부종이 있을 수 있다; 선천성 심기형; 익상경; 신장기형 · 성장지체, 작은 키, 비만 위험성 · 난소 발육부전 및 성적 무발달; 보통 사춘기에 호르몬 공급을 시작한다. · 중이염, 뇌혈관질환, 고혈압, 당뇨, 갑상선질환, 비만의 위험성 학습장애의 위험성, 특히 공간관념, 지각과 관련하여; 우울증과 감소된 사회성, 낮은 자신감
45, X/46, XX; Turner mosaic	· 종종 정상 외모를 가지나 약간 작은 키를 가질 수 있다. · 많은 경우에 생식 가능; 자연소실이나 조기폐경의 위험성 · 발달 위험성은 45, X에 비해 감소됨
46, XX/47, XXX; Triple X mosaic	· 보통 정상외모, 생식능력도 유사함 · 발달 위험성 47, XXX에 비해 감소됨

흔한 성염색체 이상의 특징 (계속)

Karyotype; Name	Expected Phenotype
45, X/46, XY	· 혼합성 생식샘 발생장애 (mixed gonadal dysgenesis) · 성선; one streak gonad (as in 45, X) 그리고 하나의 불량발달의 고환 · 다양한 정도의 남성호르몬 분비에 따른 다양한 정도의 남성형 생식기 · 45, X 여성처럼 작은 키 · 다양한 범위의 표현형; 정상 남성 생식기에서 혼합형 생식 · 샘 발생장애와 모호한 외생식기에서 정상 여성 외 생식기
47, XYY	· 신생아 남아 840명 중 한명 · 대부분 정상 표현형 · 중기 아동기에서 성장의 가속화, km-정상 지능지수, 가능성 (청각장애, 언어발달지연흔함, 불량한 근육, 행동장애: 행동과다와 울화 (공격성은 문제 아님)) · 양성적 특징, 6세 정도 지연 사춘기
Fragile X syndrome	· X-linked autosomal dominant inheritance; 정신지체의 가장 흔한 유전성 원인 · FmR1 유전자에 확장된 CGG 반복서열로 인해 발생; 직접적 DNA 분석 · 여성에서 보인자 비율, 1 / 2-50 · 완전한 돌연변이를 가진 대부분 남성과 여성의 거의 절반에서 의미있는 정신지체를 가짐 (남성 2,000명 중 한 명, 여성 4,000명 중 한명) · 원인을 모르는 발달장애를 가진 다음의 질환을 가진 사람에서 선별검사 시행 · 자폐증, 설명되지 않는 정신지체 혹은 fragile X 증후군 가족력, 조기 난소 부전증 (1/4에서 fragile X 보인자들임)
Triploidy 69, XYY or 69, XYY	· 드물며 대개 유산된 배아와 태아에서 관찰됨 · 살아서 태어난 경우 빨리 죽음 (모호한 생식기를가진 신생아)

α와 β지중해 빈혈 (thalassemia)

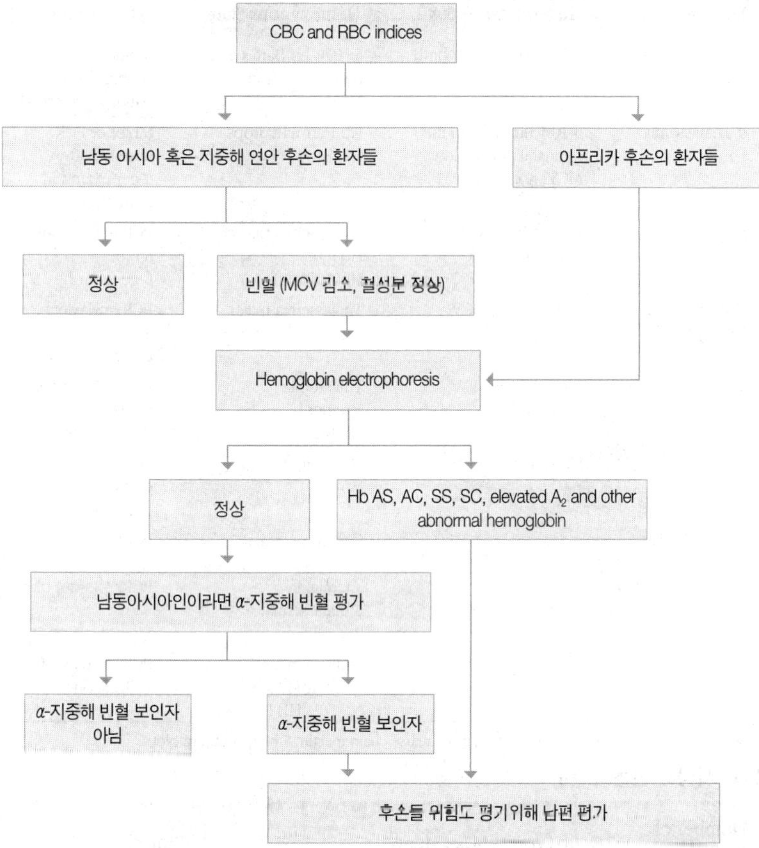

아프리카계, 남동 아시아계, 지중해 연안의 환자들의 혈액학적 평가에 대한 특별 산전검사
남동 아시아계, 지중해 연안 후손인 환자들은 혈액검사에서 빈혈로 나온 경우 전기영동검사를 해야한다.

CBC, complete blood count; Hb, hemoglobin; MCV, mean corpusclar volumel; RBC, red blood cell.

주요 혈색소질환의 혈액학적 특징

Disorder	heterozygous State	Hemozygous State	DNA Analysis
α^{+}Thalassemia (-α)	0-2% Hb Bart' s at birth	5~10% hb Bart' s in the neonatal period, low MCV	S.blot: α-gene probe, abnormal band with Bam H1
α^{0}Thalassemia (-)	5-10% hb Bart's in the neonatal period, low MCV, normal Hb A_2	Hb Bart' s hydrops fetalis	S.blot or PCR: absence of: α-gene band in homozygote
β^{0}Thalassemia	Low MCH & MCV, Hb A_2 3.5-7.0%	Thalassemia major: Hb F 98% Hb A_2 2%	PCR,ASO-dot blot, S.blot β-gene probe
β^{+}Thalassemia (severe)	Low MCH & MCV, Hb A_2 3.5-7.0%	Thalassemia major: Hb F 70~95%	PCR, ASO-dot blot, S.blot β-gene probe
β^{+}Thalassemia (mild)	Low MCH & MCV, Hb A_2 3.5-7.0%	Thlassemia intemedia Hb F 20~40%	PCR, ASO-dot blot, S.blot β-gene probe
Hb s	Hb A, Hb s, Hb A_2	Hb S, Hb F(1~15%), Hb A_2	PCR: Dde 1 digestion PCR, ASo-dot blot
Hb s/β-Thalas -semia	-	If β^{0} thalassemia, severe sickle cell anemia; if β^{+}thalassemia, less severe	PCR: Dde 1 digestion PCR, ASo-dot blot
Hb E/β-Thalas -semia	-	Thalassemia major or intermedia: Hb F 60~70% HB F 10~40%	PCF:Hb E by Mn1 1 digestion

ASO, allele specific oligonucleotide; PCR, polymerase chain reactin; S.blot, Southern blot.

알파 지중해 빈혈의 분류

Number of globin gene	Genogype	Description	Clinical
4	$\alpha\alpha/\alpha\alpha$	Normal	Normal
3	α-/$\alpha\alpha$	Hetrozygous α^{+}-thalassemia	Asymptomatic
2	α-/α- $\alpha\alpha$/-	Homozygous α^{0}-thalassemia Heterozygous α^{+}-thalassemia	Mid anemia
1	α-/-	α^{+}-thalassemia/α^{0}-thalassemia	Hb H disease hemolytic anemia
0	-/-	Homozygous α^{0}-thalassemia	Hb Bart' s disease hydrops fetalis

기형학

기형유발물질로 공식화 되지 않은 약제들

부성에 대한 노출이 기형을 유발한다고 알려진 약제는 없다.

Drugs and chemicals
- Acetaminophen
- Acyclovir
- Antiemitics (e.g., phenothiazines, trimethobenzamide)
- Antihistamines (e.g., doxylamine)
- Aspartame
- Aspirin
- Caffeine
- Hair spray
- Marijuana
- Metronidazole
- Minor tranquilizers (e.g., meprobamate, chlordiazepoxide, fluoxetine)
- Occupational chemical agents
- Oral contraceptives
- Pesticide
- Trimethoprim-sulfamethoxazole
- Vaginal spermicides
- Zidovudine

Infections
- Herpes simplex type 2 virus
- Parvovirus B19
- Eletromagnetic fields from video display termianls
- Heat

현재 기형유발물질 정보의 출처

REPRORISK system

REPROTEXT, REPROTOX, shepard' s Catalog와 TERIS의 eletronic version들을 담고 있는 상업적으로 이용 가능한 CD-ROM. 이 시스템은 Micromedex Inc.에서 이용 가능하다. (http://www.micromedex.com)

REPROTEXT; Reproductive Hazard Reference by Betty Dabney.

REPRORISK 시스템의 일부로서 CD-ROM으로 이용 가능하다.

이 데이터베이스는 흔하게 접할 수 있는 600가지가 넘는 산업화학물질에 급성 또는 만성적인 노출에 대한 생식계의, 발암적, 유전적 효과에 대한 리뷰를 포함하고 있다. 이 리뷰들은 일반적 독성과 각 화학물질과 관련된 생식계통의 위해성 수준을 나타내는 "grade-card" scale로 등급을 매긴 numerical scale을 포함한다.

PERPROTOX:Reproductive Hazard Information by Anthony R.Scialli

MS-DOS 개인컴퓨터에 disk-based version으로 온라인에서 이용가능하며, 워싱턴에 있는 Columbia 여성의학센터의 Reproductive Toxicology Center로부터의 CD-ROM 형태로도 이용 가능하다. 데이터베이스는 또한 REPRORISK시스템의 부분으로 CD-ROM으로 이용 가능하다.

Shepard' s Catalog of Teratogenic Agents by Thomas H. Shepard.

Department of Pediatrics, Box 356320, University of Washington, Seattle WA 98195로부터 온라인 이용가능하다. 이 데이터베이스는 또한 온라인이나 TERIS 데이터베이스와 접속된 MS-DOS 개인컴퓨터의 disk-based version이나 REPRORISK 시스템 (http://depts.washington.edu/terisweb/teris/index.html)의 부분으로 CD-ROM 이용가능하다. 이것은 Shepard' s Catalog의 업데이드된 버전이다.

TERIS:Teratogen Information System by J.M. Freidman and Janine E. Polifka.

온라인이나 Janine E. polifka, TERIS Box 357920, University of Washinton Wa98195-7920으로부터 MS-DOS 개인컴퓨터의 disk-based version이나 REPRORISK 시스템으로 이용 가능하다.

기형학

Agent	Effects	Comments
Alcohol	출산 전후의 성장지연, 정신지체, 소뇌증, 기형적 얼굴을 형성하는 얼굴중간 저형성증, 신장 및 심장의 결함, 다양한 major, minor 기형	영양결핍, 흡연, 여러종류 마약의 복용이 데이터의 혼선을 일으킴. 하루 한 두잔의 음주의 위험성은 잘 밝혀지지 않았으나 미미한 평균 출산체중의 감소를 유발할 것이다. 하루에 여섯잔의 술을 마신 여성의 태아는 태아알콜증후 군의 몇몇 특징을 가질 위험성이 40%이다.
Androgens and testosterone derivatives (e.g., danazol)	여성의 남성화, 남성에서 전진된 생식기 발달	영향은 용량에 비례하고, 노출 당시의 배아발달시기와 연관성이 있다. 임신 9주 전에 주어진 경우 음순음낭융합이 형성될수 있다. 임신 어느 시기이든 노출시 음핵 비대증이 일어날 수 있다. 일시적 남성호르몬 노출에 의한 위험성은 극소하다.
Angiotensin-converting enszyme (ACE) inhibitors (e.g., enalapril, captopril)	태아 신세뇨관 이형성증, 양수과소증, 신생아 콩팥기능상실, 두개골 골화저하증, 자궁내성장지연	태아 유병률은 30%. 위험성은 임신 2, 3기에 복용시 증가하며, 자궁-태아 저혈압, 콩팥 저혈류, 그리고 콩팥 기능상실을 유발한다.
Coumarin Derivatives (e.g, warfarin)	비골저형성증과 점상골단이 (stippled bone epiphyses) 가장 흔함; 짧은 손가락을 가진 넓고 짧은 팔, 안과적 이상, 자궁내성장지연, 발달지연, 목과 중추신경계의 기형등도 포함됨	임신 1분기에 특히 임신 6~9주에 비타민 K를 방해하는 항응고제를 복용했을때 심각하게 아이에 영향을 미칠 확률은 15~25%로 고려된다. 그 후의 노출은 자연유산, 사산, 중추신경계 기형, 태반조기 박리와 태아 신생아 출혈과 연관된다.
Carbamazepine	신경관결손, 경미한 머리얼굴 결함, 손톱저형성증, 소뇌증, 발달지연, 자궁내 성장지연	신경관결손은 대부분 요추천골에서 일어나며, 임신 1기에 단독 사용시 발생할 가능성은 1~2%, 그리고 다른 항간질제와 복용시에는 위험성이 증가한다.

기형학 (계속)

Agent	Effects	Comments
Folic acid antagonists (methotrexate and aminopterin)	자연유산 위험성 증가, 다양한 기형	임신시에 건선치료로 이러한 약들은 금기이며, 악성질환 치료시에 매우 엄격한 주의하에 사용해야 한다. 세포독성약들은 잠재적으로 기형유발성을 가진다. 임신 1기에 사용된 엽산길항제는 태아의 생존 태아의 기형률을 30% 높인다.
Cocaine	장막힘증; 심장, 사지, 얼굴, 비뇨생식계의 선천기형, 소뇌증, 자궁내 성장지연, 뇌경색	위험성은 여러 물질을 동시 복용하거나, 다른 요소들에 의해 영향받는다. 갑작스런 사망과 태반 조기 박리 등의 모성 그리고 임신 합병증이 있을 수 있다.
Diethylstilbestrol	질 또는 자궁경부의 투명세포 선암, 질선증, 자궁경부와 자궁의 기형, 고환의 기형, 남성과 여성에서 불임 가능	임신 9주 전에 엄마가 복용한 경우 50% 이상에서 질선증이 (vaginal adenosis) 발견된다. 질 선암종 위험성은 낮다. 자궁내에서 노출된 남성은 부고환 낭종, 위축 고환, 비정상 정자, 고환 경화 등을 가질 확률은 25%이다.
Lead	유산, 사산의 증가,	태아 중추신경계 발달에 악영향을 줄수 있다. 임신전 납 농도의 측정이 도윰이 될 수 있다.
Lithium	선천성심질환, 특히 엡스테인 기형	임신 1기에 노출시 심기형의 위험률은 낮다. 그 영향는 이선에 보고된 것에 비해 의미있지 않다. 임신 마지막 달에 노출시 갑상선과 신장, 그리고 신경근육계에 독성 영향을 줄 수 있다.
Organic mercury	뇌위축, 소뇌증, 정신지체, 강직, 경련, 시력상실	임신 3기에 노출시 뇌성 마비가 올 수 있다. 메틸 수은에 오염된 생선과 곡물 섭취도 노출된 것으로 간주한다.

Agent	Effects	Comments
Phenytoin	자궁내 성장지연, 정신지체, 소뇌증, 머리얼굴 기형성증, 심장결함, 손톱과 원위 손가락 저형성증	자궁내에서 노출된 아이 10% 이하에서 모든 증상이 보이나 30% 정도는 일부 증상을 가진다. 경미하거나 중등도의 정신지체는 심한 신체적 이상이 있는 일부 아이들에서 발견된다. 이 약의 효과는 태아가 기형유발 물질인 phenytion epoxide를 감소시키는데 필요한 효소인 epoxide hydrolase의 생산을 감소시키는 유전자 돌연변이를 물려받았는지 여부에 따라 달라진다.
Sreptomycin and kanamycin	청력소실, 8번신경 손상	겐타마이신이나 반코마이신에서는 이독성이 보고되지 않았다.
Tatracycline	치아사기질 (tooth enamel) 저형성증, 뼈와 치아에 테트라사이클린 축적, 젖니의 영구적 황갈색의 색소침착	임신 2기와 3기 이외의 노출시 알려진 영향이 없다.
Thalidomide	양측성 사지없음, 무이증, 소이증, 심장과 위장관 기형	탈리도마이드를 임신 35일에서 50일에 사용한 산모의 아이들 20%에서 나타났다.
Trimethadione and paramethadione	입술 및 입천장 갈림증, 심장결함, 성장결핍,소뇌증, 정신지체, 특징적인 얼굴외형, 안과적, 사지의 그리고 비뇨생식계의 기형	결함이나 자연유산의 위험성은 임신 1기에 노출시 60~80%이다. V형태의 눈썹, 낮은 위치의 귀, 높은 구개궁, 고르지 못한 치아를 포함한 증후군이 확인되었다. 이러한 약들은 더 효과 좋고 독성이 적은 약들의 사용으로 더 이상 임신시에는 사용되지 않는다.
Valproic acid	신경관결손, 특히 척추갈림증, 경미한 얼굴결함	약물 노출은 반드시 열림증을 형성하는 임신 1기에 정상 신경관 닫힘 이전에 일어나야 한다 (거의 1% 발생률).

기형학 (계속)

Agent	Effects	Comments
Vitamie A and its derivatives (e.g., isotretinoin, etretinate and retinoids)	유산율 증가, 소이증, 중추신경계 결함, 갑상선무형성증, 심혈관질환 영향, 머리얼굴 이형성증, 작은 안구증, 입술과 입천장 갈림증, 정신지체	임신 전의 Isotretinoin 노출은 이 약물이 조직에 축적되지 않기 때문에 위험성이 없다. Etretinate는 약물을 끊더라고 반감기가 길고 그 효과도 길다. 국소적인 사용은 그 위험성이 알려져 있지 않다.
Cytomegalovirus	뇌수종, 소뇌증, 맥락망막염, 뇌석회화, 대칭성 자궁내성장지연, 작은안구증, 뇌손상, 정신지체, 모발소실	가장 흔한 선천감염. 1차감염후에 선천감염율은 40%. 재감염후 선천감염율은 14% 감염된 신생아에서 열거된 물리적 영향들은 일차 감염후에 20%, 이차감염후에 8%에서 존재함. 아직, 효과적인 치료법 없다.
Rubella	소뇌증, 정신지체, 백내장, 난청, 선천성심장질환; 모든 장기에 영향을 미칠수 있다.	임신 1기에 감염시 기형율은 50%. 심각한 영구적인 장기 손상은 임신 중기에는 6%로 감소한다. 어린아이와 비임신 성인에서 예방을 위해 예방접종을 필요로한다. 생백신의 바이러스가 선천 풍진증후군을 유발한다고 밝혀지지는 않았으나 임신한 여성에서 예방접종은 추천되지 않는다.
Syphilis	심각한 감염시, 수종으로 인한 태아사망. 가벼운 감염시엔 피부와 치아, 그리고 뼈에 확인가능한 이상.	손상의 진행을 막기 위한 *Treponema pallidum* 바멸에 페니실린 치료가 효과적이다. 태아손상의 중증도는 감염기간에 비례하며 20주를 넘어가면 더 악화된다. 다른 성병을 확인해야 한다.

Agent	Effects	Comments
Toxoplasmosis	모든 계통에 영향을 미칠수 있으나 특히 중추신경계에 영향; 소뇌증, 뇌수종, 뇌석회화, 가장 흔한것은 맥락망막염이다. 증상의 중증도는 질환의 유병기간에 비례한다.	임신동안 낮은 유병률 (0.1~0.5%); 임신기간의 첫 모성감염은 태아 기형가능성을 유발한다. Toxoplasma gondii는 덜익은 돼지고기나, 감염된 고양이 배설물을 통해 전파된다. 임신 1기의 태아 감염율은 9%로 낮으나 임신 3기에는 59%로 증가한다. 선천감염의 중증도는 임신 말기에서보다 임신 1기에 높다. 치료는 pyrimethamine, sulfadiazine, spiramycin.
Varicella	피부반흔, 맥락망막염, 백내장, 소뇌증, 손과 발의 저형성증, 근위축증 등을 포함하여 모든 장기에 영향을 미칠수 있다.	선천 수두의 위험성은 거의 2~3%으로 낮고 임신 7주와 21주 사이에 일어난다. 수두-대상포진 면역글로불린은 4~7일 정도 자궁내에서 노출된 신생아에서 사용이 가능하다. 그러나, 대상포진에는 효과가 없다.
Radiation	소뇌증, 정신지체	태아에게 0.05 Gy보다 낮은 진단적 방사선 노출은 기형을 유발하지 않는다. 일반적인 방사선시술로 인해 태아에게 노출되는 정도는 0.01 Gy 또는 그 이하로 측정된다 (e.g., intravenous pyelography, 0.0041 Gy). Note: 1 Gay (Gy) = 100 rad.

신경관 결손

신경관 결손 병태생리

신경관 결손	기형
뇌	
Anencephaly	신경주름의 머리부분 융합실패; 뇌, 뇌머리뼈(neurocranium)와 피부의 전체 혹은 부분 결손
Exencephaly	두피와 머리뼈의 형성실패; 비정상적으로 형성된 뇌조직의 외향화
Encephalocele	머리뼈 형성의 실패; 뇌조식의 막주머니로 탈출
Iniencephaly	경추와 상부 흉추의 결함; 비정상적으로 형성된 뇌조직과 상부 척추의 심각한 후굴
척수	
Spina bifida	신경관의 꼬리쪽 부분의 융합실패, 보통 3~5 연속된 척추; 척수 또는 척수막 또는 둘다 양수에 노출됨.
Meningocele	신경관의 꼬리쪽 부분의 융합실패; 척수막이 노출됨.
Meningomyelocele	신경관의 꼬리쪽 부분의 융합실패; 척수막과 신경조직이 노출됨.
Myeloschisis	신경관의 꼬리쪽 부분의 융합실패; 신경조직의 편평한 덩어리가 노출됨.
Holorachischisis	척수궁의 융합실패; 전체 척수가 노출됨.
Craniorachischisis	anencephaly와 rachischisis가 동반됨.

권장사항 정리

다음 권장사항은 훌륭하고 지속적인 과학적 증거에 근거함 (Level A)

- 임신전후의 엽산섭취는 신경관결손증 (NTDs)의 발생과 재발률을 낮춘다고 알려져 있기 때문에 권장된다.
- 위험도가 낮은 여성에서는, 음식섭취만으로는 불충분 하기 때문에 하루에 400 mcg의 꾸준한 엽산섭취가 권장된다. 과도한 복합비타민제 복용에 의한 고농도 엽산 섭취는 비타민 A 독성 때문에 바람직 하지 않다.
- 신경관결손증 고위험도의 여성이나 이전에 신경관결손증을 가진 아이를 임신했던 적이 있는 경우에는 하루에 4 mg의 엽산 섭취가 권장된다.
- 모성 혈청 알파태아단백질의 측정은 신경관결손증에 대한 선별검사로 매우 효과적이며, 모든 임신여성에서 권장 되어야 한다.

제한적이거나 일관성 없는 과학적 증거를 바탕으로 한 권장사항 (Level B)

- 혈청 α-FP 수치가 증가된 여성은 신경관결손증의 가능성에 대한 자세한 검사를 위해 전문 초음파검사를 받아야 한다.
- 신경관결손증을 가진 태아는 신생아 합병증의 모든 가능성을 감당할 수 있는 시설에서 출산해야 한다.

전문가의 의견이나 합의에 근거한 권장사항 (Level C)

- 엽산섭취의 이상적 용량은 전향성 임상 연구에서 적절하게 평가되어진 적이 없다. 일반적으로 임신 가능성이 있는 여성에게 400 mcg의 엽산 섭취가 권장되고 있다.
- 신경관결손증 태아의 분만 방법은 어떤 방법이 더 나은 결과를 주는지에 대한 정보가 부족하기 때문에 개개인에 맞추어서 결정한다.

태아 해부학적 기준점

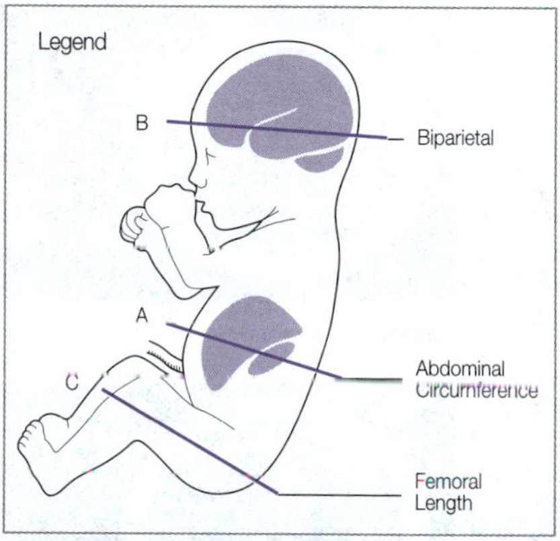

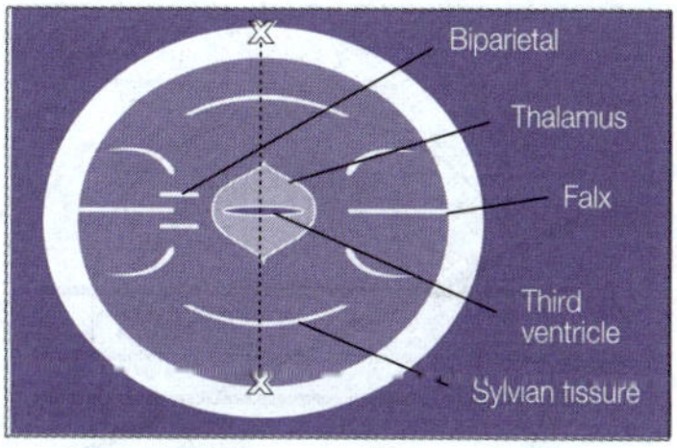

Level B: Biparietal ciameter

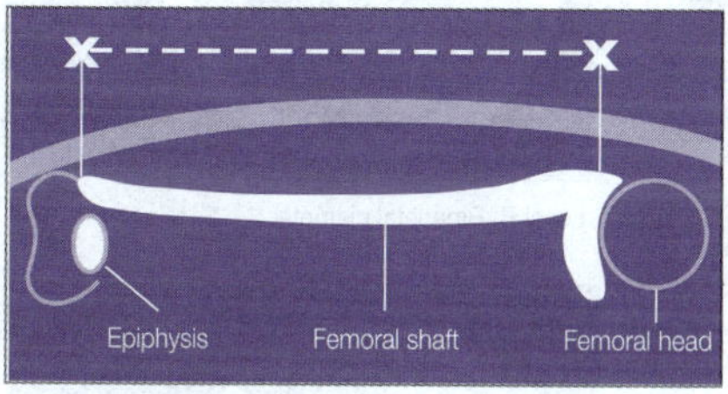

Level C: Femoral length

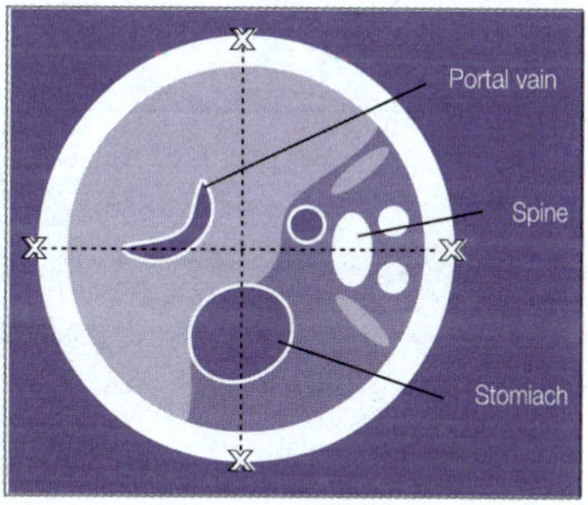

Level A: Abdominal circumference

두개내 해부학

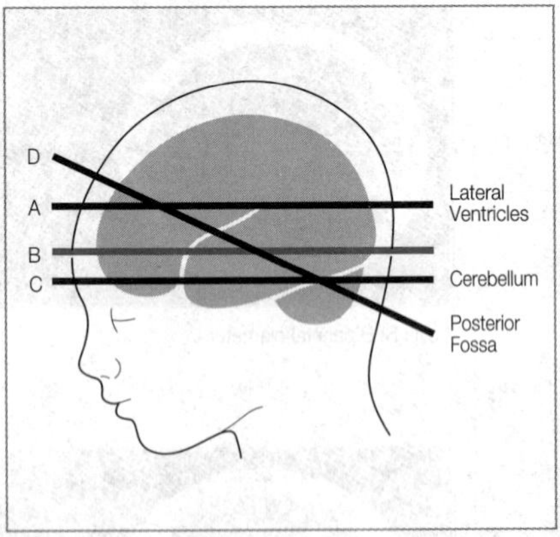

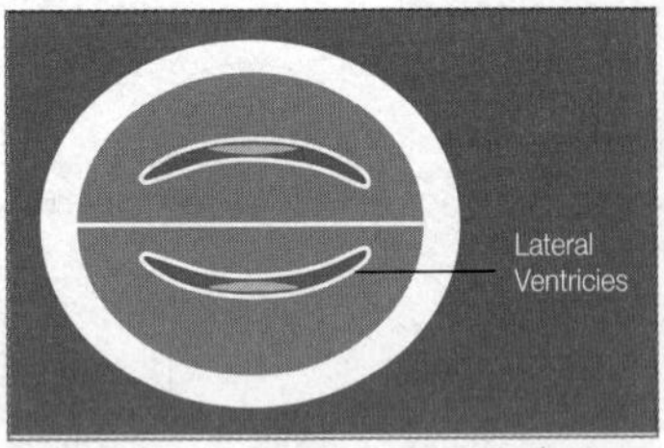

Level A: Lateral Ventricles

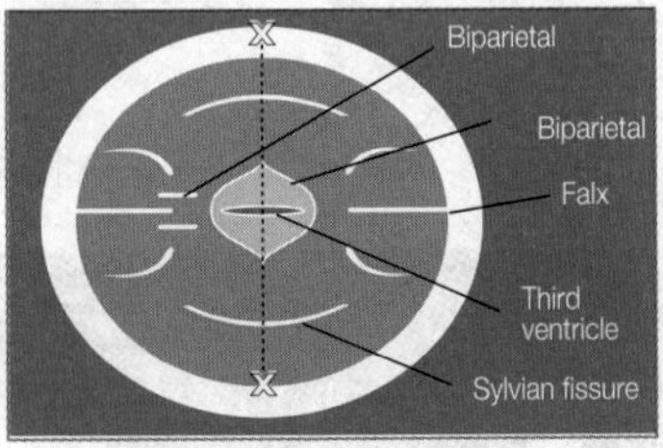

Level B: Biparietal ciameter

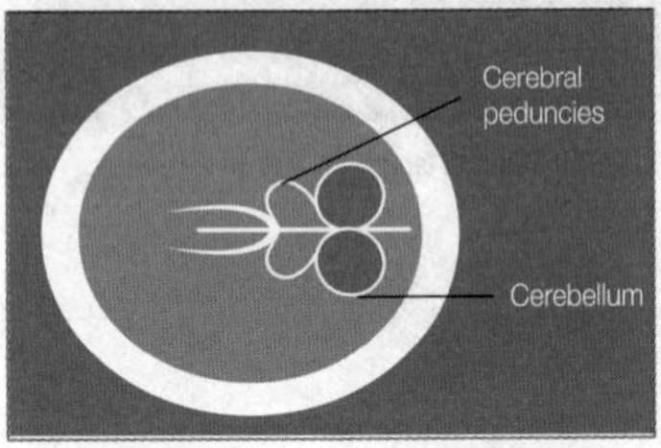

Level C: Cerebellum

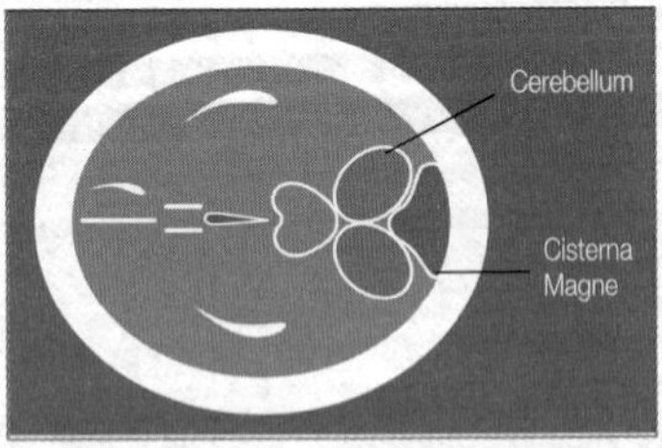

Level D: Posterior Fossa

질내 초음파

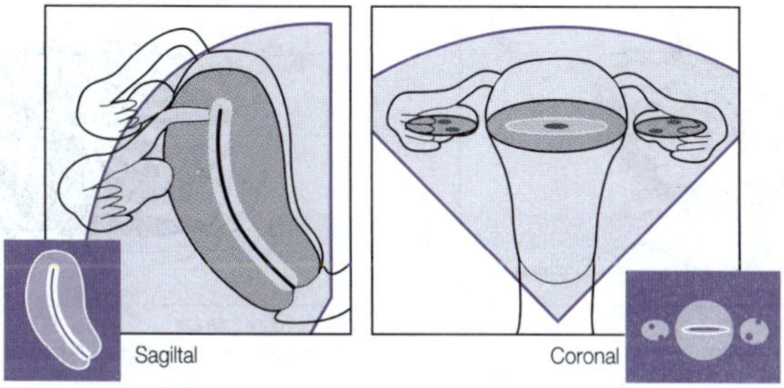

해부학

자궁

- probe를 약간 뒤로 당겨서 자궁경부를 확인한다.
- 시상면과 관상면으로 자궁을 촬영하고, 자궁의 크기를 측정한다.
- 후방의 종양여부와 cul-de-sac 액체고임을 확인한다.

난소

- 보통 대퇴혈관들 바로 옆에 위치한다
- 자궁관과 난소 주위의 유동성 액체를 확인한다.
- 두가지 측면에서 난소를 완벽하게 촬영한다.
- 정상 난소 부피는 6~14 cm^3

자궁내막

- 월경주기의 난포기에 두꺼워지기 시작한다.
- 대개 배란기 근처임을 "triple line"을 통해 확인할 수 있다.
- 월경주기의 분비기 자궁내막은 두껍고 (8~12 mm) 반향적이다 (echogenic).
- 폐경기의 환자에서는 6~8 mm를 넘지 않는다.
- 이상소견은 과증식이나 신생물을 시사한다.

태아 심초음파

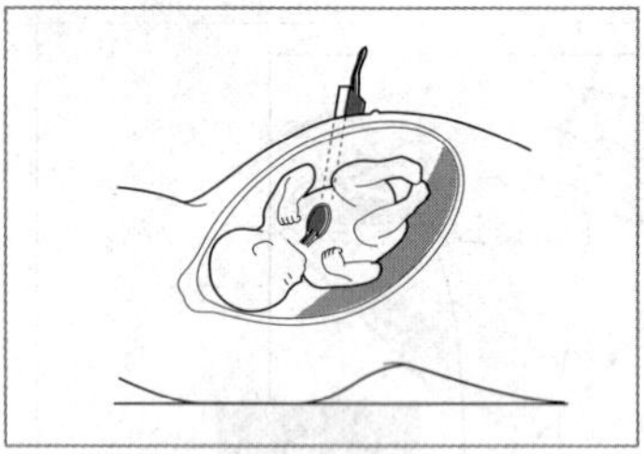

1. general
첫 번째로 정상 위치의 확인
- 태아 자세 확인
- 태아 위와 다른 복부장기의 위치 확인
- 태아 심장에 대한 위의 관계 확인
- 심장의 꼭대기는 왼쪽에 위치해야 함

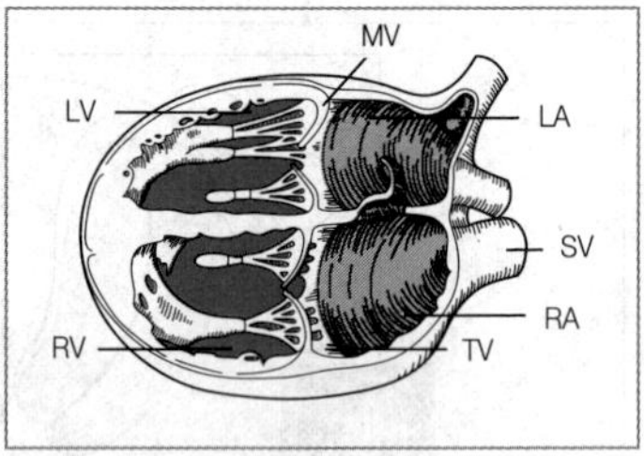

2. Four-Chamber
four chamber view를 얻고 위치하여 확인:
- 온전한 심실사이막
- 거의 같은 오른쪽과 왼쪽 심방의 크기
- 거의 동일한 오른쪽과 왼쪽 심실의 크기
- 승모판막과 삼천판막의 자유로운 움직임
- 왼심방의 foramen ovale flap

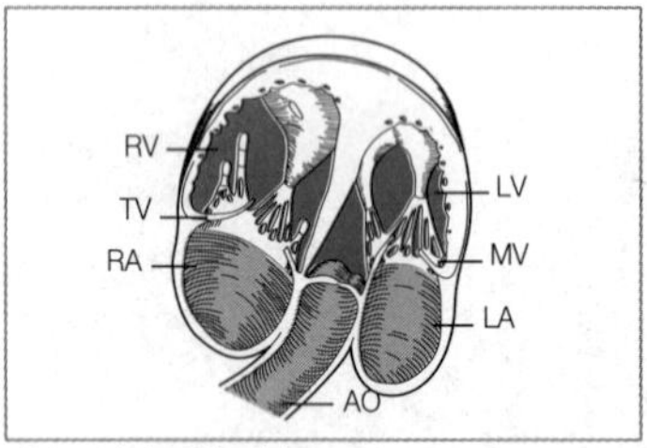

3. Long Axis left Ventricle
좌심실의 long axis view를 얻어 위치하여 확인
- 온전한 심실 사이막
- 오름 대동맥의 연속성과
- 승모판막 후방
- 심실사이막 전방

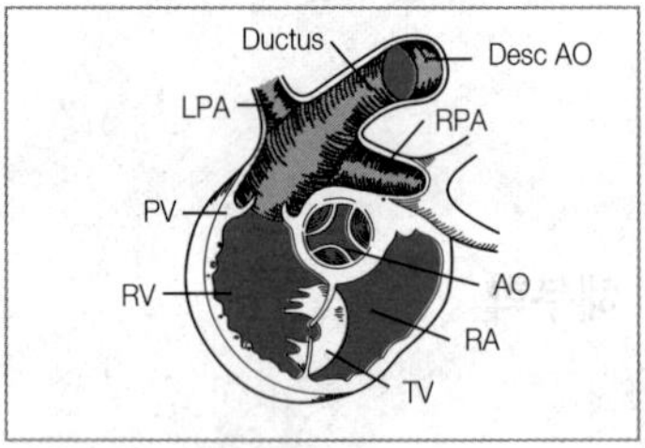

4. Short Axis of Great vessels
대혈관의 Short axis view를 얻고 위치하여:
- 우심실에서 빠져나와 둘로 갈라지는 폐동맥

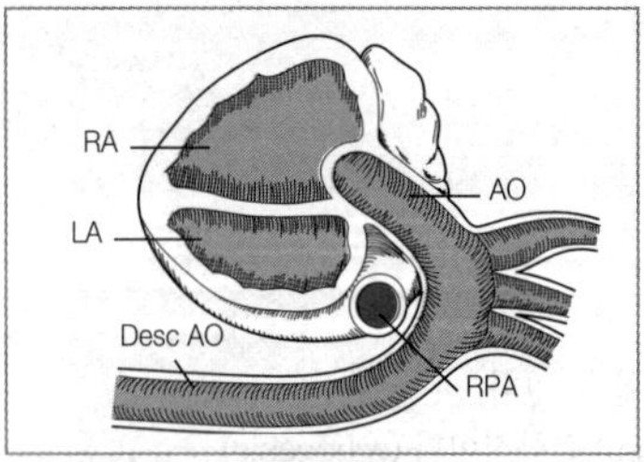

5. Aortic Arch
대동맥 궁에 위치하여 확인:
좌심실 (뒤쪽의 심실, 보여지지 않음)로부터 대동맥이 나옴
- 3개의 머리로 가는 혈관과 하나의 목으로 가는 혈관이 대동맥으로부터 뻗어나옴

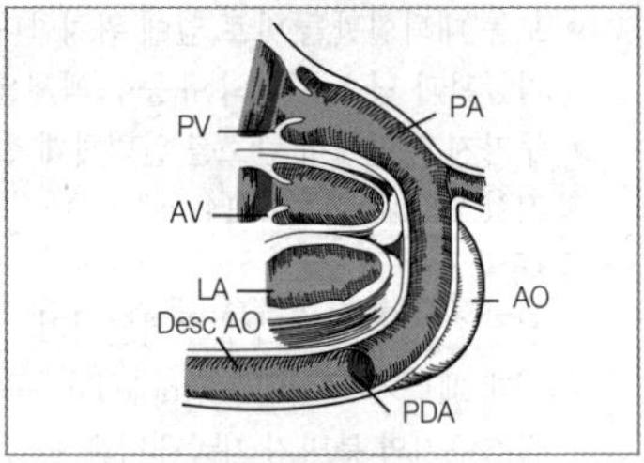

6. Pulmonary Artery-Ductus Arteriosus
내림 대동맥에 위치하여 확인:
내림대동맥과 함께 동맥관의 연결성

피임법의 선택

피임 효율의 요약 표

Method	사용 첫 일년사이 뜻하지 않은 임신을 경험한 (%)		일년이상 지속적으로 사용한 여성들 (%)
	Typical Use [a]	Perfect Use [b]	
No method	85	85	
spermicides	29	18	42
Withdrawal	27	4	43
Periodic abstinence	25		51
Calendar		9	
Ovulation method		3	
Sympto-thermal		2	
Post-ovulation		1	
Cap7			
Parous women	32	26	46
Nulliparous women	16	9	57
Sponge			
Parous women	32	20	46
Nulliparous women	16	9	57
Diaphragm	16	6	57
Condom			
Female (Reality)	21	5	49
Male	15	2	53
Combined pill and minipill	8	0.3	68
Evra Patch	8	0.3	68
NuVaRing	8	0.3	68
Depo-Provera	3	0.3	56
Intrauterine device			
ParaGard (copper T)	0.8	0.6	78
Mirena (LNG-IUS)	0.1	0.1	81
Implanon(3 yr)40 mm by 2 mm (matchstick)	0.1	0.1	87
Norplant and Norplant-2	0.05	0.05	84

피임 효율의 요약 표 (계속)

Method	사용 첫 일년사이 뜻하지 않은 임신을 경험한 (%)		일년이상 지속적으로 사용한 여성들 (%)
	Typical Use [a]	Perfect Use [b]	
Female sterilization	0.5	0.5	100
Male sterilization	0.15	0.10	100

Emergency Contraceptive Pills: 피임없이 성관계 후 72시간 이내에 치료시 적어도 75%의 임신율을 줄일 수 있다.

Latational Amenorrhea Method: LAM은 매우 효과적이고 피임의 임시적인 방법이다.

[a] 특별한 다른 이유없는 경우 피임방법을 멈추지 않았을 경우

[b] 피임을 하기 위해 일년동안 피임방법을 지속적으로 시행한 경우

심혈관질환 위험요소가 있는 여성에서 피임법의 선택

Risk Factor	Combination Hormonal Methods (COCs, patch, Vaginal Ring)	Progestin-Only Methods (POPs, DMPA)	Other (Copper IUC, LNG-IUS)
흡연	yes, if age 〈 35	Yes, any age	Yes, any age
고혈압	yes, if controlled, age 〈35, nonsmoker	Yes, if controlled	Yes, if controlled
비만	Yes; patch may be less effective in obese women	Yes	Yes
혈관질환이 있는 당뇨병	Contraindicated	Yes (POPs)/No (DMPA)	Yes
혈관질환이 없는 당뇨병	yes, if age 〈 35	Yes	Yes
SLE	No	Yes	Yes
Dyslipidemias	Contraindicated in severe hypercholestrolemia or hyper-triglyceridemia	Yes	Yes
유전선 혈전성향증	No	Yes	Yes
후천성 혈전성향증	No	Yes	Yes
Age≥35	Yes	Yes	Yes
전조증상없는 편두통	Yes	Yes	Yes
전조증상있는 편두통	Contraindicated	Yes	Yes
강한 가족력: MI, stroke, VTE	Consider hypercoagualbility testing: if positive, no; if nergative, yes	Yes	Yes
Multiple CVD risk factors	No	Yes	Yes

다양한 CVD 위험인자들

COCs, combination oral contraceptives; CVD, cardiovascular disease; DMPA, depot medroxyprogesterone acetate; IUC, intrauterine contraception; IUS, intrauterine system; LNG, levonogesterol; MI, myocardial infarction; POPs, progestin-only oral contraceptives; SLE, systemic lupus erythematosus; VTE, venous thrombosis and embolism.

편두통 종류

전조증상있는 편두통	편두통
양측 눈에서 시야장애 (i.e., homonymous hemianopsia)	Nausea ± vomiting Photophobia
Flashing or moving scotoma	Phonophobia
Unilateral numbness	Watery eyes
"Pins & needles" in extremities	Taste or smell sensations
Unilateral weakness	
Aphasia or other speech difficulties	

비사용자에 비교하여 특별한 피임제 사용에 의한 암 발생 감소

	사용기간	위험도 감소
자궁내막암		
Combination hormonal methods	1 yr	40%
	12 yrs	72%
	20 yrs after discontinuation	50%
DMPA	Ever-use	79%
	중단 후 30년 이상 보호효과지속	
IUDs	Limited data	40~60%
난소암		
Combination hormonal methods	3-6 mos	40%
	〉5 yrs	50%
	중단 후 8년 이상 보호효과지속	
대장직장암		
Combination hormonal methods	Ever use	16~18%
	96 mos	40%

장벽 피임법 (Barrier contraceptives)

Diaphragm

- 부작용이 드문 안전한 피임법
- 요로감염이 두배
- 성적 전파 감염 (STIs) 비율을 낮춤
- 잘 들어맞는 것이 피임성공에 중요함
- 성교 6시간 이전에 장착할것
- 성교 후 6~24시간안에 제거
- 살정제와 같이 사용
- 매년 크기 적정성 여부 판정

Cervical Cap (Prentif)

- 부작용이 적은 안전한 방법
- 크기가 단지 4종류여서 맞추기 어려움
- 성교 20분전에서 4시간 전에 장착
- 잘 들어맞는 것이 피임효력에 중요
- 24~36시간동안 장착 후 제거할 수 있다.

Spermicides

- Nonoxynol-9, Octoxynol-9, Mefegol
- STI 예방효과 증명됨
- 성교전 10~30분 전에 사용
- 실패율이 높음

Condoms

- 해마다 전세계적으로 60억개가 사용됨
- 라텍스 콘돔은 0.3~0.8 mm 두께
- Natural skin condoms 은 HIV와 다른 STIs 로부터 보호하지 못함
- 유성 윤활제와 같이 사용하면 안됨
- 비지속적인 사용이 실패의 원인

경구 피임제

부작용의 위험성을 높일 수 있는 위험인자를 가진 여성에서 에스트로겐-프로게스테론 복합 경구피임제 사용에 대한 안내지침서의 요약

Variable	AGOG Guideline	WHO Guidelines
흡연자, 〉35 yrs of age		
〈15 cigarettes/day	Risk unacceptable	Risk usually outweights benefit
≥15 cigarettes/day	Risk unacceptable	Risk unacceptable
고혈압		
혈압이 조절될 경우	Risk acceptable; no definition of blood pressure control	Risk usually outweights benefit if systolic blood pressure is 140~159 mmHg and diastolic blood pressure is 90~99 mmHg
혈압이 조절되지 않을경우	Risk unacceptable; no definition of uncontrolled blood pressure	Risk unacceptable if systolic blood pressure is ≥160 mmHg or diastolic blood pressure is ≥100 mm Hg
뇌졸중, 허혈성 심질환, 정맥성 혈전색전증 과거력	Risk unacceptable	Risk unacceptable
당뇨	Risk acceptable if no other cardio-vascular risk factors and on end-organ damage	Benefit outweighs fisk if no end-organ damage and diabetes is ≤20 yrs duration
고콜레스테롤혈증	Risk acceptable if LDL cholesterol 〈160 mg/dL and on other cardio-vascular risk factors	Benefit-risk ratio is dependent on the presence or absence of other cardiovascular risk factors
다수의 심혈관질환 위험인자	Not addressed	Risk usually outweights benefit or risk unacceptable, depending on risk factors
편두통		
Age≥35 yrs	Risk usually outweights benefit	Risk usually outweights benefit
국소 증상들	Risk unacceptable	Risk unacceptable
유방암		
현재 질환을 앓고 있는 상태	Risk unacceptable	Risk unacceptable
과거 5년간 재발하지 않은 상태	Risk unacceptable	Risk usually outweights benefit
유방암 혹은 난소암 가족력	Risk acceptable	Risk acceptable

미국 시장에서 판매된 에스트로겐-프로제스틴 혼합 경구피임제 혹은 프로게스틴 종류와 심혈관질환의 연구에서 언급된 프로게스틴 종류

Type of progestin	Generation: According to Time of market introduction	Generation: According to Published Studies of Vascular Disease	Brand names of selected products
미국시장에서 유통된 약물			
Cholomadinone acetate	First	Other	C-quens
Desogestrel	Third	Third	Desogen, ortho-Copt, Apri (monophasic) Cyclessa (triphasic)
Dimethisterone	First	Not mentioned	Oracon
Drospirenone	Fourth	Not studied	Yasmin (monophasic)
Ethynodiol diacetate	First	First or second	Demulen 1/35, Zovia 1/35E (monophasic)
Levonorgestrel	Second	Second	Levlen, Levora, nordette Portia (monophasic) Alesse, Aviane, Lessina, Levlite (monophasic) Empresse, Tri-levle, Triphasil, Trivora (triphasic)
Medroxyprogesterone acetate	Rirst	Not mentioned	Provest
Norethindrone	First	First or second	Necon 1/35, Norinyl 1+35, Nortrel 1/35, ortho-Novum 1/35 (monophasic) Brevicon, Modicon, Necon 0.5/35, Nortrel 0.5/35 (monophasic) Ovcon-35 (monophasic) Necon 7/7/7, ortho-Novum 7/7/7, Nortrel 7/7/7, Tri Norinyl (triphasic)

미국 시장에서 판매된 에스트로겐-프로제스틴 혼합 경구피임제 혹은 프로게스틴 종류와 심혈관질환의 연구에서 언급된 프로게스틴 종류 (계속)

Type of progestin	Generation: According to Time of market introduction	Generation: According to Published Studies of Vascular Disease	Brand names of selected products
Norethindrone acetate	First	First or second	Loestrin 21 1.5/30, Loestrin Fe 1.5/30, Microgestin Fe 1.5/30 (monophasic) Loestrin 21 1/20, Loestrin Fe 1/20, Microgestin Fe 1/20 (monophasic) Estrostep 21, Estrostep Fe (triphasic)
Norethynodrel	First	First	Enovid
Norgestimate	Third	Second, Third or other	Mononessa, Ortho-Cyclen, Sprintec (monophasic) Ortho Tri-Cyclen, Ortho Tri-Cyclen Lo(triphasic)
Norgestrel	First	First or second	Cryselle, Lo/Ovral, LoW-Ogestrel (monophasic)
미국시장에서 유통되지 않음			
Gestodene	Third	Third	-
Lynestrenol	First	First or second	-

경구용 피임제 요법

- 주기의 첫 번째 일요일 (monophasics) 또는 주기의 첫 번째 날 (triphasics)에 시작해라.
- 복용 5일째 부터 피임효과가 있다.
- 만일 1알 복용을 놓쳤다면 가능한 한 빨리 빠뜨린 것을 복용하고, 다음 복용은 예정대로 복용해라.
- 만약 처음 2주동안에 2알 복용을 놓쳤다면, 가능한 한 놓친 2알을 복용하고 그 다음날에 2알을 그리고 그 달에는 부가적인 피임법을 사용하면서 예정된 스케쥴로 돌아온다.
- 만약 셋째주 동안 2알 복용을 놓쳤거나 한 달의 어느시점이든 3알의 복용을 놓쳤다면, 간격을 두지말고 바로 새로운 주기 피임약 복용을 시작하고, 7일 동안 백업방법을 사용한다.
- 첫 3달동안에 돌발출혈 (Breakthrough bleeding)이 흔하다.
  - 만약 그 후에도 돌발출혈이 문제가 된다면 다른 경구용 피임제로 바꾸어라.
  - estradiol과 progestin 용량이 높을 수록 돌발출혈의 발생률이 낮아진다.

프로게스테론과 프로게스틴의 약리학적 효과

	약리 효과			
	Progestogenic	Androgenic	Antiandrogenic	Antimineralocorticoid
Progesterone	+	-	(+)	+
Drospirenone	+	-	+	+
Gestodene	+	(+)	-	(+)
Norgestimate	+	(+)	-	-
Levonogestrel	+	(+)	-	-
Desogestrel	+	(+)	-	-
Dienogest	+	-	+	-
Cyproterone acetate	+	-	+	-

+, effect; (+), negligible effect at therapeutic doses; -, no effect

항생제와 복합 경구 피임약과의 상호작용

복합 경구 피임약과 함께 복용시 스테로이드 수치를 감소시키는 항생제
Rifampin
복합 경구 피임약과 함께 복용시 스테로이드 수치를 감소시키지 않는 항생제
Ampicillin
Doxycycline
Fluconazole
Metronidazole
Miconazole[a]
Quinolone antibiotics
Tetracycline

[a] 질식투여는 질식 피임링을 사용하는 여성들에서 스테로이드 수치를 낮추지 않는다.

항경련제와 복합 경구 피임약과의 상호작용

복합경구 피임약과 함께 복용시 스테로이드 수치를 감소시키는 약물
Barbiturates (phenobarbital, primidone)
Carbamazepine and oxcarbazepine
Felbamate
Phenytoin
Topiramate
Vigabatrin
복합경구 피임약과 함께 복용시 스테로이드 수치를 감소시키지 않은 약물
Ethosuximide
Gabapentin
Lamotrigine
Levetiracetam
Tiagabine
Valproic acid
Zonisamide

항-레트로바이러스 제제와 복합경구 피임약의 약동학적 상호작용

Anti-retroviral levels	Conraceptive steroid level	Antiretroviral
Protease inhibitors		
Neflinavir	↓	자료없음
Ritonavir	↓	자료없음
Lopinavir/ritonavir	↓	자료없음
Atazanavir	↑	자료없음
Amprenavir	│	↓
Indinavir	↑	자료없음
Saquinavir	자료없음	변화없음
nonnucleoside reverse transcriptase inhibitors		
Nevirapine	↓	변화없음
Efavirenz	↑	변화없음
Delavirdine	?↑	자료없음

흔한 호르몬성 피임제

복합성 경구용 피임제

Monophasic Extended Cycle		
Product (No. of tabs)	**Estrogen (mcg)**	**Progestin (mg)**
Seasonale (91) (Duramed) 84 days of estrogen-progestin tab followed by 7 days of inert tab	30 EE	0.15 LNG
Seaonique (91) (Duramed)/33 EE/0.15 LNG 84 days of estrogen-progestin tab followed by 7 days 10 mcg EE		
Monophasic Products (arranged from lowest to highest estrogen dose)		
Product (No. of tabs)	**Estrogen (mcg)**	**Progestin (mg)**
Aless (28) (Wyeth)	20 EE	0.1 LNG
Lutera (28) (Watson)	20 EE	0.1 LNG
Aviane (28) (Barr)	20 EE	0.1 LNG
Lessina (21/28)[a] (Barr)	20 EE	0.1 LNG
Levlite (28) (Berlex)	20 EE	0.1 LNG
Loestrin 1/20 (21) (Barr)	20 EE	1NEA
Loestrin Fe 1/20 (28) (Barr)	20 EE	1NEA
Junel 1/20 (Barr)	20 EE	1NEA
Junel Fe 1/20 (Barr)	20 EE	1NEA
Microgestin 1/20 (21) (Watson)	20 EE	1NEA
Microgestin Fe 1/20 (28) (Watson)	20 EE	1NEA
Levlen (21/28)[a] (Berlex)	30 EE	0.15 LNG
Levora (21/28)[a] (Watson)	30 EE	0.15 LNG
Nordette (21/28)[a] (King)	30 EE	0.15 LNG
Portia (28) (Barr)	30 EE	0.15 LNG
Desogen (28) (Organon)	30 EE	0.15 DSG
Ortho-Cept (28) (Ortho-McNeil)	30 EE	0.15 DSG
Apri (28) (Barr)	30 EE	0.15 DSG
Cryselle (28) (Barr)	30 EE	0.3 NOR
Lo/Ovral (28) (Wyeth)	30 EE	0.3 NOR
Low-Ogestrel (28) (Watson)	30 EE	0.3 NOR
Loestrin 1.5/30 (21) (Barr)	30 EE	1.5 NEA
Loestrin Fe 1.5/30 (21/28)[a] (Barr)	30 EE	1.5 NEA
Junel 1.5/30 (21) (Barr)	30 EE	1.5 NEA
Junel Fe 1.5/30 (28) (Barr)	30 EE	1.5 NEA
Microgestin Fe 1.5/30 (28) (Watson)	30 EE	1.5 NEA
Yasmin (28) (Berlex)	30 EE	3 DRO
Yaz (28) (Bayer)	20 EE	3 DRO
MonoNessa (28) (Watson)	35 EE	0.25 NGM
Ortho-Cyclen (28) (Ortho-McNeil)	35 EE	0.25 NGM
Previfem (28) (Teva)	35 EE	0.25 NGM
Sprintec (28) (Barr)	35 EE	0.25 NGM

복합성 경구용 피임제

Monophasic Products (arranged from lowest to highest estrogen dose)		
Product (No. of tabs)	**Estrogen (mcg)**	**Progestin (mcg)**
Ovcon 35 (21/28)[ab] (Warner Chilcott)	35 EE	0.4 NE
Brevicon (28) (Watson) 35 EE	35 EE	0.5 NE
Modicon (28) (Ortho-McNeil)	35 EE	0.5 NE
Necon 0.5/35 (21/28)[a] (Watson)	35 EE	0.5 NE
Nortrel 0.5/35 (28) (Barr)	35 EE	0.5 NE
Necon 1/35 (21/28)[a] (Watson)	35 EE	1 NE
Norinyl 1+35 (28) (Watson)	35 EE	1 NE
Nortrel 1/35 (21/28)[a] (Barr)	35 EE	1 NE
Ortho-Novum 1/35 (28) (Ortho-McNeil)	35 EE	1 NE
Demulen 1/35 (21/28)[a] (Pfizer)	35 EE	1 ED
Zovia 1/35 (21/28)[a] (Watson)	35 EE	1 ED
Ovral (21/28)[a] (Wyeth) 50 EE	50 EE	0.5 NOR
Ogestrel 0.5/50 (28) (Watson)	50 EE	0.5 NOR
Demulen 1/50 (21/28)[a] (Pfizer)	50 EE	1 ED
Zovia 1/50 (21/28)[a] (Watson)	50 EE	1 ED
Ovcon 50 (28) (Warner Chilcott)	50 EE	1NE
Necon 1/50 (21/28)[a] (Watson)	50 MES	1 NE
Norinyl 1+50 (28) (Watson)	50 MES	1 NE
Ortho-Novum 1/50 (28) (Ortho-McNeil)	50 MES	1 NE

Biphasic Products with 2-Day Hormone-Free Interval		
Product (No. of tabs)	**Estrogen (mcg)**	**Progestin (mg)**
Kariva (28) (Barr) 1 white tab daily for 21 days, followed by 1 inert tab for 2 days then 1 blue tab for 5 days	20 EE/10 EE	0.15 DSG (white tab only)
Mircette (28) (Organon) 1 white tab daily for 21 only) days, followed by 1 inert tab for 2 days then 1 yellow tab for 5 days	20 EE/10 EE	0.15 DSG (white tab

Biphasic Products		
Product (No. of tabs) **Days 1-10** **(Tablet Color)**	**Phase 1** **Days 11-21** **(Tablet Color)**	**Phase 2**
Necon 10/11 (21/28) (Watson)	35 mcg EE/0.5 mg NE (light yellow)	35 mcg EE/1 mg NE (dark yellow)
Ortho-Novum 10/11 (28) (Ortho-McNeil)	35 mcg EE/0.5 mg NE (white)	35 mcg EE/1 mg NE (peach)

Triphasic Products: Constant Estrogen with a Phasic Progestin Dose (arranged from lowest to highest estrogen dose)			
Product (No. of tabs)	**Phase 1 (No. of tabs, color, shape-if applicable)**	**Phase 2 (No. of tabs, color, shape-if applicable)**	**Phase 3 (No. of tabs, color, shape-if applicable)**
Cyclessa (28) (Organon)	25 mcg EE/0.1 mg DSG (7 light yellow)	25 mcg EE/0.125 mg DSG (7 orange)	25 mcg EE/0.15 mg DSG (7 red)
Velivet (28) (Barr)	25 mcg EE/0.1 mg DSG (7 beige)	25 mcg EE/0.125 mg DSG (7 orange)	25 mcg EE/0.15 mg DSG (7 pink)
Ortho Tri-Cyclen Lo (28) (Ortho-McNeil)	25 mcg EE/0.18 mg NGM (7 white)	25 mcg EE/0.215 mg NGM (7 light blue)	25 mcg EE/0.25 mg NGM (7 dark blue)
Ortho Tri-Cyclen (28)[c] (Ortho-McNeil)	35 mcg EE/0.18 mg NGM (7 white)	35 mcg EE/0.215 mg NGM (7 light blue)	35 mcg EE/0.25 mg NGM (7 dark blue)
Tri-Previfem (28) (Teva)	35 mcg EE/0.18 NGM (7 white)	35 mcg EE/0.215 mg NGM (7 light blue)	35 mcg EE/0.25 mg NGM (7 blue)
TriNessa (28) (Watson)	35 mcg EE/0.18 mg NGM (7 white)	35 mcg EE/0.215 mg NGM (7 light blue)	35 mcg EE/0.25 mg NGM (7 blue)
Tri-Sprintec (28) (Barr)	35 mcg EE/0.18 mg NGM (7 gray)	35 mcg EE/0.215 mg NGM (7 light blue)	35 mcg EE/0.25 mg NGM (7 blue)
Ortho-Novum 7/7/7 (28) (Ortho-McNeil)	35 mcg EE/0.5 mg NE (7 white)	35 mcg EE/0.75 mg NE (7 light peach)	35 mcg EE/1 mg NE (7 peach)
Nortrel 7/7/7 (28) (Barr)	35 mcg EE/0.5 mg NE (7 light yellow)	35 mcg EE/0.75 mg NE (7 light blue)	35 mcg EE/1 mg NE (7 peach)
Necon 7/7/7 (28) (Watson)	35 mcg EE/0.5 mg NE (7 white)	35 mcg EE/0.75 mg NE (7 light peach)	35 mcg EE/1 mg NE (7 peach)
Aranelle (28) (Watson)	35 mcg EE/0.5 mg NE (7 light yellow)	35 mcg EE/1 mg NE (9 white)	35 mcg EE/0.5 mg NE (5 light yellow)
Tri-Norinly (28) (Watson)	35 mcg EE/0.5 mg NE (7 blue)	35 mcg EE/1 mg NE (9 yellow-green)	35 mcg EE/0.5 mg NE (5 light blue)

(계속)

Oral Contraceptives-Combined

Product (No. of tabs)	Phase 1 (No. of tabs, color, shape-if applicable)	Phase 2 (No. of tabs, color, shape-if applicable)	Phase 3 (No. of tabs, color, shape-if applicable)
Triphasic Products: Phasic Estrogen Dose with a Phasic Progestin Dose (arranged from lowest to highest estrogen dose)			
Trivora (28) (Watson)	30 mcg EE/0.05 mg LNG (6 blue)	40 mcg EE/0.075 mg LNG (5 white)	30 mcg EE/0.125 mg LNG (10 pink)
Triphasil (21/28)a (Wyeth)	30 mcg EE/0.05 mg LNG (6 brown)	40 mcg EE/0.075 mg LNG (5 white)	30 mcg EE/0.125 mg LNG (10 light yellow)
Tri-Levlen (21/28) (Berlex)	30 mcg EE/0.05 mg LNG (6 brown)	40 mcg EE/0.075 mg LNG (5 white)	30 mcg EE/0.125 mg LNG (10 light yellow)
Enpresse (28) (Barr)	30 mcg EE/0.05 mg LNG (6 pink)	40 mcg EE/0.075 mg LNG (5 white)	30 mcg EE/0.125 mg LNG (10 orange)
Triphasic Products: Constant Progestin with a Phasic Estrogen Dose			
Estrostep 21 (21) (Warner Chilcott)	20 mcg EE/1 mg NEA (5 white triangular)	30 mcg EE/1 mg NEA (7 white square)	35 mcg EE/1 mg NEA (10 white round)
Estrostep Fe (28) (Warner Chilcott)	20 mcg EE/1 mg NEA (5 white triangular)	30 mcg EE/1 mg NEA (7 white square)	35 mcg EE/1 mg NEA (10 white round)

프로게스테론 단독 피임제

현재 이용가능한 프로게스틴 제제

- Ovrette (28) (wyeth) 0.075 NOR (yellow), Ovrette (28) (Barr) 0.35 NE (light pink)
- Errin (28) (Barr) 0.35 NE (yellow), Nor-QD (28) (Watson) 0.35 NE (yellow)
- Jolivette (28) (Watson) 0.35 NE (light green), Nora-BE (28) 0.35 NE (white)
- Ortho-Micronor (28) (Ortho-McNeil) 0.35 NE (green)

작용기전

- 배란억제, 자궁경부 점액 농도 진하게, 착상억제를 위한 자궁내막 변화 드뭄, 나팔관 섬모 운동 억제

부작용

- 복합경구 피임제와 비슷, 에스트로겐 관련 부작용 감소 (구역,유방압통, 복부불편감)
- 생리불규칙 (가장 흔함), 불규칙적 출혈, 지속 출혈, 무월경

심각한 부작용

- 복합경구 피임제와 비슷, 응고문제 감소, 심혈관계 효과는 논란중, 자궁외 임신 (드물다)

금기/주의

- 진단되지 않은 생식기 출혈, 현재 심혈관계 질환자 혹은 뇌혈관 질환자, 알려지거나 의심스러운 호르몬 의존성 신생물, 양성 혹은 악성 간 신생물 과거력

중요 사항

- 성매개감염자나 에이즈감염에 대해 보호효과 없다.
- 매일매일 복용
- 최대효과를 위해 매일 같은 시간에 복용
- 적절한 대처방안
  - 약을 3시간 정도 놓친 경우
    - · 가능한한 빨리 복용해라. 다음날이 되었다면 2알을 복용해서 싸이클을 완성해라.
    - · 2일동안 백업 피임을 사용해라.
  - 한알 이상 놓친 경우: 약복용을 중지하고 싸이클을 폐기하라.
    - · 필요하다면 사후 피임약을 사용하고, 생리는 2~3주 안에 다시 시작된다.
    - · 생리가 시작되면 새로운 싸이클을 다시 사작해라.

추가고려사항

- 처음복용: 임신이 아님을 확인한 주 아무 때나 시작해라.
- 가임력 회복은 지연되지 않는다.
- 1년 실패율, Typical vs. Perfect Use: 8% vs 0.3%
- 약물 상호작용: 복합경구 피임약과 유사
- 자궁경부 점액이 빠르게 비투과성으로 변한다. 그래서 백업 피임약은 같은 시각에 매일 먹는 세 번째 피임약을 섭취할 때 까지만 필요하다.

경구 피임약 지침사항

Practice Guidelines for Oral Contraceptive Selection When Initiating Use, Based on Patient Characteristics and Side Effects

V represents panel' s first choice (consensus opinion) of agent category for most women with the listed characteristic; other agents may also be appropriate in light of individual circumstance and/or clinician' s judement.

<table>
<tr><th></th><th colspan="3">Preferred Dose of Ethinyl Estradiol (EE)</th></tr>
<tr><th>Patient Characteristic</th><th>20 mcg EE</th><th>25 mcg EF</th><th>30~35 mcg EE</th></tr>
<tr><td colspan="4">General Formulation Selections for Women Initiating Oral Contraceptive Use</td></tr>
<tr><td>New start (all women except where noted in the next table)</td><td>V</td><td>V</td><td>V</td></tr>
<tr><td>Adolescent</td><td>V</td><td>V</td><td>V</td></tr>
<tr><td>Perimenopause</td><td>V</td><td>V</td><td>V</td></tr>
<tr><td>Postpartum (lactating)</td><td colspan="3">If no supplemental feedings and no menses, conception unlikely for 3 months; if oral contraceptive desired, progestin-only pill recommended beginning 6 weeks after childbirth. Replace with combination pill when any supplemental feeding introduced.</td></tr>
<tr><td>Postpartum (nonlacting) (start at 2~3 wks)</td><td>V</td><td>V</td><td>V</td></tr>
<tr><td colspan="4">Formulation Selections for Minimizing or Managing Unwanted OC Side Effects</td></tr>
<tr><td>Acne/hirsutism</td><td>V</td><td>V</td><td>V</td></tr>
<tr><td>Breast tenderness</td><td>V</td><td>V</td><td></td></tr>
<tr><td>Headache/common migraine</td><td>V</td><td>V</td><td>V</td></tr>
<tr><td>Intermenstrual bleeding</td><td></td><td></td><td>V</td></tr>
<tr><td>Mood change</td><td>V</td><td>V</td><td>V</td></tr>
<tr><td>Nausea</td><td>V</td><td>V</td><td></td></tr>
</table>

Practice Guidelines for Oral Contraceptive Selection When Initiating Use, Based on Patients' Medical Condittions and / or Risk Factors

	Preferred Dose of Ethinyl Estradiol (EE)		
Patient Characteristic	**20 mcg EE**	**25 mcg EF**	**30~35 mcg EE**
Hypertension (uncontrolled)	Conditions considered by consensus faculty to be contraindications in addition to those started in product labeling; please see labeling for individual formulations.		
Inherited thrombophilias without personal history of thrombosis			
Migraine (classic)			
Smoker more than 35 yrs of age			
Acne/hirsutism	V	V	V
Anticoagulant user (including those with prosthetic heart valves)	V	V	V
Anticonvulsant use			
Benign breast disease	V	V	V
Breast cancer (family history of)	V	V	V
Cervical dysplasia	V	V	V
Chronic hyperandrogenic anovulation /PCOS			V
CHD (family history of)	V	V	V
Depression	V	V	V
Diabetes/gestational diabetes without vascular disease (except those with PCOS)	V	V	
Dysfunctional uterine bleeding			V
Dyslipidemia (excluding hypertriglyceridemia)			V
Dysmenorrhea	V	V	V
Endometriosis	V	V	V
Excessive uterine bleeding with blood dyscrasias			V
Functional ovarian cysts (history of symptomatic)			V
Gestational trophoblast disease (history of)	V	V	V
Hemoglobinopathies (including sickle cell disease and trait)	V	V	V
Hepatitis (past history)	V	V	V

Practice Guidelines for Oral Contraceptive Selection When Initiating Use, Based on Patients' Medical Condittions and / or Risk Factors (계속)

	Preferred Dose of Ethinyl Estradiol (EE)		
Patient Characteristic	**20 mcg EE**	**25 mcg EF**	**30-35 mcg EE**
Hypertension	V	V	
Migraine (common)	V	V	V
Mittelschmerz	V	V	V
Mitral valve prolapse (unless associated atrial fibrillation or thrombosis)	V	V	V
Obesity (BMI 〉 29)		V	V
Ovarian cancer (family history of)			V
Premature ovarian failure	V	V	V
Premenstrual dysphoric disorder	V	V	V
Systemic lupus erythematosus without vascular or renal disease, and no anticardiolipin antibody or lupus anticoagulant antibody	V	V	V
Thyroid disease	V	V	V
Uterine leiomyomata	V	V	V

경피적 피임약

- Ortho Evra (Ortho-McNeil)

설명

- 3층의 패치형태로 0.15 mg/d norelgestromin과 20 mcg/d EE

작용기전

- 복합경구 피임제와 비슷

적용문제

- 1주씩 3주간 붙이고 1주일은 쉰다.
- 4곳에 붙인다: 아랫배, 궁둥이, 위 팔 바깥쪽, 위몸통 (유방제외)
- 새로운 패치는 매주 같은날에 다른 곳에 붙인다.
- 처음시작; 임신이 아님을 확인한 주 아무 때나 시작을 한다.
- 만약 생리시작 후, 분만 후 혹은 유산 후 5일 이상 지났다면, 7일간 백업 피임방법이 추천된다.

부작용: 중증 부작용

- 복합경구피임약과 유사
- 피부자극

중요 사항

- 생식기 성매개 감염이나 에이즈감염을 보호하진 못한다.
- 처음 3싸이클 동안 반점이나 소퇴성 출혈이 나타날 수 있다.
- 처음시작; 임신이 의심되거나 갑작스런 두통, 시야장애, 팔이나 다리의 저림, 심한 복통, 출혈기간이 길어지거나 무월경이 있을때는 전문가와 상담한다.
- 패치가 떨어졌을때 적절한 대처방법
  - 24시간 이내
    - · 패치는 떨어진 곳에 다시 붙인다. 잘 붙지 않으면 새로운 패치를 붙인다. 백업피임약은 사용하지마라.
  - 24시간 후
    - · 새로운 패치를 붙여라.
    - · 7일간 백업 피임약을 사용하라.

추가고려사항

- 가임력 회복은 지연되지않음.
- 1년 실패율, 완벽한 사용시 0.3%
- 금기/주의
  - 복합경구피임제와 비슷
- 약물 상호작용: 복합경구 피임제와 비슷
- 피임 효과 이외의 건강 이점: 패치는 2년 미만으로 사용가능하기 때문에 장기간 연구가 이루어지지않음.

주입형 피임약

- Depo-Provera (Pfizer)
- Depo-subQ Provera 104 (Pfizer)

설명

- 150 mg/1 ml DMPA 현탁액 (근육내주사만 가능)
- 104 mg/0.65 ml 메드록시프로게스테론 (피하주사만 가능)

작용기전

- 황체형성호르몬을 억제함으로써 배란 억제, 정자가 통과하지 못하도록 자궁경부점액을 두텁세함, 나팔관 운동저하, 작상방지를 위한 자궁내막의 변화 (드물다)

복용문제

- 다른 피임방법이 부적합할 경우, 2년 이상 장기적으로 피임 원할 경우에만 사용
- 임신이 아님을 확인하고 아무 때나 시작가능함.
- 생리가 시작된 후, 출산 후 혹은 유산 후 5일이 지났을 경우 백업 피임약을 7일간 사용하는 것이 추천된다.
- 마지막 주입 후 13주 이상 경과 되었다면 환자가 다시 약물 주사 맞기 원할 경우 반드시 임신이 아님을 확인해야한다.
- 현탁액이 균등해지기 위해 주입전 약병을 격렬히 흔들어 주어라.

효능기간

- 3달

부작용

- 불규칙적 출혈, 체중증가, 유방압통, 두통
- 약물 투여기간이 길 수록 골밀도 감소 증가 (약물을 끊은 후에도 완전히 복구되지 않을 수 있다)

금기

- 진단되지않은 비정상적 생식기 출혈, 확인된 임신, 임신 가능성, 급성간질환, 양성 혹은 악성 간종양, 유방의 악성종양물이 의심스러운 경우

주의 사항

- 성매개감염이나 에이즈감염을 보호하진 못한다.
- 대부분의 여성들은 첫 해 불규칙적이고 예측 불가능한 출혈을 경험하게된다
- 3개월마다 반복주입
- 임신이 의심되거나 갑작스런 두통, 시야장애, 팔이나 다리의 저림, 심한 복통, 출혈기간이 길어지거나 무월경이 있을때는 전문가와 상담한다.

추가 고려사항

- 가임력 회복이 더디다. 30%의 여성들은 12개월안에 임신하지 못할 수 있고 2년 이상 걸릴 수 있다.
- 1년 실패율, 전형적 대 완벽사용: 0.3% 대 0.3%
- 약물 상호작용: Aminoglutethimide는 MPA의 수치 및 효율성을 감소시킨다.
  항간질약 (phenobarbital or carbamazepine) 사용은 피임효과를 감소시키지 않는다.

질내 피임링 (Vaginal contraceptive ring)

장치

- Nuva ring (Organon)

설명

- 유동적, ethylene vinylacetate ring (직경 54 mm), 매일 0.12 mg etonogestrel와 15 mcg EE 방출

작용기전

- 복합경구피임약과 비슷

사용문제

- 임신이 아님을 확인한 주 어느 날이나 시작가능
- 생리가 시작된 후, 출산 후 혹은 유산 후 5일이 지났을 경우 백업 피임약을 7일간 사용하는 것이 추천된다.
- 자가 주입하는 고리는 3주간 남겨두고, 1주간 제거한다.
- 고리가 없는 주에 생리가 나온다.

부작용

- 복합경구 피임제와 비슷

중요 사항

- 성매개감염이나 에이즈감염을 보호하진 못한다.
- 처음 3주기 동안 점상출혈이나 소퇴성 출혈이 나타날 수 있다.
- 임신이 의심되거나 갑작스런 두통, 시야장애, 팔이나 다리의 저림, 심한 복통, 출혈기간이 길어지거나 무월경이 있을때는 전문가와 상담한다.
- 고리가 제거된 경우 적절한 대처방법
  - 3시간 이상
    - 고리가 7일간 계속사용될 때까지 백업 피임방법이 사용되어야한다.

추가고려사항

- 가임력 회복은 지연되지않음
- 1년 실패율, 완벽사용: 0.3%
- 금기/주의사항: 복합경구 피임제와 비슷
- 약물상호작용: 복합경구 피임제와 비슷
- 피임효과 이외 건강이점: 패치가 2년 내로 이용이 가능하기 때문에 장기간의 이익에 대해 연구되지 못함.

응급 사후 피임약

최신 정보

- 몇몇 대규모 연구에서 안정성 확보
- 피임하지 않은 성관계 후 72시간 이내의 가임기 여성
  - 종종 장벽 (barrier) 피임의 실패와 관련이 있다.
- 치료는 임신을 75%까지 감소시킨다.
  - 효과적 임신율 ~2%
- 다른 선택: 미드싸이클 자궁내 장치 (midcycle IUD placement)
  - 실패율: 0.1%
- 98%의 사람들이 치료후 21일안에 생리를 할 것이다 (평균 7~9일).

Brand	Company	Pills per Dose	EthinyEstradiol per Dose (mcg)	Levonorgestrel per Dose (mg)
Plan B	Barr	1 white pill	0	0.75
Ovral	Wyeth-Ayerst	2 white pills	100	0.50
Ogestrel	Watson	2 white pills	100	0.50
Cryselle	Barr	4 white pills	120	0.60
Levora	Watson	4 white pills	120	0.60
Lo/Ovral	Wyeth-Ayerst	4 white pills	120	0.60
Low-Ogestrel	Watson	4 white pills	120	0.60
Levien	Berlex	4 light orange pills	120	0.60
Nordette	Wyeth-Ayerst	4 light orange pills	120	0.60
Portia	Barr	4 pink pills	120	0.60
Seasonale	Barr	4 pink pills	120	0.60
Trivora	Watson	4 pink pills	120	0.50
Tri-Levlen	Berlex	4 yellows pills	120	0.50
Ptiphasil	Wyeth-Ayerst	4 yellows pills	120	0.30
Enpresse	Barr	4 orange pills	120	0.50
Alesse	Wyeth-Ayerst	5 pink pills	100	0.50
Lessina	Barr	5 pink pills	100	0.50
Levlite	Berlex	5 pink pills	100	0.50
Lutera	Watson	5 white pills	100	0.50
Aviane	Barr	5 orange pills	100	0.50
Ovrette	Wyeth-Aysrst	20 yellows pills	0	0.75

자궁내 장치

최신 정보

- 세계에서 가장 널리 사용되는 가역적 피임
- 미국 부부 1%미만이 피임에 이 방법을 이용하고 있다.
- 미국에서 두 종류의 장치가 사용되고 있다.: copper IUD, levonorgestrel IUD (매일 20 micrograms levonorgestrel 방출)

금기사항

- 3개월 이내 혹은 현재 골반내 감염질환, 과거 반복되는 골반내 감염력, 유산 후 혹은 출산 후 자궁내막염 혹은 3개월 이내의 패혈성 유산, 밝혀지거나 의심되는 치료되지 않은 자궁내경부 임질, 클라미디어 혹은 화농점액성 자궁경부염, 진단 안된 비정상적 질내 출혈, 임신 혹은 임신가능성, 심한 기형의 자궁내강, 장치 삽입과정에 발생한 자궁내 천공 혹은 천공이 의심되는 경우, 유증상의 확인된 actinomycosis 과거력, 치료되어야 하는 자궁경부암, 자궁내막암, 골반결핵, 급성 간질환, 간종양 (양성 혹은 악성), 유방암 혹은 유방암 의심되는 경우

5년간 누적 임신율과 자궁내장치를 중지 시키는 부작용

부작용	Levonorgestrel IUD	Copper IUD
임신	0.5%	5.9%
출혈	13.7%	20.9%
무월경	6.0%	0%
호르몬부작용	12.1%	2.0%
골반내 염증 질환	0.8%	2.2%

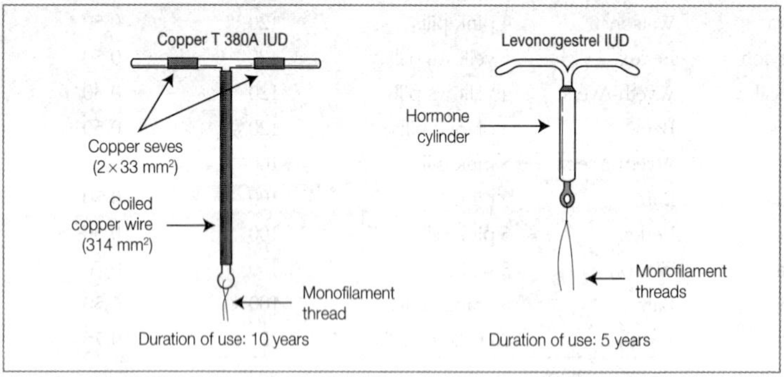

레보노게스트렐 IUD (Mirena)

설명

- T모양 장치, 실리콘에 쌓인 52 mg LNG (매일 20 mcg LNG 방출)

작용기전

- 레보노게스트렐은 자궁점막을 두텁게해서 정자가 난자에 도달하지 못하게 한다. 자궁내막의 변화는 수정란이 착상되지 못하게 한다.

주입문제

- 전문가에 의해서 주입되어야함.
- 임신이 아님을 확인한 후에 주입되어야한다. 유산 후 즉시 그리고 분만 후 2일까지는 즉시 삽입가능
- 삽입 후 경련성 통증이 있을 수 있다

효능기간

- 5년

부작용

- 처음 3~6개월간 불규칙적인 출혈이 있을 수 있다. 20%에서 1년내 무월경을 경험하기도 한다: 골반내감염, 불임, 자궁 천공
- 삽입 후 처음 몇 주간 삽입과정에서 골반내 오염으로 인한 감염이 일어날 수 있다. 이 기간 후에는 성매개감염에 의한 골반내 염증이 나타날 수 있다.

중요 사항

- 성매개감염이나 에이즈감염을 보호하진 못한다.
- 일부일처 결혼부부에서는 골반내 염증질환의 증가는 없다.
- 매우 심한 질출혈이나, 14일 이상 출혈이 지속되거나, 생리와 관련없는 하복부통증이나 골반내 통증 특히 열이 동반될경우는 전문가와 상담을 해야한다.

추가고려사항

- 과월경이 있는 경우 자궁절제술의 대안이 될 수 있다.
- 자궁내막 증식증, 자궁선근증, 자궁평활근증의 치료법이 될 수 있다.
- 1년 실패율 진형적 내 완벽: 0.1% 대 0.1%
- 효능기간동안 불임수술의 좋은 대안이 될 수 있다.

Copper T IUD (ParaGard)

설명

- T모양 장치, 방사선비투과폴리에틸렌 과 X선 투과를 위한 바륨이 첨가

작용기전

- 구리는 기능적으로 살정제 역할, 정자의 운동성과 첨단 효소 (acrosomal enzyme) 억제

효능기간

- 10년

부작용

- 골반내 염증질환, 불임, 자궁천공, 생리통과 출혈 증가
- 처음 몇 주간 자궁내 오염으로인한 골반내 염증질환 발생가능. 그 기간 후 성매개감염에 의한 골반내 감염 질환 발생가능

추가고려사항

- 효능기간동안 불임수술의 좋은 대안이 될 수 있다.
- 1년 실패율 전형 대 완벽: 0.8% 대 0.6%
- 구리 알러지나 윌슨 병을 앓고 있는 사람에게는 사용금지

자궁내 피임장치를 사용하기 위한 WHO 기준

상태	copper IUC	LNG-IUS
비만 (BMI〉30)	1	1
심혈관계질환 다수의 위험요소	1	2
고혈압		1
조절	1	1
비조절	1	2
허혈성 심장질환	1	2
뇌졸중과거력	1	2
당뇨		
혈관질환없음/비인슐린	1	2
혈관질환 동반	1	2
혈전성 유전자 변이 (factor V Leiden)	1	2
심부 정맥 혈전증/폐색전증 과거력	1	2
현재 심부 정맥 혈전증/폐색전증	1	3
유방암		
현재	1	4
5년간 없음	1	3
흡연		
35세 미만	1	1
35세 초과	1	1
편두통이 아닌 두통	1	1
35세 이상 편두통, 전조증상 없음	1	2
전조증상 있는 편두	1	2
약물상호작용		
Rifampin	1	1
Griseofulvin	1	1
Antiretroviral (ARV)		
임상적 효과있음	2	2
임상적 효과없음	3	3
다른 항생제	1	1
항경련제: barbiturates, carbamazepine, oxcarbazepine, phenytoin primidone, topiramate	1	1

1=사용가능, 제한없음
2=사용가능, 이점이 위험보다 크다, 사용시 추적관찰 필요
3=임상적으로 환자에게 안정하게 사용할 수 있다고 평가되기 전까지는 사용금지. 위험이 이점보다 크다.
4=절대사용금지

자궁관 결찰술 (Tubal ligation)

최신 정보

- 미국에서 복강경의 가장 흔한 적응증
- 수술 전 상담은 필수
- 과정수행에 따라 불임시술의 회복이 가능
  - 클립,밴드 가장 높은 복원수술 성공률 (>70%)
  - 자궁외 임신 위험성 증가

복강경 자궁관 결찰술

- 간격을 두고 (interval procedure) 시행
- 나팔관 술이나 자궁관을 확실히 식별해야 함.
  - falope ring을 원인대 (round ligament)에 넣을 경우 임신 가능함.
- 수술시기에 임신을 막기위해 배란 전에 한다.
- 가장 흔한 방법
  - 방전요법 (fulguration), thermocautery, 클립, Falope ring

분만 후 자궁관 결찰술

- 제왕절개수술때나 질식분만 이후
- 환자의 선택이 중요
  - 골반 협착이 없는 경우
  - 심각한 골반내 염증 질환이 없는 경우
  - 몸 체형
- 환자가 확실히 결정하지 못한 경우 간격을 두고 시행
- 시행하기 전에 방광을 비운다.
- 알려진 내용은 반드시 기록한다.
- 추후관찰을 통해 자궁관이 잘린것을 확인한다.
- Uchida/Irving 방법이 가장 낮은 실패율을 보인다.

Types of Tybal Ligation

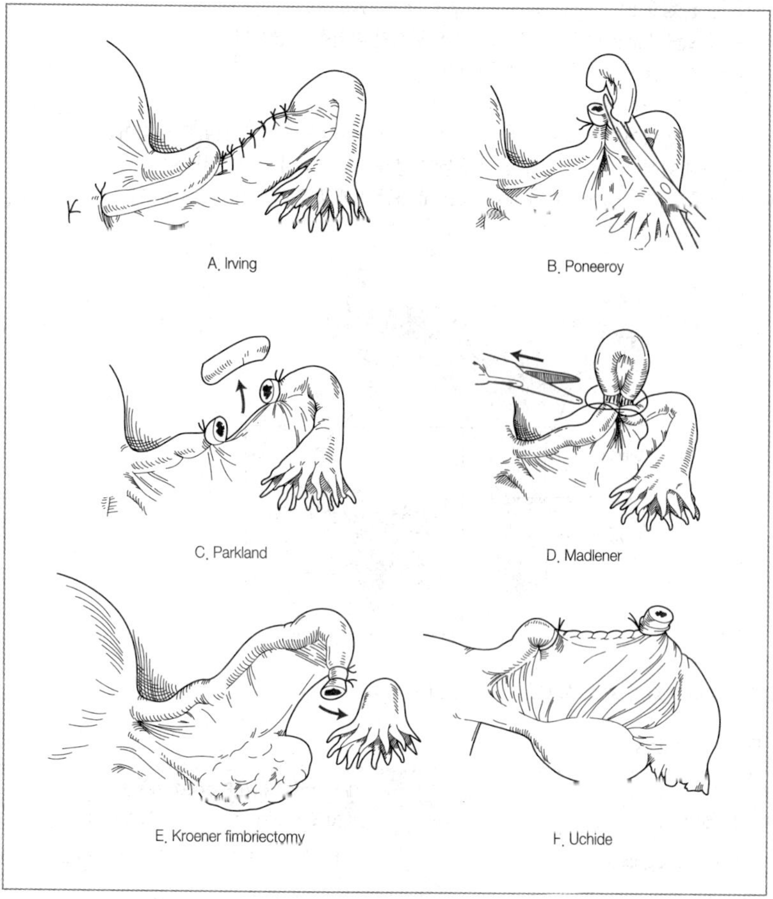

자궁경 불임술 (Hysteroscopic sterilization, Essure procedure)

- 새로운 자궁경 비호르몬성 방법은 영구적인 피임을 제공한다.
- 99.8% 성공률: 가장 효과적인 방법이다.
- 국소마취에 의해 5~30분에 가능하다.
- 1mm 폴리에스테르/니켈/티타늄/철 등이 4 mm 정도 자궁관 근위부에 심어진다.
- 3개월뒤에 이식물 근처에 흉터가 남고 정자가 통과하지 못하게 한다.
- 자궁관조영술을 (hysterosalpingogram) 자궁관 폐쇄를 확인하기 위해 3개월 후에 시행한다.

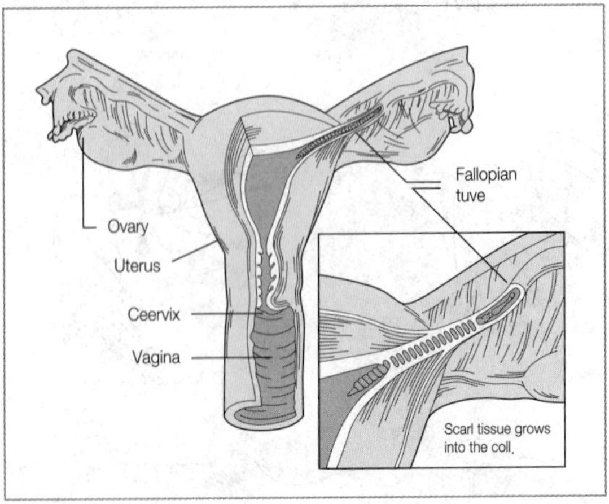

- 생리 변화가 최소화되고 호르몬 변화는 없다.

Failure Rates

Method	Failures/1000 Procedures (95% CI)	
	⟨30 Yrs Old	⟨30 Yrs Old
Bipolar coagulation	31.9 (15.2-48.7)	7.6 (1.9-13.2)
Unipolar coagulation	5.9 (0.0-17.5)	0.0
Silicone rubber-band application	11.1 (0.0-23.4)	6.9 (0.2-13.7)
Spring-clip application	7.8 (0.0-17.8)	5.8 (0.0-14.9)
Interval paartial salpingectomy	14.6 (0.0-34.7)	3.7 (0.0-11.1)
Postpartum partial salpingectomy	1.2 (0.0-3.5)	1.8 (0.0-5.2)

비정상 자궁 출혈

정의

- 이상기능성 자궁출혈은 (dysfunctional uterine bleeding) 전신적인 내과적 질환이나 호르몬 이상 혹은 해부학적인 자궁기형과 관련이 없는 비정상 자궁출혈이다.

비정상 자궁출혈의 형태

용어	생리 형태
희발월경, oligomenorrhea	>38일/주기
빈발월경, polymenorrhea	<24일/주기
월경과다, menorrhagia	규칙적 주기, 양 혹은 기간 증가
불규칙빈발월경, Metrorrhagia	불규칙적 주기, 정상적인 양
불규칙과다월경, Menometrorrhagia	불규칙적 주기, 양 혹은 기간 증가

자궁내막 탈피 (Endometrial sloughing)

- 나선 세동맥의 강한 수축이 (PGE_2 and PGF_{2a}) 생리전에 선행한다.
- 생리를 촉진시키는 두가지 가설
  1. 세포자멸사 (apoptosis), 조직 퇴행 (tissue regression), 프로스타글란딘과 단백분해효소 방출
  2. 나선 세동맥 수축 과 괴사
- 첫 번째 3일동안 90% 이상의 생리 출혈이 나타난다.
- 다른 체부와 비교해서 자궁내부의 지혈작용은 다르다.
  - 처음 혈소판 부착의 억제
  - 혈액의 혈관밖 유출 증가와 함께 손상된 혈관은 혈관내 혈소판과 피브린의 혈전으로 봉합된다.
  - 생리 시작 20시간 후에 지혈작용은 더욱 강력한 나선 세동맥 수축에 의해 이루어진다.
  - 생리 시작 후 36시간 후에 조직 재생이 시작된다.

비정상 자궁출혈의 전신적인 원인

혈액응고장애
- von Willebrand' s disease
- 혈소판감소증
- 급성백혈병
- 진행된 간 질환

내분비장애
- 갑상선질환, 과프로락틴혈증
- 다낭성 난소 증후군 혹은 안드로겐증가
- 쿠싱 증후군

무배란 혹은 희발배란
- 특발성
- 스트레스, 운동, 비만, 급속한 체중변화
- 다낭성 난소 증후군 혹은 다른 내분비질환

약물
- 피임: 경구/경피적/질내 피임, 자궁내장치
- 메드록시프로게스테론 아세테이트
- 항응고제
- 항정신병약
- 화학치료
- 약물관련 도파민 대사: 삼환계항우울제, phenothiazines, 항정신병제제

외상
- 성경험
- 성남용
- 이물질
- 골반 손상

기타
- 비뇨기계장애: 요도염, 방광염, 방광암
- 염증성 장 질환, 치핵

비정상 자궁출혈을 일으키는 생식기 장애

	자궁	경부	질	외음부
감염	자궁내막염	자궁경부염	세균성질염, 성매개질환, 위축성질염	성매개질환
양성	폴립, 자궁내막 증식증, 자궁선근증, 자궁평활근종	폴립, 겉말림 (ectropion), 자궁내막증	Gartner' s duct cyst, 폴립, 자궁선근증	쥐젖 (Skin, tags) 콘딜로마, 혈관각화종
암	선암종, 육종	침윤성 혹은 전이성 암	질암	외음부 암

나이에 따른 비정상 자궁출혈의 원인

- 신생아
  - 에스트로겐 소퇴
- 아동기
  - 이물질
  - 선근증
  - 외상, 남용
  - 음문질염 (vulvovaginitis)
  - 암 (i.e., sarcoma botryoides)
  - 조발 사춘기
- 초경이후 시기
  - 무배란: 시상하부 미성숙 (>90%)
  - 스트레스: 운동관련
  - 임신
  - 감염
  - 혈액응고장애
- 가임기
  - 무배란
  - 임신
  - 내분비 장애
  - 폴립/섬유양/선근증
  - 경구피임약
  - 감염
  - 육종, 난소
  - 혈액응고장애
- 폐경이행기
  - 무경쟁 (unopposed) 에스트로겐과 자궁내막 증식을 유발하는 무배란

    폴립/섬유양/선근증
  - 암
- 폐경후
  - 위축
  - 암/폴립

    에스트로겐 치료
  - 선택적 에스트로겐 수용체 조절제

초기평가

병력청취

- 시기: 빈도, 시간양상, 최종 월경기간
- 출혈 양상: 기간, 성교 후, 양, 시간적 양상
- 관련증상: 통증, 열, 질분비물, 장/방광 기능 변화
- 적절한 병력, 출혈이상 과거력 (가족력 포함), 약물복용력
- 체중변화, 지나친 운동, 만성병력, 스트레스

진찰

- 전반적: 전신적 질환의 징후, 얼룩출혈 (ecchymosis), 갑상선비대증, 과안드로겐혈증의 징후 (다모증, 여드름, 남성형 탈모), 흑색가시세포증 (acanthosis nigricans)
- 골반: 출혈부위를 결정: 자궁 외형, 크기, 자궁 압통, 어떤 의심스러운 병변 혹은 종양평가

실험실 검사

- 임신관련 출혈을 배제하기 위한 소변 임신반응 검사
  - 만약, 최근 임신인 경우 혈청 β-hCG 측정 (영양막병 배제위해)
- Pap smear
- CBC 검사 와 혈소판 검사
- 갑상선 기능저하증 검사를 위한 갑상선 자극호르몬 검사
- 월경 후 월경과다증, 점막피부출혈, 혈액응고장애의 가족력이 있는 경우, 프로트롬빈시간, 부분 트롬보플라스틴시간, factor Ⅷ, von Willebrand' s factor 항원 검사
- 만성 간질환 혹은 신장 질환 있는 경우 간기능 검사
- 배란 상태 파악
  - 월경주기 작성: 한 주기부터 다음 주기까지 10일 이상의 차이는 무배란성 월경 상태를 의미
  - 정상 월경 주기: 24~35일
  - 황체형성호르몬 소변 검사: 위양성 검사는 난소부전, 폐경, 다낭성 난소 증후군을 포함

자궁내막생검

- 35세 이상의 모든 여성에서 시행
- 무경쟁성 에스트로겐 노출의 과거력
- 자궁내막증식증의 위험요소
  - 비만, 만성 무배란, 유방암 과거력, 선택적 에스트로겐 수용체 조절제 (tamoxifen) 사용
  - 자궁내막암, 난소암, 유방암, 혹은 대장암의 가족력

초기평가 요약

병력청취 및 진찰
임신검사: 임신과 영양막병 (trophoblastic disease) 배제위해
Pap smear
전혈검사/혈소판검사
갑상선자극호르몬
간기능검사 (만성간질환 혹은 신장 질환 있는 사람)
PT/PTT, factor Ⅷ,von Willebrand's factor 항원 검사 (과거력상 의심될때)
배란 상태
월경주기작성
황체기 기간 (24~35일)
황체형성호르몬 소변검사
자궁내막생검
경질초음파

이차 평가

- 경질 초음파는 비정상 골반 검사나 정상 자궁내막 생검시에 구조적 병변을 평가하기 위해 한다.
  - 자궁내막층이 두꺼워진 것을 확인할 수 있지만, 점막하 섬모양, 폴립, 선근증, 신생물 변화등을 구분할 수는 없다.
  - 폐경 후 여성에서 자궁내막이상을 제외시키기 위해서 경질초음파를 사용한다.
  - 폐경 전 여성에서는 경질초음파를 월경주기 4~6일에 한다. 만약 자궁내막선이 (endometrial stripe) 〉5 mm인 경우 sonohysterogram 실시한다.
  - 비정상 자궁출혈이 있는 200명의 폐경전 여성중에서 자궁내막선이 5 mm 미만인 80명 중 16명 (20%)는 자궁내막 폴립이나 점막하 자궁근종이 sonohysterogram에서 관찰된다.
- Sonohysterography는 자궁내막안으로 무균의 생리식염수를 넣고 경질 초음파로 관찰을 하면서 시행할 수 있다.
  - 폴립이나 조그만 점막하 섬유양 같은 병변을 관찰하는 데 용이하다.
  - 이점: 경질초음파 단독 사용보다 폴립을 관찰하는 데 민감도가 높다 (94% 대 75%).
  - 단점: 조직학적 진단을 위한 조직이 없다.
- 자궁경 자궁내막을 직접관찰
  - 비정상 자궁출혈의 원인을 진단하기위한 표준 방법
  - 생검과 확인된 병변의 제거

치료

급성 월경과다

- 고용량의 정맥내, 근육내, 혹은 경구 에스트로겐 투여
- 30 cc 폴리 카테터를 내과적 외과적 치료를 할 때까지 착용
- 필요하다면 수혈을 통해 소생
- 외과적: 많은 질출혈이 있다면, 소파술을 시행한다.

만성 월경과다

내과적 치료

	출혈량 감소 (%)	언급
경구피임약	50	계속적 혹은 주기적
LNG IUID	80~90	무월경 가능
비스테로이드성 항염제	20~50	배란여성에게 효과적
Cyclic progestin		특히, 무월경 출혈
항섬유용해제 (tranexamic acid, 1 g qid cycle days minus 1~4)	50	부작용: 오심, 다리경련, 잠재적 깊은 정맥혈전 위험
GnRH agonists and antagonists		저에스트로겐 부작용: 홍조, 골다공증, 6개월 까지 제한적 사용

내과적 치료 실패시 혹은 알려진 외과적 치료 적응증

- 자궁경/자궁내막소파술
- 자궁내막절제 (endometrial ablation)
- 환자들 중 20%는 수술적 치료를 필요로 하며, 10%는 자궁절제술이 필요하다.
- 자궁절제술: 확실한 수술

폐경전 비정상 출혈의 평가

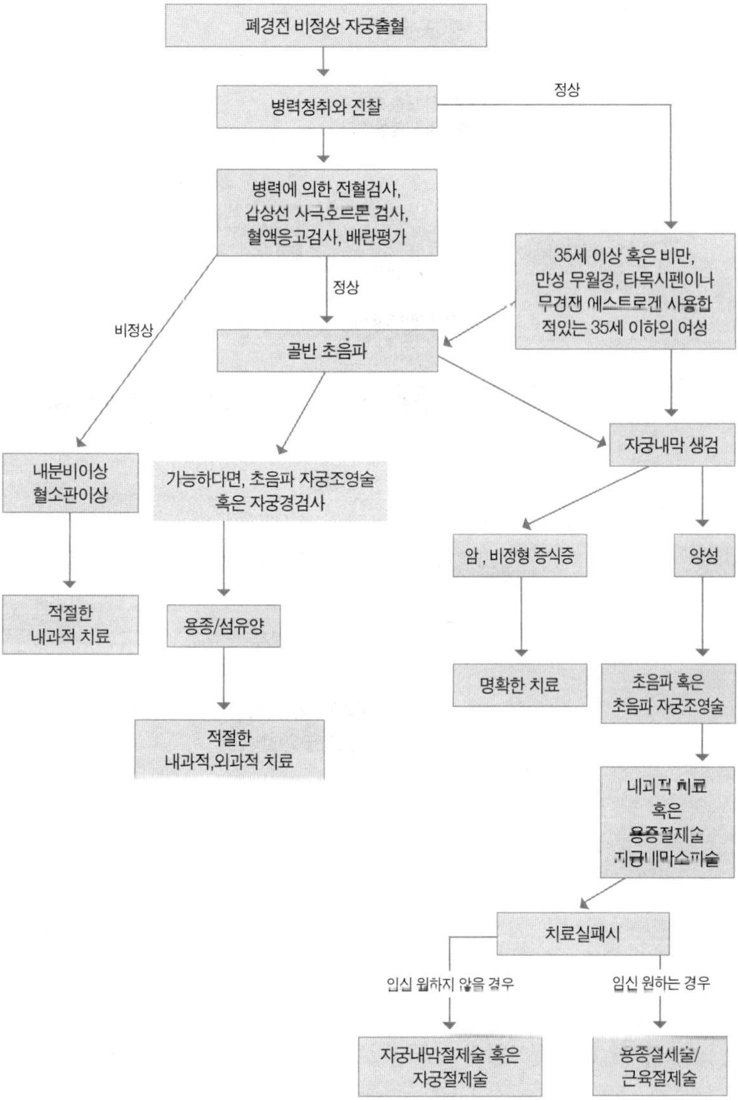

폐경후 비정상 출혈의 평가

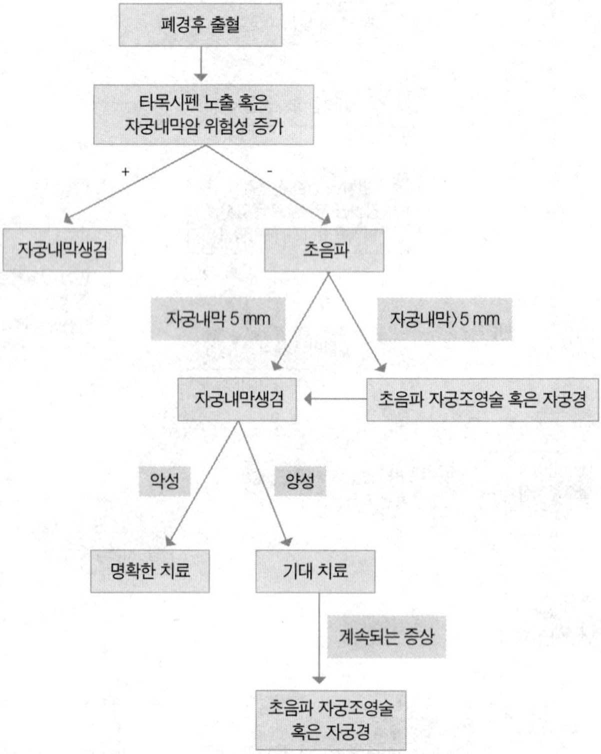

자궁내막 절제 (ENDOMETRIAL ABLATION)

Device Comparisons Based upon Initial FDA Randomized Trials

Device	Cervical Dilatation (mm)	Cavity Limits (cm)	Approximate Treatment Time (min)	Pretreatment Used
ThermaChoice (thermal balloon)	5	4~10	8	3-min suction curettage
Hydro ThermAblator (circulated hot fluid)	8	10.5 이하	10	GnRH agonist
Her Option (cryotherapy)	5	10 이하	10~18	GnRH agonist
NovaSure (RF electrosurgery)	8	6~10	1.5	None
MEA (microwave energy)	8.5	6~14	3.5	GnRH agonist

Patient Satisfacton and Amenorrhea Rates Associated with Nonresectoscopic Endometrial Ablation Compared with Resectoscopic Ablation at 12 Months

Device	Satisfaction Rate	Amenorrhea Rate	Diary Success (Score: 75 or Less)
ThermaChoice (thermal balloon)	96/99	13.2/27.2	80.2/84.3
Hydro ThermAblator (heated free fluid	-	35.3/47.1	68.4/76.4
Her Option (cryotheerapy)	86/88	22.2/46.5	67.4/73.3
NovaSure (radiofrequency electricity)	92/93	36/32.2	77.7/74.4
Microwave Endocctrial Ablation System (microwave eneergy)	92/93	55.3/45.8	87/83.2

전자궁내막절제술의 금기

· 임신 혹은 향후 임신을 원하는 경우
· 자궁내막암 혹은 자궁내막암이 의심스러운 경우
· 자궁내막의 전암성 병변
· 활동성 골반 염증 질환 혹은 난관수종
· 고전적 제왕절개술이나 전층 (transmural) 근종절제술을 받은 과거력
· 자궁기형 (septate uterus, bicornuate uterus, unicornuate uterus)
· 자궁내 장치 존재
· 치료시 활동성 비뇨기계 감염

전자궁내막절제술 수술 전 확인사항

· 서류 기록: 내과적 치료 거절, 실패, 불내성
· 환자가 향후 임신을 희망하지 않는 것을 확인
· 피임에 대한 계획설립
· 자궁내막증식증 혹은 자궁내막암을 조직검사를 통해 배제
· 자궁내막절제술을 시행하는 데 방해되는 병변을 제거하기위해 적절한 자궁내막 영상검사 시행
· 임신을 제외시킨다

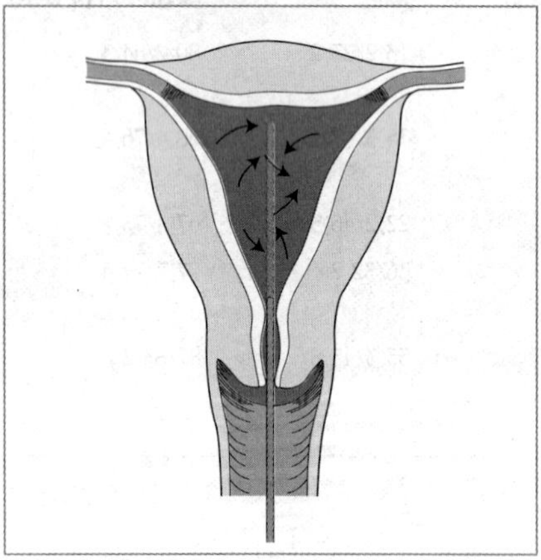

ThermaChoice uterine balloon therapy.
(가열된 수액이 ThermaChoice 풍선내를 순환한다)

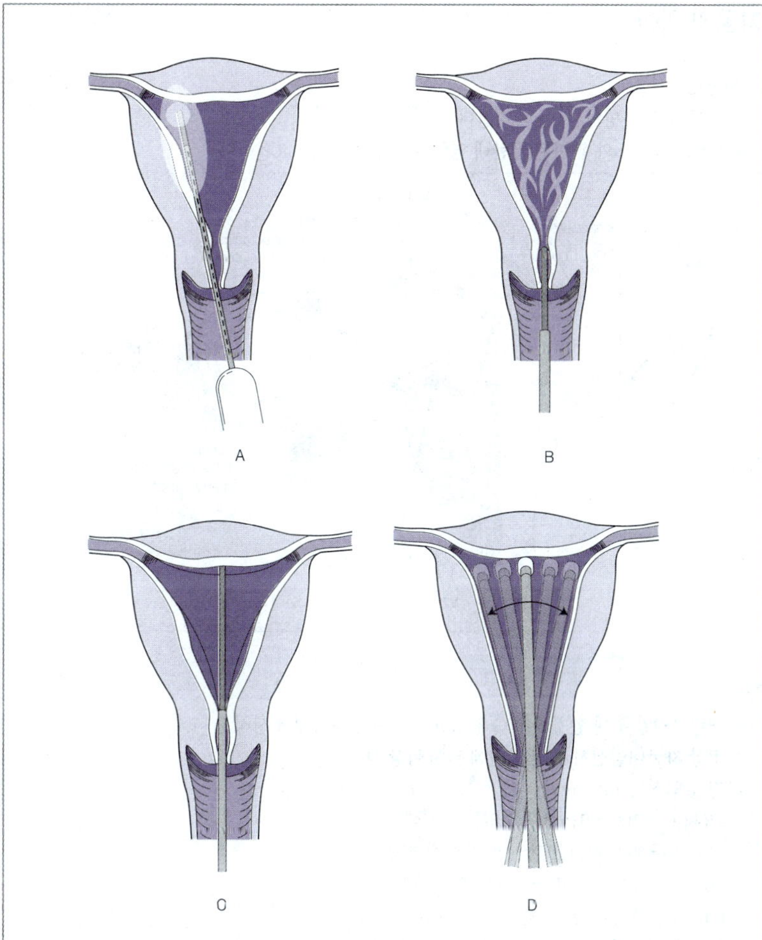

A: Cryoablation (Cryoprobe)를 cornus 근처 자궁강내 위치시켜 ice ball 형성)

B: Hydro Thermablation (자궁경과 Hydrothermablation probe를 자궁강내에 넣어 가열된 수액이 자궁강내 순환하게 함)

C: NovaSure radiofrequency ablation

D: Microwave Endometrial ablation

자궁외 임신

최신 정보

- 모든 모성 사망의 9%를 차지한다.
- C.trachomatis와 관련된 골반내 염증질환이 주요 위험요인이다.

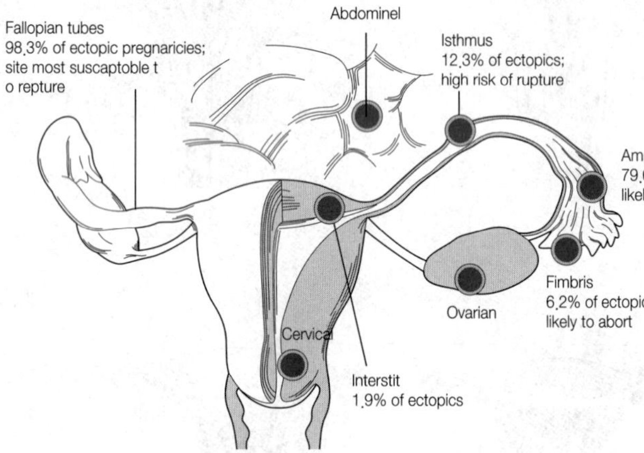

진단

- 배란 8~9일 후에 혈청 β-hCG 양성반응, 세포영양막에서 생성
- 정상 자궁내임신시 48시간 안에 53% 이상 상승
- 정상 임신의 10의 규칙
  - β-hCG = 100 mIU/ml 월경없는 시기에
  - β-hCG = 100,000 mIU/ml 10주에 최고치
  - β-hCG = 10,000 mIU/ml 만삭에
- β-hCG 반감기 = 대략 1일
- 자궁외 임신의 90%는 β-hCG 〈6,500 mIU/ml

자궁외 임신에 대한 치료 결과들

Method	Number of Studies	Number o Patients	Number with Successful Reolution
Conservative laparoscopic	32	1626	1516 (93%)
Variable-dose methotrexate	12	338	314 (93%)
Sing-dose methotrexate	7	393	340 (87%)
Direct-injection methotrexate	21	660	502 (76%)
Expectant management	14	628	425 (68%)

	Subsequent Fertility Rate	
Tubal Patency Rate	Intrauterine	Ectopic
170/223 (76%)	336/647 (57%)	87/647 (13%)
136/182 (75)	55/95 (58%)	7/95 (7%)
61/75 (81%)	39/64 (61%)	5/64 (8%)
130/162 (80%)	87/152 (57%)	9/152 (6%)
60/79 (76%)	12/14 (86%)	1/14 (7%)

자궁외 임신 치료 알고리즘

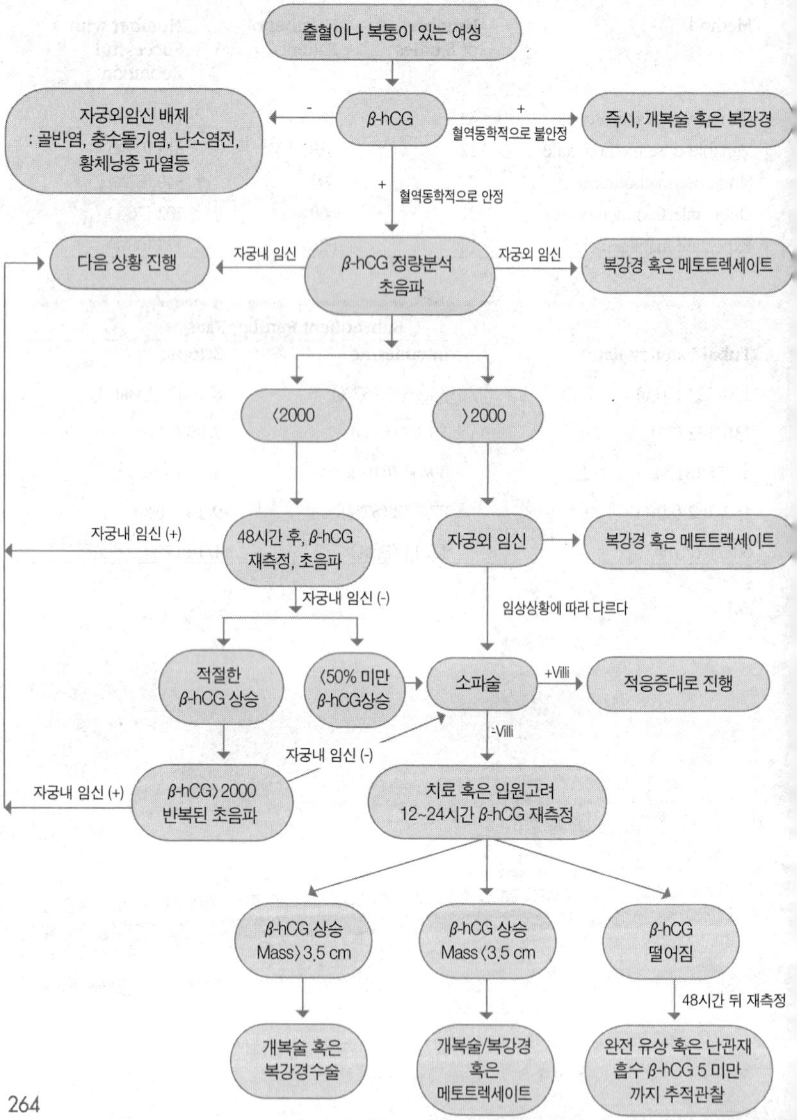

자궁외 임신시 메토트렉세이트 (Methotrexate, MTX) 치료

- 선택된 환자중에서 67~100%에서 성공률을 보임.
- 메토트렉세이트의 적응증/금기증

적응증

파열되지 않음
자궁외 임신 크기 < 3.5 cm
태아심박동이 없는 경우
β-hCG <6500 mIU/ml

금기증

비정상 수치 (크레아티닌> 1.3 mg/dl, 간기능검사 >50 IU/L)
알콜중독, 알콜성 산실환, 반성 산실환
혈액질환
활동성 폐질환
소화성 궤양질환
간,신장, 혹은혈액학적 이상

- Single-dose protocol: 산전 비타민과 엽산 중지

Day 1: MTX, 50 mg/m^2	β-hCG, ALT, Cr, CBC, type and screen	Rh_0 (D) immune globulin (RhoGAM; 300 mcg IM) if Rh negative.
Day 4	β-hCG	Usually > than initial β-hCG.
Day 7	β-hCG, ALT, Cr, CBC	If not ↓ by 15% from day 4, give 2nd MTX dose (50 mg/m^2) or consider laparoscopy.
Weekly	β-hCG	Continue until < 5 mIU/mL.

- Multidose protocol; 산전 비타민과 엽산 중지

Day 0: MTX, 1 mg/kg IM or IV	β-hCG, ALT, Cr, CBC, type and screen	RhoGAM (300 mg IM) if Rh negative.
Day 1: LEU, 0.1 mg/kg IM or IV	β-hCG	If not ↓ by 15% from day 0, give 2nd MTX dose on day 2.
Day 2: MTX	-	
Day 3: LEU	β-hCG	If not ↓ by 15% from day 1. give 3rd MTX dose on day 4.
Day 4: MTX	-	-
Day 5: LEU	β-hCG	If not ↓ by 15% from day 3, give 4th MTX dose on day 6
Day 6: MTX	-	-
Day 7: LEU	β-hCG, ALT, Cr, CBC	If not ↓ by 15% from day 5, laparoscopy.
Weekly	β-hCG	Continue until 〈5 mIU/mL

- MTX 치료로 성공적으로 치료된 환자에서 β-hCG〈15 mIU/ml까지의 평균 시간 = 대략 35일 간혹 109일이 걸릴 수도 있다.
- 초기 치료와 파열까지의 가장 긴 기간은 42일
- 치료전에 측정한 β-hCG 수치가 치료 실패의 유일한 예후 예측인자이다.
- 이전 자궁외 임신의 과거력은 MTX 치료 실패의 독립적인 위험인자이다 (이전에 자궁외 임신 과거력 있는 여성들에서 실패율, 18.6%; 처음 자궁외임신 여성에서의 실패율, 6.8%).

β-hCG 수치 (mIU/mL)	**실패율 (%)**
〈1,000	1.7
1,000-9,999	7~13
10,000-14,999	18
〉15,000	32

- 만약 초기 β-hCG〈1,000 mIU/ml 이라면 MTX 치료없이 88%에서 치료된다 (MTX 치료시에도 비슷한 효과).

BODY SURFACE AREA NOMOGRAM

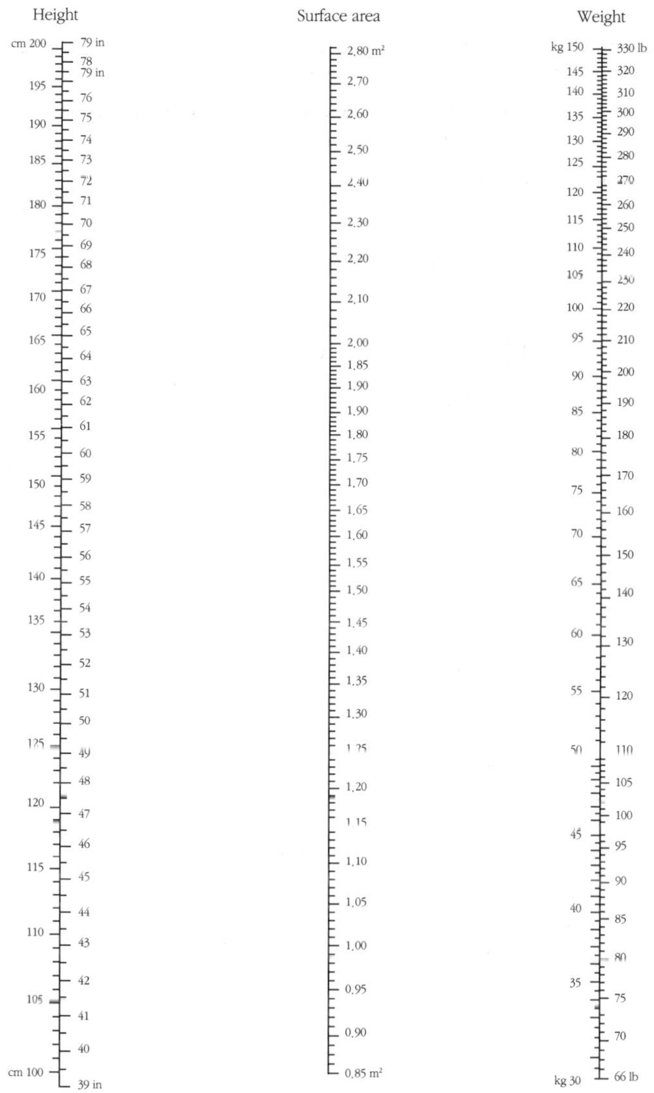

위양성 β-hCG

- β-hCG 의 위양성 빈도: 1/10,000 - 1/100,000
- 위양성 β-hCG는 보통 〈150 mIU/ml
- 대부분의 위양성은 비 hCG (non-hCG)성 물질때문이다 (항-동물성 면역단백질 항체).
- 특징적으로, 혈청에서는 양성이고 소변에서는 음성인 경우는 이염색항체 (heterophilic antibodies)가 신장의 사구체에서 여과되지 않는 160,000 디옵터의 분자량을 가진 면역단백질 G이기 때문이다. 더구나, 연속적인 혈청희석은 hCG 표준수치에 평행하지않다.

위양성 베타hCG 의 원인들

non-hCG 물질의 방해
- 항-동물성 면역단백질 항체 (Anti-animal heterophilic immunoglobulin antibodies)
- hLH 혹은 hLH β-subunit
- 류마티스양 인자
- 비특이적인 혈청인자 (Nonspecific serum factors)

외인성 β-hCG 주입

뇌하수체성 hCG 유사 물질

검사시 오염

hCG, human chorionic gonadotropin; hLH, human luteinizing hormone.

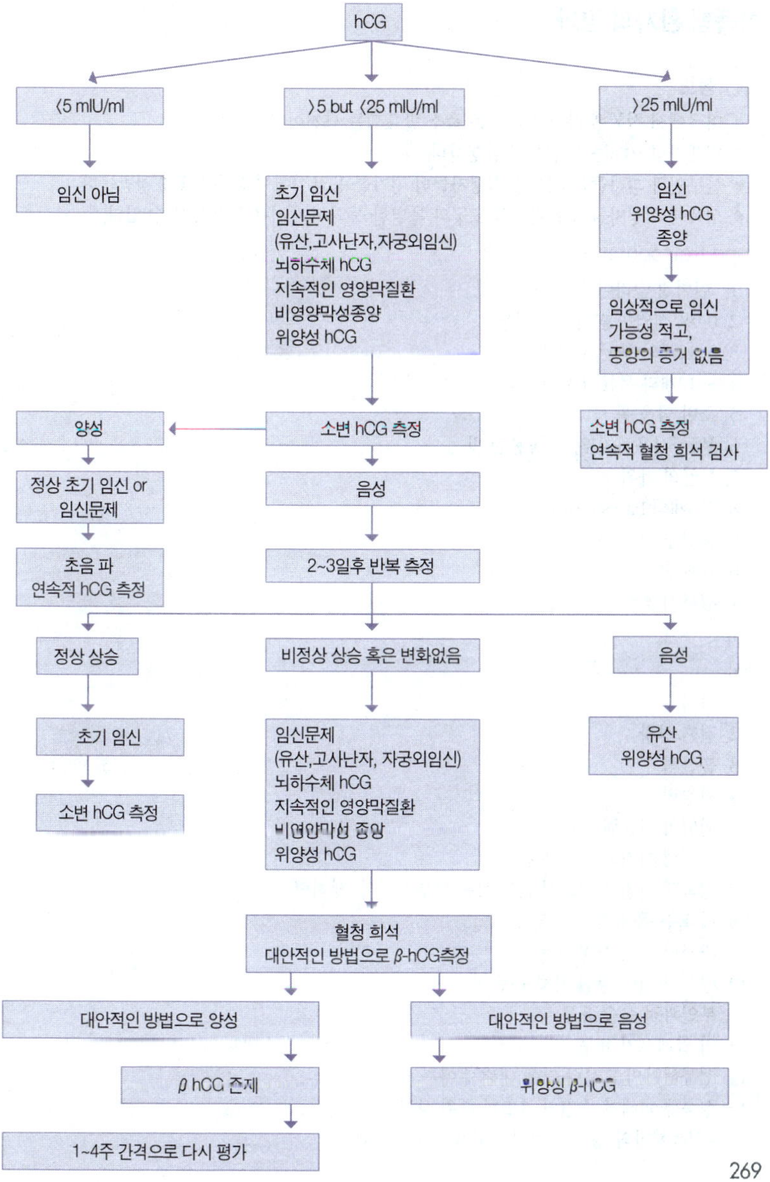
hCG
<5 mIU/ml
>5 but <25 mIU/ml
>25 mIU/ml
임신 아님
초기 임신
임신문제
(유산,고사난자,자궁외임신)
뇌하수체 hCG
지속적인 영양막질환
비영양막성종양
위양성 hCG
임신
위양성 hCG
종양
임상적으로 임신
가능성 적고,
종양의 증거 없음
양성
소변 hCG 측정
소변 hCG 측정
연속적 혈청 희석 검사
정상 초기 임신 or
임신문제
음성
초음 파
연속적 hCG 측정
2~3일후 반복 측정
정상 상승
비정상 상승 혹은 변화없음
음성
초기 임신
임신문제
(유산,고사난자, 자궁외임신)
뇌하수체 hCG
지속적인 영양막질환
비영양막성 종양
위양성 hCG
유산
위양성 hCG
소변 hCG 측정
혈청 희석
대안적인 방법으로 β-hCG측정
대안적인 방법으로 양성
대안적인 방법으로 음성
β hCG 존재
위양성 β-hCG
1~4주 간격으로 다시 평가

성폭행 환자의 평가

최신 정보

- 미국에서 성폭행 사건은 대부분 축소 발표되는 사건이다.
- 희생자의 50%는 집 안에서 발생한다.
- 산부인과 의사들은 성폭행 희생자들의 평가를 응급실에서 해주기를 요청받는다.
- 성폭행 희생자들에게 평가적 도구와 특별한 동의서의 사용은 유용할 수 있다.

Rape tray contents

1. 현미경 슬라이드의 동봉된 것
2. 0.9% 식염수를 가진 안약통
3. 6~12개의 무균의 면봉
4. 8~12개의 무균의 튜브
5. 소변 담을 통
6. 무균, 사용하지 않은, 동봉된 빗
7. 무균의 가위
8. 2~4개의 Pap smear mailers
9. 붙일수 있는 라벨
10. 손톱 긁는 기구
11. 검사시행을 위한 개요

평가

문진

1. 나이
2. 결혼 상황
3. 출산력
4. 월경력
5. 피임약 사용력
6. 성폭행 이전의 성교 시간
7. 성폭행 이전의 성교시 콘돔 사용 여부와 이후 세척력
8. 약 혹은 음주력
9. 과거나 현재 성병 유무
10. 정신 장애나 정신 지체 유무
11. 부인과적 수술 유무
12. 약 알레르기 유무
13. 성폭행자의 묘사나 그에 대해서 아는 것
14. 성폭행 피해자 주변의 특별한 주위 상황
    - 성폭행자의 성기가 여성의 외음부를 침범했나?

- 성폭행자가 오르가즘을 경험했나?
- 성폭행자가 콘돔을 착용했나?
- 성기외의 행동을 했나?
- 성폭행자가 흉기를 사용했나?

15. 성폭행의 위치
16. 성폭행의 시간과 날짜
17. 성폭행자가 피해자를 선택한 어떠한 이유
18. 성폭행 이후 피해자의 특별한 행동
    - 질 세척 - 배뇨 - 목욕 혹은 샤워 - 배변 - 칫솔질 - 옷 갈아입기

검사

- 하얀 시드 위에 서서 환자가 옷을 벗도록 한다.
- 동봉된 플라스틱 가방에 옷을 놓도록 한다.

골반 검사

- 기록
  - 음모의 상태 (헝클어진, 혈액이 묻은, 기타 등등)
  - 외음부 상처
  - 질구, 항문, 직장의 상태
  - 질의 상태
  - 자궁경부의 상태

실험실적 검사

- 정자를 위한 식염수 준비 (운동성 기록)
- 파파니콜로 도말검사 혹은 정자를 위한 그람 염색
- Gonorrhea와 Chlamydia 도말검사와 배양검사 (가능하다면 직장 검사도 포함)
- HIV, syphilis, hepatitis B, CMV, HSV 검사를 위한 혈청학적 검사
- 혈청학적 임신 검사
- 혈액 속 음주 검사, 소변에서 약물 독성 검사

성교를 통해 전파되는 병의 예방을 위한 선택 사항

- 250 mg의 ceftrixone IM과 100 mg의 doxycycline 하루 2회 구강 복용 × 7일
- 2 g의 spectinomycin IM과 100 mg의 doxycycline 하루 2회 구강 복용 × 7일
- 500 mg의 erythromycin tid 혹은 1 g의 azithromycin (임신 환자를 위하여)

성폭행 희생자에게 72시간 이내에 HIV 노출 여부 평가

- 성폭행자에게 HIV 감염의 위험성 평가
- HIV 전파 위험성을 증가시킬 수 있는 성폭행시 취했던 행동 평가
- HIV 예방이 고려되는 상황이면 전문가에게 치료적 문의

- 성폭행으로 인한 HIV 전파의 위험성이 나타난다면, antitetroviral 전체의 예방적 효과와 독성력, 증명된 이익의 부족에 대해 토론
- 예방적 antiretroviral 약제를 선택한다면, 다음번 재방문까지 충분한 약물 치료를 제공하고 약물치료의 저항력 과 처음 치료 후의 평가를 3~7일 동안 평가한다.
- 성폭행후 예방적 치료가 시작 됐다면, CBC와 생화학적 혈청학 검사를 확인한다.
- HIV 항체 검사를 확인하고 6주, 3개월, 6개월 순으로 되풀이 한다.

임신을 방지하기 위한 보호 (Yuzpe 방법)

- 항구토제를 따로 12시간 간격으로 2번 복용한다.

추적조사

- 단지 20~30%의 환자들만 추적 검사를 위해 돌아올 것이다.
- 추적조사시 동일한 의사에 의한 진료가 되도록 고려해야 한다.

추적조사시 검사

2주 후: Gonorrhea/*Chlamydia*

4주 후: Hepatitis B

6주 후: 임신검사, Trichomonas, HPV, vaginosis

3달 후: Gonorrhea/Chlamydia, HIV

6달 후: Hepatitis B, HIV, rapid plasma reagin

골반통증

최신 정보

- 환자와 의사에게 좌절을 주는 질병
- 많은 가능성 있는 원인
- 마약의 과다사용은 약 의존성을 이끌수 있음

원인학

부인과적인 원인

자궁외의 요인

유착

만성 자궁외 임신

만성 골반 감염

자궁내막증

잔존 난소 증후군 (residual ovary syndrome)

자궁적인 요인

선근증

만성 자궁내막염

평활근종

자궁내 피임기구

골반 울혈

골반 지지조직 결손

용종

비뇨기과적 원인

만성 요로 감염

배뇨근 과활동성

간질성 방광염

결석

요도하 게실염

여성요도증후군

위장관적 원인

남석증

만성 충수돌기염

변비

게실병

소장결장염

위/십이지장 궤양

염증성 창자병 (크론병, 궤양성 대장염)
과민성 대장증후군
종양

근골격계적 원인

꼬리뼈 주위 통증 (coccydynia)
디스크 질환
퇴행성 관절 질환
섬유근육염
탈장
대상 포진
등 하부 통증
항문올림근 증후군 (골반층 근육의 경련)
근막 통증 (유발점, 경련)
신경 포착증후군 (nerve entrapment syndromes)
골다공증 (골절)
자세에 의한 통증
척주측만증/척추전만증/척주후만증
과도긴장/염좌

기타

남용 (육체적 혹은 성적, 이전 혹은 현재)
과도한 중금속 독성 (납, 수은)
부갑상선항진증
포르피린증 (porphyria)
정신적 장애 (우울증, 양극성 장애, 부적격성 인격장애)
심리사회적 스트레스 (부부생활의 문제, 직업적 스트레스)
겸상적혈구병
불면증
신체형장애
물질 사용 (특히 코카인)
자율신경계 퇴행위축
척수매독 (3차 매독)

증거에 따라 만성 골반 통증을 악화시키거나 유발하는 부인과적 상태

Level A

부인과적 악성종양 (특히 말기)
정체 난소 증후군 (Ovarian retention syndrome)
잔류 난소 증후군 (Ovarian remnant syndrome)
골반 울혈 증후군
골반 염증성 질환
결핵 자궁관염

Level B

유착
양성 낭성 중피종
평활근종
수술후 복막 낭종

Level C

선근증
비특이적 생리통 혹은 배란통
부속기관의 낭종 (자궁내막증이 아닌)
자궁경부 협착증
만성 자궁외 임신
만성 자궁내막염
자궁내막 혹은 자궁경부 용종
내난관종 (Endosalpingiosis)
자궁내 피임기구
난소 배란 통증
잔여 부수적 난소
증상적 골반 이완 (성기 탈출증)

증거에 따라 만성 골반 통증을 악화시키거나 유발하는 비부인과적 상태

증거수준	비뇨기계	위장관계	근골격계	기타
Level A	방광암	대장암	복벽근막통 (유발점)	수술 흉터 부위 복부 피부 신경 죄임증
	간질성방광염	변비	만성 꼬리뼈 혹은 요통	우울증
	방사선 방광염	염증성 장 질환	불량 자세	신체화 장애
	요도 증후군 (Urethral syndrome)	과민성 장 증후군	섬유근통 신경통 (iliohypogastric, ilioinguinal, and/or genitofemoral nerves) 골반 기저부 근육통 (levator ani or piriformis syndrome) 주산기 골반통 증후군	
Level B	억제되지 않은 방광 수축 (detrusor dyssynergia)	-	수핵 탈출증	만성소화장애증 (Celiac disease)
	요도 게실		요통 척수 혹은 천골신경 종양	신경성 기능 부전 포르피린증 대상포진 수면장애
Level C	만성요도감염	대장염	요추부위 압박	복부성 간질
	재발성 급성 방광염	만성 간헐성 장 폐색증	퇴행성관절질환	복성 편두통
	재발성 급성 요도염	게실성 질환	탈장 (ventral, inguinal, femoral, spigelian)	양극성 장애
	결석/요석증		근 긴장 및 근 염좌	가족성 지중해열
	요도언덕 (Urethral caruncle)		복직근 건 긴장 척추증 (Spondylosis)	

일차 월경통 치료를 위한 전략

전략	투여경리 용량	이점	단점
배란억제			
호르몬 피임약	경구, 경피, 질내	피임, 규칙적 출혈, 출혈량 감소	2~4일 통증경감을 위해 21일간 약물복용
프로스타글란딘 억제			
Ibuprofen	경구 (800 mg to 1200 mg initial, 800 mg every 6hrs)	폭 넓게 사용되고, 효과 증명됨	급성위연동이상항진 위험성, 처방전 필요
Mefenamic acid (Ponstel)	경구 (250 mg to 500 mg initial, 250 mg every 6hrs)	자궁활동성 감소 및 통증 감소에 효과적	급성위연동이상항진 위험성, 처방전 필요
Naproxen sodium (Anaprox, Naprosyn)	경구 (250 mg to 500 mg initial, 250 mg twice daily)	폭 넓게 사용되고 자궁활동성 감소 및 통증 감소에 효과적 하루에 2회 복용	급성위연동이상항진 위험성, 처방전 필요
지속적 국소적 저온 열치료			
ThermaCare	Topical (low abdomen or back)	처방전 필요없음, 전신부작용 없음, 자궁활동성 감소 및 통증 감소에 효과적, heat patches는 8~10시간 작용함	heat patch에서 산소 제거시 효과는 감소됨

평가와 치료를 위한 알고리즘

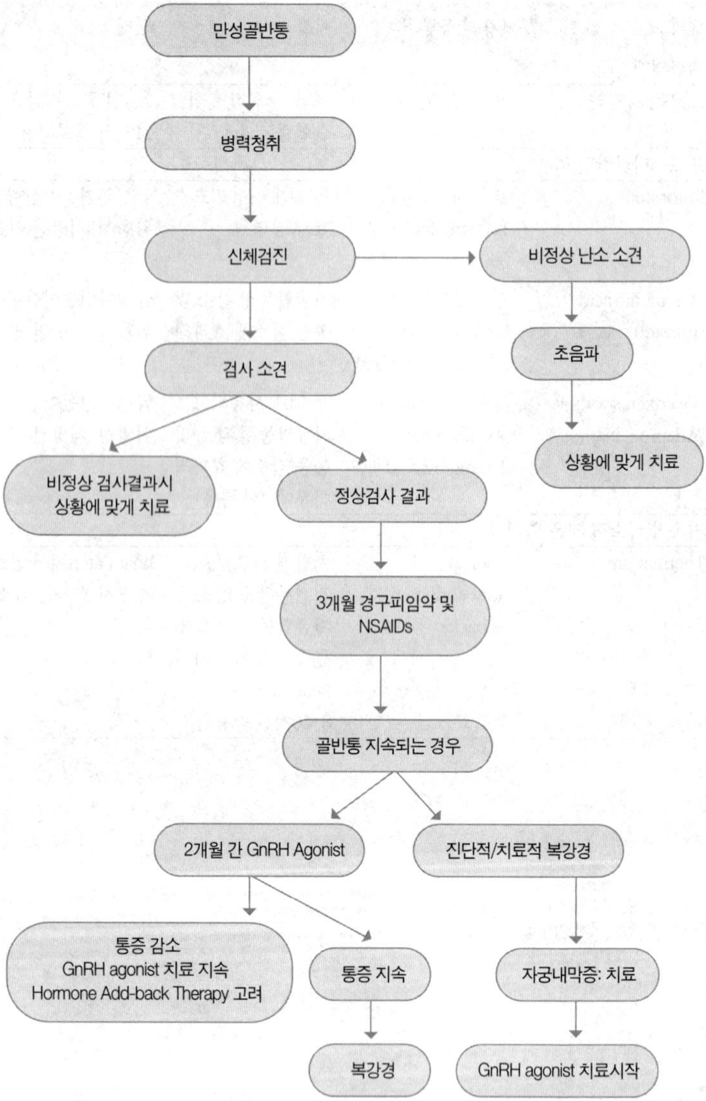

자궁내막증

최신 정보

- 복강경 검사시 가임 여성의 5~15% 정도에서 발견
- 1/3 가량에서 불임이 올 수 있음
- 증상: 없을 수 있음, 월경 전이나 월경시 통증, 성교통 (질 통각과민), 만성 골반 통증, 배변장애, 불임

원인

- Sampson: 생리의 역류 (원숭이 연구)
- Halban: 림프-혈관 퍼짐 (폐, 뇌, 심낭막)
- Meyer: 체강 (coelomic, 남성과 유아에서 발견)
- Dmowski: 세포 면역 감소

병리학

- 이소성 자궁내막 분비선
- 이소성 자궁내막 간질
- 인접부위의 출혈
- 흔한 위치: 자궁천골 인대, 난소, cul-de-sac

치료

내과적 치료

초기 치료

생식샘자극호르몬분비호르몬 (GnRH) 작용제

- Buserelin
- Triptorelin
- Decapeptyl
- Goserelin (Zoladex)
- Leuprolide (Lupron)
- Nafarelin (Synarel)

저에스트로겐 부작용의 치료

- 매일 medroxyprogesterone acetate 2.5 mg 과 결합 에스트로겐 0.625 mg
- 매일 norethindrone 5.0 mg

대안 (부작용, 가격, 치료 기간 > 6 달)

계속적인 6~12달 동안 경구 피임약

Medroxyprogesterone acetate 30 mg 매일 경구 투입 (부가적인 피임약을 제공해야 함)

Depot medroxyprogesterone acetate 피하 투입 - 104 × 3달

Danazol 200~800 mg 매일 경구 투입 × 6달

Aromatase 억제제 (계속적인 경구 피임약과 Femara 2.5 mg 매일 경구 투입)

AMERICAN SOCIETY FOR REPRODUCTIVE MEDICINE
REVISED CLASSIFICATION OF ENDOMETRIOSIS

Paticnt' s Name____________________ Date____________________

Stage I (Minimal) - 1-5
Stage II (Mild) - 6-15
Stage III (Moderate) - 16-40
Stage IV (Severe) - 〉40
Total__________

Laparoscopy__________ Laparotomy__________ Photography__________
Recommended Treatment____________________
____
Prognosis__________

	ENDOMETRIOSIS	〈 1 cm	1-3 cm	〉3 cm
PERITONEUM	Superficial	1	2	4
	Deep	2	4	6
OVARY	R Superficial	1	2	4
	Deep	4	16	20
	L Superficial	1	2	4
	Deep	4	16	20
	POSTERIOR CULDESAC OBLITERATION	Partial		Complete
		4		40
	ADHESIONS	〈1/3 Enclosure	1/3-2/3 Enclosure	〉2/3 Enclosure
OVARY	R Filmy	1	2	4
	Dense	4	8	16
	L Filmy	1	2	4
	Dense	4	8	16
TUBE	R Filmy	1	2	4
	Dense	4*	8*	16
	L Filmy	1	2	4
	Dense	4*	8*	16

* If the fimbriate end of the fallopian tube is completely enclosed, change the point assignment to 16.
Denote appearance of superficial implant types as red [(R), red, red-pink, flamelike, vesiclar blobs, clear vesicles], white [(W), opacifications, peritoneal defects, yellow-brown], or black [(B) black, hemosideri deposits, blue]. Denote percent of total described as R___%, W___% and B___%. Total should equal 100%.

Additional Endometriosis: ____________________

Associated Pathology: ____________________

To be Used with Normal
Tubes and Ovaries

L R

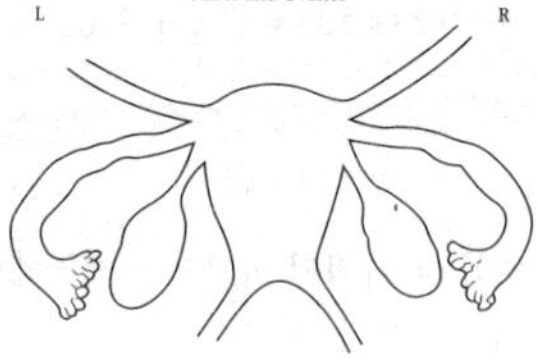

To be Used with Abnormal
Tubes and / or Ovaries

L R

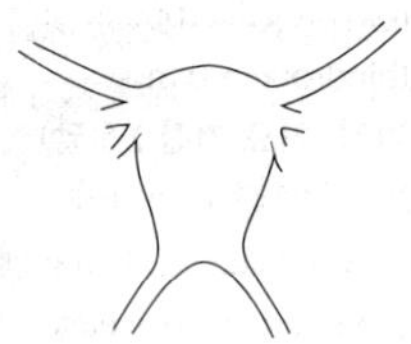

EXAMPLES & GUIDELINES

STAGE I (MINIMAL)

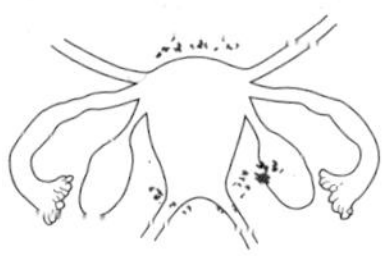

PERITONEUM		
Superficial Endo	1~3 cm	-2
R. OVARY		
Superficial Endo	⟨1 cm	-1
Filmy Adhesions	⟨1/3	-1
TOTAL POINTS		4

STAGE II (AND)

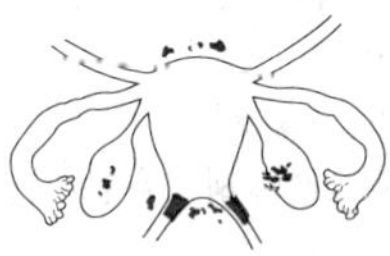

PERITONEUM		
Deep Endo	⟩3 cm	-6
R. OVARY		
Superficial Endo	⟨1 cm	-1
Filmy Adhesions	⟨1/3	-1
L. OVARY		
Superficial Endo	⟨1 cm	-1
TOTAL POINTS		9

STAGE III (MODERATE)

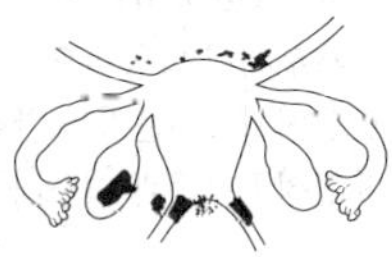

PERITONEUM		
Deep Endo	⟩3 cm	-6
CULD SAC		
Partial Obliteration		-4
L. OVARY		
Deep Endo	⟨1~3 cm	-16
TOTAL POINTS		26

STAGE III (MODERATE)

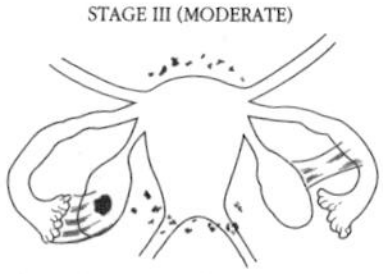

PERITONEUM		
Superficial Endo	3 cm	-4
R. TUBE		
Filmy Adhesions	⟨1/3	-1
R. OBARY		
Filmy Adhesions	⟨1/3	-1
L. TUBE		
Dense Adhesions	⟨1/3	-16*
L. OVARY		
Deep Endo	⟨1 cm	-4
Dense Adhesions	⟨1/3	-4
TOTAL POINTS		20

STAGE IV (SEVERE)

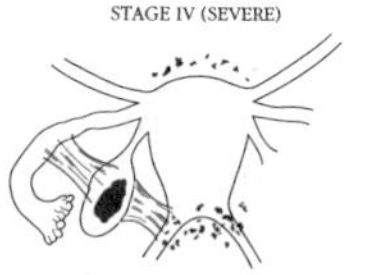

PERITONEUM		
Deep Endo	⟩3 cm	-4
L. OVARY		
Deep Endo	⟨1.3 cm	-32**
Dense Adhesions	⟨1/3	-8**
L. TUBE		
Dense Adhesions	⟨1/3	-8**
TOTAL POINTS		52

* Point assignment changed to 16

** Point assignment doubled

STAGE IV (SEVERE)

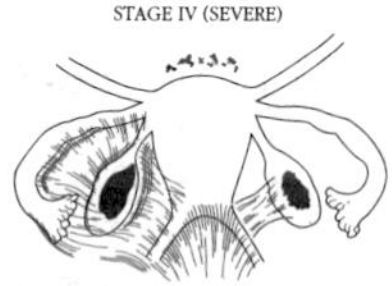

PERITONEUM		
Deep Endo	⟩3 cm	-6
CULDESAC		
complete Obliteration		-40
R. OVARY		
Deep Endo	⟨1-3 cm	-16
Dense Adhesions	⟨1/3	-4
L. TUBE		
Dense Adhesions	⟩2/3	-16
L. OVARY		
Deep Endo	1-3 cm	-16
Dense Adhesions	⟩2/3	-16
TOTAL POINTS		114

Determination of the stage or degree of endometrial involvement is based on a weighted point ststem. Distribution of points has been arbitrarily determined and may require further revision or refinement as knowledge of the disease increases.

To ensure complete evaluation, inspection of the pelvis in a clockwise or counterclockwise fashion is encouraged. Number, size and location fo endometrial implants, plaques, endometriomas and/or adhesions are noted. For example, five separate 0.5 cm superficial implants on the peritoneum(2.5 cm total) would be assigned 2 points. (The surface of the uterus should be considered peritoneum.) The severity of the endometriosis or adhesions should be assigned the highest score only for peritoneum, ovary, tube or culdesac. For example, a 4 cm superficial and a 2 cm deep implant of the peritoneum should be given a score of 6 (not 8). A 1 cm deep endometrioma of the ovary associated with more than 3 cm of superficial disease should be scored 20 (not 24).

In those patients with only one adenexa, points applied to disease of the remaining tube and ovary should be multipled by two.

** Points assigned may be circled and totaled. Aggregation of points indicates stage of disease (minimal, mild, moderate, or severe).

The presence of endometriosis of the bowel, urinary tract, fallopian tuve, vagina, cervix, skin etc., should be docuemnted under " additional endometriosis." Other pathology such as tubal occlusion, leiomyomata, uterine anomaly, etc., should be documented under "associated pathology." All pathology should be depicted as specifically as possible on the sketch of pelvic organs, and means of observation (laparoscopy or laparotomy) should be noted.

For additional supply write to: American Society for Reproductive Medicine, 1209 Montgomery Highway, Birmingham, Alabama 35216

생식샘자극호르몬분비호르몬 유사체 (GnRH agonists)

최신 정보

- 고유의 GnRH는 decapeptide 이다.
- 6번째 위치 치환에 의한 다양한 작용제가 만들어짐.
- Schally와 Guillemin 에 의해 1971년에 고유의 황체형성호르몬분비호르몬을 추출
- 시상하부에서 박동적으로 분비
- 혈청안에서 2~8분정도 반감기
- 황체형성호르몬과 여포자극호르몬의 생성과 분비를 시작

유사체

- 대부분의 작용제는 6번째 위치에서 D 아미노산의 치환
- 대부분의 길항제는 2번째 위치에서 치환과 변화
- 작용제의 사용은 일시적으로 GnRH 수용체를 증가시키나 점차 가역적으로 수용체 감소와 탈민감시킴

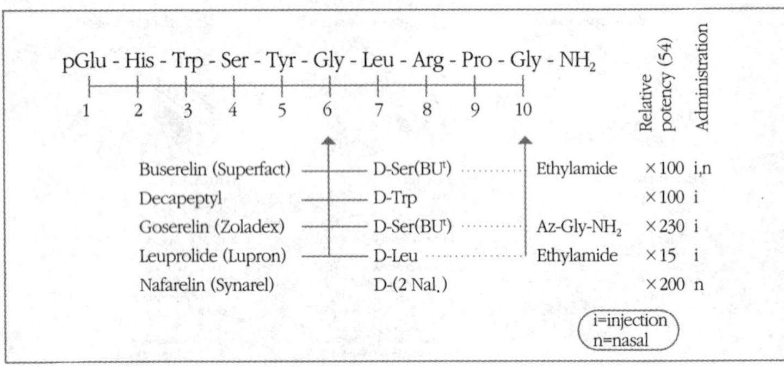

적응증

- 자궁내막증
- 평활근종 (수술전에 크기 줄임)
- 시험관 아기 및 다른 가임적 기술에 도움
- 성조발증
- 전립선암
- 유방암 (많이 사용)

부작용

- 저에스트로겐 상태 (화끈거림, 성욕 감소, 건조한 질, 뼈 질량 감소)
- 안드로겐 (여드름, 근육통, 부종, 체중 감소)

GnRH-a (Lupron) 환자를 위한 Add-Back 치료

Author (referance)	No. of Patients	Add-Back Therapy	Symptoms	Vasomotor Symptoms	Bone Mineral Density
Surrey et al.	19	a) NEt (10 mg/day)	↓	↓	No change
		b) NEt (2.5 mg/day) + cyclic etidronate disodium (400 mg/day)	↓	↓	No change (DXA spine)
Hornstein et al.	201	a) NEt Ac (5 mg/day)	↓	↓	No change
		b) NEt Ac (5 mg/day) + CEE (0.625 mg/day)	↓	↓	No change
		c) NEt Ac (5 mg/day) + CEE (1.25 mg/day	↓	↓	No change (DXA spine) (All less than GnRH-a alone)

CEE, conjugated equine estrogens; DXA, dual energy x-ray absorptiometry; GnRH-a, gonadotropin-releasing hormone agonist; NEt, norethindrone; NEt Ac, norethindrone acetate.

Add-Back 요법

GnRH-Agonist Use	Add-Back	Bone Density Scan	Recommended Agent
6 mos	선택사항	고위험군 환자에서만	a) Norethindrone acetate 2.5 mg daily b) Conjugated equine estrogens 0.3~0.625 mg(or equivalent) + medroxyprogesterone acetate 5 mg daily
6-12 mos	요구됨	6~12개월 마다	Norethindrone acetate 5 mg daily
재치료	요구됨	치료 전 검사	Norethindrone acetate 5 mg daily

복강경

최신 정보

- 1805년 Bozzanie가 빛 반사체를 사용하여 요도를 시험함.
- 1910년 스웨덴의 Jocobaeus는 사람에게서 기복증을 발견하고 내시경을 사용함.
- 1968년 Cohen 과 Fear가 30대에 처음으로 미국 기사를 씀.
- 1970년대 독일의 Semm이 유착 용해, 자궁부속기절제술, 근종적출술을 위한 기술을 묘사
- 1972년 미국에서 부인과적 복강경 협회 창설됨.
- 1973년 Shapiro와 Adler이 자궁외 임신을 복강경으로 제거하는 방법을 묘사함.

적응증

진단

- 양성 골반종양의 평가
- 골반 통증
- 급성 (꼬임, 골반 염증 질환, 자궁외 임신, 충수돌기염, 등)
- 불임
- 자궁 천공의 평가
- 질자궁절제술 시행 전 골반평가

치료

- 불임시술
- 자궁내막증의 방전요법 (Fulguration of endometriosis)
- 자궁외 임신
- 생식세포자궁관내이식 (Gamate intrafallopian transfer)
- 난소 낭종 절제술
- 난소절제술
- 유착 용해
- 충수돌기 절제술
- 자궁절제술, 근종적출술, 요실금 수술

수술전 평가

- 환자에게 계획된 순서의 모든 위험성에 대해서 정보를 잘 제공해야한다.
- 정기적인 문진과 신체 검사
- 검사 자료 (β-hCG, CBC, 등)
- 수술 전 적절한 곳에서 장의 처치 (GoLytely 혹은 Fleet 의 관장)
- 수술자의 판단에 따른 항생제

비판적 분석

- 치료시 복강경의 우월성을 제공하는 적절한 증거
  - 자궁외 임신
  - 자궁내막증
  - clomiphene에 내성을 보이는 다낭난소증후군

자궁경

최신 정보

- 1895년 Bumm은 자궁 내시경에 대해 보고서를 씀.
- 1914년 Heineberg는 개선된 자궁 내시경을 소개함.
- 1925년 Rubin는 팽창의 물질로 CO_2사용을 묘사함.
- 1968년 Menken는 높은 점도성 물질을 사용함.

적응증

비정산적 자궁 출혈

- 진단과 치료
  - 자궁내막절제
  - 자궁내막 용종 절제
  - 점막하 자궁근종 절제

자궁내 이물질

- 진단과 치료
  - 눈으로 보면서 자궁내 기구의 직접적 제거를 위해 놓여진 자궁내 기구의 위치 파악
  - 눈으로 보면서 자궁내 이물질을 직접적 제거를 위해서 이물질 위치 파악

불임 혹은 재발적인 유산

- 진단과 치료
  - 뮐러관 융합 손상의 (Mullerian fusion defects) 절제
  - 자궁내막 유착의 제거

자궁내 평가

Anatomic Abnormality	Hysteroscopy	D&C	HSG	Ultrasound	MRI
Fibroids					
Intramural	+	-	+	+++	+++
Submucous	+++	+	++	++	+++
Intrauterine synechiae	+++	-	++	-	-
Bicornuate/septate uterus	+++	+	+++	+	+++
Endometrial polyps	++	+	+	+	++
Endometrial hyperplasia	+++	+++	-	+	-
Endometrial cancer	++	+++	+	+	-
Assessing tubal patency	+/-	-	+++	-	-

-, not helpful; +, occasionally helpful; ++, often helpful; +++, very helpful.
D&C, dilatation and curettage; HSG, hysterosalpingogram.

자궁경 검사시 팽창 물질의 비교

Medium	Benefits	Caveats	Complications
Gas			
CO_2	폭넓게 사용됨 안전함 쉽게 흡수됨	기포나 출혈이 있을 경우 시야 제한 Keep flow rate 〈 100 mL/min and intrauterine pressure 〈 150 mmHg	색전증
Hypotonic, electrolyte-free, nonconductive solutions			
Glycine 1.5% (200 mosm)	전해질 없음	monopolar cautery만 사용해야한다	저장성 수액 과다 사용시 저나트륨혈증, 저삼투압증, 뇌부종
Sorbitol/manitol (178 mosm)			
Manitol 5% (280 mosm)			
Isotonic, electolyte-contaning solutions			
Normal saline (308 mosm)	수용성, 안전	monopolar cautery 사용 불가	등장성 수액 과다
Lactated Ringers (273 msom)	부작용이 더 적다		
High-viscosity solutions			
Hyskon (32% dextran)	혈액과 섞이지 않고 비전동성이며 전해질 없음	혈장증가제로 기능한다	과민반응 저장성 수액 과다

CO_2, Carbon dioxide

수술후 관리

수술후 순서

1. 동의
2. 진단
3. 상태
4. 식사상태
5. 운동...활동성
6. 수액 (IV)
7. 그래픽법 (활력 징후, 체중, 소변 배출, 등)
8. 과민증 알레르기
9. 주입/배출
10. 그 외 (도뇨관, 코위영양관, 정위 도관 배출, 폐활량측정법, 배출관)
11. -- 이유로 가정 관리자를 부름.
12. 실험실 자료
13. 방법
14. 마취제 (환자 통증 관리)
15. 산소
16. 자세 (semi-Fowler's, knee chest, 등)
17. 호흡기 치료
18. X-ray

자가통증 치료

Drug	Bolus Dose (mg)	Lockout Interval (min)	Continuous Infusion (mg/h)
Agonists			
Fentanyl	0.015 0.05	3-10	0.02-0.1
Hydromorphone	0.1-0.5	5-15	0.2-0.5
Meperidine	5-15	5-15	5-40
Methadone	0.5-3	10-20	
Morphine	0.5-3	5-20	1-10
Sufentanil	0.003-0.015	3-10	0.004-0.03
Agonists-Antagonists			
Buprenorphine	0.03-0.2	10-20	
Pentazocine	5-30	5-15	6-40

수술후 통증 관리

Drug	Route	Maximum Daily Dose (mg)	Analgesic Effect Onset (hrs)	Peak (hrs)	Duration (hrs)
Nonopioids Sylicylates					
Aspirin	PO	3600	0.5-1	0.5-2	2-4
Diflunisal	PO	2000	1-2	2-3	8-12
Propionic acids					
Fenoprofen	PO	3200	1	1-2	4-6
Ibuprofen		3200	0.5	1-2	4-6
Naproxen	PO	1500	1	2-4	4-7
Indoles					
Indomethacin	PO	200	0.5	1-2	4-6
Sulindac	PO	400		2-4	
Ketorolac	IM	120	0.5-1	1	4-6
Oxicams					
Piroxicam	PO	20	1	3-5	48-72
p-Ampinoohenols					
Acetaminophen	PO	1200	0.5	0.5-1	2-4
Phenacetin	PO	2400		1	

Drug	Route	Maximum Daily Dose (mg)	Analgesic Effect Onset (hrs)	Peak (hrs)	Duration (hrs)
Opioids					
Morphine	IV	2.5	Rapid	0.125	
Codeine	IM	15-60	0.25-0.5	1-5	4-6
	PO	15-60	0.25-1	0.5-2	3-4
Hydromorphone	IM	1-4	0.3-0.5	1	2-3
Oxycodone	PO	5	0.5	1-2	3-6
Methadone	PO	2.5-10	0.5-1	1.5-2	4-8
Propoxyphene	PO	32-65	0.25-1	1-2	3-6
Meperidine	IM	0.3-0.6	0.12-0.5	1	2-4
Buprenorohine	IM	0.3-0.6	0.12	1	6-8
Butorphanol	IM	2-4	0.1-0.2	0.5-1	3-4
Nalbuphine	IM	10-20	0.25	1	3-6
	IV	1-5			
Pentazocine	IM	30-60	0.12-0.5	1-3	3-6
	PO	50			4-7

비뇨부인과학

다양한 유형의 요실금에서 발견되는 흔한 소견들

Finding	Stress Incontinence	Detrusor Instability	Intrinsic Sphincter Deficiency	Overflow Incontinence	Functional Incontinence
Loss with Valsalva	+	-	+	+	-
Difficulty starting stream	-	-	-	+	-
Urge incontinence	-	+	-	+	+
Constant wetness	-	-	+	+	-
Hypermobile Valsalva	+	+/-	+/-	+/-	+/-
Elevated postvoid residual	-	-	-	+	-
Neurologic disease	-	+/-	+/-	+/-	+/-
Severe genital prolapse	+/-	+/-	+/-	+/-	+/-

여성에게 요실금의 감별진단

비뇨생식학적 원인	
• 채움과 저장의 장애	• 요역동학적 긴장성 요실금 • 배뇨근의 과활동성 (원인 불명) • 배뇨근의 과활동성 (신경성) • 혼합성 유형
• 누공 (Fistula)	• 방광 • 요관 • 요노
• 선천적	• 이소성 요관 • 요도위열림증
비뇨생식학적 이상이 아닌 원인	
• 기능적	• 신경학적 • 인지적 • 심리학적 • 신체적 결함
• 환경적	
• 약리학적	
• 대사성	

일시적 요실금의 흔한 원인

- 요로감염 혹은 요로염
- 위축 요로염 혹은 질염
- 약의 부작용
- 임신
- 소변 생성 증가
  - 대사성 (고혈당증, 고칼슘혈증)
  - 과다한 수액 투입
  - 체액 과부하
- 섬망
- 제한된 운동성
- 분변매복
- 심리학적

일시적 요실금의 원인에 대한 DIAPPERS 암기법

D Delirium or acute onfusion
I Infection (symptomatic urinary tract infection)
A Atrophic vaginitis or urethritis
P Pharmaceutical agents
P Psychological disorder (depression, behavioral disturbance)
E Excess urine output (due to excess fluid intake, diuretics, congestive heart failure, etc.)
R Restricted mobility
S Stool impaction

요실금 치료에 사용되는 흔한 내과적 치료

Drug	Dosage
Stress incontinence	
Pseudoephedrine (sudafed)	15-30 mg, 3 times daily
Vaginal estrogen ring (Estring)	Insert into vagina once every 3 mos
Vaginal estrogen cream	0.5-1g, apply in vagina every night
Overactive bladder	
Oxybutynin ER (Ditropan XL)	5-15 mg, every morning
Generic Oxybutynin	2.5-10 mg, 2-4 times daily
Tolterodine (Detrol)	1-2 mg, a times daily
Imipramine (Tofranil)	10-75 mg, every night
Dicyclomine (Bentyl)	10-20 mg, 4 times daily
Hyoscyamine (Cystospaz)	0.375 mg, 2 times daily

방광 채움/ 소변 저장을 촉진하는 치료

방광관련 (방광 수축 억제, 감각적 정보인식 감소, 혹은 방광의 수용능력 증가)	방광출구 관련 (출구 저항 증가)
행동적 치료	행동적 치료
교육	전기적 자극
수액 억제	약리학적 치료
방광 훈련	α-adrenergic 자극제
정해진 시간에 방광을 비우거나 스케줄에 따른 소변누기	삼환계 항우울제; 5-hydroxytryptamine and noreepinephrine uptake inhibitors
생체되먹임이 있건 없건 골반저부의 물리적 치료	β-adrenergic 길항제, 자극제
약리학적 치료	에스트로겐
항콜린제	질과 회음부 폐쇄 혹은 지지적인 기구; 요도 마개
혼합작용을 나타내는 약	비수술적으로 요도주위를 압박
칼슘 길항제	요도주위 확장성 물질 (poltef, collagen, or pyrolytic carbon-coated beads)
프로스타글란딘 억제제	탈출증의 치료가 있건 없건 방광요관걸기술을 시행 (여성)
β-adrenergic 자극제	탈출증의 치료가 있건 없건 걸기술을 시행 (여성)
α-adrenergic 길항제	방광출구를 막음
삼환계 항우울제; 5-hydroxytryptamine and noreepinephrine reuptake inhibitors	인공적인 요도 괄약근
Dimethyl sulfoxide	방광출구의 재수축
Capsaicin, resiniferatoxin, and like agents	근형성술
전기적 자극과 신경조절	주위조직 문제
침술과 전기 침술	항이뇨 호르몬과 같은 약제
신경분포 방해	짧은 시간 작용하는 이뇨제
부가적 (sacral rhizotomy, elective sacral rhizotomy)	간헐적인 도뇨관
말초부위의 운동과 감각 막음	외부 집뇨 기구
방광확대성형술 (bowel, auto, tissue engineering)	흡수제제 계속적인 도뇨관 요로 전환술

하부 요로 기능에 영향을 주는 내과적 치료

Type of Medication	Lower Urinary Tract Effects
Diuretics	Polyuria, frequency, urgency
Caffeine	Frequency, urgency
Alcohol	Sedation, impaired mobility, diuresis
Narcotic analgesics	Urinary retention, fecal impaction, sedation, delirium
Anticholinergic agents	Urinary retention, voiding difficulty
Antihistamines	Anticholinergic action, sedation
Psychotropic agents	
Antidepressants	Anticholinergic action, sedation
Antipsychotics	Anticholinergic action, sedation
Sedatives and hypnotics	Sedation, muscle relaxation. confusion
Alpha-adrenergic blockers	Stress incontinence
Alpha-adrenergic agonists	Urinary retention, voiding difficulty
Calcium-channel blockers	Urinary retention, voiding difficulty

요실금 진단과 치료의 알고리즘

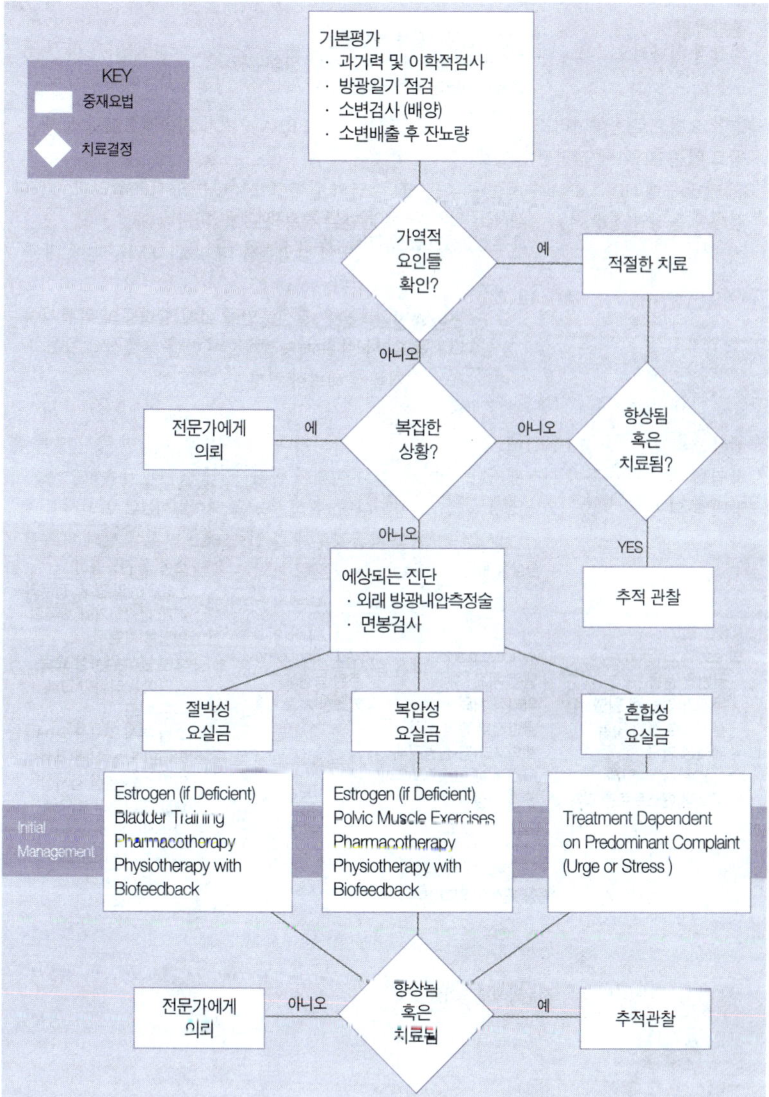

요실금 평가와 치료 알고리즘

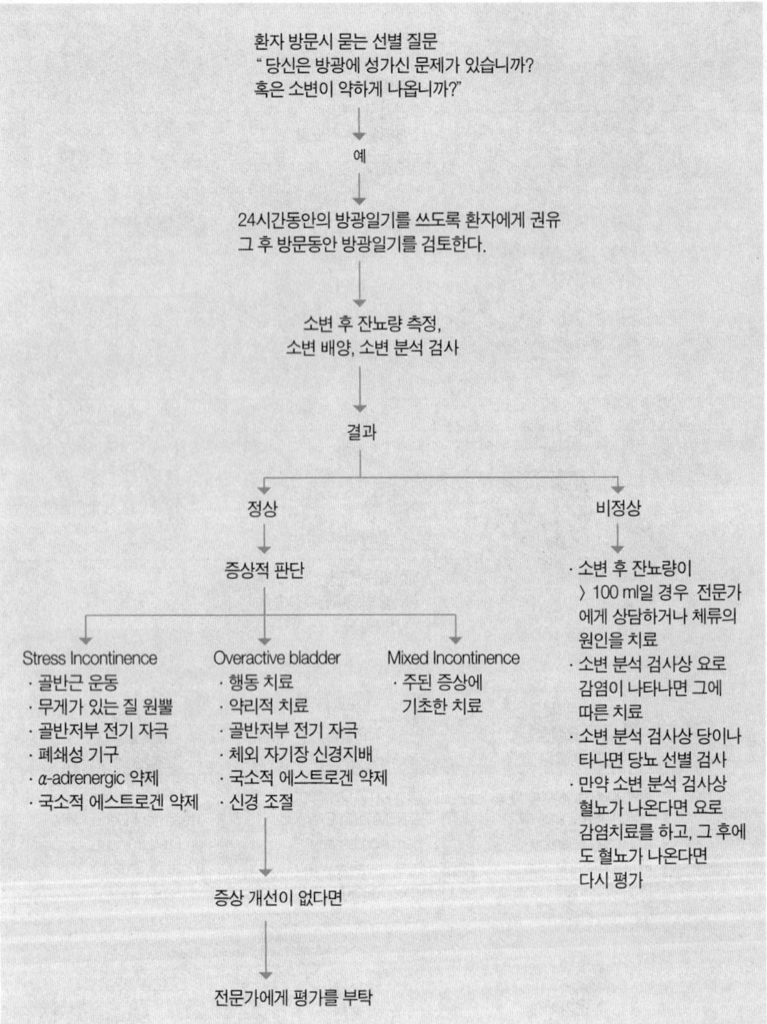

음부 이상증 (Vulvar dystrophies)

비종양성 상피성 질환
- 육안과 조직병리학적을 기본으로 새로운 분류
  - I. 편평 세포 과다 증식 (과거엔 증식형 퇴행위축)
  - II. 경화태선 (Lichen sclerois)
  - III. 그 외 피부병 (Other dermatoses)

편평 세포 과다 증식 (Squamous cell hyperplasia)
- 대부분은 만성 단순태선을 (lichen simplex chronicus) 의미
- 육안적으로 다양한 모습
- 미세현미경적 평가
  - 각화과다증 (hyperkeratosis)
  - 가시세포증 (acanthosis)
  - 이상각화증 (parakeratosis)

경화태선
- 전형적인 병변 - 주름 (cigarette paper), 양피지 같은 (parchment-like)
- 생검
  - 각화과다증
  - 상피세포가 얇아짐
- 종종 과다증식과 상피세포 얇아지는 부위를 가짐 ("혼합된 퇴행위축")
  - 편평 세포 과다 증식이 27~35%에서 발견됨.
  - 상피세포내 종양이 5%에서 발견됨.

치료
- 생검, 생검, 생검.

편평 세포 과다 증식
- 국소적 스테로이드 (하루 2회~3회)
- 0.025~0.01% triamcinolone acetonide
- 0.1% β-methasone valerate와 croramiton (Eurax)를 7:3으로 섞음

경화태선
- 국소적 testosterone는 더이상 추천되지 않음
- Clobetasol (Temovate 0.05%) 크림은 매우 유용함
  - 1달동안 bid, 2달동안 qhr, 그리고 나서 3달동안 주 2회
  - 이러한 치료로 완전 관해가 일어날 수 있음
- 가려움증을 위해서 Crotamiton(Eurax) 10% 크림

외음부통 (Vulvodynia)

외음부통 치료를 위한 알고리즘

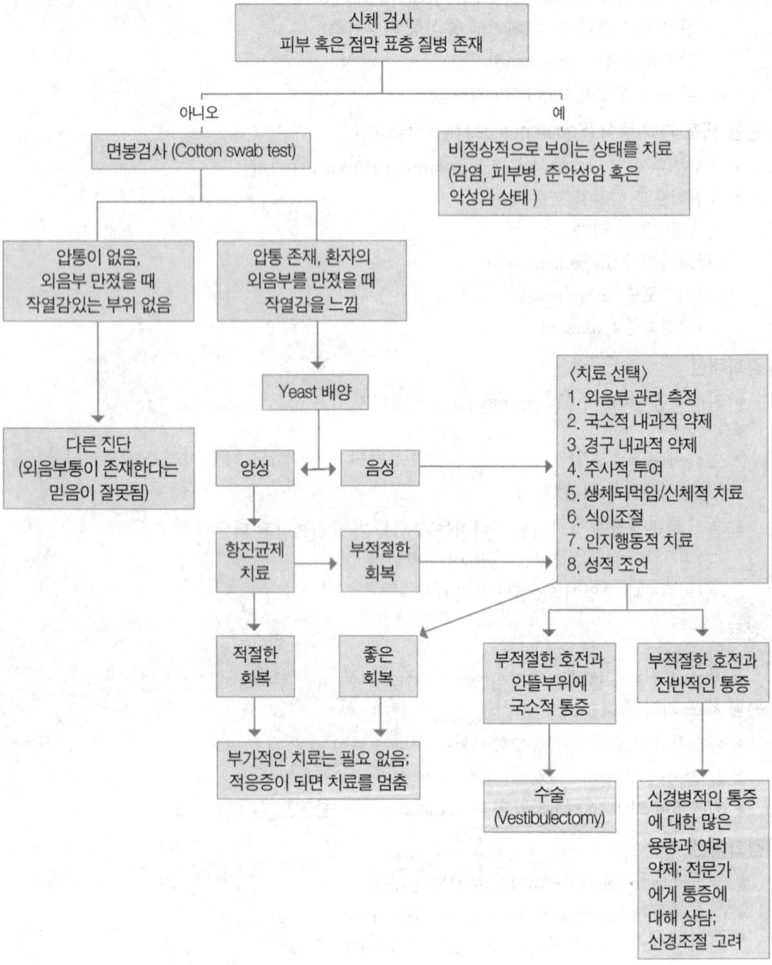

외음부통을 위한 치료 방안

치료	용량/요법	부작용
국소적 요법		
국소적 자극제와 알레르기 항원을 피함	씻는 부위에 부드러운 비누와 물을 사용, 목화 속옷 사용, 향이 없는 청결한 상품 사용	없음
에스트로겐	질 크림을 3주간 매일 사용, 그 후 필요할 때 주 2~3회	국소적: 간혹 작열감 전체적: 불확실
국소적 리도카인, 5% 젤 혹은 크림	이전 성교시 압통 부위에 국소적으로 사용 혹은 질 안에 리도카인 젤을 밤새도록 넣어놓음. 치료 기간은 정해져 있지않음	종종 과민/ 자극
Cromolyn cream, 4%	압통이 있는 부위에 하루 세 번 사용	약제 혹은 매개체에 의한 과민증
경구요법 (흔히 처음 치료로 사용됨)		
삼환계 항우울제	Amitriptyline은 10일동안 자기전에 매일 25 mg으로 시작하여 25 mg에 더 이상 반응을 하지 않는다면 하루에 50~100 mg정도의 용량을 증가시켜 복용 (최대 하루 250 mg까지 복용가능) Desipramine 혹은 imipramine은 위와 같은 용량으로 복용 Nortriptyline은 같은 용량으로 복용하지만 최대 하루 100 mg까지 사용	구강 건조, 변비, 피로, 몸무게 감소 (흔하진 않음). 종종 신경학적 증상, 심장 부정맥, 혹은 뇨 정체는 약 복용을 끊는 것을 요구한다.
Paroxetine	하루 10~20 mg 복용, 필요시 용량을 증가시키고 최대 하루 60 mg까지 복용	종종 불안감, 몸무게 증가, 피로, 성 불감증
Venlafaxine	10일동안 하루 37.5 mg 복용, 필요시 하루 75 mg까지 증가시키고 최대 하루 225 mg까지 증가시킬 수 있음	성 불감증, 위장관 문제, 불안감

(계속)

외음부통을 위한 치료 방안 (계속)

치료	용량/요법	부작용
Gabapentin	하루 300 mg 복용, 4일 마다 하루 300 mg까지 증가 (세 번에 나눠서 복용), 하루 세 번 최대 900 mg까지 복용	두통, 구역, 구토, 피로, 현기증
Calcium citrate (due to the citrate component)	하루 두 번 두 개의 알약 복용, 하루 두 번 3~4개의 알약 복용까지 증가	알약이 크고 간혹 삼키기 어려울 수 있음. 칼슘 성분의 신장석을 가진 여성에게는 사용불가
기타치료		
골반 기저 근육 물리적 치료 혹은 생체되먹임	적절한 훈련을 도와줄 물리치료사에게 도움을 받음	불편감, 잦은 방문, 집에서 운동하기 힘듬, 높은 가격
인지행동 치료	치료사와 치료적으로 만나 12주동안 2시간씩 8번을 만나서 연구, 그러나 계속적인 치료가 필요	치료적 만남을 위한 시간과 단체 부족
저 옥살산염 식이	높은 고위험군의 음식들을 피하기 위해서 엄격한 제한된 식단이 필요	호응도가 낮음
수술 (거의 사용되지 않음)		
Perineoplasty/vestibulectomy (과민적인 조직은 제거하고 질점막에 진행됐을시에 제거)	다른 치료에 반응을 나타내지 않는 여성을 위하여 뒤쪽 구멍으로 수술적 치료	불편감, 회복 시간, 출혈은 거의 보고 되어 있지 않음, 감염, 혈종, 상처부위 감염, 질경련, 질 협착

Group B streptococcus

최신 정보

- 미국에서 생명에 치명적인 주산기 감염의 원인
- 여성의 15~30%는 무증상 보균자이다.
- 감염이 1990년에 1.8/1000에서 2004년에 0.34/1000으로 감소하고 있음.
- 초기 발생 감염 (출산후 6시간 이내가 80%) - 만삭 유아의 신생아 사망률 4%이고 조산 유아의 사망률은 23% 이다.

세계적 선별 알고리즘

모든 임산부에게서 35~37주에 질과 직장의 GBS 선별 배양 (이전에 침습적 GBS 질환을 가진 유아를 가졌거나 환자가 정상 분만중에 GBS 세균뇨를 경험하지 않았다 하더라도)

↓

분만시 예방적 치료의 적응증	분만시 예방적 치료의 비적응증
• 이전에 침습적 GBS 질환을 가진 유아를 가진 경우 • 현 임신기간동안 GBS 세균뇨가 나온 경우 • 현 임신기간동안 GBS 선별 배양이 양성 (양막 파열이나 진통이 없는 상태에서 계획된 c-sec 분만이 시행되지 않을경우) • GBS 상태를 모르는 경우 (배양을 하지 않았거나, 불완전, 혹은 결과를 모를 경우) 그리고 다음에 따를 경우 - 임신 37주 이전에 분만시 - 융모 양막 파열이 18시간 이상일 경우 - 분만시 체온이 38° 이상인 경우	• 이전에 임신시 GBS 선별 배양시 양성이었거나, 정상 분만시 배양에서 양성이 아닐경우 • 모체에서 GBS 배양 상태에 상관없이 난산이나 양막 파열이 없어도 계획된 c-sec 분만을 할 경우 • 분만시 위험 요소에 상관없이 정상 분만동안 분만 후기에 질과 직장에 GBS 선별 배양이 음성일 경우

관리 알고리즘

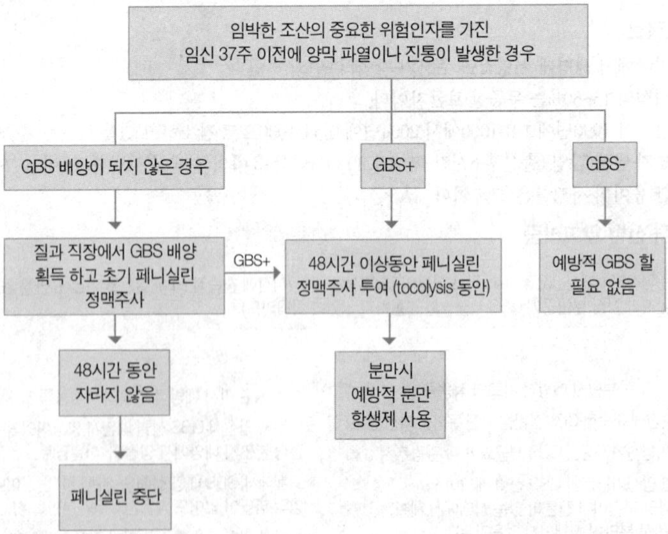

* 만약 병원에서 잠복기간을 (latent phase) 늘리기 위해서 항생제를 선택한다면, GBS 배양은 분만 관리를 지도하기 위한 결과나 초기 치료 전에 시행되어져야 한다.

만약 아직 진통이 일어나지 않았다면 GBS 배양 양성인 여성에게서 페니실린은 적어도 48시간 동안 계속적으로 투여되어야한다. GBS 배양 양성인 여성을 위해서, 예방적 항생제는 분만을 시행하기위한 산통을 겪고 있을때 다시 시작해야한다.

만약 항생제가 잠복기를 늘리기 위해서 사용된다면, GBS 배양은 분만 관리를 지도하기 위한 결과나 초기 치료 전에 시행되어져야 한다. 만약 분만이 4주 안에 일어나지 않는다면, 질과 직장 안의 GBS 선별 배양이 재시행되어져야하고 환자는 재시행된 배양의 결과를 토대로 관리를 받아야 한다.

분만시 예방적 항생제

생명을 위협받는 조산으로 분만하는 여성에게 예방적 GBS를 위한 알고리즘을 예로 들고 있다. 이 알고리즘은 관리의 과정이 유일한 것은 아니다. 개인들의 모임이나 연합회에서 구체화한 다양한 것들이 적절할 수도 있다.

산전 선별 검사를 위한 알고리즘 내용

질병을 제어하고 예방하기 위해 새로이 추천하는 지침

- 세계적으로 임신 35~37주의 모든 임신한 모든 여성은 질과 직장에서 GBS 군집을 위한 선별 검사를 출생 전 배양 검사를 한다.
- 페니실린 알레르기가 있는 여성들에게 갱신된 예방 지침
- GBS 배양과정의 방법을 포함하여 출생 전 감수성 검사등의 자세한 교육을 시행한다.
- 양막 파열이나 난산을 겪지 않은 c-sec 계획중인 여성에게 GBS 군집을 위한 분만시 예방적 항생제의 흔한 투여는 추천하지 않는다.
- 생명에 위협이 되는 조산 분만을 하는 환자를 위한 관리적 알고리즘을 제시한다.
- 분만시 예방적 항생제에 노출된 신생아의 관리를 위한 알고리즘을 알려준다.

같은 맥락의 추천

- 페니실린은 분만시 예방적 항생제로 가장 선호되는 약이다. 대체할 수 있는 약품으로는 암피실린이 있다.
- 배양 결과는 분만 시간을 모르는 여성에게서 위험적 요소와 산과적 요소에 따라서 관리되어야 한다(분만시 〈 임신 37주, 양막 파열 기간 ≥ 18 h, 체온 ≥ 37 ℃).
- 분만 5주 안에 질과 직장에서 GBS 배양검사 결과가 음성이라면 비록 산과적 위험 요소가 있다 하더라도 예방적 항생제를 굳이 쓸 필요가 없다(분만시 〈 임신 37주, 양막 파열 기간 ≥ 18 h, 체온 ≥ 38 ℃).
- 현 임신기간 언제든지 GBS 세균뇨를 보이는 여성이나 GBS 질병을 가지고 유아를 낳은 경험이 있는 경우 분만시 예방적 항생제를 주어야 한다.
- 요로 감염에 GBS가 없는 경우, 증상이 없는 GBS 군집을 치료하기 위한 항균제는 사용하지 말아야 한다.

출생전후기 GBS 질환 예방을 위한 분만시 예방적 항균제 추천[a]

치료	Penicillin G, 5 million units IV initial dose, then 2.5 million units IV every 4 hrs until delivery
대안	Ampicillin, 2 g IV intial dose, then 1 g IV every 4 hrs until delivery
환자가 페니실린 알러지 반응 보일 경우[b]	
과민증 위험성이 높지 않은 환자	Cefazolin, 2 g IV initial dose, then 1g IV every 8 hrs until delivery
과민증 위험성이 높은 환자[c]	
- GBS susceptible to clindamycin and erythromycin[d]	Clindamycin, 900 mg IV every 8 hrs until delivery OR Erythromycin, 500 mg IV every 6 hrs until delivery
- GBS resistant to clindamycin or erythromycin or susceptibility unknown	Vancomycin,[e] 1 g IV every 12 hrs until delivery

[a] GBS에 활동적으로 대항하는 약물을 포함하는 광범위 항생제는 융모양막염의 치료를 위해 필요할지 모른다.

[b] 페니실린에 알레르기가 있는 경우 아나필락시스의 높은 위험요소가 존재하는지 여부를 결정하기 위해 평가해야한다. 아나필락시스에 높은 위험요소가 있는 페니실린 알레르기 환자는 페니실린에 관련하여 아나필락시스나 과민증을 경험했을 것이고, 또 다른 고위험 환자는 천식이나 베타 차단체를 사용하여 치료하는 경우과 같이 아나필락시스를 유발할 수 있는 다른 질환 앓고 있는 경우를 말한다.

[c] 실험실 설비가 적절하다면, clindamycin과 erythromycin 감수성 테스트가 아나필락시스를 일으킬 수 있는 페니실린 알레르기를 가진 여성으로부터 추출한 산전 GBS로 시행해야한다.

[d] erythromycin에 저항성을 가지는 것은 종종 있지만 자주는 아니다. 만약 균들이 erythromycin에는 저항성을 가지지만 clindamycin에는 감수성을 보인다면, 그것은 여전히 clindamycin에 저항성을 가질 수도 있다고 여길 수 있다.

[e] Cefazolin는 즉각적으로 과민성을 나타내는 페니실린 알레르기가 있는 여성들에게 vancomycin보다 더 선호된다. 그래서 약리적 자료에 효과적인 양수 농도를 제공한다고 제시 되어있다. vancomycin은 아나필락시스를 유발할 수 있는 고위험군인 페니실린 알레르기를 가진 여성들을 위해 남겨두어야 한다.

양수 내 감염

정의

지연산통 동안 종종 진단되는 융모막, 양막, 양수의 세균 감염

진단

다른 분명한 원인 없이 모체의 체온이 100.7 ℉ (38.2 ℃) 이상 그리고 다음 소견 중 하나가 있는 경우

- 태아 빈맥
- 모체 빈맥
- 복부 압통
- 악취가 (foul-smelling) 나는 양수
- 백혈구 증가
- 양수 배양시 양성

위험요소

- 지연된 양막 파열
- 다양한 질 검사와 내진

항생제

Mezlocillin 4 g IV q4~6hrs 혹은 piperacillin 3~4 g IV q4hrs

Ticarcillin/clavulanic acid 3.1 g IV q6hrs

Ampicillin/sulbactam 3 g IV q4~6hrs

Ampicillin 2 g IV q6hrs 와 gentamicin 1.5 mg/kg load then 1.0 mg/kg q8hrs (제왕절개시 clindamycin 900 mg IV q6hrs 추가)

주석

- 분만 후 열이 없더라도 24~48시간동안 계속적으로 항생제 투여할 수 있다.
- 융모양막염은 제왕절개의 적응증이 아니다.
- 태아의 예후는 모체의 항생제 치료와 체온을 낮추는 것으로 개선된다.
- 항상 모체의 열에 대해서는 다른 원인들을 고려한다 (신우신염, 폐렴, 충수돌기염).
- 부적절한 자궁수축에 따른 산후 출혈과 난산 가능성을 고려한다.
- 융모양막염은 뇌성마비의 고위험군이 될 수 있다.

산욕열 이환과 자궁근내막염

정의

분만 후 처음 24시간 이후 38 ℃ (100.4 ℉) 이상으로 체온이 두 번 올라가는 것

혹은

언제든 38.7 ℃ (101.5 ℉) 이상으로 체온이 상승하는 경우

원인

산욕열의 7개의 Ws

- Womb (자궁근내막염)
- Wind (무기폐, 폐렴)
- Water (요로감염 혹은 신우신염)
- Walk (심부 혈전증 혹은 폐색전증)
- Wound (상처 감염, 외음절개술 감염)
- Weaning (유방 울혈, 유방염, 유방 고름)
- Wonder (약에 의한 열)

평가

혈종 혹은 잔류 양막의 존재 여부를 확인 하기 위한 골반 검사를 포함한 이학적 검사

CBC, 소변 검사, 소변, 혈액 배양

흉부 X-ray, 초음파

치료

Cefotetan 1~2 g IV q12hrs

Mezlocillin 4 g IV q4~6hr 혹은 piperacillin 3~4 g IV q4hrs

Ticarcillin/clavulanic acid 3.1 g IV q6hrs

Ampicillin/sulbactam 3 g IV q4~6hrs

Gentamicin 1.5 mg/kg load then 1.0 mg/kg q8hrs와 clindamycin 900 mg IV q6hrs (장내구균 치료하려면 ampicillin 2 g IV q6hrs 추가)

주석

- 이학적 검사 상 좋아지고 24~48시간 동안 발열이 없을 때까지 지속적 항생제 정맥내 투여
- 정맥내 항생제 투여 이후 경구 항생제의 효능은 이득이 없는 것으로 보여진다.
- 만약 정맥내 항생제를 48~72시간동안 투여해도 별 반응이 없다면, 다시 환자를 검사한다.
  - 골반 농양을 고려
  - 폐혈성 골반 혈전성정맥염을 고려
  - 약에 의한 열을 (drug fever) 고려

유방염과 유방 농양

최신 정보

- 수유모의 2~3%에서 발생
- 대부분 비유행성 유방 연조직염 소견을 보임
- 보통 Staphylococcus aureus에 의해 발생
- 다른 병인: β-hemolytic streptococci, H.influenzae, H.parainfluenzae, Escherichia coli, Klebsiella pneumoniae
- 단순한 울혈인가 혹은 감염에 의한 반응인가를 구별해야한다.
- 외래환자의 항생제 치료는 보통 성공적이지만 만약 환자에게서 반응이 나타나지 않거나 패혈증 증세가 나타나면 정맥내 항생제 주입을 고려

평가

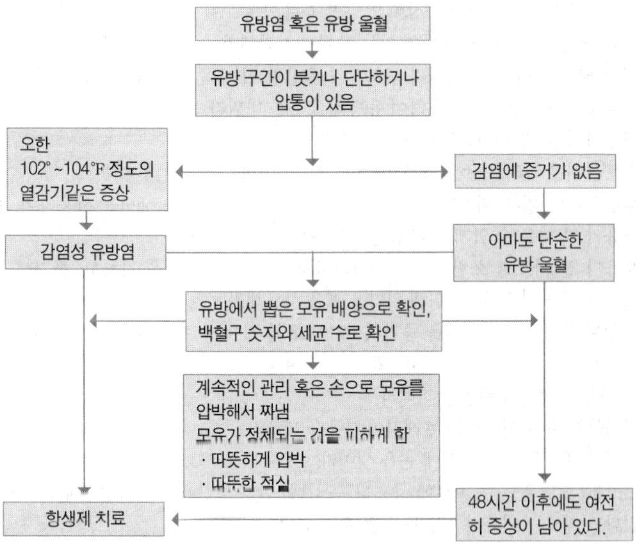

유방염 관리를 위한 약제

Cephalexin (Keflex) 500 mg 경구로 7일간 매 6시간마다 복용
Amoxicillin/Clavulante potassium (Augmentin) 875 mg 경구로 7일간 매 12시간마다 복용
Azithromycin (Zithromax) 초기 500 mg, 그 후 5~7일동안 매일 250 mg 경구로 복용
Dicloxacillin 250~500 mg 경구로 7일간 매 8시간마다 복용
Clindamycin 300 mg 경구로 7일간 매 8시간마다 복용

- 유방 고름은 비록 항생제를 쓰더라도 형성될 수 있다. 수술적 배액이 필요하거나 초음파 유도하에 바늘 흡입을 고려할 수 있다.

예방

- 유두의 균열이나 열창 피한다.
  - 유두 주위를 깨끗하게 하기위해 물을 (plain water) 사용 (알코올이나 비누사용 금기)
  - 쓰림을 방지하기위해 점차적으로 수유기간을 늘림.
  - 균열이 있는 유두의 치유를 위해서 유방보호구나 국소 크림을 사용
  - 수유 중 아이의 빠는 힘을 줄이기 위해 아이의 입 가장자리에 손가락을 넣는다.
- 재발성 유방염을 신속히 치료하지만 수유는 계속한다.

환자 정보

당신이 유방염을 가지고 있다면 무엇을 해야하는가

당신이 유방염을 가지고 있고 증상이 있다면, 다음의 충고를 따를 필요가 있다.

- 수유는 계속 시행하고 유방염 있는 쪽에서 시작해라.
- 만약 당신의 아이가 잘 먹지 못하거나 유방염 있는 쪽으로 먹지 않는다면, 병원에서 제공하는 수유펌프를 사용하여 유방내 모유를 비워라.
- 가능하다면, 첫 48시간동안 누워있어라.
- 수분섭취를 늘리고, 소금기가 있는 음식을 줄여라.
- 불편감이나 열을 내리기 위해서 acetaminophen이나 ibuprofen을 사용하여, 유방내 모유가 잘 나올 수 있게 하여 유방을 비운다.
- 모유가 잘 나오고 쓰림을 경감시키기 위하여 미지근한 열을 가하고, 초기에 부풀어 오르는 것을 감소시키기위해 차가운 팩을 사용해라.
- 감염된 부위에서의 배액을 증가시키고 모유가 잘 나올 수 있도록 부드럽게 마사지를 시해하라.
- 꽉 끼는 브레지어 사용을 피해라.
- 달라붙는 옷과 철사있는 브레지어 사용을 피해라.
- 감염된 유방을 손대기 전에 손을 씻어라.
- Lanolin 크림은 유두 치료에 사용될 수 있다. 만약 당신이 곰팡이성 감염이 유두에 생긴다면 의사는 내과적 처방을 내릴 수도 있다.
- 당신의 유두가 과도하게 당겨지지 않는 편안한 수유 자세를 취하도록 해라. 만약 필요하다면, 당신의 수유 방법을 평가해달라고 상담자에게 말해라.
- 만약 당신에게 열이 있다면, 의사는 7~10일 동안 항생제를 처방할 것이다. 7일째 되는 날 경과 관찰을 하면서 의사는 고름을 확인할 수 있다. 만약 증상이 항생제 치료 후 48시간 안에 반응이 나타나지 않는다면, 의사에게 다시 문의해라.

간염

바이러스성 간염의 개괄

	A	B	C	D	E
바이러스군	Picornaviridae	Hepadnaviridae	Flaviviridae	N/A	Appears to be member of Calicividae
전파	항문-구강, 점막통해	피부, 점막통해	피부, 점막통해	피부, 점막통해	항문-구강 (특히 오염된 물)
만성화	없음	어른의 6~10%	75~85%	평균 6%	1~5세 소아의 25~50%, 유아 70~90%에서는 알려지지 않음
개시	갑자기	잠행성	잠행성	갑자기	갑자기 평균 40일; 15~60일범위
잠복기	평균 28일; 15~45일범위 ; ~0.3%	평균 60~90일 ; 45~180 일범위	평균 6~7주; 2~26주범위	21~90일	
사망률		0.5~1.0%	0.2%~0.4%	동반감염 2~20% , 초감염과 동반되는 경우는 30%	약 1~2%; 임신여성 15~20%

B형 간염을 주시하기위한 패널

HbsAg와 anti-HBc IgM에 대한 간염검사의 양성소견은 급성 B형 간염의 진단을 의미한다.

1. HbsAg-HbsAg 지속적 양성소견은 만성 HBV 감염 가능성의 예후적 정보를 제공한다.
2. HbeAg-B형 간염 바이러스의 "e" 항원의 존재는 환자는 높은 바이러스 부하를 가지고 있고 바이러스는 빠르게 복제되고 그러므로 환자는 높은 감염성을 가졌다는 것을 의미한다.
3. anti-Hbe-HbeAg에서 anti-Hbe로 변화는 것은 환자의 질병이 나아진다는 것을 의미한다.
4. anti-Hbs-HbsAg에서 anti-Hbs로 변화 또한 환자의 질병이 나아간다는 것을 의미하고 면역성이 생성되는 것을 의미한다.

B형 간염의 해석을 위한 패널

검사	결과	해석
HBsAg anti-HBc anti-HBs	음성 음성 음성	감염되기 쉬운 상태
HBsAg anti-HBc anti-HBs	음성 양성 양성	자연감염에 의한 면역형성
HBsAg anti-HBc anti-HBs	음성 음성 양성	B형 감염백신에 의한 면역형성
HBsAg anti-HBc anti-HBc IgM anti-HBs	양성 양성 양성 음성	급성감염
HBsAg anti-HBc anti-HBc IgM anti-HBs	양성 양성 음성 음성	만성감염
HBsAg anti-HBc IgM anti-HBs	음성 음성 음성	4가지의 다른견해 1. 급성B형감염이 회복된경우 2.이미 면역이 형성되어 있고, 검사에서 혈청내 항 HBs의 수치가 너무 낮아 발견하기에 민감도가 떨어지는 경우 3.위 양성 anti-HBc에 민감한 경우 4. 혈청내 HBs 항원이 발견될 만큼 수치가 미약하고 실제 보균자인 경우

anti-HBc; hepatitis B core; anti-HBc IgM, IgM antibody against HBc; anti-HBs; hepatitis B surface antibody; HBV, hepatitis B virus; HbsAg, hepatitis B surface antigen

C형 간염

최신 정보

- C형 간염은 현재 많은 미국 병원에서 간 이식을 위한 주요지표이다.
- 대략적으로 C형 간염의 50%는 정맥내 마약 투여의 결과로 발생한다.
- 사이가 나쁜 일부일처 커플에서의 성적 접촉에 의한 감염은 10~20년동안 5%정도 된다.
- 감염된 환자의 85~90%정도는 바이러스를 확실히 제거할 수 없고 만성적으로 감염된다.
- C형 간염과 임신에 관한 지침서는 없다.
  - 대략 주산기 감염은 5~6%정도이지만 HIV양성인 여성에게는 더 높다.
  - 수유는 감염의 위험 요소가 아니다.
  - 임신여성에게는 알파 인터페론이나 리바비린으로 치료할 수 없다.

선별 검사와 평가: 증상이 없는 사람들에 대한 HCV 감염 검사 알고리즘

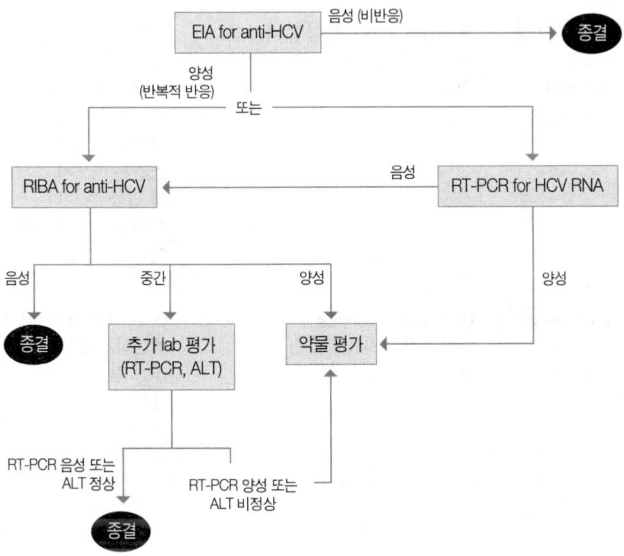

C형 간염 바이러스 검사

검사종류	적응증	비고
Anti-HCV Ab		
EIA (면역효소검사)	과거감염이나 현감염을 나타냄. 그러나, 급성과 만성, 낮은 유병률을 보이는 집단에서의 치료된 감염상태를 감별하지는 못함.	민감도>97% EIA하나로는 양성예측도가 낮다.
보조적 검사 - recombinant immunoblot assay (RIBA)	EIA양성인 환자는 모두 보조적 검사를 받아야함.	
HCV RNA		
정성검사[a, b] 역전사중합연쇄반응 (RT-PCR)으로 C형 간염 바이러스 RNA를 증폭시킴	순환하고 있는 C형 간염 바이러스 RNA를 찾고, 환자의 항바이러스 치료에 반응을 본다.	노출 후 1~2주에 바이러스 발견 가능. 바이러스 감염과정 중 HCV RNA 발견은 간헐적이므로 일회의 RT-PCR 음성 소견은 반드시 음성소견이라 말할 수 없다. 위양성이나 위음성이 있을 수 있다.
정량검사[a,b] RT-PCR amplificatin of HCV RNA (e.g., Amplicor HCV Monitor) Branched-chain DNA(bDNA) 검사 (e.g., Quantiplex HCV RNA Assay)	HCV RNA 농도 측정 항바이러스 치료에의 반응을 평가하는데 유용하다.	정성 RT-PCR 검사보다 예민하지 않다. HCV 감염의 진단을 배제하거나 치료 종결점을 결정하는데 이용할 수 없다.
유전자형[a,b] 몇몇 가능한 방법 (잡종교배, 배열 등)	HCV 유전자형에 따라 6가지, 아형에 따라 90가지 이상으로 나뉨. 새로운 치료 방법에 따라 치료의 기간은 유전자형에 따라 다름.	미국에서 항바이러스 치료에 반응하지 않는 가장 흔한 유전자형은 1형 (아형 1a, 1b)임.

검사종류	적응증	비고
항HCV 항체		
혈청형[a] EIA based on immunoreactivity to synthetic peptides (e.g., Murex HCV 혈청형 1-6검사)	임상적으로 이용할 수 없음.	혈청형 간에 구별 못함. 이중 감염이 있을 수 있음.

[a] 현재 FDA 승인받지 못함; 표준화 부족

[b] 특수처리가 필요 (혈청은 수집 후 2~4시간 이내에 분리되어야 하며, -20 에서 -70 사이에 냉동보관, 냉동보관된 샘플은 드라이 아이스 위에서 옮겨져야 한다)

C형 간염 바이러스 검사의 해석

검사 결과	감염 상태
EIA양성, 보조 검사 양성[a]	C형 간염 감염
EIA양성, 보조 검사 음성	비감염 (ALT수치 정상이라면)
EIA음성	비감염
EIA양성, 보조 검사 모호	혈청전환상태에 있는 환자이거나, 만성 C형 간염 감염 상태; 그 외에는 위양성

[a] 현재 RIBA 보체 검사는 4가지 바이러스 항원을 찾아낸다. 적어도 2가지 이상의 항원이 발견되면 양성이고, 한 가지 항원만 발견될 경우 검사 결과는 모호하다고 할 수 있다.

ALT, alanine aminotransferase; ELISA, enzyme-linkde immunosorbent assay; PCR, polymerase chain reaction; RIBA, recombinant immunoblot assay.

임신중 결핵 관리

최신 정보

- 1999년 총 결핵 환자 수 (17,500)
- 임신은 결핵 검사 예민도에 영향을 미치지 않음

Mantoux 검사

- 0.1 mL의 투베르쿨린 정제 단백 유도체 (5 투베르쿨린 단위)
- 피내주사
- 48~72시간 후에 판독
- 양성 검사

Centers for Disease Control and Prevention Recommendations for Test Interpretation

PPD 크기	양성인 경우
〉= 5 mm	HIV감염이 확인된 자, 의심되는 자
	활동성 결핵환자의 긴밀한 접촉을 한 자
	임상적으로나 x-ray 상으로 결핵이 확실한 자
〉= 10 mm	HIV 음성이지만 정맥 내 마약 남용자
	건강관리시설이나 보육원, 교도소에 거주하는 자
	건강관리시설에서 근무하는 자
	결핵 유행지역에서 이민 온 자
	소수민족 (흑인, 남미, 인디언)
	당뇨환자
	신부전환자
	위절제술이나 장 우회수술을 받은 환자
	혈액학적 질환이나 망상내피계 질환이 있는 자
	면역결핍환자
	(만성적으로 스테로이드를 먹는 자나 면역억제제를 먹는 자)
	규폐증 환자
	영양결핍환자 (이상적 체중의 10% 미만)
	만성 알콜중독 환자
〉= 15 mm	모든 사람들 (저위험군 까지 포함)

PPD, purified protein derivative; HIV,human immunodeficiency virus

Bacillus of Calmette and Guerin (BCG)

- 많은 나라에서 결핵을 관리하기 위해 예방접종을 시행하고 있다
- BCG 접종 후 정제 단백 유도체의 예민도는 다양하다
- 투베르쿨린 검사 양성은 다른 환자들처럼 평가되어야 한다

평가

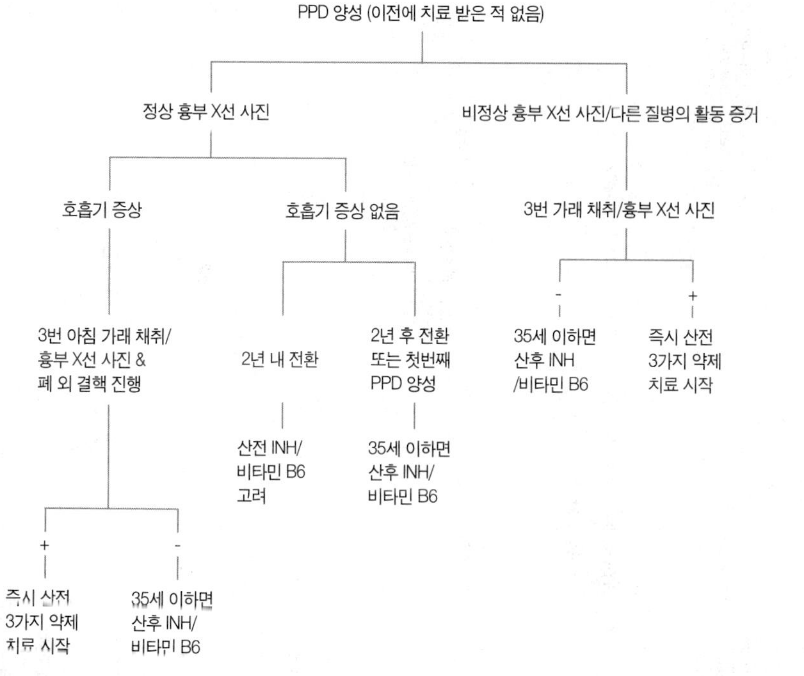

주의: 4가지 약제 치료를 권하는 경우도 있다. 아침 객담 채취를 할 때 기침을 잘 못하는 환자의 경우 유도 채취를 할 수 있다. PPD, Purified protein derivative ; INH, isoniazid

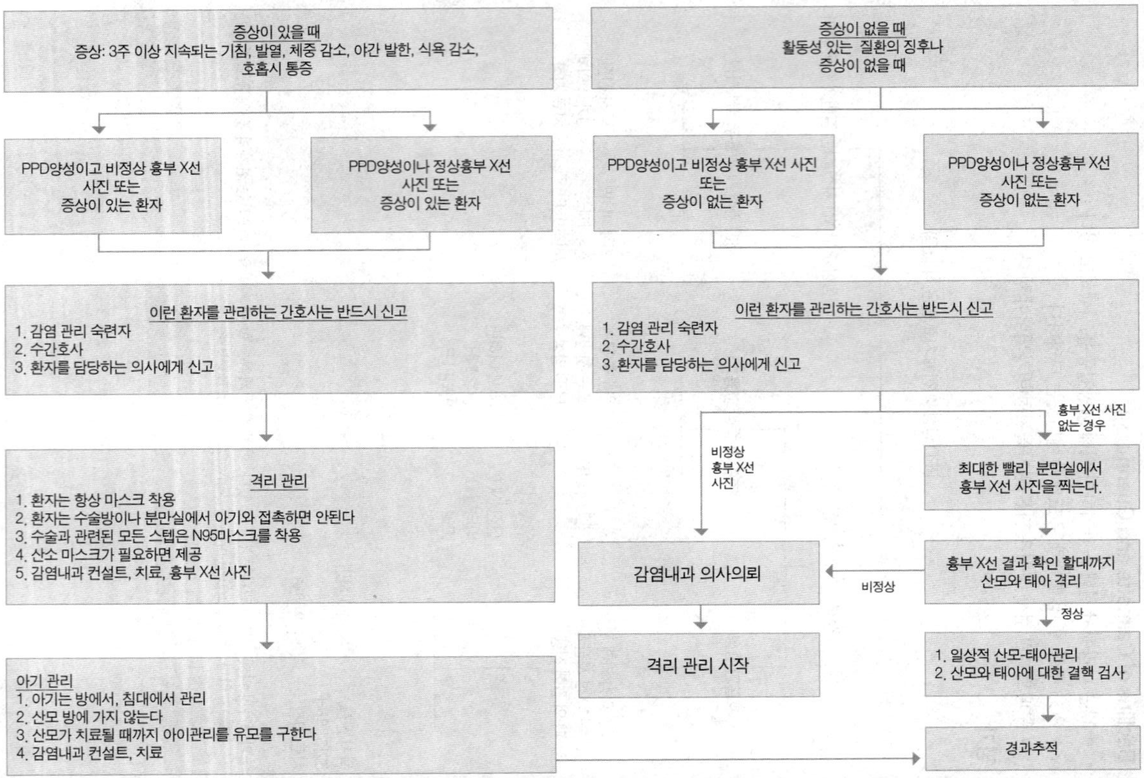
증상이 있을 때
증상: 3주 이상 지속되는 기침, 발열, 체중 감소, 야간 발한, 식욕 감소, 호흡시 통증
PPD양성이고 비정상 흉부 X선 사진 또는 증상이 있는 환자
PPD양성이나 정상흉부 X선 사진 또는 증상이 있는 환자
이런 환자를 관리하는 간호사는 반드시 신고
1. 감염 관리 숙련자
2. 수간호사
3. 환자를 담당하는 의사에게 신고
격리 관리
1. 환자는 항상 마스크 착용
2. 환자는 수술방이나 분만실에서 아기와 접촉하면 안된다
3. 수술과 관련된 모든 스텝은 N95마스크를 착용
4. 산소 마스크가 필요하면 제공
5. 감염내과 컨설트, 치료, 흉부 X선 사진
아기 관리
1. 아기는 방에서, 침대에서 관리
2. 산모 방에 가지 않는다
3. 산모가 치료될 때까지 아이관리를 유모를 구한다
4. 감염내과 컨설트, 치료
증상이 없을 때
활동성 있는 질환의 징후나 증상이 없을 때
PPD양성이고 비정상 흉부 X선 사진 또는 증상이 없는 환자
PPD양성이나 정상흉부 X선 사진 또는 증상이 없는 환자
이런 환자를 관리하는 간호사는 반드시 신고
1. 감염 관리 숙련자
2. 수간호사
3. 환자를 담당하는 의사에게 신고
비정상 흉부 X선 사진
흉부 X선 사진 없는 경우
최대한 빨리 분만실에서 흉부 X선 사진을 찍는다.
흉부 X선 결과 확인 할대까지 산모와 태아 격리
비정상
정상
감염내과 의사의뢰
격리 관리 시작
1. 일상적 산모-태아관리
2. 산모와 태아에 대한 결핵 검사
경과추적

인체 면역 결핍 바이러스 (Human Immunodeficiency Virus)

임산부와 태아의 HIV 선별 검사

일반적 선별검사

- 미국의 모든 임산부는 HIV 감염에 대한 선별검사를 받아야 한다. HIV 선별검사는 모든 임신부에게 추천되며 거부를 하지 않으면 출산 전 검사에 일반적으로 HIV 감염검사가 들어가 있으며 산모가 숙지하고 검사를 시행한다.
- HIV 감염에 대한 선별검사는 강제되어서는 안되고 자발적으로 시행한다. 산모가 모르는 상태에서는 어떤 검사도 시행될 수 없다.
- 산모는 구두로든 문서로든 HIV 감염에 대한 정보와, 산모로부터 태아로의 수직진파를 방지할 수 있는 시술에 대한 정보, 그리고 검사결과 양성, 음성의 의미를 설명받아야 하고 질문하고 검사를 거절할 기회를 부여받아야한다.
- 환자가 검사를 거절하면, 의료기록에 남긴다.

검사 거절에 대한 토의

- 검사제공자는 검사거절에 대한 이유에 대해 상의해야한다.
- 이전에 검사결과가 음성이 나와서 검사를 거절한 산모는 매 임신 때마다 검사해야하는 필요성에 대한 설명이 필요하다.
- 업무상 이유에 의해 거절한 경우는 인정될 수 없다.
- 처음에 검사를 거절했던 산모도 상의 후 검사의 필요성을 인식할 수 있지만, 계속 거절하는 환자의 경우 의료기록에 남긴다.

HIV 검사의 시점

- 치료결정을 위해 검사제공자들은 가능한 임신초기에 검사를 시행한다. 초기검사를 거절한 산모의 경우 다음 내원 시 검사를 받게끔 유도한다.
- 3분기에 시행하는 (제태36주 이전) 2번째 HIV 검사는 HIV 유병률이 낮은 나라에서도 모든 산모에게 비용-효과측면에서 권장된다. 아래의 기준 중 하나 이상 해당되는 산모의 경우 3분기에 시행하는 2번째 HIV검사가 권장된다.
  - HIV나 AIDS의 유병률이 높은 지역에서 관리받는 15~45세 이상. 2004년 기준으로 이런 지역은 알라바마, 코네티컷, 델라웨어, 콜럼비아, 플로리다, 일루노이, 루이지에나, 마리랜드, 메사추세츠, 미시시피, 네바다, 뉴저지, 뉴욕, 북캐롤라이나, 남 캐롤라이나, 펜실베니아, 푸에르 토리코, 테네씨, 텍사스, 버지니아 등이다.
  - 적어도 1,000명중 1명 이상의 HIV 감염 산모가 있었던 곳에서 관리받는 산모
  - HIV 감염의 고위험군에 속하는 산모; 약물 남용자, 약물 남용 섹스 파트너, 윤락여성, HIV 감염자와 섹스한 자, 현재 임신 시 한 명이상의 섹스 파트너
  - 급성 HIV 감염의 징후나 증상이 있는 환자. 이런 경우 혈장 RNA검사와 HIV항체 검사가 진단에 도움을 준다.

분만 시 급속 검사

- HIV 감염 여부가 불분명한 산모가 분만할 경우 산모가 거절하지 않으면 급속 검사를 시행한다.
- 급속 검사를 거절하는 경우 그 이유는 조사되어야 한다.
- 급속 검사 결과가 반응성으로 나온 경우 확진이 나오기 전에 예방적 항바이러스 제제를 즉시 투여한다.

산후/신생아 검사

- 분만 후에 산모의 HIV 감염 여부가 불분명할 경우 산모가 거절하지 않을경우 급속 검사를 시행한다.
- 분만 후에 산모의 HIV 감염 여부가 불분명할 경우, 태아에게 즉시 급속 검사를 시행하고 HIV에 노출된 경우 예방적 항바이러스 제제를 투여한다. 태아에게 HIV 항체가 있음은 산모가 HIV 감염됐다는 것임을 인지시킨다.
- HIV노출 여부가 불분명한 태아가 보모에 의해 길러지는 경우, 태아의 생물학적 산모가 검사를 받지 않았을 가능성이 크므로 즉시 태아에게 검사를 시행해야 함을 알고 있어야 한다.
- 신생아에게 예방적 항바이러스 치료를 할 때에는 생후 12시간 이내에 해야 효과가 있다.

확진 검사

- 언제든 가능하다면, 항바이러스 치료, 제왕절개술, 다른 시술 등을 결정하기 전에 HIV감염 상태를 알 수 있는 검사가 진행되어야한다.
- 만약 분만 전에 확정적인 검사결과가 나오지 않는다면, 주산기 수직감염의 위험을 낮추기 위해 HIV 선별검사에서 양성인 산모에게 즉시 적절한 예방적 항바이러스 치료가 권장된다.

위험 요인	가능한 예방적 시술
산전 위험 요인	
HIV 감염증의 진행 - 낮은 CD4 수 - 높은 혈청 바이러스 수	항바이러스 치료
분만시 위험 요인	
지연 양막 파열	제왕절개술, 인공적 양막 파열은 피한다.
질식 분만	제왕절개술
모체 혈액에의 노출	제왕절개술 시행; 태아 두피 전극 삽입술, 태아 두피 채혈 및 회음절제술은 피한다.
산후 위험 요인	
모유 수유	모유 수유를 피한다.

임신 중 기회 감염의 예방

원인병소	적응증	권장
P. carinii	CD4〈200	TMP-SMX 160/800 mg/일
Toxoplasmosis	항 toxoplasma IgG & CD4〈100	TMP-SMX 160/800 mg/일
Mycobacterium avium 군	CD4 〈50	Azithromycin 1200 mg/wk
S. pneumoniae	CD4〉200인 모든 환자	Pneumovax
B형 간염	Anti-HBc 음성	HBV vaccine series
인플루엔자	모든 환자	백신

Anti-HBc → antibody to hepatitis B core ontigen.
CD4 → cluster of differentiation4
HBV → hepatitis B virus
TMP-SMX → Trimethoprim-Sulfamethoxazole.

주산기 HIV-1 (인체 면역결핍 바이러스 1형) 수직감염을 감소시킬 수 있는 항바이러스 치료에 대한 임상적 시나리오와 권장사항

시나리오#1	시나리오#2
이전에 항바이러스 치료를 받지 않았던 HIV-1에 감염된 산모	**현재 임신동안 항바이러스 치료를 받는 HIV-1에 감염된 산모**
• HIV-1에 감염된 산모는 반드시 임상적, 면역학적, 바이러스적 평가를 받아야한다. 임신 중 항바이러스 치료의 위험성에 대한 논의가 고려되어야 하지만 임신한 여성에서의 항바이러스 치료는 임신하지 않은 일반 환자들과 똑같이 시행되어야 한다. • HIV-1에 감염된 산모의 경우, 주산기 수직감염을 감소시키기 위해 산전 HIV RNA 숫자와 관계없이 예방적 three-part ZDV 용법을 임신 1 삼분기 이후에 시작한다. • 임상적, 면역학적, 바이러스적 검사결과 추가적인 치료가 요구되는 환자나 그런 상태와 무관하게 HIV-1 RNA 숫자가 1,000/mL를 넘는 환자, HIV-1 RNA 숫자가 1,000/mL 미만인 환자에서도 ZDV에 추가적인 약물을 더하여 치료할 수 있다. • 임신 1 삼분기에 있는 산모는 기다렸다가 제태10~12주가 되면 치료를 시작한다.	• 임신 삼분기 이후 임신이 확인된 항바이러스 치료를 받고 있었던 산모는 계속 치료를 받는다. ZDV은 산전 항바이러스 치료 약물에 반드시 포함되어야한다. • 임신 1 삼분기에 임신이 확인된 항바이러스 치료를 받는 산모는 이 시기에 받는 치료의 위험성과 이점에 대해 상담을 받아야 하고 계속 치료를 받을지 고려한다. 만약 임신 1 삼분기 기간 치료를 중단한다면 약제 내성이 생기지 않게 모든 약을 끊고 다시 시작한다. • 분만 전 항바이러스 약제의 종류와 무관하게 분만 중에는 태아를 위해 ZDV이 권장된다.

(계속)

시나리오#3	시나리오#4
이전에 항바이러스 치료를 받지 않았고 진통이 시작된 HIV-1에 감염된 산모	**임신 중이나 분만 시 항바이러스 치료를 받지 않은 산모에게서 태어난 태아**
• 몇몇 효과적인 약제들이 있다. 1. 분만 중 정맥내 ZDV 투여 이후 신생아를 위한 6주간의 ZDV 2. 분만 중 경구 ZDV 과 3TC 투여 이후 신생아를 위한 1주간의 경구 ZDV/3TC 투여 3. 분만 시작 시 nevirapine 1회 용량 투여와 신생아를 위한 출생 48시간 후 nevirapine 1회 용량 투여 4. 분만 중 정맥 내 ZDV과 신생아를 위한 6주 ZDV 요법과 함께 1회 용량의 산모/유아 nevirapine 투여 • 만약 1회 nevirapine 단독 혹은 ZDV와 병합용법 시행한다면 nevirapine 약제 내성 방지를 위해 산모에게 ZDV/3TC을 가능한 빨리(분만 중 또는 분만 직후) 투여하고 3~7일 간 지속요법을 고려해야한다 • 분만 직후 즉시 산모는 항바이러스 치료를 받아야 하는지 결정하기 위해 적절한 평가(CD4 숫자와 HIV-1 RNA숫자)를 받아야 한다.	• 신생아에게 6주간의 ZDV 용법이 고려된다. • ZDV은 분만 직후 가능한 빨리 투여한다.-생후 6~12시간 내가 좋다. • 몇몇 임상의사들은 산모가 ZDV에 내성이 있을 경우 ZDV에 다른 약제를 병합해서 사용해야 한다고 주장한다. 하지만, 많은 임상적 실험에서 이런 방법의 효과가 아직 증명되지 않았고 많은 약제들의 경우 신생아에게 적절한 용량이 정해져 있지 않다. • 분만 직후 즉시 산모는 항바이러스 치료를 받아야 하는지 결정하기 위해 적절한 평가(CD4숫자와 HIV-1 RNA숫자)를 받아야한다. 태아는 반드시 빠른 진단적 검사를 받아서 만약 HIV-1에 감염됐다면 가능한 빨리 치료를 시작해야 한다.

주의: 치료 선택에 대해서 토의할 때에는 강압적이어서는 안 되고, 최종적으로 사용하게 되는 약제에 대한 책임은 산모에게 있다. ZDV이나 다른 약제로 치료 받는 것을 거절했다고 해서 처벌을 받거나 관리를 거부당하면 안 된다. ZDV 이외의 약제가 태아에게 노출되는 것을 피하고자 ZDV만을 치료 약제로 선택하는 산모에게 ZDV이 제한되면 안 된다.

HIV-1 → human immunodeficiency virus-1
RNA → ribonudeic acid
ZDV → zidovudine

항바이러스 치료를 받은 적 없는 HIV-1에 감염된 산모의 분만 중/ 산후의 약제 비교

약제	증거	산모 약제	태아/산후
ZDV	역학적 정보,미국; ZDV 치료하지 않은 군과 비교	2 mg/kg 정맥내 일시주사, 출산까지 1 mg/kg/hr 투여	6주동안 6시간마다 2 mg/kg 경구 투여[a]
ZDV/3TC	임상연구, 아프리카; 플라세보군과 비교	진통 시 ZDV 600 mg 경구, 출산까지 3시간마다 300 mg 경구 & 진통시작시 3TC 150 mg 경구투여 이후 출산까지 12시간 마다 150 mg 경구투여	12시간마다 ZDV 4 mg/kg 경구 & 7일동안 12시간마다 3TC 2 mg/kg
Nevirapine	임상연구, 아프리카; 분만 시와 1주동안 태아에게 ZDV을 투여한 군과 비교	진통 시 200 mg 1회 경구 용법, Nevirapine 내성을 고려하여 분만 시와 분만 후 3~7일간 ZDV/3TC을 추가할 수 있다	생후 48~72시간에 2 mg/kg 일회 경구투여[b]
ZDV-Nevirapine	가설	ZDV 2 mg/kg 정맥내 일시주사, 출산까지 1 mg/kg/hr 투여, 진통시작시 Nevirapine 200 mg 일회 경구투여, Nevirapine 내성을 고려하여 분만 시 와 분만 후 3~7일간 ZDV/3TC을 추가할 수 있다	6주간 6시간마다 ZDV 2 mg/kg 경구투여 & 생후 48~72시간에 Nevirapine 2 mg/kg 1회 경구 용법

항바이러스 치료를 받은 적 없는 HIV-1에 감염된 산모의 분만 중/ 산후의 약제 비교 (계속)

전파	장점	단점
ZDV투여한 군 10%, ZDV을 투여하지 않은 군 27%, 62%의 감소율 (95% CI, 19~82%)	표준요법	정맥 내로 투여해야함, 생후 6주 영아에게 회복가능하지만 경한 빈혈을 발생시킬 수 있다.
ZDV/3TC 6주간 투여한 군 9%, placebo 투여 군 15%, 42%의 감소율	경구 투여, ZDV 6주 투여보다 쉽다	2가지 약제를 투여해야함
Nevirapine 6주간 투여한 군 12%, ZDV 투여한 군 21%, 47%의 감소율 (95% CIa, 20~64%)	가격이 저렴, 경구 투여, 간단한 투여방법 직접 관찰하면서 치료가능	산모가 nevirapine 내성이 있을 경우 효과가 불분명하다. 산후에 약제 내성이 발견된 경우 예방적 약제 투여를 해도 태아가 감염될 수 있다.
없음	산모가 Nevirapine과 ZDV에 모두 내성을 지니고 있을 때 이점이 있을 가능성이 있다. 실험실에서 두 약제를 썼을 경우 바이러스 복제를 억제하는 상승효과가 입증되었다.	ZDV을 정맥 내 투여해야함, 6주 태아에게 투여하기 힘들다. 병합요법의 효과가 입증되지 않았다. 산후에 약제 내성이 발견된 경우 예방적 약제 투여를 해도 태아가 감염될 수 있다.

CI, confidence interval; 3TC, lamivudine; ZDV, zidovudine

[a] 제태 35주 미만의 태아에게 사용하는 ZDV은 출생 시 1.5 mg/kg 정맥 내 투여 혹은 12시간마다 2.0 mg/kg 경구 투여하고 제태 30주 이상의 태아에게는 2주간, 30주 미만의 태아에게는 4주간 8시간마다 투여한다.

[b] 만약 산모가 산전 1시간 이내에 nevirapine을 투여받았으면, 태아에게 출생 후 가능한 빨리 2 mg/kg의 nevirapine을 경구투여하고, 48~72시간 후에 다시 투여한다.

산전 항바이러스 치료에 따른 HIV 산모-태아 수직 감염

산모의 항바이러스 치료	수직 감염율
WITS에 의한 정보	
치료 하지 않은 경우	20.0
ZDV 단일 요법	10.4
2가지 약제 병합 요법	3.8
HAART	1.2
PACTG367에 의한 정보	
치료 하지 않은 경우	18.5
단일 요법	5.1
2NRTIs	1.4
>=3약제	1.3
NRTIs only	3.4
+NNRTI (no PI)	1.5
+PI	1.1

WITS, Women and Infants Transmission Study; NRTI, nucleoside reverse-transcriptase inhibitor; NNRTI, nonnucleoside reverse-transcriptase inhibitor; PI, protease inhibitor; HAART, highly active antiretroviral therapy; PACTG367, Pediatric AIDS Clinical Trials Group Protocol 367

산모-태아 간 HIV 수직 감염을 막기 위해 사용되는 약제

약물 범주	약물 이름	임신 중 부작용	권장 감시 사항
Nucleoside or nucleotide reverse-transcriptase inhibitor	Zidovudine Lamivudine Stavudine Didanosine Abacavir Tenofovir	빈혈[a], 산모와 아이에게 미토콘드리아 독성작용 (젖산산증, 췌장염, 간지방증), 신경병증, 과민반응 태아 골대사에 영향	전혈검사, 헤모글로빈, 미토콘드리아 독성작용 감시 (전해질, 간효소)
nonnucleoside reverse-transcriptase inhibitor	Efavirenz Nevirapine	신경계 변형 간독성 (특히 CD4 T 세포 〉250 mm³), 발진	임신 때는 금기 Aminotransferase level (처음에는 2주마다, 이후에는 매달)
Protease inhibitors	Amprenavir Atazanavir Indinavir Lopinavir Nelfinavir Ritonavir Saquinavir	고혈당, 임신성 당뇨, 조기분만의 가능성, 간염	혈당치 (임신초기 1시간 당부하 검사, 임신 3분기에 재검사)

[a] 빈혈은 Zidovudine만의 부작용이다.

주산기 HIV-1 수직 감염을 감소시키는 권장 분만 방법과 임상적 시나리오

분만방법 임상적 시나리오	권장
시나리오 A	
제태 36주 이후의 HIV-1에 감염된 산모로, 항바이러스 치료 받은 적 없고 분만 전에 HIV-1 RNA 수치와 림프구 수치를 알 수 없을 때	치료는 PACTG 076 ZDV이 포함된 약제로 시작한다. 수직 감염을 감소시키기 위해서 제왕절개술을 고려해야 한다. 산모에게 제왕절개술과 관련된 수술 후 감염, 마취 위험성, 다른 수술적 위험성에 대한 설명을 제공해야한다. 만약 제왕절개술을 한다면, 가능한 임상적 정보에 기초하여 제태 38주에 하는 것이 좋다. 제왕절개술이 계획되면 산모는 수술 3시간 전부터 정맥 내 ZDV주사를 투여받고 태아는 생후 6주간 투여받는다. 산모의 바이러스 양이나 림프구 수치 결과가 나오는대로 분만 후 복합 항바이러스치료 지속여부, 시작 여부를 산모와 논의한다.
시나리오 B	
임신 3분기 초기에 산전 관리를 받기 시작한 HIV-1에 감염된 산모로, 병합 요법으로 항바이러스 치료를 받고 있고 약물에 반응을 보이고 있지만 제태 36주에 여전히 HIV-1 RNA 수치가 1,000 copies/mL가 넘을 때	HIV-1 RNA 수치가 적당한 정도로 떨어질 때까지 현재의 병합 항바이러스 치료를 지속해야 한다. 산모는 치료에 반응이 있더라도 분만 전까지 HIV-1 RNA수치가 1,000 copies/mL 이하로 떨어질 가능성은 적어보인다. 따라서 분만 중 HIV-1 수직 전파의 가능성을 생각한다면 계획적 제왕절개술은 도움이 될것이다. 산모에게 제왕절개술과 관련된 수술 후 감염, 마취 위험성, 다른 수술적 위험성에 대한 설명을 제공해야한다. 만약 제왕절개술을 한다면, 가능한 임상적 정보에 기초하여 제태 38주에 하는 것이 좋다. 제왕절개술이 계획되면 산모는 수술 3시간 전부터 정맥 내 ZDV 주사를 투여받고 태아는 생후 6주간 투여받는다. 산모의 건강을 위해서라도 분만 후 치료를 유지하는 것에 대한 중요성을 상기시킬 필요가 있다.

주산기 HIV-1 수직 감염을 감소시키는 권장 분만 방법과 임상적 시나리오 (계속)

분만방법 임상적 시나리오	권장
시나리오 C	
병합 요법으로 항바이러스 치료를 받고 있는 HIV-1에 감염된 산모로, 제태 36주에 HIV-1 RNA 수치는 검사상 음성일 경우	산모에게 HIV-1 RNA 수치가 지속적으로 음성일 경우 주산기 수직 감염의 위험성이 낮다는 사실을 알려줘야 한다 (질식 분만일 경우라도 2% 미만이다). 제왕절개술이 감염률을 더 낮출 수 있을 지에 대한 정보는 없다. 제왕절개술은 질식분만에 비해 합병증의 위험성이 높고, 이 경우 제왕절개술이 갖는 불확실한 장점과 잘 저울질 해봐야 한다.
시나리오 D	
제왕절개술을 계획한 HIV-1에 감염된 산모로, 진통이 시작됐거나 양막 파열 직후	진통이 시작되거나 양막이 파열됐다면 즉시 정맥 내 ZDV을 투여해야 한다. 만약 진통이 급속히 진행된다면, 질식 분만을 해야한다. 일부 의사들은 만약 자궁경부가 잘 안 열리고 진통이 오래 지속될 가능성이 있으면 ZDV을 정맥내 loading dose로 투여하면서 질식 분만이 아닌 제왕절개술을 시행하여 양막 파열이 되어 있는 시간을 최소화한다. 다른 의사들은 Pitocin을 투여하여 자궁 수축을 유도해서 분만한다. 산모의 진통 중에는 가능한 태아 두피 전극이나 다른 침습적 시술과 수술적 분만을 삼간다. 태아는 생후 6주동안 ZDV으로 치료받아야 한다.

PACTG, Pediatric AIDA Clinical Trial Group; RNA, ribonucleic acidl ZDV, zidovudine.

단순 헤르페스 바이러스 (Herpes simplex virus)

최신 정보

- 미국의 4천5백만 명의 청소년과 성인들이 HSV에 감염되어 있다.
  - 이 중 5~15%만이 감염 사실을 보고한다.
- 감염된 유아의 80%가 HSV에 감염된 과거가 없는 산모로부터 태아난다.
  - HSV에 감염된 태아의 1/3은 HSV-1에 감염되어 있다.
  - 태아의 사망률은 감소추세이다.
    - 30%는 파종성 질환 (disseminated disease)
    - 4%는 중추신경계 질환
    - 생존자 중 20%는 신경계 장기 후유증을 갖는다.
  - 산모로부터 태아로의 수직감염 위험성
    - 30~60%: 분만 시 1차 생식기 HSV 감염일 경우
    - 3%: 분만 시 재발성 생식기 HSV 감염일 경우
    - 10,000명 중 2명: HSV의 전구증상이나 병변이 없지만 과거력만 있는 경우
    - HSV 과거력이 있는 환자에서 생식기외 HSV 감염 일경우 위험성은 매우 낮다.

HSV에 대한 CDC의 권장사항

- 성기 헤르페스가 있는 환자는 재발성이 흔하며, 증상이 없으나 바이러스가 잠복되어있는 경우, 성관계로 전파될 수 있는 점 등 질병의 본성에 대해 교육받아야 한다.
- 성기 헤르페스에 의해 1차 감염을 겪은 환자에게는 억제치료가 유용하며 증상이 나타나는 재발에 효과적이며 이런 치료가 때론 재발의 기간을 줄여준다는 것을 말해 줘야한다.
- 성기 헤르페스를 앓고 있는 모든 환자는 그들의 섹스 파트너에게도 그 사실을 알려야 하고, 그들이 성기 헤르페스를 가지고 있으며 앞으로도 성관계를 맺기 전 당사자에게 알려야 한다.
- 성관계에 의한 전파는 증상이 없어도 나타날 수 있다. 무증상이면서 바이러스가 숨는 경우는 성기 HSV-1 보다 성기 HSV-2에서 더 흔하고 감염 후 첫 12개월 동안 가장 흔하다.
- 모든 성기 헤르페스 환자는 전구증상이나 병변이 있을 때 감염되지 않은 환자와의 성관계를 삼가야 한다.
- 성관계에 의한 HSV-2의 전파 위험성은 감염된 사람들에게 매일 valacyclovir를 투여함으로써 감소시킬 수 있다.
- 최근에는 라텍스 콘돔의 지속적 올바른 사용이 성기 헤르페스 전파의 위험성을 낮춘다는 보고가 있다.
- 감염된 환자의 섹스 파트너는 그들이 증상이 없더라도 감염될 수 있음을 알아야 한다. 성기 헤르페스에 감염된 환자의 섹스파트너가 무증상일 경우, HSV에 감염됐는지 알아보기 위해 혈청 검사가 유용한다.

- 신생아 HSV 감염에 대한 위험성은 남자를 포함한 모든 사람에게 알려야 한다. 성기 헤르페스에 감염된 산모나 가임기 여성의 경우, 그들의 임신 중 건강 관리자나 태어날 태아를 돌봐줄 사람에게 그 사실을 알려야 한다. HSV-2에 감염되지 않은 산모의 경우 임신 3분기에 성기 헤르페스에 감염된 남자와 성관계를 해서는 안 된다. 마찬가지로, HSV-1에 감염되지 않은 산모의 경우도 임신 3분기에 HSV-1에 노출되어서는 안 된다 (예를 들어 구강 헤르페스에 감염된 섹스파트너와 오럴 섹스, 성기 HSV-1에 감염된 섹스파트너와의 성관계 등).
- 혈청검사로 진단된 증상이 없는 HSV-2감염 환자는 증상이 있는 환자와 동일한 상담을 받아야 하며, 성기 헤르페스의 임상적 중요성에 대해서도 교육받아야 한다.

임신 중 HSV 감염에 대한 ACOG의 권장사항

다음의 권장사항과 결론은 과학적 근거가 완벽하지 못하다 (Level B):

- 활동성 성기 헤르페스가 재발한 산모는 제태 36주 혹은 이후에 바이러스 억제 치료를 받아야 한다.
- 외음부 통증, 분만 시 작열감 등과 같은 전구증상 혹은 활동성 성기 헤르페스 병변이 있는 산모는 증상이 갑자기 나타날 수 있기 때문에 제왕절개술을 시행한다.

다음 권장사항과 결론은 일치된 전문가 의견에 기반을 둔다 (Level C):

- 조기 양막 파열의 경우 HSV감염의 위험도가 미숙아의 위험도 보다 크다고 판정내릴 임신 주수는 정확히 모른다.
- HSV감염의 과거력은 있지만 분만 시 활동성 질환이 없는 경우에는 제왕절개술이 권장되지 않는다.
- 반복되는 질환의 병력이 있지만 무증상 환자에게 일상적 산전 성기 HSV 배양은 권장되지 않는다.
- 산모에게 일상적 HSV 선별검사는 권장되지 않는다.

성기 헤르페스의 치료 방법[a]

약제	용량과 일정[b]	효능	장단점
성기 헤르페스의 1차 감염 (First episode of genital herpes)			
Acyclovir	200 mg 경구 5회 /일 7~10일 간 또는 400 mg 경구 3회 /일 7~10일 간	증상 및 징후의 소실까지 2일 감소, 병변 치유까지 4일 감소, viral shedding 기간 1주일 감소	저렴하고, 알약의 크기가 작다. 물약으로도 투여 가능. 투여 일정이 복잡하다.
Valacyclovir	1.0g 경구 하루 2번 7~10일 간	일차 감염시 acyclovir에 비해 효능면에서 차이없다	투여 일정이 간단. 비싸고 알약의 크기가 크다. 액체제제는 없다
Famiciclovir	250 mg 경구 3회 /일 7~10일간	일차 감염시 acyclovir에 비해 효능면에서 차이없다	투여 일정이 간단하고, 알약 크기가 작다. 비싸고, 액체제제는 없다
재발성 성기 헤르페스, 일시적 치료[c]			
Acyclovir	400 mg 경구 3회 /일 5일 간 또는 800 mg 경구 하루 두 번 5일 간 또는 800 mg 경구 3회/일 2일 간	증상 및 징후의 소실까지 1.1 일 감소, 병변 치유까지 1.2일 감소, viral shedding 기간 2일 감소	1차 감염시와 같다
Valacyclovir	500 mg 경구 하루 두 번 3~5일 간 또는 1.0 g 경구 하루 한 번 5일 간	episodic treatment 시 acyclovir에 비해 효능면에서 차이없다	1차 감염시와 같다
Famiciclovir	125 mg 경구 하루 두 번 5일 간 또는 1,000 mg 하루 두 번 하루만	episodic treatment 시 acyclovir에 비해 효능면에서 차이없다	1차 감염시와 같다

약제	용량과 일정[b]	효능	장단점
억제요법[d]			
Acyclovir	400 mg 경구 하루 두 번	투약받은 환자의 71%에서 4개월 후 재발이 없다, 80~94% 환자에서 잠복 바이러스의 감염기간이 감소된다	1차 감염시와 같다
Valacyclovir	500 mg 경구 하루 한 번 또는 1.0 g 하루 한번	투약받은 환자의 69%에서 4개월 후 재발이 없다, 81% 환자에서 잠복 바이러스의 감염기간이 감소된다	1차 감염시와 같다
Famiciclovi	250 mg 경구 하루 두 번	투약받은 환자의 78%에서 4개월 후 재발이 없다, 87% 환자에서 잠복 바이러스의 감염기간이 감소된다	1차 감염시와 같다

[a] 데이터는 2006년 성접촉에 의해 전파되는 질병치료지침을 수정한 것이다. 알러지와 다른 부작용은 거의 없다.

[b] 성기 헤르페스 일차감염 일 경우, 치료기간의 범위는 임상연구들에서의 치료기간 차이에 따라 결정됨. 치료기간이 짧은 처방이 일차적으로 사용되었을 경우 치료 종료 시점에 환자는 재평가 되어야 하며, 새로운 병변이 나타나거나 전신적 증상이나 징후가 완화되지 않았을 경우 치료는 지속되어야 한다. 일시적 치료는 재발시작 후 24시간 이내에 가능한 빨리 시작되어야 한다.

[c] HIV 감염된 사람에서 episodic treatment 에 대한 용량은 다음과 같다; acyclovir 200 mg five times per day for 5~10 days or 400 mg three times per day for 5~10 days; valacyclovir 1000 mg twice daily 5~10 days; famciclovir 500 mg twice daily 5-10 days.

[d] HIV 감염된 사람에서 억제요법에 대한 용량은 다음과 같다; acyclovir 400~800 mg 2 or times per day; valacyclovir 500 mg twice daily; famciclovir 500 mg twice daily.

수두

최신 정보

- 0.4~0.7/1,000 pregnancies: 모성 수두에 관련되어 있다.
- 감염된 산모 중 25%에서 태아 감염이 발생하였다.
- 산모가 임신 1삼분기에 감염될 경우 선천성 수두 증후군 (피부 흉터, 사지 형성 부전, 눈과 중추신경계 이상)은 2.5~3% 미만으로 나타났다.
- 7일간의 창문기간에는 (7 day window) 신생아 사망 가능성이 높으므로 출산을 피한다.
  - 산모의 피부 발진 2일 전부터 피부 발진 5일 후 까지
  - 바이러스에 노출 후 부터 발진이 있기까지 11~21일간 (평균 15일)
  - 이 기간에 출산 할 경우 태아는 수두 대상포진 면역 글로불린과 acyclovir를 투여받아야 한다.
- 산모의 심각한 감염에는 정맥 내 acyclovir가 사용될 수 있다.
  - 수두에 감염된 산모의 10~30%에서 수두 폐렴이 발생된다.
    - · 40%의 치사율
- 산모가 대상포진에 이환되더라도 태아에게 미치는 영향은 없다.
- 분만 후나 예방접종 받지 않은 임신 전 여성인 경우 경우 예방접종을 시행한다.
- 모유수유는 금하고 산모는 태아와 격리시킨다.
- 대상포진의 병변이 유방을 포함하지 않고 산모의 면역력이 정상인 경우에는 모유수유가 가능하다.

치료

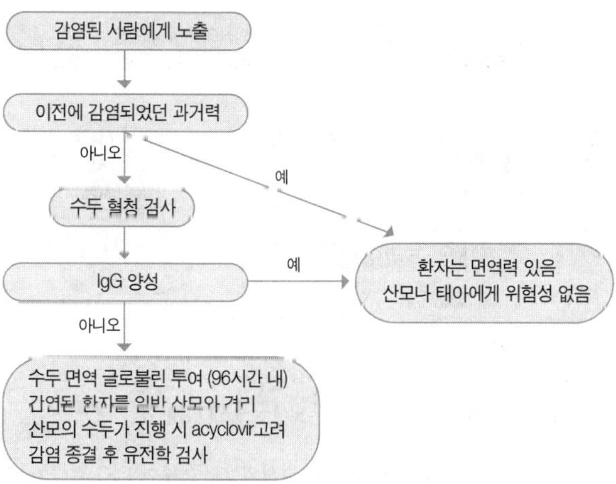

풍진

최신 정보

- 감염은 발진 7일 전과 발진 4일 후 기간에 일어날 수 있다.
- 발진은 노출 후 2~3주 후에 발생한다.
  - 대개 3일간 지속된다 "3일 홍역"
- 태아의 감염률은 제태기간에 의해 결정된다.
  - 11주 미만, 90%의 선천감염률; 11~12주, 33%; 13~14주, 11%; 15~16주, 24%; 16주 이상, 0%
- 태아 기형의 확률도 제태기간에 의해 결정된다.
  - 1삼분기, 25%; 첫 달; 50%; 둘째 달; 25%; 셋째 달; 10%
  - 2삼분기, 1% 미만; 16~20주; 감각신경만 이환; 20주 이상, 보고된 사례 없음

치료

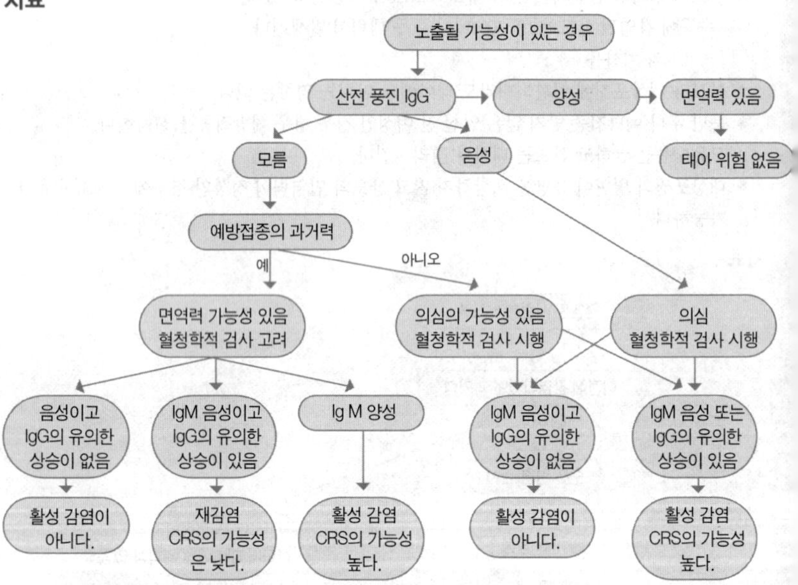

CRS, congenital rubella syndrome.

- 노출 후 검사
  - 가능한 빨리 I gM과 I gG 검사를 하고 4~5주 후에 I gG 검사 재 시행
- 발진 후 검사
  - 발진 발생 후 가능한 빨리 I gM과 I gG 검사와 2~3주 후에 I gG 검사를 재시행

톡소포자충증 (Toxoplasmosis)

최신 정보

- 감염된 산모의 1/3은 조리되지 않은 고기나 고양이 배설물을 통해 노출된다.
- IgG의 존재는 면역성이 있다는 것을 의미하고, IgM은 1주일 내에 나타나서 수개월 간 지속된다.
- 제태연령이 증가할수록 태아 감염의 확률도 증가하지만 그 중증도는 감소한다.
- 태아감염률
  -1삼분기: 10~15%
  -2삼분기: 25%
  -3삼분기: 60%
- 55~85%의 태아가 후유증을 겪는다:
  - 자궁내 성장 지연, 소뇌증, 망막맥락막염, 두개내 석회화, 난청, 정신 지체, 간비장 비대, 복수, 발열, 뇌실주위 석회화, 거대뇌실증, 그리고 발작

치료

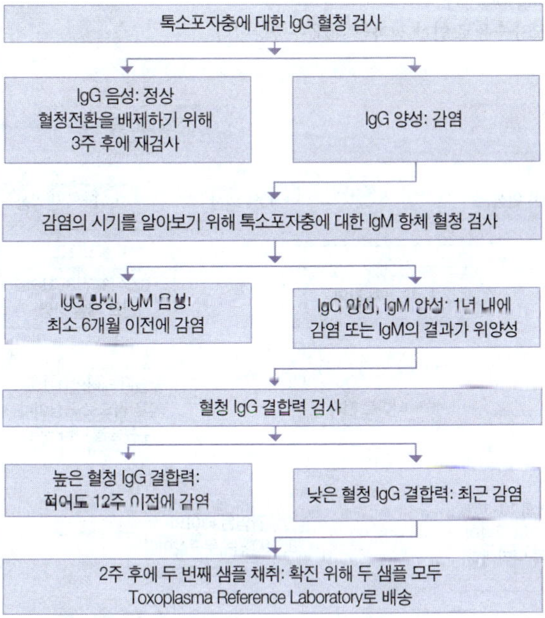

IgM 양성시 정밀검사 가능한 검사기관에 의뢰해야한다. 급성감염이 의심될 경우 spiramycin 투여를 시작한다. 급성감염 후 적어도 6주내에 양수검사를 하여 T.gondii PCR test를 시행한다. 자궁내 감염이 확실하면 pyrimethamine, sulfonamide, folinic acid를 추가한다.

거대세포 바이러스 (Cytomegalovirus)

최신 정보

- 1차 감염 산모의 0.7~4%, 재발성 감염 산모의 13.5%
  일반적으로 무증상이다
- 산모의 50~80%는 이미 감염되어 있다.
- 거대세포바이러스 (CMV)는 모든 신생아의 0.2~2.2%에서 이환되는 가장 흔한 선천 감염병이다.
  - 제태연령이 증가할수록 기형 가능성은 떨어진다.
  - CMV 4징후: 정신 지체, 소뇌증, 망막맥락막염, 대뇌 석회화.
- 다른 합병증에는 황달, 점상출혈, 혈소판감소증, 간비장비대, 성장 지연, 비면역 태아수종, 난청 등이 있다.
- CMV 1차 감염: 태아에게 수직 전파율 30~40%, 임상적 증상을 나타낼 확률 10%, 심각한 감염으로 사망할 확률 30%, 신경학적 후유증을 안고 살아가야 할 확률 80%.
- CMV 재감염: 태아에게 수직 전파율 0.15~2%, 대개 임상적 증상을 나타내고 가장 흔한 합병증은 isolated hearing loss이다.
- 자궁경부 분비물이나 모유수유로 인한 전파는 대개 무증상이다.

임신에서 CMV 결과

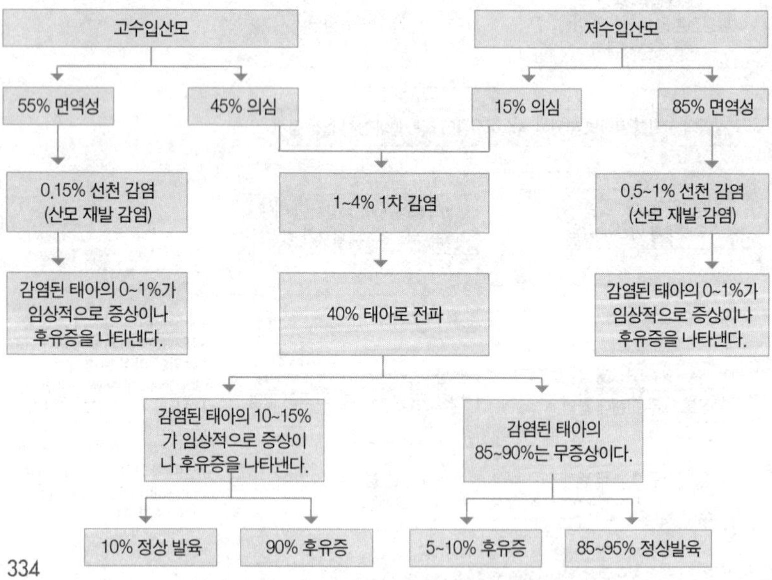

임신중 예방접종

바이러스	질병에 대한 산모의 위험성	질병에 대한 태아 혹은 신생아의 위험성	예방접종의 유형	예방접종에 따른 태아의 위험성	임신 중 예방접종 가능 여부	용법 용량	비고
생바이러스백신							
홍역	높은 이환율, 낮은 치사율, 임신과 무관	유산 가능성 증가; 태아 기형을 유발할 수도 있다	생백신	연구 중	금기	MMR형태로 피하주사 1회	위험성 있는 여성의 예방 접종은 산후 관리의 일부가 되어야 한다.
볼거리	낮은 이환율과 치사율, 임신과 무관	임신 1삼분기에 유산의 확률 증가	생백신	연구 중	금기	MMR형태로 피하주사 1회	위험성 있는 여성의예방접종은 산후관리의 일부가 되어야 한다.
회색질척수염 (Poliomyelits)	임신 시 이환율이 증가하는 것은 아니나 발생시 중증도는 증가	태아 무산소 영향; 신생아에서 50% 치사율	생백신 (OPV)과 효능을 증가시킨 비활성 바이러스 (e-IPV) 백신	연구 중	미국에서는 노출의 위험이 큰 산모를 제외하고는 권장되지 않는다.	처음에 e-IPV 4~8주 간격으로 피하주사로 2회 접종하고 6~12 개월 후에 3회째 접종. OPV 1회 접종으로 즉시 효과	유행지역이나 기타 다른 고위험군에 속할 경우 접종할 수 있다.
풍진	낮은 이환율과 치사율, 임신과 무관	유산과 선천성 풍진 증후군의 확률이 높다.	생백신	연구중	금기	MMR형태로 피하주사 1회	기형을 유발할 수 있지만 확인되지 않음 산후에 접종을 실시한다.
황열	높은 이환율과 치사율, 임신과 무관	모름	생백신	모름	노출이 불가피한 경우를 제외하고는 금기	피하로 1회	임신 가능성이 있다면 예방접종을 하는 것보다 여행을 연기하는 것이 권장된다.

바이러스	질병에 대한 산모의 위험성	질병에 대한 태아 혹은 신생아의 위험성	예방접종의 유형	예방접종에 따른 태아의 위험성	임신 중 예방접종 가능 여부	용법 용량	비고
수두	심각한 폐렴의 위험도가 증가	임신 2삼분기에 감염될 경우 2%에서 선천 수두 증후군을 발생시길 수 있다.	생백신	연구 중	금기이지만, 임신 시 사용했을 때 부작용이 보고되지는 않았다.	첫 접종 후 4~8주 이후에 두번 째 접종을 해야한다. 필수 접종	기형을 유발할 가능성 있기 때문에 산후에 접종을 실시한다.
기타							
인플루엔자	새로운 항원주가 유행할 때는 이환율과 치사율이 높다	유산의 가능성 증가; 기형의 가능성은 없다.	불활성 백신	연구 중	심각한 기저 질환이 있는 여성의 경우	매년 근육주사 1회	-
광견병	100%의 치사율, 임신과 무관하다.	산모의 질환에 의해 결정	사백신	모름	예방접종은 임신과 무관; 그 때 그 때 환자의 상태에 따라 달리 고려	용법, 용량을 전문가와 상의해서 결정	-
B형 간염	3분기에 감염 시 중증도 증가	유산과 미숙아 출산의 가능성 증가; 신생아 간염을 일으킬 수 있다.	재조합 백신	보고된 사례 없음	고위험 산모에게 노출 전, 후에 접종	3~4회 접종	노출된 즉시 B형 간염 면역글로불린을 주사하고 태아의 경우 가능한 빨리 예방접종을 실시한다.
A형 간염	임신기간 위험도 증가 없음	-	불활성 백신	보고된 사례 없음	노출 고위험 산모에게 노출 전, 후에 접종; 외국 여행	6개월 간격으로 2회 접종	-

임신중 예방접종 (계속)

바이러스	질병에 대한 산모의 위험성	질병에 대한 태아 혹은 신생아의 위험성	예방접종의 유형	예방접종에 따른 태아의 위험성	임신 중 예방접종 가능 여부	용법 용량	비고
불활성 세균 백신							
폐렴구균	임신기간 위험도, 중증도 증가 없음	모름	다가 다당 백신	정보 없음	임신과 무관; 고위험군일 때만 접종	성인에서는 피하 나 근육 내로 1회 접종; 고위험군에서만 6년 뒤 재접종 고려	-
수막구균	높은 이환율과 치사율, 임신과 무관	모르지만 산모의 질병에 의해 결정된다.	4가 다당 백신	보고된 사례 없음	임신과 무관; 비정상적인 유행 상황에는 권장된다.	피하로 1회 접종; 전문가와 상의	-
장티푸스	높은 이환율과 치사율, 임신에 영향받지 않음	모르지만, 산모의 질병에 따라 다르다.	사백신 또는 경구용 생백신	연구 중	유행지역으로의 여행이나 긴밀한 접촉에 의한 경우를 제외하고는 일상적으로 권장되지는 않는다.	사백신: 1차 접종: 최소 4주 간격을 두고 피하 2회 주사 Booster: 피하나 피내로 1회 접종, 일정은 아직 미정	경구용 생백신이 선호된다.
탄저	높은 이환율과 치사율, 임신에 영향받지 않음	모르지만 산모의 질병에 따라 다르다.	사백신도, 생백신도 아닌 B형 탄저에서 추출한 무세포 백신	연구 중	고위험지역으로 파견된 군인이나 이환율이 높은 지역에 사는 동물들을 다루는 B형 탄저감염의 가능성이 있는 경우를 제외하고는 권장되지 않는다.	첫 접종은 피하로 6회에 걸쳐, 촉진제는 매년 접종	이론적으로 기형유발가능성이 있다.

바이러스	질병에 대한 산모의 위험성	질병에 대한 태아 혹은 신생아의 위험성	예방접종의 유형	예방접종에 따른 태아의 위험성	임신 중 예방접종 가능 여부	용법 용량	비고
독소							
파상풍 -디프테리아	높은 이환율; 파상풍은 30%의 치사율, 디프테리아는 10%의 치사율; 임신과 무관	신생아 파상풍은 60%의 치사율을 보인다.	파상풍 - 디프테리아 병합 백신이 선호된다; 성인형 파상풍 - 디프테리아 형태	연구 중	첫 접종을 받지 않았을 때, 또는 10년 내에 촉진제를 접종 받지 않았을 때	첫 접종: 1~2개월 간격으로 근육 내 주사 2회와 6~12개월 후 3번째 접종 실시 촉진제: 첫 접종을 받은 뒤 매 10년 마다 근육내로 1회 접종	산전에 면역검사를 해야함
특이 면역 글로불린							
B형 간염	임신 3분기에 감염시 중증도 증가	유산과 미숙아 출산의 가능성이 증가한다; 신생아 간염을 발생시킬 수 있다.	B형 간염 면역 글로불린	보고된 사례 없음	노출 후 예방	노출에 의해 결정; Immunization Practices Advisory Committee의 권장사항에 따른다 (근육주사).	대개 B형 간염 백신과 함께 투여; 신생아가 노출 후 예방을 반드시 시행한다
광견병	거의 100%의 치사율, 임신과 무관	산모의 질병에 따라 결정	광견병 면역 글로불린	보고된 사례 없음	노출 후 예방	용량의 반은 물린 부위에, 반은 어깨에 주사	광견병 사백신과 병합하여 사용
파상풍	높은 이환율; 치사율 21%	신생아 파상풍의 치사율 60%	파상풍 면역 글로불린	보고된 사례 없음	노출 후 예방	근육 내 주사로 1회 접종	파상풍 독소와 병합하여 사용

임신중 예방접종 (계속)

바이러스	질병에 대한 산모의 위험성	질병에 대한 태아 혹은 신생아의 위험성	예방접종의 유형	예방접종에 따른 태아의 위험성	임신 중 예방접종 가능 여부	용법 용량	비고
수두	심각한 수두 폐렴 발생의 가능성 증가	선천 수두 증후군을 비롯해 신생아 치사율이 증가; 선천 기형은 드물다.	수두-대상포진 면역 글로불린	보고된 사례 없음	수두에 노출되었을 경우, 선천 감염 예방을 위해서가 아니라 산모의 예방을 위해서 권장된다.	노출 후 96시간 이내에 근육 주사 1회 접종	분만 4일 전이나 출산 후 2일 이내에 수두에 감염된 산모에게서 태어난 신생아에게 접종한다. 90~95%에 달하는 성인에서의 수두항체 보유율이 선천 수두를 예방하지는 못한다.
표준 면역 글로불린							
A형 간염	임신 3분기에 감염 시 중증도가 증가	유산과 미숙아 출산의 가능성이 증가; 만약 산모가 출산 당시 바이러스를 지니고 있거나 질환을 앓고 있다면 분만 시 태아에게 수직 감염의 가능성이 있다.	표준 면역 글로불린	보고된 사례 없음	노출 후 예방, A형 간염 백신은 A형 간염 immune globulin와 함께 투여해야 한다.	0.03 mL/kg를 근육 내로 1회 접종	면역 글로불린은 노출 후 2주 이내에 가능한 빨리 투여해야 한다; 바이러스를 지니고 있거나 이환된 산모에게서 태어난 신생아의 경우, 출생 후 가능한 빨리 0.5 mL를 접종 받아야 한다.
콜레라	높은 이환율과 치사율; 3분기에 감염 시 중증도 증가	3분기에 감염시 태아 사망률 증가	사백신	연구 중	임신과 무관; 비정상적인 유행이 있을 때에만 접종	적응증이 될 때 제조사 지침에 따라 피하나 근육 내로 1회 접종	-
흑사병	높은 이환율과 치사율; 임신과 무관	산모의 질병에 따라 결정	사백신	보고된 사례 없음	노출된 환자에게만 선택적으로 접종	용량과 투여 경로는 전문가와 상의	-

질염

질염에서 가능한 진단적 검사

검사	민감도 (%)	특이도 (%)	비고
세균성질증 (Bacterial vaginosis)			
pH>4.5	97	64	
Amsel' s 기준	92	77	4개의 임상기준 중 3개를 만족 시켜야한다 (pH>4.5, 수양성 분비물, 〉20% clue 세포, whiff 검사 양성), 그러나 2개만 만족시켜도 유사한 결과를 얻는다.
Nugent 기준			락토바실러스와 다른 형태형에 근거한 그람 염색 형태 점수 (0-10>; 0~3은 정상세균총, 4~6은 중증도의 세균총, 7~10은 세균성 질증; 높은 관찰자간 재현성
Pap smear	49	93	
Point-of-care test			
QuickVue Advance pH+ amines	89	96	pH>4.7이면 양성
QuickVue Advance G. vaginalisa	91	〉95	질분비물에서 proline iminopeptidase 활성 검사; pH>4.5일 때 사용하면, 민감도 95% 특이도 99%
OSOM 세균성 질증 Blue[a]	90	〉95	질 sialidase 활성 검사
칸디다			
습식표본			
전체	50	97	
배양에서 3~4+ 성장	85		10~25% 여성에서 C. albicans 공생
배양에서 1+ 성장	23		
pH≥4.5			세균성 질증과의 혼합감염이나 T. vaginalis가 있으면 pH는 상승한다
Pap smear	25	72	

질염에서 가능한 진단적 검사 (계속)

검사	민감도 (%)	특이도 (%)	비고
T. vaginalis			
습식표본	45~60	95	감염의 정도가 높아짐에 따라 미생물이 잘 보임
배양	85~90	〉95	
pH〉4.5	56	50	
파파니콜로 도말검사	92	61	위양성률, 표준 팝도말검사에서 8%, liquid-based cytologic 검사에서 4%
Point-of-care test			
OSOM	83	98.8	10분 소요; T. vaginalis 항원 검사

[a] Proline iminopeptidase와 sialidase는 세균성질염과 관련된 많은 세균에서 생산되는 효소이다.

급성질염에서 추천되는 치료[a]

질환	약물	용량	비용 (b)
세균성 질증[c]	Metronidazol (Flagyl)	500 mg 하루 2번 7일간 경구로[d]	$
	0.75% Metronidazol gel (Metrogel)	한번에 5 g씩 5일간 매일 질내로[e]	$$$
	2% Clindamycin 크림 (Cleocin vaginal)	한번에 5 g씩 7일간 매일밤 질내로	$$$
	2% Extended release Clindamycin 크림 (Clindesse)[f]	질내로 한번[e]	$$
	Clindamycin[g]	300 mg 7일간 하루 2번	$$$
합병증 없는 외음질 칸디다증			
질내 치료	2% Butoconazole 크림 (Mycelex-3)	3일간 하루 5 g[h]	$$
	2% 지속방출 Butoconazole 크림 (Gynazole)	한번 5 g	$$$
	1% Clotrimazole cream (Mycelex-7)	7~14일간 5 g[h]	
	Clotrimazole (Gyne-Lotrimin 3)	3일간 하루에 두 개의 100 mg 질정 투여	$
		7일간 하루에 한 개의 100 mg 질정 투여	$
	2% Miconazole 크림	7일간 하루에 5 g[h]	$$
	Miconazole (Monistat-7)	7일간 하루에 한 개의 100 mg 질정 투여	$$
	Miconazole (Monistat-3)	3일간 하루에 한 개의 200 mg 질정 투여	$$
	Miconazole (Monistat-1 vaginal ovule)	한 개의 1,200 mg 질정 투여[h]	$
	6.5% Ticonazole ointment (Monistat 1-day)	한 번 5 g[h]	$

급성질염에서 추천되는 치료[a] (계속)

질환	약물	용량	비용 ([b])
	0.4% Terconazole 크림 (Terazol 7)	7일간 하루에 5 g	$$$
	0.8% Terconazole 크림 (Terazol 3)	3일간 하루에 5 g	$$
	Terconazole vaginal	3일간 하루에 한 개의 80 mg vaginal supposition	$$$
	Nystatin vaginal	14일간 하루에 한 개의 100,000-U 질정 투여	$$$
경구치료	Fluconazole (Diflucan)	경구로 150 mg 한번	$
합병증 있는 외음질 칸디다[i]			
질내 치료[e]	Azole	7~14일	$$
경구 치료[j]	Fluconazole (Diflucan)	경구로 72시간 간격으로 150 mg 두 번	$$$
Trichomoniasis	Metronidazole (Flagyl)	경구로 2 g 한번	$
		7일간 500 mg 경구로 매일 두번	$
	Tinidazole (Tindamax)	경구로 2 g 한 번[k]	$$

[a] 2006 질염 치료의 가이드라인에 기초하였다.

[b] 달러표시 하나는 15달러 미만, 달러표시 두 개는 15~29달러, 달러표시 세 개는 30달러 이상을 의미한다.

[c] 임산부에서는 경구요법이 추천된다.

[d] 약은 환자의 5~10%에서 위장장애를 일으킬 수 있다.; 다이설피람 반응이 가능하다; 약을 복용한 후 음주는 24 시간동안 금해야 한다.; 특정형태의 치료에 대한 명확한 적응증이 없을 시에 (예: 임산부) 환자의 선호, 첫치료에 대한 반응, 비용이 치료선택에 고려되어야 한다.

[e] 질 치료 시 환자의 2~5%에서 국소질자극을 야기한다.

[f] 이 약은 FDA의 승인을 받았지만 질병관리본부 2006 가이드라인에는 올려지지 않았다

[g] 이 약은 질병관리본부 2006 가이드라인에서 대안적 치료로 올라가있다.

[h] 이 약은 처방전 없이 가능하다.

[i] 합병된 외음질염은 임산부, 조절되지 않는 당뇨를 가진 여성, 면역결핍여성, 심각한 증상이 있는 여성, 칸디다 알비칸즈에 의하지 않는 칸디다증, 4번 이상 혹은 1년에 1번 이상 발현된 경우에서를 말한다.

[j] 임산부에서 경구요법은 추천되지 않는다.

[k] 약은 환자의 5~10%에서 위장장애를 일으킬 수 있다.; 다이설피람 반응이 가능하다; 약을 복용한 후 음주는 72 시간동안 금해야 한다.

요로감염

최신 정보

- 흔한 증상은 배뇨통, 빈뇨, 하복부통증이다.
- 가장 흔한 미생물
  - E. coli
  - S. saprophyticus
  - Proteus mirabilis
  - Enterococcus sp.

여성에서 합병증 없는 요로감염의 치료요법과 각 요법의 상대적 가격[a]

치료요법	가격
단회 치료	
Ampicillin, 2 g	$
Amoxicillin, 3 g	$
Nitrofurantoin, 200 mg	$
Trimethoprim-sulfamethoxazole, 320/1,600 mg	$
3일 치료	
Amoxicillin, 500 mg 하루 3번	$
Ampicillin, 250 mg 하루 4번	$
Cephalexin, 250 mg 하루 4번	$$$
Nitrofurantoin, 50 mg 하루 4번; 100 mg 하루 2번	$$
Trimethoprim-sulfamethoxazole 160/800 mg 하루 2번	$$
Ciprofloxacin, 250 mg 하루 2번	$$$
Levofloxacin, 250 mg 매일	$$$
그 외	
Nitrofurantoin, 100 mg 7~14일간 취침 전	$$$
Nitrofurantoin, 100 mg 7~14일간 하루 4번	$$$$
치료 실패	
Nitrofurantoin, 100 mg 21일간 취침 전	$$$$
재발 억제	
Nitrofurantoin, 100 mg 임산부 취침 전	N/A

$≦$5;$$〉$5≦$15;$$$〉$15≦$30;$$$$〉$30.

[a] 평균도매가 (Redbook Pharmacy's Fundamental Reference)에 기초함

급성 합병증 없는 신우신염의 치료에 있어서의 정맥주입과 경구요법과 각 요법의 하루당 상대가격[a]

요법	가격
외래요법 (10~14일)	
Ciprofloxacin, 500 mg 하루 2번	$
Ciprofloxacin-XR, 1,000 mg 하루 1번	$
Gatifloxacin, 400 mg 하루 1번	$
Levofloxacin, 250 mg 하루 1번	$
Ofloxacin, 400 mg 하루 2번	$
Amoxicillin-clavulanate, 875/125 mg 하루 2번	$
Trimethoprim-sulfamethoxazole DS, 160/800 mg 하루 2번	$
정주요법	
Ciprofloxacin, 400 mg 매 12시간마다	$$$
Levofloxacin, 500 mg 하루 1번	$$
Cefepime, 2 g 매 8시간마다	$$$$
Cefotetan, 2 g 매 12시간마다	$$$
Ticarcillin-clavulanate, 3.1 g 매 6시간마다	$$$
Trimethoprim-sulfamethoxazole, 2 mg/kg 매 6시간마다	$$
Ceftriaxone, 1~2 g 매 12~24시간마다	$$$$
Gentamicin, 3~5 mg/kg 매일 (가능하다면 하루 한 번)	$
Ampicillin, 2 g 매 6시간마다- 의심되는 장구균	$$
Aztreonam, 2 g 매 8시간마다	$$$$
Cefotaxime, 1~2 g 매 8시간마다	$$$

$≦$20;$$〉$20≦$60;$$$〉$60≦$100;$$$$〉$100

[a] 평균도매가에 기초함

임산부에서 요로감염

위험인자

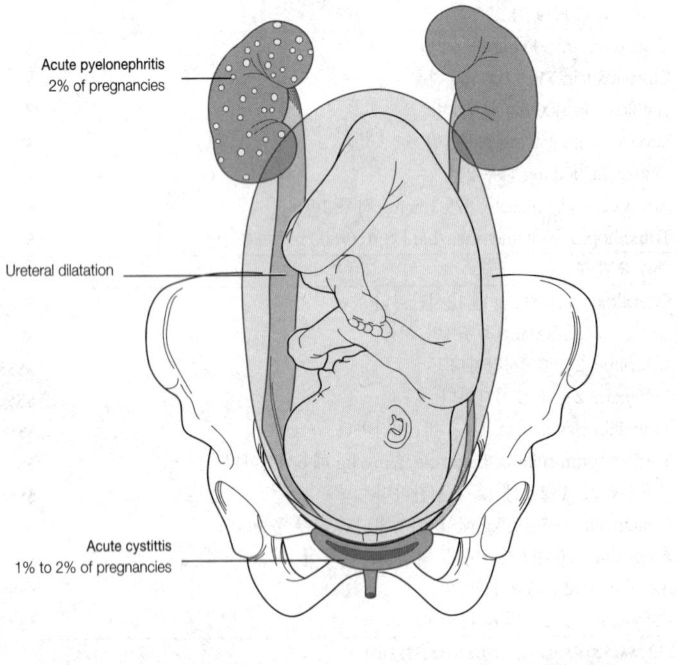

기계적인 변화가 요로 정체와 요관방광역류를 일으킨다. 임산부의 90%에서 임신 6주에 시작해서 22~24주에 절정을 이루면서 출산까지 이어지는 요관 확장을 보인다. 증가한 방광부피와 감소한 방광과 요관의 긴장도는 요로정체와 요관방광역류를 증가시킨다.
호르몬 변화는 뇨에서 증가된 세균성장과 세균에 대한 낮은 저항을 야기한다. 임산부의 70%에서 당뇨가 생기며, 이는 뇨에서 세균의 성장을 촉진한다. 요 중 프로게스틴과 에스트로겐의 증가는 하부요로의 세균에 대한 저항 능력을 감소시킨다.

최신 정보

- 환자의 5%는 요로감염 혹은 무증상 세균뇨를 일으킨다.
- 치료받지 않은 환자의 1/3은 신우신염을 일으킨다.
- 임산부에서의 신우신염은 입원해서 치료한다.
  - 입원 시 혈청 칼륨레벨 (아마도 저칼륨혈증)
- 여러 번 입원하였거나 왼쪽 신우신염의 경우 신장검사를 시작한다.
  - 자궁의 전위 때문에 보통 오른쪽에 수신증이 생긴다.
- 고위험군에 억제요법을 고려한다.

임산부에서 무증상세균뇨나 급성방광염의 치료

급성 항생제 치료
1. Nitrofurantoin monohydrate macrocrystals, 100 mg, 7일동안 하루에 두 번
2. 효과가 없으면 뇨배양 항생제 감수성에 기초하여 항생제를 바꾼다.

Cephalexin, 250 mg, 3일 동안 매 6시간마다
혹은
Trimethoprim-sulfamethoxazole, 160/800 mg 3일간 하루에 두 번
혹은
Amoxicillin, 250 mg, 3일간 하루에 세 번

↓

치료뇨배양의 음성시험
급성치료 완료 후 1~2주

예 →
추적관찰
출산까지 매달
뇨배양을 통해 관찰한다

아니오 →
추적관찰
1. 급성 항생제치료를 반복한다.
2. 치료뇨 배양의 음성시험 후에 억제치료를 시작한다
3. 출산까지 매달 뇨배양을 통해 관찰한다.

임산부에서 급성 신우신염의 치료

급성 항생제 치료
1. 입원
2. 24~48시간동안 열이 없거나 무증상일 때까지 급성 항생제 치료. 적절한 정맥로를 통한 항생제 치료에도 불구하고 48시간 이상 증상이 지속된다면 다른 상황을 의심한다
   Ampicillin, 1 g~2 g 매 6시간마다 정주, + gentamicin 1.5 mg/kg 정주 매 8시간마다
   혹은
   Ceftriaxone, 1 g~2 g 매일 정주
   혹은
   Trimethoprim-sulfamethoxazole, 160/800 mg 하루 2번
3. 외래 10~14일간 경구 항생제 치료

↓

치료뇨 배양의 음성시험
급성치료 완료 후 1~2주

예 →

추적관찰
1. 억제치료 시작
2. 출산까지 매달 뇨 배양으로 관찰

아니오 →

추적관찰
1. 급성 항생제 치료 반복
2. 비뇨기계 이상을 보기 위한 영상촬영 고려
3. 치료뇨 배양의 음성시험 후에 억제치료를 시작한다. 출산까지 매달 뇨 배양으로 관찰

성접촉 감염

성접촉 감염 진단검사

감염	진단
세균성 질증	· 임상 기준 (3 of 4): 질 pH〉4.5, 회색 분비물, 습식도말에서 clue 세포, 양성 whiff 검사 · 질 분비물 그람염색
클라미디아	· 자궁 경부 면봉법: 핵산증폭법 (PCR), nucleic acid hybridization, 효소 면역분석법, 직접 형광 항체, 배양 · 뇨: 핵산증폭법 (LCR)
생식기 사마귀	· 임상: 올라온 구진성 각질성 양배추모양 병변; 평평할 수도 있음 · 의심되면 생검 · 수포성용액이나 궤양으로부터의 면봉법:배양 · 형 특이 혈청학
임질	· 자궁경부 면봉법: 핵산증폭법 (PCR), nucleic acid hybridization, 효소 면역분석법, 배양, 그람염색 · 뇨: 핵산증폭법 (LCR)
트리코모나스	· 활동성 트리코모나스를 함께 습식 도말 · 질 면봉법: 배양, 중합연쇄반응, antigen-based point of care test
생식기 이	· 이를 눈으로 확인; 확대경이 도움
매독	· 인하와 이하: 병변으로부터 면봉법에서 암시야현미경, 혈청학적 검사 (nontreponemal[a] and treponemal[b])

LCR, ligase chain reaction; PCR, polymerase chain reaction.

[a] nontreponemal 검사: RPR 검사, VDRL.

[b] treponemal 검사: FTA-ABS, MHA-TP.

성접촉 감염 치료의 2006 질병관리본부 가이드라인

질환	추천 요법	대안 요법	임산부
세균성 질증	metronidazole 500 mg 경구로 7일간 하루 두 번	clindamycin 300 mg 경구로 7일간 하루 2번	metronidazole 250 mg 경구 7일간 하루 3번
	metronidazole 0.75% 겔, 5 g 질내로 5일간 매일	clindamycin ovule 100 g 질내로 3일간 취침 전	clindamycin 300 mg 경구로 7일간 하루 2번
	clindamycin 크림 2%, 5 g 질내로 7일간 취침 전		metronidazole 500 mg 경구로 7일간 하루 2번
클라미디아 감염	azithromycin 1 g 경구로 1일간	erythromycin base 500 mg 경구로 7일간 하루 4번	erythromycin 요법
	doxycycline 100 mg 경구로 7일간 하루 2번	erythromycin ethylsuccinate 800 mg 경구로 7일간 하루 4번	amoxicillin 500 mg 경구로 7일간 하루 3번
		ofloxacin 300 mg 경구로 7일간 하루 2번	azithromycin 1 g 경구로 1일간
		levofloxacin 500 mg 경구로 7일간 매일	
외부 생식기 사마귀	patient applied: podofilox 0.5% imiquimod 5% provider administered: 냉치료 podophyllin resin 10~25% TCA/BCA 80~90% 외과적 제거	병변 내로 인터페론 레이저 제거	외과적 제거
임균 (모든치료는 일회요법)+ 배재할수 없는 클라미디아 치료	cefixime 400 mg 경구 ceftriaxone 125 mg 근주 ciprofloxacin 500 mg 경구 ofloxacin 400 mg 경구 levofloxacin 250 mg 경구	spectinomycin 2 g 경구 다른 단일 cephalosporin 다른 단일 quinolone	cefixime 400 mg 경구 ceftriaxone 125 mg 근주 spectinomycin 2 g 경구
내부 생식기 사마귀	질소용액을 이용한 냉각치료 TCA 혹은 BCA	not applicable	질소용액을 이용한 냉각 치료 TCA 혹은 BCA
트리코모나스 질염	metronidazole 2 g 경구 tinidazole 2 g 경구	metronidazole 500 mg 경구로 7일간 하루 2번	metronidazole 2 g 경구
생식기 이	permethrin 1% 크림 린스	malathion 0.5% 로션 8~12시간 바르고 씻어낸다.	permethrin 1% 크림 린스
	piperonyl butoxide와 함께 pyrethrin	Ivermectin 250 mg/kg, 2주 안에 반복	piperonyl butoxide와 함께 pyrethrin

BCA, bichloroacetic acid; TCA, trichloroacetic acid

성전파질환에서의 궤양성 병변[a]

특징	헤르페스	매독	연성하감	성병림프 육아종	서혜부 육아종
원인균	Herpes simplex 바이러스	Treponema pallidum	Haemophilus ducreyi	Chlamydia trachomatis	Calymmatobacterium granulomatis
잠복기	3~7일	10~60일	2~6일	1~4주	8~12주
1자병변	수포	구진	구진/농포	구진/농포/수포	구진
갯수	여러개, 뭉침	1~2	1~5	하나	하나 혹은 여러개
통증	있음	드묾	종종	없음	드묾
모양	규칙적	규칙적	불규칙적	규칙적	규칙적
경계	편평	융기	붉은색, 침윤	편평	상승
깊이	표면	표면	파임	표면	융기
base	붉은색, 매끌	붉은색, 매끌	노란색, 회색	다양	붉은색, 거침
경화	없다	단단	드묾, 부드러움	없다	단단
분비물	장액성	장액성	농성, 출혈성	다양	드묾, 출혈성
림프절	단단, 압통	단단, 압통 없음	압통, 화농성	압통, 화농성	가성 림프병증
지속기간	5~10일, 재발	수주	수주	수일	수주
진단	배양, PCR	암시야, 면역형광, PCR	배양, PCR	배양, PCR	Giemsa염색

LGV, lymphogranuloma venereum; PCR, polymerase chain reaction

[a] Scabies, molluscum contagiosum, Candida species, and other dermatologic conditions (e.g., hidradenitis suppurativa)들 또한 생식기 질환을 일으킬 수 있다.

흔한 생식기 궤양에의 추천 요법: 2006 질병관리본부 가이드라인

질환	추천요법		
연성하감	azithromycin 1 g 경구 1회		
	ceftriaxone 250 mg 근주 1회		
	ciprofloxacin 500 mg 경구 3일간 하루 2번[a]		
	erythromycin base 500 mg 경구로 7일간 하루 3번		
생식기 헤르페스	첫 발병 (7~10일간 치료)	재발 (5일간 치료)	억제요법
	acyclovir 400 mg 경구로 하루에 3번	acyclovir 400 mg 경구로 하루에 3번	acyclovir 400 mg 경구로 하루에 2번
	acyclovir 200 mg 경구로 하루에 5번	acyclovir 200 mg 경구로 하루에 5번	famciclovir 250 mg 경구로 하루 2번
	famciclovir 250 mg 경구로 하루 3번	acyclovir 800 mg 경구	valacyclovir 500 mg 경구로 매일
	valacyclovir 1 g 경구로 하루 2번	famciclovir 125 mg 경구로 하루 2번	valacyclovir 1 g 경구로 매일
		valacyclovir 500 mg 경구로 하루 2번	
		valacyclovir 1g 경구로 매일	
매독[b]	1차, 2차, 초기잠복기		
	benzathine penicillin G 2.4백만 단위 근주 한 번		
	밝혀지지 않은 지속기간		
	benzathine penicillin G 2.4백만 단위 근주 1주일에 한 번 3번의 용량		

CDC, Centers for Disease Control and Prevention; HSV, herpes simplex virus.

[a] ciprofloxacin은 임신 중에는 추천되지 않는다.

[b] 임신 중 생식기 헤르페스와 매독에 대한 치료는 같다.

매독

매독의 분류, 임상양상, 주산기 부작용

기	임상 양상	주산기 전파의 빈도
1	무통성 경성하감	40~50%
2	전신 반구진발진 점액성 반 편평 콘딜로마	40~50%
3	gumma 형성 심장 이상 중추신경계 이상	≦10%
초기 잠재기	무증상	40~50%
후기 잠재기	무증상	≦10%

페니실린에 알러지가 있는 13명의 임산부에서의 경구 탈감작 프로토콜[a]

용량[b]	penicillin V 부유액 (U/mL)	양[c]		축적용량 (U)
		mL	U	
1	1,000	0.1	100	100
2	1,000	0.2	200	300
3	1,000	0.4	400	700
4	1,000	0.8	800	1,500
5	1,000	1.6	1,600	3,100
6	1,000	3.2	3,200	6,300
7	1,000	6.4	6,400	12,700
8	10,000	1.2	12,000	24,700
9	10,000	2.4	24,000	48,700
10	10,000	4.8	48,000	96,700
11	80,000	1.0	80,000	176,700
12	80,000	2.0	160,000	336,700
13	80,000	4.0	320,000	656,700
14	80,000	8.0	640,000	1,296,700

a 관찰 기간: 페니실린의 비경구적 투여 전 30분.

b 복용 간격, 15분; 경과시간, 3시간 45분; 축적용량, 1,300만 단위.

c 약의 특정용량은 약 30 ml의 물에 희석되어 경구로 투여한다.

외음부 생식기 사마귀

외음부 생식기 사마귀 치료

처치방법	치료
환자에 의한 치료	
국소	podofilox 0.5% 용액 혹은 겔
	imiquimod 5% 크림
의료인에 의한 치료	
국소	podophyllin resin (10~25%)
	trichloroacetic acid (80~90%)
	bichloroacetic acid (80~90%)
병변 내로	인터페론
외과적	냉각치료
	manual 적출
	전기외과적 적출
	레이저 기화

치료 방법의 비교

방법	비용	4+disease	pain/Rx	pain/PO	치유	흉터
냉각치료	저	가능	중증도	경증[b]	4일~4주	조금
레이저	고	excellent	상당히/없음[a]	경증[b]	2~4주	조금[c]
Imiquimod	저	좋음	없음	경증/중증	2~3주	거의 없음
질소 용액	저	나쁨	조금	경증	4일~3주	조금
TCA/DCA	저	나쁨	날카로움	조금	1~2주	조금
Podophyllin	저	나쁨	없음	조금	1~2주	조금
소작	저	가능	상당히/없음	경증	2~6주	가능
인터페론	고	가능	조금	없음	없음	없음

[a] 전신 혹은 광범위 국소 마취 사용

[b] 작은 병변이면 경증, 넓은 병변이면 매우 통증이 심할 수 있음

[c] 전문가에 의해서 행해진다면

4+disease, 심각 혹은 넓게 퍼짐, pain/Rx, pain requiring prescription medication, pain/PO postoperative pain, BCA, bichloroacetic acid; TCA, trichloroacetic acid

외음부 생식기 사마귀 치료의 완치율과 재발율

치료	완치율 (%)	재발율 (%)
이산화탄소 레이저	27~82	7~72
냉각치료	68	38
Imiquimod (여성)	72~84	5~19
인터페론 (병변 내)	32~60	65~67
인터페론 (전신)	17~21	보고 없음
podofilox	45~88	33~60
podophyllin	32~79	27~65
TCA/BCA	70~81	보고 없음

BCA, bichloroacetic acid; TCA, trichloroacetic acid

골반염증성질환과 성병

최신 정보

- 골반염증성질환의 후유증: 유착, 수난관 (hydrosalpinx), 자궁외 임신의 10배 증가, 골반통 4배 증가
- 상행성 감염을 일으키는 자궁경부 임균과 클라미디아로 대부분 시작한다.
- 하복부통증 90%
- 점액농성 자궁경부삼출 75%
- 75%에서 ESR 〉 15 mm/hour
- 50%에서 백혈구 〉 10,000 mm^3
- 입원치료가 되기 쉽다.

진단

다음 셋이 모두 있어야 한다.

1. 하복부 통증과 하복부 압통 (반발압통 유무와 관계없이)의 병력
2. 자궁경부 움직임 압통 (cervical motion tenderness)
3. 부속기관 압통 (일측성일 수 있다)

골반염증성질환 진단의 추가 기준은 다음을 포함한다:

- 구강체온 〉 101℉ (38.3℃)
- 비정상적인 자궁경부 혹은 질 삼출물
- 적혈구 침강계수의 상승 〉 15 mm/hour
- C-반응단백질의 상승
- N. gonorrhoeae나 C. trachomatis 자궁경부 감염의 실험실적 확인

몇몇 경우에서 골반염증성질환 진단의 확진은 다음을 포함한다.:

- 자궁내벽 생검에서 자궁내막염의 조직학적 증명
- 질 경유 초음파나 영상의학에서 액체로 가득 찬 두꺼워진 난관 (골반이 액체로 차있거나 난관난소복합체의 유무와 관계없이)
- 골반염증성질환에 맞는 내시경적 이상

2006 질병관리본부 치료 가이드라인

외래

추천요법 A

levofloxacin 500 mg 경구로 14일간 하루 1번[a]

혹은

ofloxacin 400 mg 경구로 14일간 하루 2번[a]

with or without

metronidazole 500 mg 경구로 14일간 하루 2번

[a] Quinolone은 최근에 본인이나 파트너의 해외여행 경험이 있는 사람들, 캘리포니아나 하와이에서 발생된 감염, 혹은 증가한 QRNG 유병지역에서 발생된 감염을 가진 사람들에게 투여되어야 한다.

경구 ofloxacin은 2번의 임상시험에서 단일 약물로 개발되었고 임균과 클라미디아균에 효과적이다. 이런 임상 시험의 결과에도 불구하고 ofloxacin의 혐기성균에 대한 항생력 부족은 중요하다; 여기에 metronidazole의 첨가는 이 문제를 해결한다. levofloxacin은 효과적인 ofloxacin이며 대체 가능하다. azithromycin은 한 무작위 시험에서 급성 골반염증성 질환에 효과적이라고 증명되었다. metronidazole은 대부분의 골반염증성 질환의 증례를 통해 볼 때 혐기성 세균이 의심될 때 추가되어야 한다. metronidazole은 종종 골반염증성 질환과 관련되는 세균성 질증도 치료한다.

요법 B

eftriaxone 250 mg 한 번 근주

\+

doxycycline 100 mg 경구로 14일간 하루 2번

with or without

metronidazole 500 mg 경구로 14일간 하루 2번

혹은

cefoxitin 2 g 한 번 근주하고 probenecid, 1 g 이어서 경구로 한 번

\+

doxycycline 100 mg 경구로 14일간 하루 2번

with or without

metronidazole 500 mg 경구로 14일간 하루 2번

혹은

다른 비경구 3세대 cephalosporin (예: ceftriaxone 혹은 cefotaxime)

\+

doxycycline 100 mg 경구로 14일간 하루 2번

with or without

metronidazole 500 mg 경구로 14일간 하루 2번

입원환자

추천되는 비경구 요법 A

cefotetan 2 g 12시간마다 정주

혹은

cefoxitin 2 g 6시간마다 정주

+

doxycycline 100 mg 12시간마다 경구 혹은 정주

주입과 관련된 통증 때문에 입원환자일지라도 doxycycline은 가능한 경구로 들어가야 한다. doxycycline은 경구와 정주에서 비슷한 생물학적 활성을 나타낸다.

비경구치료는 환자가 임상적으로 좋아지고 24시간 후에 중단하고, doxycycline (100 mg 하루 2번)의 경구치료는 14일간 계속되어야 한다. 난관난소 농양이 있을 때는 더 효과적인 혐기성균 치료를 위해 많은 임상의들이 doxycycline을 단독으로 쓰는 것보다는 doxycycline과 함께 clindamycin이나 metronidazole을 쓴다.

임상치료는 다른 2세대나 3세대 cephalosporin (예: ceftizoxime, cefotaxime, ceftriaxone)의 사용에 의해 제한되며, 이들은 골반염증성질환의 효과적 치료로 쓸 수 있고 cefotetan이나 cefoxitin을 대체할 수 있다. 그러나 이러한 cephalosporin은 혐기성 세균에 대해서는 cefotetan나 cefoxitin보다 덜 효과적이다.

추천 비경구 요법 B

clindamycin 900 mg 8시간마다 정주

혹은

gentamicin loading dose (2 mg/kg) 근주 혹은 정주, 이후 8시간마다 유지용량 (1.5 ng/kg)에 이어서. 단일 하루 용량은 대체될 수 있다.

cefoxitin이 혐기성균에 더 잘 듣고 ceftriaxone은 임균에 더 잘 들음에도 불구하고 요법 B에서의 cephalosporin의 적절한 선택은 확실치 않다. 임상시험에서 골반염증성질환이 있는 여성에서 단기간의 임상적 효과를 얻는데 있어 cefoxitin이 효과적임을 증명했다. 그러나 cefoxitin의 혐기성균에 대한 항균력에의 이론적 제한은 metronidazole의 첨가를 필요로 할지 모른다. metronidazole 또한 종종 골반염증성 질환과 관련되는 세균성 질증의 치료에 효과적이다. 골반염증성 질환의 치료에 있어서 경구 cephalosporin 사용에 대한 어떤 자료도 없다. 일차 비경구 치료 후의 경구 metronidazole과 doxycyclin의 병합요법이 안전하고 효과적이라는 자료도 있다.

대안 비경구 요법

제한된 자료가 다른 비경구요법을 지지하지만 다음의 세 요법이 적어도 한 개의 임상시험에서 연구되었고 이들은 넓은 범위의 항생범위를 갖는다.
levofloxacin 500 mg 정주로 하루 1번[a] **with or without** metronidazole 500 mg 8시간마다 정주
혹은
ofloxacin 40 mg 12시간마다 정주 with or without metronidazole 300 mg 8시간마다 정주
혹은
ampicillin/sulbactam 3 g 6시간마다 정주 **+** doxycyclin 100 mg 12시간마다 경구 혹은 정주

[a] quinolone은 최근에 본인이나 파트너의 해외여행 경험이 있는 사람에게 투여되어야 한다 (캘리포니아나 하와이에서 발생된 감염, 혹은 증가한 QRNG 유병지역에서 발생된 감염).

ofloxacin 정주는 단독처방으로 개발되었지만 항생범위에 대한 우려로 metronidazole이 첨가된다. levofloxacin은 ofloxacin만큼 효과적이고 대체될 수 있다; 단일 하루 용량은 순응도 측면에서 유리하다. 하나의 임상시험에서 azithromycin (1주일간 단독 (적어도 한 번의 정주치료에 이은 경구치료) 혹은 metronidazole과 함께 12일 치료)의 높은 단기임상치료율을 증명했다. ampicillin/sulbactam + doxycyclin는 난관난소농양이 있는 환자에서 클라미디아, 임균, 혐기성균의 치료에 효과적이다.

입원의 기준

- 골반이나 난관난소농양이 의심될 때
- 임신 (드묾)
- 체온 〉 38℃
- 불확실한 진단
- 경구치료를 방해하는 오심과 구토
- 상부 복막 징후 (upper peritoneal signs)
- 48시간의 경구 항생제 실패
- 순응이 안 되는 환자

세균성 심내막염 예방

예방의 적응증

경미한 위험군 (일반인 보다 높지 않은 위험)
심방중격결손, 심실중격결손, 동맥관개존 (6개월 이상)의 외과적 치료 이전의 관상동맥우회수술력 판막의 역류 없는 승모판 탈출증 생리적, 기능적 심잡음 판막의 이상이 없는 가와사키병 병력 판막의 이상이 없는 류마티스열 병력 심장율동조율기 (혈관 내와 심장주위)와 체내 제세동기
중등도 위험군
대부분의 다른 선천성 심장 기형 (여기에 나열되지 않은) 후천성 판막 이상 (예: 류마티스 심장병) 비대성 심장근육병증 판막의 역류 혹은 두꺼워진 판막이 있는 승모판 탈출증
고위험군
생체 인공 판막 과 동종 판막 포함한 인공심장판막 이전의 세균성 심내막염 복합 청색증성 선천 심장병 (예: 단일심실상태, 대혈관전위, 팔로사징후) 수술적으로 만들어진 폐단락이나 폐도관

추천: 장점막, 방광경, 요도 확장을 포함하는 수술

비추천: 질경유자궁적출술[a], 질식분만[a], 제왕절개, 감염되지 않은 조직: 요도카테터; 자궁벌림과 소파술, 치료적 유산, 불임시술, 자궁내장치의 삽입과 제거

[a] 고위험군 환자에서 선택 치료

항생제와 용량

SBE 예방

고위험군
시술 시작 후 30분 안에 ampicillin 2.0 g 정주 혹은 근주 + gentamicin 1.5 mg/kg (120 mg이 넘지 않게); 6시간 후 ampicillin 1g 정주/근주 혹은 amoxicillin 1g 경구
ampicillin/amoxicillin에 알러지가 있는 고위험군
1~2시간동안 vancomycin 1.0 g 정주 + gentamicin 1.5 mg/kg 정주/근주 (120 mg이 넘지 않게); 시술 시작 후 30분 안에 주입 완료
중등도위험군
amoxicillin 2.0 g 경구로 시술 1시간 전, 혹은 ampicillin 2.0 g 근주/정주 시술 시작 후 30분 안에
ampicillin/amoxicillin에 알러지가 있는 중등도 위험군
1~2시간동안 vancomycin 1.0 g 정주; 시술 시작 후 30분 안에 주입 완료

파상풍 예방

일반적 상처 치료에서의 파상풍 예방 추천

History of Adsorbed tetsnus toxoid	깨끗하고 작은 상처		그 외[a]	
	TD[b]	TIG	TD	TIG
모르거나 〈3용량	Yes	No	Yes	Yes
≥3용량	No[d]	No	No[e]	No

TD, tetanus and diphtheria; TIG, tetanus immune globuline

[a] 깨끗하지 않은 병변 (먼지, 변, 흙, 침 등에 오염된); 자창; 찢어짐; 총알, 미사일, 화상, 동상등에 의한 상처

[b] 7세 초과의 아이는 TG toxoids and acellular pertussis vaccines (DtaP) 혹은TD toxoid and DTP (백일해 백신이 금기일 때는 pediatric TD toxoids)가 TT 단독에 비해 선호된다. 7세 이하의 아이는 성인용 TD toxoid 가 TT 단독에 비해 선호된다.

[c] fluid toxoid 만 3차례 맞은 경우 4번째는 adsorbed toxoid를 투여해야 한다.

[d] 예, 마지막 접종 10년 이후

[e] 예, 마지막 접종 5년 이후

암통계 2006 (Cancer statistics 2006)

추정 발생

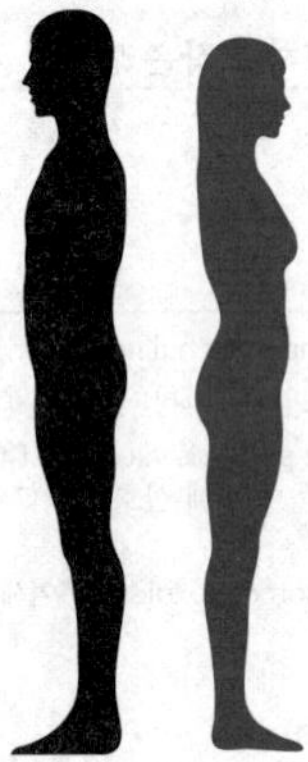

남성			여성		
전립선	234,460	33%	유방	212,920	31%
폐와 기관지	92,700	13%	폐와 기관지	81,770	12%
대장과 직장	72,800	10%	대장과 직장	75,810	11%
방광	44,690	6%	자궁	41,200	6%
피부의 흑색종	34,260	5%	비호지킨 림프종	28,190	4%
비호지킨 림프종	30,680	4%	피부의 흑색종	27,930	4%
신장과 신우	24,650	3%	갑상선	22,590	3%
구강과 인두	20,180	3%	난소	20,180	3%
백혈병	20,000	3%	방광	16,730	2%
췌장	17,150	2%	췌장	16,580	2%
합계	**720,280**	**100%**	**합계**	**679,510**	**100%**

추정 사망

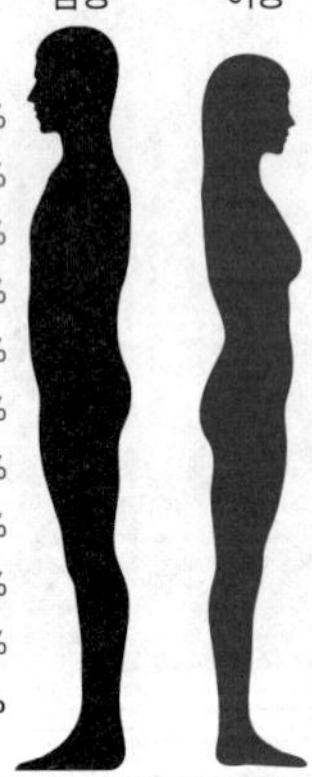

남성			여성		
폐와 기관지	90,330	31%	폐와 기관지	72,130	26%
대장과 직장	27,870	10%	유방	40,970	15%
전립선	27,350	9%	대장과 직장	27,300	10%
췌장	16,090	6%	췌장	16,210	6%
백혈병	12,470	4%	난소	15,310	6%
간과 간내담관	10,840	4%	백혈병	9,810	4%
식도	10,730	4%	비호지킨 림프종	8,840	3%
비호지킨 림프종	10,000	3%	자궁	7,350	3%
방광	8,990	3%	다발골수종	5,630	2%
신장과 신우	8,130	3%	뇌와 다른 신경계	5,560	2%
합계	**291,270**	**100%**	**합계**	**273,560**	**100%**

2006년 미국에서의 성별에 따라 상위 10개의 암 과 사망원인

자궁내막 증식증

최신 정보

- 자궁내막암의 전암병변
- 자궁내막의 무경쟁의 에스트로겐 (unopposed estrogen) 자극과 관련
- 보통 비정상적 자궁출혈을 동반한다.
- 비정형성 여부에 따라 진행성 위험도 결정됨

위험인자

- 불규칙한 월경 또는 무월경과 동반된 다낭성 난소 증후군
- 비만
- 빠른 초경/늦은 폐경
- 무경쟁의 에스트로겐 (unopposed estrogen) 치료

자궁내막증식증의 병리적 분류

분류	
단순	불규칙적이고 확장되어 있으나 back-to-back 밀집이나 세포의 비정형성을 보이지 않는 자궁내막샘의 양성 증식
복합	불규칙한 경계, 구조적 복합성, back-to-back 밀집을 보이나 비정형성을 보이지 않는 자궁내막샘의 증식
비정형	다양한 정도의 핵의 비정형성과 극성의 상실. 단순과 복합 증식성 병변 모두에서 발견된다.

자궁내막증식증의 퇴행, 지속, 진행 비율

형태	N	%퇴행	%지속	%진행
Simple	93	80	19	1
Simple with atypia	13	69	23	8
Complex	29	80	17	3
Complex with atypia	35	57	14	29
All lesions with atypia	48	58	19	23

치료

- 임신을 원하지 않는 경우
  - 자궁적출술
- 임신을 원하거나 자궁적출술을 원하지 않는 경우
  - 비정형성이 없는 단순 혹은 복합 과증식증
    - · Medroxyprogesterone acetate (MPA) 10 mg 매일 3~6달
    - · Megace 20~40 mg/일 지속적으로 2~3달
    - · MPA 10 mg/일 14일/달 × 3~6달
    - · 치료 후 자궁내막 샘플. 비정형성 없이 계속 과증식증을 보이면 자궁적출술이나 생검 (6~12개월 마다)을 고려한다.
  - 비정형성을 보이는 복합 비정형적 과증식증
    - · Megestrol 40 mg 하루에 두 번 3달간
    - · MPA 10 mg 매일 3달간
    - · 3달동안의 치료 완료 후 3~4주 후에 자궁내막 샘플
    - · 프로게스테론이나 12달 동안의 치료 후 계속되는 과증식증이 있으면 치료를 중단
    - · 퇴행이 나타나면 저용량의 프로게스테론 치료를 계속하지만 매 6~12개월마다 자궁내막 생검이 필요할 것이다.
- 대안적 선택사항
  - DepoProvera 근주
  - 프로게스테론 질 젤
  - Mirena (levonorgestrel 자궁내 장치)

자궁내막암

최신 정보

- 여성생식기의 가장 흔한 악성종양, 2007년에 40,000례.
  - 빈도: 자궁내막〉난소〉자궁경부
  - 사망수: 난소〉자궁내막〉자궁경부
- 미국에서 매년 7,000명 이상 사망
- 평균나이 60세
- 90%에서 빠른 진단이 가능하게 하는 출혈증상을 보인다.
  - 72% 1기
  - 12% 2기
  - 13% 3기
  - 3% 4기

위험인자

위험 요인	추정 상대위험도
고령	2~3
북아메리카나 북유럽 거주	3~18
고학력이나 고수입	1.5~2
백인	2
미분만부	3
불임 병력	2~3
불규칙 월경	1.5
늦은 폐경	2~3
빠른 초경	1.5~2
고용량의 폐경 에스트로겐의 오랜 사용	10~20
고용량의 혼합경구피임약의 오랜 사용	0.3~0.5
tamoxifen의 많은 축적용량	3~7
비만	2~5
Stein-Leventhal 병 혹은 에스트로겐생성종양	〉5
당뇨, 고혈압, 담낭 질환, 갑상선질환의 병력	1.3~3
흡연	0.5

조직학적 분류

- 1형: 에스트로겐 의존성
  - grade가 낮은 세포핵 (Lower grade nuclei)
  - 자궁내막형 조직형 (endometrioid histology)
  - 좋은 예후
- 2형: 에스트로겐 비의존성
  - grade가 높은 세포핵 (High grade nuclei)
  - 장액성/투명 세포 조직
  - p53 종양억제인자의 돌연변이
  - 나쁜 예후

선별검사

- 증상이 없는 경우 선별검사는 추천되지 않는다.

진단

- 진료실에서 자궁내막 생검으로 자궁내막 샘플링 혹은 마취 하에 소파술
- 6~12개월 넘게 무월경인 폐경 전 환자와 비정상적 출혈 시 자궁내막 생검을 해야함
- 호르몬대체요법을 받는 경우 불규칙적인 질 출혈이 있는 폐경 후 환자나 호르몬대체요법을 받지 않는 환자에서의 질출혈 시 자궁내막 생검을 해야함

수술 전 평가

- 직장질검사를 포함한 병력청취와 이학적 검사
- 흉부 X선 검사
- 일반혈액검사, 간기능 검사와 신장기능 검사 (적응증에 따라)
- 컴퓨터전산촬영스캔, 바륨관장, 종양항원 CA-125평가, 전이가 의심되는 경우에만 골스캔

병기/치료

1기	자궁체부에 국한된 종양	
1A	자궁내막에 국한된 종양	전자궁적출술, 양측성난관난소 적출술, 골반/대동맥주위 림프절 절제, 복강내 세척술
1B	암이 자궁근층의 1/2 미만 침범	전자궁적출술, 양측성난관난소 적출술, 골반/대동맥주위 림프절 절제, 복강내 세척술
1C	암이 자궁근층의 1/2 이상 침범	전자궁적출술, 양측성난관난소 적출술, 골반/대동맥주위 림프절 절제, 복강내 세척술 + 보조골반 방사선치료
2기	자궁경부까지 침윤하였지만 자궁밖으로는 안 나감	
2A	내자궁경부샘 침윤만 (endocervical gland involvement only)	전자궁적출술, 양측성난관난소 적출술, 골반/대동맥주위 림프절 절제, 복강내 세척술 보조골반 방사선치료
2B	자궁경부 기질 침윤 (cervical stroma invaion)	전자궁적출술, 양측성난관난소 적출술, 골반/대동맥주위 림프절 절제, 복강내 세척술 보조골반 방사선치료
3기	국소적으로 퍼짐	
3A	종양이 장막이나 부속기 침윤하고 복막세척액 암세포 양성소견	전자궁적출술, 양측성난관난소 적출술, 골반/대동맥주위 림프절 절제, 복강내 세척술 보조 화학치료
3B	질 전이	전자궁적출술, 양측성난관난소 적출술, 골반/대동맥주위 림프절 절제, 복강내 세척술 보조 화학치료
3C	골반이나 대동맥 주위 림프절 침윤	전자궁적출술, 양측성난관난소 적출술, 골반/대동맥주위 림프절 절제, 복강내 세척술 보조 화학치료
4A	방광이나 장점막 침윤	고식적 방사선치료, 화학치료
4B	복강 내나 서혜부림프절로 원격전이	고식적 방사선치료, 화학치료

병기에 대한 노트

조직병리-분화도

자궁체부의 암 종에는 다음과 같이 선암종의 분화도에 따라 분류되어야 한다.

G1: 5% 이하의 nonsquamous or nonmorular solid growth pattern

G2: 6~50%의 nonsquamous or nonmorular solid growth pattern

G3: 50% 이상의 nonsquamous or nonmorular solid growth pattern

림프절 전이 빈도

위험 요인	환자 수	골반 림프절 (%)	대동맥 절 (%)
Grade			
1 좋음	180	5 (3%)	3 (2%)
2 중간	288	25 (9%)	14 (5%)
3 나쁨	153	28 (18%)	17 (11%)
자궁 근층 침범			
내막	187	1 (1%)	1 (1%)
표면부	279	15 (5%)	8 (3%)
중간층	116	7 (6%)	1 (1%)
심부	139	35 (25%)	24 (17%)

추적 관찰

- 5년 생존률
  - 병기 I = 81~91%
  - 병기 II = 71~78%
  - 병기 III = 52~60%
  - 병기 IV = 14~17%

자궁경부 이형성증

배경

- 편평원주상피 접합부가 자궁경부 밖으로 이동하며 낮은 질산도에 노출됨으로써 변형대에서 편평상피 변형이 일어남.
- 발암인자에 더 노출되면 → 자궁경부 상피내종양의 (CIN) 증가 → 이형성의 기회증가

유병률

- 1,650/100,000
- 치료 받지 않은 CIN III: 20년 내에 침습성 종양 발전 20%
- CIN 진단의 평균 연령: 28세
- 자궁경부암 진단의 평균 연령: 42세

자궁경부 전암성 병변 및 자궁경부암 관련 위험 인자

· 인 유두종 바이러스
· 다수의 성교 대상자
· 이른 성교 시작
· 출산력
· 사람면역결핍바이러스 (Human immunodeficiency virus)
· 면역 상태
· 흡연
· 성병의 과거력 (예: 단순 헤르페스, 클라미디아, 박테리아 질염)
· 경구 피임약
· 낮은 사회 경제적 지위
· 영양 부족 (예: 비타민 부족)
· 알코올 중독

흔한 생식기 인 유두종 바이러스 유전자형

병변위치 / 악성종양	HPV genotypes	
	common	Less common
항문생식부위		
첨형 콘딜로마	6	2, 11, 16, 30, 42, 43, 44, 54, 55, 61
자궁 경부 상피 내 종양, 외음부 상피 내 종양, 질 상피 내 종양, 항문 주위 상피 내 종양, 음경 상피 내 종양	16, 18, 31	6, 11, 30, 34, 35, 39, 45, 51, 52, 56, 59, 61, 62, 64, 66, 67, 69
악성 종양		
자궁 경부 암	16, 18, 31, 45	6, 10, 11, 26, 33, 35, 39, 51, 52, 55, 56, 58, 59, 66, 68
다른 항문 생식 부위 종양	6, 16, 18	11, 31, 33

병태 생리

- 원주상피에서 편평상피로의 화생 과정
- 변형대 = 편평상피와 원주상피가 만나는 지역
- 자궁관 = 아래 2/3 = 편평상피, 질과 비슷
- 위 1/3 = 원주상피, 아래 자궁 부분의 선과 비슷
- 접합부는 고정적이지 않음 → 나이가 들면 자궁경관 위쪽으로 이동
- Critical metaplasia periods:
  1. 태아 생활 (Fetal life)
  2. 이른 사춘기 (Early adolescence)
  3. 첫 임신 (First pregnancy)

  → 2 & 3은 고도 자궁 경부 외전 (high cervical eversion)을 보이며 자궁 경부 상피 내 종양과 자궁 경부 암으로 발전 가능성이 있음.

조직학

- 자궁경부 상피 내 종양 - 자궁 경부 상피의 편평원주상피 접합부에서 기저세포층 과다성장에 의한 비정상적 증식
- Atypical squamous cells of undetermined significance (ASCUS). PAP - 15-20%는 유의한 소견을 보임: 고도 편평 상피 내 병변 (high-grade squamous intraepithelial lesions) 혹은 드문 자궁 경부 암

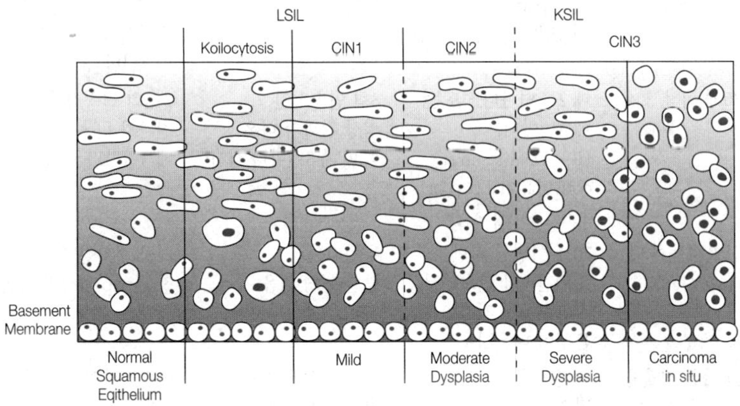

CIN, cervical intraepithelial neoplasia; CIN1, mild dysplasia; CIN2, moderate dysplasia; CIN3, severe dysplasia to carcinoma in site(CIS); HGSIL or HSIL,high grade squamous intraepithelial lesion; Koilocytosis, cell changes showing perinuclear vacuolization; LSIL, low grade squamous intraepithelial lesion.

진단

- 파파니콜로 도말 검사 (Pap smear): 세포적 진단에 이용
- 파파니콜로 도말 검사의 가이드라인: 아래를 볼 것
- 질 확대경 투시 - 저도와 고도의 편평 상피 내 병변, atypical glandular cells of undetermined significance, ASCUS-H (H indicates that high grade cannot be ruled out) 또는 recurrent ASCUS
- 10배율 5% 아세트산 사용
- 비정상적 부위의 생검
- 질 확대경 만족 조건
  - 변형대 (Transformation zone)가 확인될 경우
  - 전체병변이 보일 경우
  - Endocervical curettage (ECC) without dysplasia

자궁 경부 세포 선별 검사에 추천되는 가이드라인

시기	ACS	ACOG	USPSTF
초기 선별 검사	21세 이전 이면서 성교를 시작한지 3년이 지난 경우	21세 이전이면서 성교를 시작한지 3년이 지난 경우	21세 이전 이면서 성교를 시작한지 3년이 지난 경우
30세 까지	매년 pap smear 또는 매 2년마다 liquid pap	매년	2~3회 연속적인 정상 결과가 나온 이후 매 3년마다 검사
30세 이상	매 2~3년마다[a,b] 또는 매 3년마다, HPV DNA testing을 conventional pap or liquid pap과 동반	3회 연속적인 정상 결과가 나온 이후 매 3년마다 검사[b]	2~3회 연속적인 정상 결과가 나온 이후 매 3년마다 검사
선별검사 중단	70세 이면서 지난 10년간 3회 연속해서 적합한 pap 검사 음성이 나온경우[b]	추천되는 상한 연령 없음	최근 적합한 정상 pap 검사가 나온 65세
전 자궁 적출술 받은 경우	선별검사가 필요치 않음[b]. CIN II or III 병력이 있는 여성들은 연속적인 선별검사에서 10년간 3번 연속 음성반응이 나올 때까지 꾸준히 함	선별검사가 필요치 않음[b]. 자궁 경부 상피 내 종양 2기 또는 3기는 연속적인 선별검사에서 10년간 3번 연속 음성반응이 나올 때 까지	선별검사의 대상이 되지 않음

ACS, Ameaican Cancer Socipty; ACOG, American College of Obstetricians and Gynecologists; CIN, cervical intraepithelial neoplasia; DNA, deoxyribonucleic acid; HPV, human papillomavirus; Pap, Papanicolaou; USPSTF, U.S. Preventive Services Task Force.

[a] 3회연속 만족스러운 정상 결과를 보였을 경우

[b] 추가적 고위험 인자를 가지고 있지 않은 경우; diethylstilbestrol 자궁내 노출, HIV, 면역저하 환자

관리

American Society for Colposcopy and Cervical Pathology 지침서 참고

Risk of progression

Pap diagnosis	정상 회복 (95% CI)	Progress to/ Persist as HSIL in 24 months (95% CI)	Progress to Invasive Cancer in 24 months (95% CI)
ASCUS	68.19% (57.51, 78.86)	7.13% (0.8, 13.5)	0.25% (0, 2.25)
LSIL	47.39% (35.92, 58.86)	20.81% (6.08, 35.55)	0.15% (0, 0.71)
HSIL	35.03% (16.57, 53.49)	23.37% (12.82, 32.92)	1.44% (0, 3.95)

ASCUS, atypical squamous cells of undetermined significance;CI,confidence interval; HSIL, high grade squamous intraepithelial lesion; LSIL, low grade squamous intraepithelial lesion.

	2년 이내	5년 이내	10년 이내
Progression			
Mild to moderate or worse	11.1%	20.4%	28.8%
Mild to severe or worse	2.1%	5.5%	9.9%
Moderate to severe or worse	16.3%	25.1%	32.0%
Regression			
Mild to first normal Pap	44.3%	74.0%	87.7%
Moderate to first normal Pap	33.0%	63.1%	82.9%
Mild to second normal Pap	8.7%	39.1%	62.2%
Moderate to second normal Pap	6.9%	29.0%	53.7%

Pap, Papanicolaou.

Consensus Guidelines에서 사용된 용어의 정의

질 확대경 검사: 3~5% 아세트산을 적용한 후 질 확대경을 사용하여 자궁 경부, 질, 몇몇 경우는 외음부 (vulva)를 검사하며 종양 의심되는 모든 부위에서 질 확대경 직접 생검을 시행할 수 있음.

자궁경관내 샘플링 (endocervical sampling): 자궁 경부 내 소파술 혹은 cytobrush를 이용하여 조직학적 평가를 위한 조직 획득 혹은 cytobrush를 이용한 세포학적 평가를 위한 조직 획득을 의미함.

자궁경관내 평가 (endocervical assessment): 질 확대경 검사나 자궁 경부 내 샘플링을 사용하여 자궁경관 내 neoplasia 존재 여부에 대해 평가하는 과정을 의미함.

진단적 절제 방법: 조직학적 평가를 위해 변형대와 자궁경관내로부터 조직을 얻는것을 의미하며 laser conization, cold-knife conization, loop electrosurgical excision (i.e., LEEP), loop electrosurgical conization 등이 있음.

질 확대경 검사 시행하기 충분한 경우 (Satisfactory colposcopy): 질 확대경하에 전체 편평원주 상피 접합부와 병변의 모든 부위가 확인되는 경우

자궁 내막 샘플링: 자궁 내막 생검 혹은 소파술 혹은 자궁경을 이용하여 조직 평가를 위한 조직 절편을 얻는 것을 의미함.

ASCUS 처치

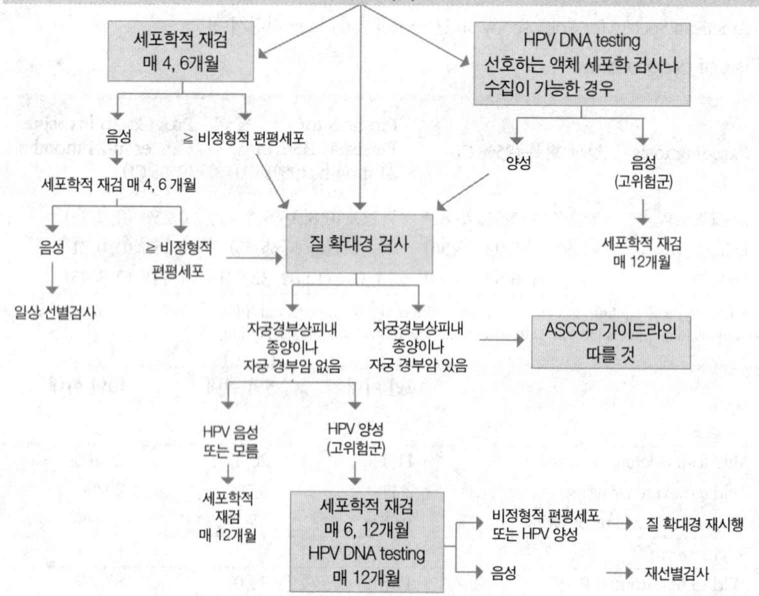

특별한 상황에서의 ASCUS

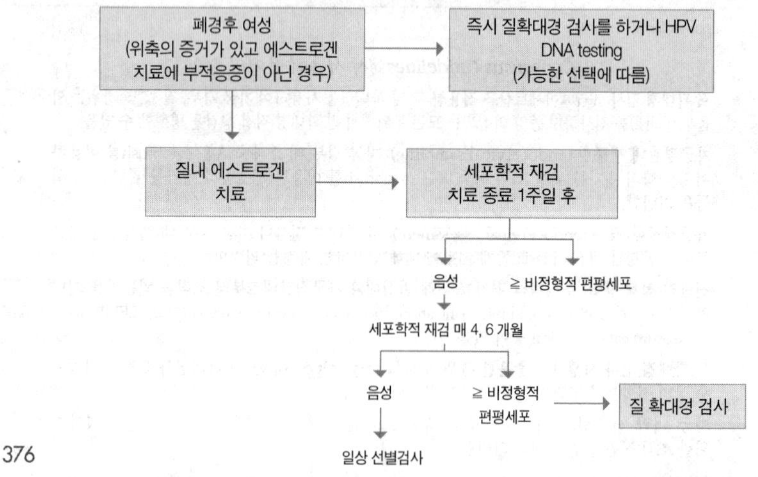

Atypical Squamous Cells: Cannot Exclude High-grade SIL 처치 (ASC-H)

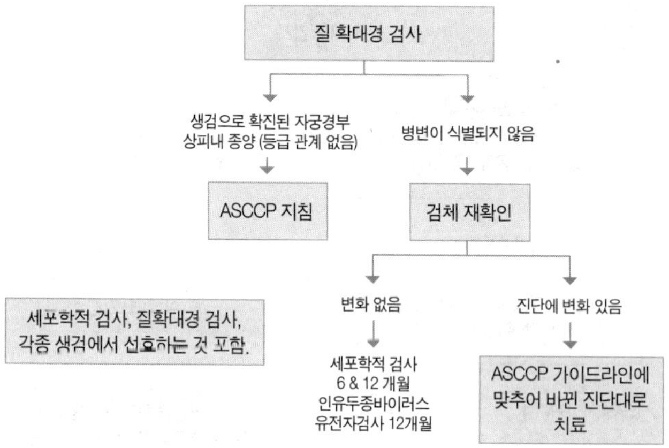

AGC 치료

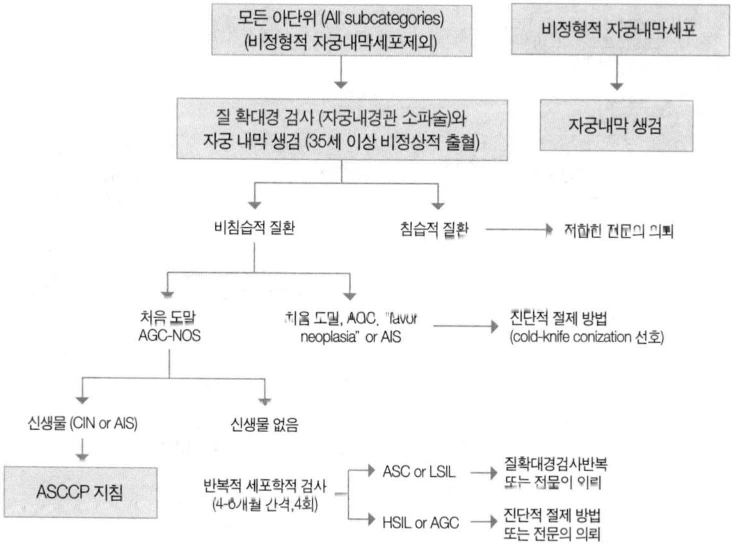

저등급 편평 상피내 병변의 (LSIL) 치료

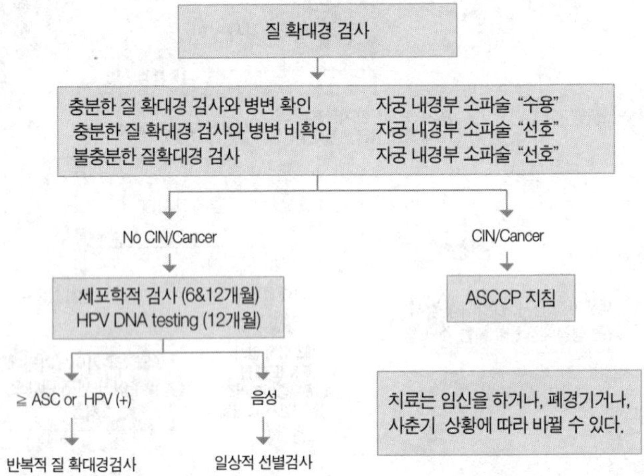

특별한 경우 저등급 편평 상피내 병변의 치료

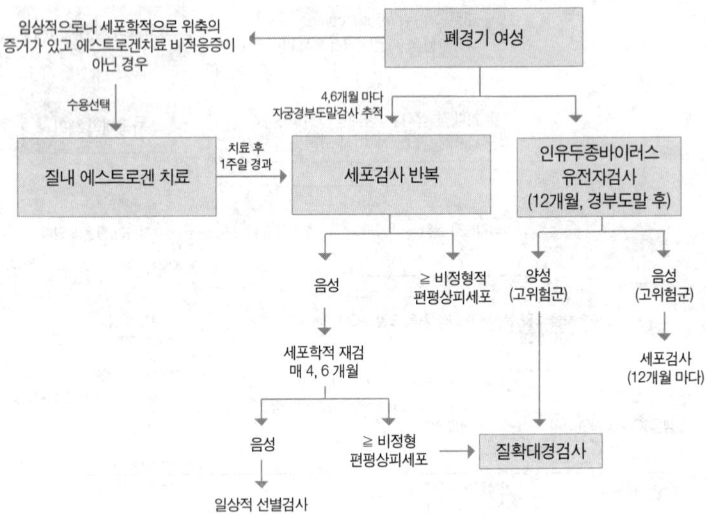

특별한 경우 저등급 편평 상피내 병변의 치료

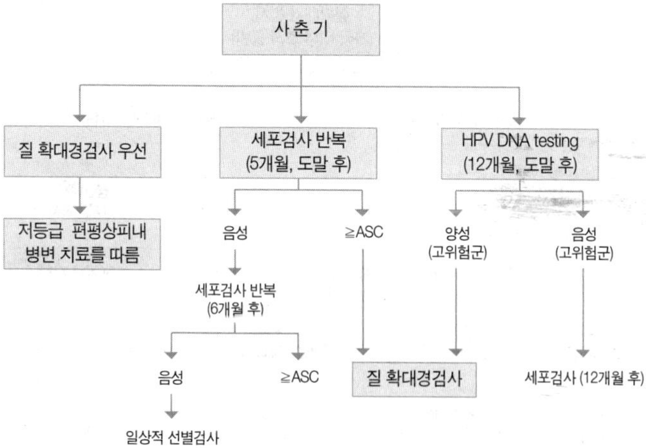

생검으로 확진된 자궁 경부 상피내 종양 등급 1과 만족스런 질확대경 검사

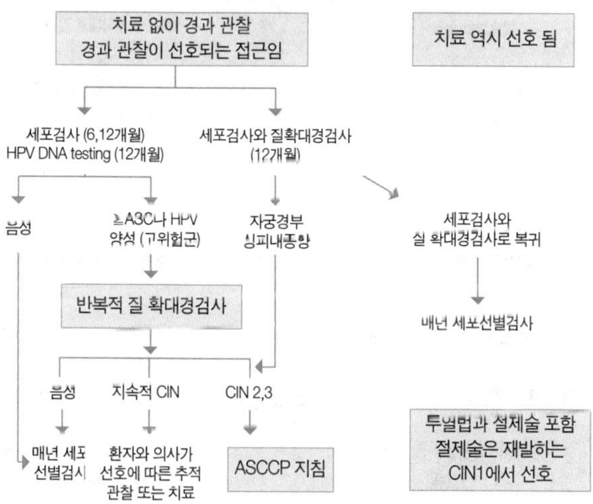

고등급 편평 상피내 병변의 (HSIL) 치료

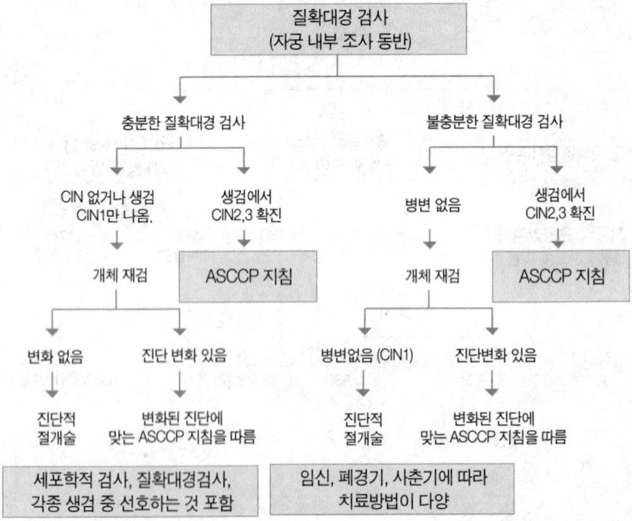

자궁 경부 상피내 종양 2, 3

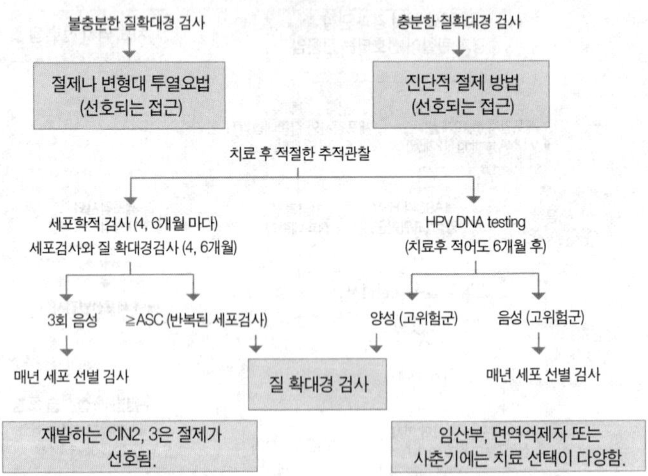

임신 중 관리

- 자궁 경부내 소파술 (ECC)은 권장되지 않음.
- 침습이 의심되는 부위에 대해 조직검사.

비정상적 자궁 경부 도말 검사와 임산부의 알고리즘

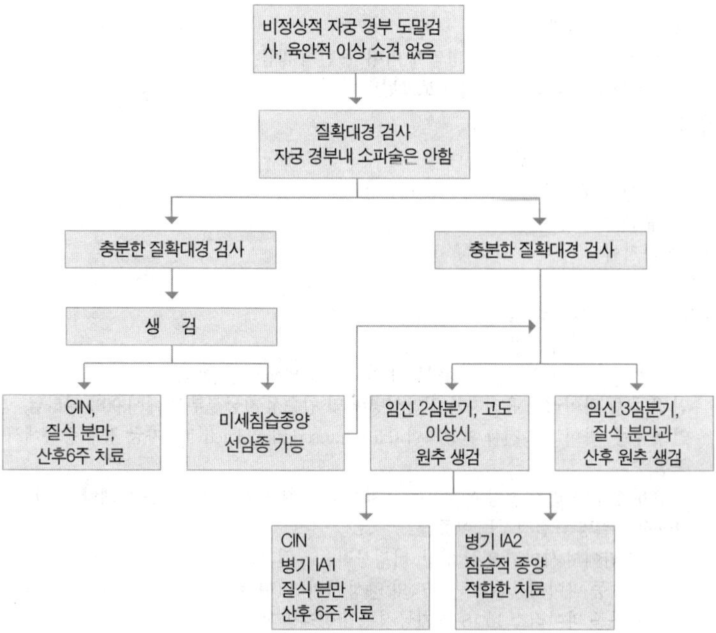

자궁경부암

최신 정보

- 지난 20년간 미국에서 발병률이 1/3 줄어듬.
  - 2006년 10,370 new cases
  - 2006년 3710 사망
- 세계적으로, 자궁경부암이 유방암에 이어 두 번째 많음.
  - 75%의 증례가 개발도상국에서 보고됨.

위험 요인

- 이른 나이의 첫 번째 성교
- 다수의 성교 대상자
- 높은 출산력
- 성병 과거력
- 흡연
- 인 유두종 바이러스 감염
  - 가장 중요한 위험 요인
  - 40~60%의 성적으로 활발한 성인들이 인 유두종 바이러스 감염을 보임.
  - 인 유두종 바이러스 유전자가 전암성병변 및 침습성 자궁경부암 에서 90% 나타남.
  - 인 유두종 바이러스 전사 활동력이 (HPV transcriptional activity) 자궁 경부 종양에서 입증됨.
  - 인 유두종 바이러스 종양 유전자는 유전자 삽입 쥐에서 악성 변성을 매개할 수 있음.
  - 임상적인 질병을 결정짓는 아종들.
    - 2% 미만에서 사마귀 임상 양상, 비정상적 pap 결과, 자궁경부암 나타남.
    - 인 유두종 바이러스 6,11 → 90%의 양성 사마귀 (현저한 가시 세포증과 이상 각화증)
    - 인 유두종 바이러스 16,18 → 자궁경부암 증례의 70%에서 연관됨.
    - 인 유두종 바이러스 4가 백신이 (Gardasil, Merck) 현재 인 유두종 바이러스 6/11/16/18 로부터 보호할 수 있음.
      ※ 9세에서 26세 여성에게 추천됨.

증상

- 질 분비물, 비정상적 출혈 (전 또는 후 폐경기), 성교 후 출혈, 골반통 / 종괴

조직학

- 편평 세포 암 (90%)
  - 대 세포, 소 세포, 사마귀 형
- 선암종 (~10%)
  - 자궁경부 내, 자궁 내막, 투명 세포, 아데노이드 낭성, 악성 선종
  - 발병률 증가가 관찰됨
- 혼합된 암종
  - 선 편평상피, 유리막 세포

진단

- Screening Pap - 편평 원주 상피 접합부와 자궁 경부 내 표면에 있는 세포를 긁어 모아 비침습성, 침습성 종양을 확인함.
- 질 확대경 검사 - 직접적인 생검. 자궁 경부에 3~5%의 아세트산을 사용. 그린 필터(Green filter) 사용시 혈관양상을 정확히 볼수 있음. 적합한 질 전체 변형대가 보임. 아세토 화이트 변화 - 세포가 많은 지역에 핵이 아세트산 반응으로 희게 보임.
- 원추 생검 / 환상 투열 요법 - 질 확대경이 적합하지 않는 경우 적절한 평가를 가능하게함

정밀 검사

- 완전한 병력 청취와 직장 질 검사를 포함한 이학적 검사. 오른쪽 상복부, 샅고랑, 쇄골상부의 전이여부 조사
- 질환의 정도를 평가하기 위해 질 확대경 검사, 원추 생검, 자궁내경관 소파술, 자궁경 검사, 방광경 검사, 직장경 검사, 경정맥 신우 조영술, 폐와 뼈의 방사선학적 검사 (FIGO병기를 분류하기 위함)
- CT 스캔과 MRI는 후복막강과 상복부질병 평가를 위해 사용 (FIGO병기 결정에 영향을 주지 않는다).
- 일반 혈액 검사, 신장과 간 기능 검사

자궁경부암 병기 / 치료

임상적 병기

병기 I	자궁 경부에 국한된 암종	
I A	현미경상 침습적 암종이 진단되는 경우	
I A1	기질 침범이 3 mm 이하, 수평적 전파와 깊이가 7 mm 이하인 경우	원추 절제술이 가능함. 단순 자궁 절제술이 일반적으로 수용됨.
I A2	기질 침범의 깊이가 3 mm 초과, 5 mm 이하이거나 수평 전파가 7 mm 이하인 경우	림프 곽청술을 동반한 변형된 근치적 자궁 절제술, 일차적 화학방사선요법, 근치적 자궁경부 절제술 가능
I B	자궁 경부에 임상적으로 보이는 경우 혹은 IA2보다 큰 현미경적 소견	
I B1	임상적으로 육안 상 장축 4 cm 이하인 경우	림프 곽청술을 동반한 근치적 자궁 적출술+화학방사선치료, 일차적 화학방사선요법, 근치적 자궁경부 절제술 가능
I B2	임상적으로 육안상 장축 4 cm 초과인 경우 (부피가 큰 질병)	일차적 화학방사선요법, 림프 곽청술을 동반한 근치적 자궁 적출술+화학방사선치료
병기 II	자궁 이외 조직을 침범 하였지만 골반 벽이나 질아래 1/3은 침범하지 않은 경우	일차적 화학방사선요법, 림프 곽청술을 동반한 근치적 자궁 적출술+화학방사선치료
IIA	자궁방 조직 침범이 없는 경우	
IIB	자궁방 조직 침범이 있는 경우	일차적 화학방사선요법
병기 III	골반 벽에 퍼지고 (거나) 질아래 1/3과 수신증 또는 기능을 상실한 신장	일차적 화학방사선요법
IIIA	종양이 질아래 1/3에 있는 경우, 골반 벽 침범이 없는 경우	
IIIB	골반 벽에 퍼지거나 수신증 또는 기능을 상실한 신장	
병기 IVA	방광 또는 직장 점막 종양 침범과 진골반 넘어서 전파	일차적 화학방사선요법
병기 IVB	원거리 전이	전신 항암 요법 + 방사선 치료

구체적 치료

근치적 자궁경부 절제술 (Radical trachelectomy)

- 적응증: 추후 임신을 원함 + 다음과 같은 상황: 광범위한 림프 혈관성 공간 침범이 없는 병기 IA1, 병기IA2, 병기IB1 (≤2 cm 직경) - MRI나 수술 중 냉동 조직 검사에서 자궁내경부에 전이소견이 없고 림프절 전이가 없는 경우.
- 방법: 자궁 경부와 자궁방조직 (parametrium) 절제를 자궁경부 원형결찰술과 (cerclage) 함께 시행. 질식 혹은 개복술로 시행할 수 있으며, 복강경을 이용한 골반과 대동맥주위 림프곽청술을 같이 시행할 수 있다.
  - 합병증: 혈관과 비뇨기계 외상. 10~17%에서 수술 중 발견된 전이성 질환으로 인해 계획된 수술 못함.
  - 생존률: 재발 없는 생존률 97%, 전체 생존률 98%, 조산 위험률 20%, 질식 분만 50%.

근치적 자궁 절제술

- 적응증: I B, II A
- 방법: 자궁, 질 상부 1/3, 자궁엉치인대 (uterosacral ligaments), 자궁방 (parametrium), 골반 림프절 곽청술 (pelvic node dissection), 하복동맥에서 기원한 자궁 동맥 적출, 난소는 보존 가능.
- 합병증: 방광 기능 이상이 가장 흔함.
  - 0~3% fistula 형성
- 생존률: 5년 생존률 90%, 병기 I 에서는 75%.

방사선 치료

- 외부 방사선 조사와 강내 라듐 조사
  - 소장은 4,000~5,000 rads 방사선량에 내성이 있음
  - 외부 방사선은 4,000~5,000 rads 조사할 수 있으나, 강내 조사는 6,000 rads 까지 줄 수 있음.
  - 포인트 A: external os 로 부터 2 cm 상부, 2 cm 외측부. 이 지역이 자궁방조직 (parametrium) 영역이다.
  - 포인트 B: 포인트 A에 대하여 3 cm 외측부. 이 지역이 골반림프절 영역이다.
    ※ 생존률 : 병기 I 에서 5년 생존률 90%.

추적관찰

- 재발성 자궁 경부암
  - 증상: 체중 감소, 다리 부종, 질 분비물, 요노 폐색 증상 (통증, 요독증)
    - 치료 후 요도 폐색 증상은 95% 재발성임, 스텐트를 시술함.
  - 75%는 치료 후 2년 이내 발생. 대부분 국소적임
  - 중심부 재발은 골반 적출술 (pelvic exenteration)로 치료 가능
    - 수술 사망률 5%
      ※ 생존률: 5년 생존률 30%
- (적합한 치료에 따른) 5년 생존률
  - 병기 I A = 95%
  - 병기 I B & II A = 80~90%
  - 병기II B = 65%
  - 병기III = 40%
  - 병기IV 〈 20%

임신부에서 자궁경부암 치료

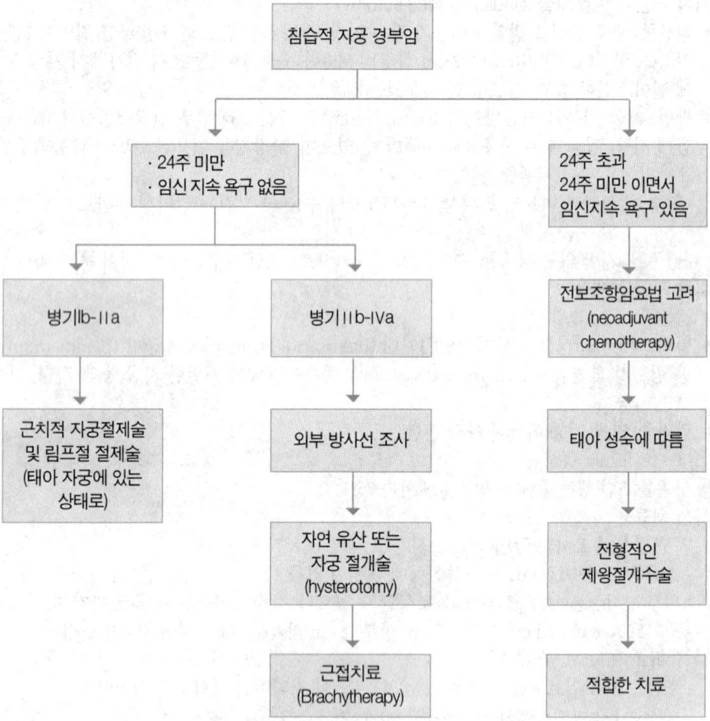

상피성 난소암

정의 / 배경

- 두 번째로 가장 흔한 부인과 악성 종양.
- 부인과 악성 종양으로 인한 사인 중 가장 흔함.
  - 난소암 환자는 장폐쇄에 의한 2차적 원인으로 사망.
- 신뢰성있는 선별 검사는 없음.
- 평균 연령 60~64세.

유병률

- 1.4/100,000
- 20,000 사망/년

위험 인자

- 미산 (nulliparity)
- 유방암이나 대장암 과거력
- 유전성 비용종성 직장대장암 / 린치 증후군 II (12% 난소암에 위험)
- 유방암, 대장암, 난소암에 대한 가족력
- 배란주기가 방해받지 않고 길 때.

보호 인자

- 다산력
- 경구 피임약 사용
- 이전의 모유수유 (수유에 따른 무월경, 무배란)
- 무배란 질환

증상 / 징후

- 복부 불편감, 상복부 팽만감, 이른 포식감, 피로, 빈뇨, 호흡곤란.
- 골반 종괴, 양측 불규칙성, 고체 또는 고정된 종괴, 복수 또는 결절성 cul-de-sac

조직병리

- 상피성 59%
  - 장액성 낭성샘암종 (46%)
    - · 양측, psammoma bodies
  - 점액성 (36%)
  - 미분화 (15%)
  - 자궁내막형 (8%)
  - 투명세포 (3%)
  - 병리상 징세포가 (Hobnail apperance) 보임 ※투명 세포암은 예후가 좋지않다.
  - 브레너 (2%)
  - 편평상피 (1% 미만)

치료전 평가

- 충분한 병력 청취와 골반 및 직장 질 이학적 검사, 컴퓨터 단층 촬영, 초음파 검사. 종양 표지자 CA-125, 암배아항원 (CEA)
  - 부인과 종양학자들에게 문의 해야하는 상황: CA-125〉200 U/mL (월경전), CA-125 〉35 U/mL (폐경기), 복수, 1촌의 유방암이나 난소암 가족력을 평가함 (ACOG 2002).

치료

- 비점액성 진행된 난소 종양의 80%에서 CA-125의 상승
  - 추적 관찰 중 전에 조사한 것에 비해 CA-125 수치가 2배된 경우 충분한 평가가 필요하다.
- 보조적 치료: 정맥 카보플라틴/파클리탁셀 주입 대 복강내 시스플라틴/파클리탁셀 항암요법은 적절한 종양 축소 수술이 시행된 진행된 난소암을 가진 환자의 생존률을 향상시킨다 (NEJM 2006).
- 5년 생존률
  - 병기 I = 65~89%
  - 병기 II = 64~79%
  - 병기 III = 29~49%
  - 병기 IV = 13%

난소암 병기/치료

Stage I	난소에 국한	
I A	한쪽 난소에 국한	병기설정: 전자궁절제술, 양측 자궁부속기 절제술, 장막절제술, 림프절 절제술, 의심부위 생검
I B	양쪽 난소에 국한	
I C	I A또는 I B +난소표면에 암세포 양성 또는 악성 복수 또는 세척액 양성 또는 수술 전 파열된 난소피막	병기설정 후 carboplatin/paclitaxel 3 vs 6 cycles
Stage II	한쪽 또는 양쪽 난소를 침범하면서 골반에 퍼진 경우	암세포 축소수술 후 carboplatin/paclitaxel 3 vs 6 cycles
II A	자궁 과/또는 난관에 퍼지거나 전이된 경우	
II B	다른 골반 장기에 퍼진 경우	
II C	II A 또는 II B + 난소표면에 암세포 양성 또는 악성 복수 또는 세척액 양성 또는 수술 전 파열된 난소피막	
Stage III	한개 또는 양쪽 난소를 침범하고 현미경상 골반 외부의 복막 전이소견 혹은 림프절 양성인 경우. 표재부 간 전이=StageIII	모든 병기 III에서는 암세포 축소수술 후 정맥 또는 복강내 화학항암요법
IIIA	림프절 침범 없이 진성 골반에 국한되어 있거나 미세성 파종 혹은 복막표면에 전이	활동도 (performance status)가 좋은 상태 이면서 적절한 종양감축술이 시행된 환자에게 복강내 화학항암요법 고려
IIIB	복강 복마에 종양 이식되었으나 2 cm 이상의 결절이 존재하지 않음.	
IIIC	이식된 복강 종양이 2 cm을 넘거나 후복막과 샅고랑 림프절에서 양성인 경우.	
StageIV	양쪽 난소 침범과 원격전이, 흉막 삼출액은 반드시 세포검사 되어야 함. 기질적 간 전이 = StageIV	암세포 축소수술 후 정맥내 카보플라틴/파클리탁셀 6주기 주입 vs 일부 환자에서 카보플라틴/파클리탁셀 neoadjuvant therapy 후 interval cytoreductive surgery

생식세포 난소 종양

최신 정보

- 원시생식세포에서 (primordial germ cells) 비롯
- 난소 종양의 20~25%
  # 악성 난소 종양의 단지 5%임.
- 종양이 빨리 자라지만, 병기 I A 가 가장 흔하다.
- 10~30세에서 주로 발생하고, 이 연령대에서 발생하는 난소종양의 70%를 차지함
- 악성 난소 생식세포암은 코카시안보다 아시아인, 아프리카계 미국인에서 더 호발함 (3:1)

증상 및 징후

- 복부 통증과 종괴: 환자의 85%에서 두가지 증상 모두가 나타남.
- 조발 사춘기 (만약 에스트로겐을 분비하는 종양이라면)
- 임신과 비슷한 증상 (사람융모성선자극호르몬 생산에 의한)
- 종양은 큰 경향이 있음: 16 cm

종양의 형태

- 양성: 성숙 낭성 기형종 (dermoid cyst)
- 악성

종류	%
미성숙 기형종 (Immature teratoma)	35.6
미분화세포종 (Dysgerminomas)	32.8
내배엽동 종양 (Endodermal sinus)	14.5
혼합형 생식세포 종양	5.3
태생암 (Embryonal)	4.1
악성 변형을 동반한 성숙 기형종	2.9
기형암종 (Teratocarcinoma)	2.6
융모암 (Choriocarcinoma)	2.1

- 미성숙 기형종은 단지 조직학적 분류에 따른 악성 난소 세포 종양임.
  - 모든 기형종의 〈1%
- Dysgerminoma에서 양측 난소 질환이 가장 흔함.

미분화세포종 (Dysgerminoma)

- 생식세포에서 비롯되었고 방사선 민감도가 높다.
- 종양은 거의 hCG를 생산하지 않는다.
- 병리학적 소견에서 림프구성 침윤이 보임.
- 치료: 단측성 부속기 난소 절제술과 반대측 난소의 관찰 (15% 양측성)
- 재발: 항암치료의 성과가 좋음.

내배엽동 종양 (Endodermal sinus tumor)

- 중간 연령이 진단시 19세
- 알파태아단백 (Alpha-fetoprotein) 생산.
- 병리학적 소견: '쉴러-듀발 소체' (Schiller-Duvall body)라 불리우는 중심 혈관 구조를 지닌 유두상 돌기 구조.
- 치료: 수술 (USO)이나 항암요법(블레오마이신, 에보포사이드, 시스플라틴 ×3 ; 95% 완치)
- 예후: 굉장히 나쁨, 만약 항암요법이 없으면 85% 재발.

태생암 (Embryonal carcinoma)

- 원시생식세포에서 기원
- 매우 드물다; 유년기에 발생함
- 조발 사춘기나 종괴가 발현 됨.
- 알파태아단백(AFP) 과 사람성선융모자극호르몬 (hCG)을 분비함.
- 예후: 나쁨.

융모암 (Choriocarcinoma)

- 임신성 = 자궁 융모암과 (uterine choriocarcinoma) 특징이 비슷
- 비임신성 = 화학요법과 방사선요법에 저항 → 치명적
- 사람성선융모자극호르몬 분비
- 병리학적 소견: 아리아 스텔라 반응 (Arias stella reaction), 환형이 증가함 (increased aromatism), 증가된 세포 다형성, 증가된 세포분화력 (increased mitotic activity)

성선모세포종 (Gonadoblastoma)

- 이상 핵형과 (abnormal karyotype) 연관됨 (Y 염색체 존재와 관련된 성선성 이형성).
- 증상: 일차성 무월경, 남성화, 또는 생식기 발달 문제.
- 미분화 세포종이 종종 혼합 생식세포종을 함께 형성하기도 함.
- 치료: 양측성 부속기 난소 적출술
- 예후: 좋음

미성숙 기형종

- 낭성 기형종의 악성형
- 세층의 생식 세포층 (Three germ cell layers)
- 병리: 신경성 성분이 포함된 미성숙 태아 성분
- 드물다, 양측성 없음. 10대에 호발.
- 예후: 나쁘다, 등급 (grade, level of neural elements)과 비성숙 조직물들에 따라 예후정도가 다르다.

생식 세포 난소 종양의 종양 표지자

조직학	종양 표지자		
	AFP	hCG	LDH
미분화세포종	드뭄	드뭄	+
내배엽동종양	++	-	+
미성숙 기형종	±	-	±
혼합생식세포종양	±	±	±
융모암	-	++	±
태생암	±	+	±
다배아종 (polyembryoma)	±	+	-

AFP, alpha-fetoprotein;hCG,human chorionic gonadotropin;LDH,lactate dehydrogenase.

선별검사

- 주기적으로 매년 골반 검사

진단

- 진단에 있어 수술이 필수적

치료 전 처치

- 충분한 병력청취와 골반 내진을 포함한 이학적 소견
- AFP, hCG, LDH, CA125 검사시행

치료

- 병기IA나 생식 욕망이 있는 경우 생식력 보존 수술
- 병기 I 미분화 세포종과 잘 분화된 병기 I 미성숙 기형종을 제외한 모든 종양에서 보조적 항암치료

추후 생식력

- 기본량의 항암치료를 3~4주기 받은 대부분의 여성들은 난소의 기능이 회복되고, 출산 능력이 종종 보존된다.

성끈 간질세포 난소 종양 (Sex cord-stromal cell ovarian tumors)

배경

- 모든 일차 난소종양의 5~8%
- 대개는 스테로이드 호르몬을 만듬.

증상 및 징후

- 과립층 세포
  - 크고, 평균 크기 12 cm의 단측성 부리성 종괴
  - 만약 에스트로겐을 분비하는 종양이라면 질 출혈이 있을 수 있음.
- 세르톨리 - 레이디히 세포종양 (Sertoli-Leydig cell tumor)
  - 안드로겐 생산 결과 희발 월경과 남성화 일어남.
  - 크고, 평균 크기 16 cm의 단측성 종양
- Pure sertoli cell tumors: 에스트로겐성이고, 고혈압과 저칼륨혈증을 야기하는 레닌을 분비가능.
- Pure leydig cell tumors: 안드로겐성.

종양 분류

과립층-기질 세포 종양 (Granulosa-Stroma cell tumors)

- 과립층 세포: 칼-엑스너 소체 (Call-Exner bodies)
- 가장 흔한 간질 종양
- 증상: 호르몬 불균형, 성조발증
- 병리: Call-Exner bodies (eosinophilic substrate with few degenerated nuclie), coffee-bean nuclei, microfollicular pattern, granulosa and thecal cells
- 에스트로겐 분비
- 보통 저 등급 (low grade), 흔히 자궁내막 증식증이나 자궁 내막 암과 관련 있음.
- 치료: 젊은 사람인 경우 편측 난소난관 절제술, 폐경기는 복식 전자궁 적출술/양측 난소 부속기 제거.
- 재발 또는 병기 II 이상인 경우: 화학항암치료 혹은 방사선치료
- 예후 = 장기 생존률이 좋음 (75~90%)

섬유종

- 가장 흔한 난소 간질 종양

세르톨리-기질 세포 종양 (Sertoli-Stromal cell tumors)

- 세르톨리-레이디히 세포 종양
  - · 테스토스테론을 생산하는 종양.
  - · 증상: 남성화
  - · 치료: 국소질환에 대해 가임력 보존 수술
  - · 예후: 저 등급에서 좋음.

- 음양모세포종 (Gyandroblastoma)
  · granulosa and Leydig 세포가 나타나며 종양특성을 가짐
- 환형 세관을 동반한 성끈 종양 (Sex cord tumor with annular tubules)
  · 대부분 양성
  · 병리: reinke crystals (crystalized testosterone)
- 스테로이드 (지질) 세포 종양

선별검사

- 주기적으로 매년 골반 내진 실시

진단

- 진단을 위해 수술이 필수적
- 상피성 난소암과 같은 병기 체계 사용

치료 전 검사

- 충분한 병력청취와 골반 내진을 비롯한 이학적 검사 실시
- 질 출혈이 있는 환자의 자궁 내막 생검 (과립 세포 종양과 자궁 내막 증식증)
- 과립형 세포 종양에 대한 종양 표지자인 inhibin을 치료반응 평가하는데 사용, 테스토스테론, 안드로스테네디온을 체크.

	Inhibin	Testosterone	Androstenedione
난포막종-섬유종 (Thecoma-fibroma)	-	-	-
과립형 세포	+	-	-
성선모세포종	±	±	±
세르톨리-레이디히 세포종양	±	+	+

외음부암

배경

- 4번째로 흔한 악성 부인과 종양 (자궁, 난소, 자궁 경부암 다음)
- 여자 생식기 계통의 악성의 5%를 차지함.
- 외음부 상피내 병변의 유병률은 증가하고 있고, 그러나 외음부 암 유병률은 고정적임.

위험 인자

- 폐경기 여성
- 흡연
- 외음부 위축 (예: lichen sclerosis)
- 외음부 상피내 병변
- 자궁경부 상피내 병변
- 인유두종바이러스
- 면역 결핍 증후군
- 자궁 경부암의 전 과거력
- 유럽인종이 조상인 경우

증상

- 소양증
- 외음부 출혈 혹은 분비물
  - 배뇨곤란증 또는 림프절 비대가 흔하지 않으며, 더 진행된 질병에서 증후가 나타남.

임상 양상

- 대음순에 하나의 국소적 외음부 판, 궤양, 종양 (Unifocal vulvar plaque, ulcer, mass (fleshy, nodular, or warty))

진단

- 진단을 내리기 위해, 그리고 기질 침윤의 깊이를 결정하기 위해 병변 생검
- 병변의 중심을 생검하고 진피와 결체조직을 포함하는 것은 깊이를 알게 도와줌.
- 육안적 병변이 없지만 임상적으로 강하게 의심될 경우, 5% 아세트산을 이용한 질 확대경 검사의 적응이 됨.

종양 분류

- 편평 상피: 90%, 두 종류임.
  - 각화된, 미만성, 또는 단순 타입이 가장 흔함. 나이든 여성에 많음. 인유두종바이러스와 관련 없음.
  - 전형적, 사마귀성, 또는 보웨노이드 타입이 전구적으로 인유두종바이러스 16, 18, 33과 관련.
    - · 젊은 여성에서 일어남.
- 흑색종이 두 번째로 많음. - 모든 외음부 악성종양의 5%. 보통 색소성이지만 비색소성 병변이 또한 발생할 수 있다.
- 기저 세포 암 -모든 외음부 악성 종양의 2%를 차지
  - Appearance of "rodent" ulcer with rolled edges and central ulceration
    - · 색소성이며 진주양 형태를 보일 수 있다.
- 육종: 모든 외음부 악성 종양의 1%
- 유방외 파제트씨병: 모든 외음부 악성 종양의 1%

정밀검사

- 충분한 샅고랑, 쇄골상부, 액와 림프절에 대한 이학적 검사
- 자궁 경부, 질, 외음부 질확대경 검사
- 임상적 결과에 바탕한 이미지.

외음부암 병기/치료

Stage I A	외음부와 회음부에 국한, 최대 직경〈2 cm, 림프절 전이 없음, 기질 침윤〈1.0 mm.	심층부 근치적 절제술
Stage I B	외음부와 회음부에 국한, 최대 직경〈2 cm, 림프절 전이 없음, 기질 침윤〉1.0 mm.	I B와 II는 치료법이 같음. 외측성 병변이라면-radical local excision or deep radical excision with ipsilateral groin dissection or radical hemivulvectomy with en block ipsilateral inguinal-femoral lymphadenectomy
Stage II	외음부와 (또는) 회음부에 국한, 최대 직경〉2 cm, 림프절 전이 없음	I B는 II와 치료법이 같음. 중심부 병변이라면 -Vulvectomy with en bloc bilateral groin dissection or bilateral groin dissection with radical vulvectomy (triple incision technique)
StageIII	종양은 크기와 관계없이 아래 요도 또는, 항문 그리고/또는 단측성 국소적 림프절 전이.	방사선 조사 전,후 근치적 절제술. 드물게 exenterative surgery
StageIVA	다음과 같은 부위를 침범: 상부 요도, 방광 또는 직장 점막, 골반뼈, 또는 양측성 국소적 림프절 전이.	방사선 조사 전,후 근치적 절제술. 드물게 exenterative surgery
StageIVB	골반 림프절 전이를 포함한 원격전이 있는 경우	방사선 조사 전,후 근치적 절제술. 드물게 exenterative surgery

질암 병기

일차	암 (T)	
TX	-	일차 종양여부가 확실치 않다
T0	-	일차적 종양의 증거가 없음
Tis	-	carcinoma in situ
T1	I	질에 국한
T2	II	질 주위조직에 종양이 침윤 하였으나 골반벽은 아님.
T3	III	골반벽 침윤
T4	IVA	종양이 방광과/또는 장 점막과/또는 진골반을 넘어섬. 골반 (수포성 부종이 T4로 분류하기에 불충분함)
	IVB	원격 전이

※ 주의: 방광점막이 침윤되지 않았으면, 종양은 병기 III

국소적 림프절 (N)		
	NX	국소적 림프절 전이가 평가되지 않음
	N0	국소적 림프절 전이 없음
	N1	골반 혹은 샅고랑 림프절 전이

원격전이 (M)		
	MX	원격전이 여부가 평가되지 않음
	M0	원격전이 없음
	M1	(골반 림프절 전이를 포함한) 원격 전이

병기 그룹				
	0	Tis	N0	M0
	I	T1	N0	M0
	II	T2	N0	M0
	III	T1	N1	M0
		T2	N1	M0
		T3	N0	M0
		T3	N1	M0
	IVA	T4	Any N	M0
	IVB	Any T	Any N	M1

임신성 융모성 질환

부분 포상기태와 완전 포상기태의 특징

특징	부분 포상기태	완전 포상기태
핵형	대부분 69,XXX 또는 69,XXY	대부분 46,XX 또는 46,XY
병리		
태아	종종 나타남	없음
양막, 태아 적혈구	통상 나타남	없음
융모 부종(Villous edema)	다양함: 국소적	미만성
영양모세포 증식 (Trophoblastic proliferation)	부분적, 경증에서 중등도	미만성, 경증에서 중등도
임상 양상		
진단	계류유산	기태 임신 (molar pregnancy)
자궁 크기	임신연령에 비해 작음	50% 임신연령에 비해 큼
Theca lutein cysts	거의 없음	15~25%
내과적 합병증	거의 없음	25% 보다 적음
포상기태 이후 악성변화	〈5%	6~32%

증상과 징후

- 제 1삼분기 출혈
- 크기/날짜 불일치
- 자궁 크기 급증
- 푸상기태 수포 돌출 (passage of vesicles)
- 임신 오조증 (hyperemesis gravidarum)
- 이른 전자간증
- 갑상선 중독증
- 과도한 b-hCG

임신성 융모성 질환의 scoring system (예후인자에 기초)

예후 인자	점수			
	0	1	2	3
나이 (년)	〈40	≤40	-	-
이전 임신 (antecedent pregnancy)	Mole	유산	만삭	
부작용 있었던 임신 (index pregnancy) 으로부터 간격 (개월)	〈4	4-〈7	7-〈13	≥13
치료 전 hCG (IU/L)	〈10^3	10^3-〈10^4	10^4-〈10^5	≥10^6
가장 큰 종양 (cm) (자궁을 포함해서)		3-5	≥5	-
전이 부위	폐	비장, 콩팥	위장관, 간	뇌
전이 개수	-	1-4	5-8	〉8
과거 화학요법 실패	-	-	한가지 약	2가지 또는 그 이상의 약

총 점수는 각각의 예후인자의 점수를 더해서 얻어진다. 0-4=낮은 위험도, 5-6=중간위험도, 〉7=높은 위험도

보고 형식은 산부인과 국제연합 (FIGO)의 연간 보고에 따랐다: 병기와 위험요소 점수의 할당을 위해, 환자 진단은 로마 숫자로 나타내어지는 병기로 할당하였다 (예: I, II, III, IV). 그리고 이것은 아라비아 숫자로 표현하는 모든 실질적인 위험요소의 합으로 분류되었다 (예: stage II : 4, stage IV: 9). 이러한 병기와 점수는 각각의 환자에게 할당될 것이다.

전이 장소: 폐 (80%), 질 (30%), 뇌 (10%), 간 (10%).

예후 점수 7점 이상은 높은 위험도로 간주되고 강한 병용 화학요법이 필요하다.

Post-Mole Surveillance

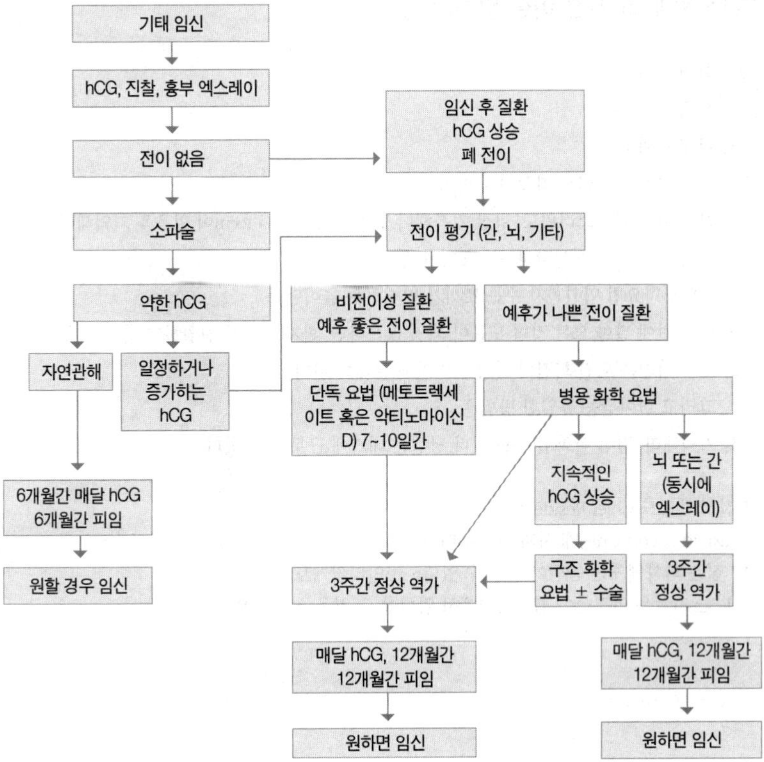

부인과 종양학에서 살아남기 위한 DENNIS SIEGLER*의 10가지 방법 **(1주일에 80시간 이상 일하기 전)***

10. 화내지 마라.
9. 화내지 마라.
8. 화내지 마라.
7. 만약 화가 나더라도 좌절하지 마라.
6. 화가 나고 좌절스러워도, 항상 기록해야 할 또 다른 GOG form이 있음을 기억해라+.
5. 실제 수술 시간을 생각하라 = 요청 수술시간 × 2
4. 항암화학요법 입원환자 수는 토끼가 번식하듯 늘어난다.
3. 만약 위에 말한 모든 것이 도움이 되지 않는다면, 환자 상태를 진찰하고 검사해라.
2. 오후 회진은 오전 회진이 시작하기 전에 끝내야 한다.

   그리고 살아남는 유일한 방법은

1. 기억해라, 점점 악화될 수도 있다 당신은 내과에 근무할 수 있다.

* 전 스탠포드 Chief Resident

** David Letterman에게 사과를 구하며

*** 젊은 의사에게는 농담이 아닐 수 있다……안타깝게도

\+ 나는 지금은 이것들이 웹페이지에서 입력할 수 있음을 알고 있다.

항암화학요법 (Chemotherapy)

약물	분류	세포주기	작용기전	독성과 기타 특성
시스플라틴 (cisplatin)	백금	G1	Bifunctional alkylator (G&A의 N7에 결합); DNA intrastrand crosslinks and DNA adducts	신독성, 이독성, 피질 실명; amifostine (낮은용량의 IV 3x/wk는 신경독성을 되돌린다-GOG 192), 5HT + dex (NCI); 신경독성을 방지하기 위해 Taxol을 24시간 주고, 골수독성을 막기 위해 Taxol을 제일 먼저 준다.
Carboplatin	백금	비특이적	Intrastrand DNA cross linking	골수 (혈소판) - 3주째 최저치, 4~5주에 회복; 과민반응; 골수독성 방지를 위해 Taxol을 먼저 준다. Calvert 공식: 총 투여량 (mg) = Target AUC (mg/mL/min) × CrCl (mL/min) CrCl 측정에는 Cockroft - Gault 혹은 Jelliffe 공식이 이용된다 (후자는 체표면적 또는 체중이 몸의 크기를 조정하는데 영향을 미치지 않는다).
Oxaliplatin	백금		DNA interstrand damage	신경독성, 오한, 구토, 구역
Paclitaxel	Taxane	M	Mitotic spindle poison	과민반응 (전처치시 2%); 탈모, 골수독성, 가역적 신경독성; 3시간 주입 신경독성 감소
Docetaxel	Taxane	M	European Yew (Taxus baccata); 미세소관 조립 촉진과 튜불린 depolymerization 방해	골수독성 증가 (호중구성 백혈구감소증), paclitaxel에 비해 낮은 신경독성, 과민반응, 체액저류, 설사; no chromophore component, 간기능검사가 상승하면 용량을 줄인다.
Doxorubicin	Anthracy-cline	Late S; G2 topo II를 방해	Strep peucetius; amino group sugar projects into minor groove (DNA와 RNA에 영향)	골수독성; radiation recall; 심근병증 (자유 라디칼) [(500 mg = 1%; 500~500 mg = 11%; 600 mg = 30%] vesicant; 40% 담도계 배출 (간기능검사가 상승하면 용량을 줄일 것)

약물	분류	세포주기	작용기전	독성과 기타 특성
Liposomal Doxorubicin	Anthracy -cline	비특이적	Peglyation은 면역체계로부터 리포솜을 보호; 혈장의 반감기를 크게 증가 (45 vs. 24hrs); 4-16 × 암세포 약물 농도 증가	PPE, 구내염, 탈모 (15%)
Topotecan	Topo -isomerase 억제제	S	Topo I 억제	5일 요법에서 심한 골수독성; 구토, 구역, 구내염, 무력증, 최소 탈모; 독성 방지를 위해 topotecan 후 CDDP 투여
Etoposide	Topo -isomerase 억제제	G2	Topo II 억제 Topo II DNA 복합체 안정화	골수억제 (최저치 16일, 20~22일에 회복); 소화기, 빠르게 주입할 경우 심한 저혈압
Cyclophos -phamide	알킬화약물	비특이적	DNA interstrand and intrastrand crosslinks; 활성화에 간이 필요	출혈성 방광염 (acrolein이 방광상피에 부착, mensa가 보호하는 역할); 골수억제 (최저치 8~14일, 18~21일에 회복), 탈모, SIADH, "busulfan lung" AML
Ifosfamide	알킬화약물	비특이적	P450 효소에 의한 hydroxylation이 reactive 4-OH-IFEX metabolite and neurotoxin chloroacetaldehyde 생산	출혈성 방광염 (acrolein); 뇌병증 (해독제 = 메틸렌 블루); 처치 전후에 적절한 수액조절이 필요 (72시간) ; 신독성
Gemcitabine	항대사물	S	전구약물; 합성 뉴클레오시드 유사체; CDDP와 함께 상승작용, CDDP 저항성을 되돌림	골수억제, 열; 용혈요독증후군
Vincristine	Vinca alka-	M	미세소관 조립 방해	말초신경 독성, 턱 통증, 수포

Chemotherapy (계속)

약물	분류	세포주기	작용기전	독성과 기타 특성
Vinblastine	Vinca alkaloid	M	미세소관 조립 방해	골수억제, 점막염, 수포
Vinorelbine	Vinca alkaloid	M	방추 독성	골수억제, 열, 신경독성, 간기능검사 상승
Bleomycin	항생제	G2	Strep verticillus glycopeptide; 구리-철 복합체 (산소 라디칼, DNA scission)	열; 폐독성 (폐렴); increased hydrolase diffuses bleo; 간, 골수, 소화기, 비장; decreased hydrolase; 피부와 폐; 총 400 mg; 신장 배설
Hydroxyurea	항대사물	Early S	Ribonucleotide 환원효소 촉매 소단위를 차단	골수억제, 소화기, 반구진성발진, 얼굴홍반, radiation recall
5-Fluorouracil	항대사물	Early S	항엽산 유사체; dihydrotetra를 감소시킴	궤양구내염, 점막염, 골수억제 (최저치 9~14일); 급성 소뇌 증후군 (신경독성 대사물인 fluoro-citrate); given IP as gloxuridine FUDR with CDDP for ovary (SWOG 27]); 복막가성점액종에는 고열과 함께 IP 투여
Methotrexate	항대사물	Early S	항엽산 유사체; dihydrotetra를 감소시킴	궤양구내염, 점막염, 혀염, 잇몸염, 인두염, 심한 출혈성 방광염; 간독성; 신장 배설
Actinomycin-D	항생제	G I	Strep parvulus; DNA base pair intercalation	골수억제 (nadir 7~10일); 구역 구토, 점막염, 설사, radiation recall, 수포
Capecitabine (Xeloda)	항대사물	S	5-FU로 전환되는 Fluoropyrimidine 전구약물	PPE, 설사, 구토, 구역, 빌리루빈 상승, 소화 전까지는 비활성화 상태
Hexamethylmelamine	Alkylator	비특이적	알려지지 않음	소화기, 골수 억제, 신독성

5-FU, fluorouracil; 5HT, serotonin; AML, 급성 골수성 백혈병; AVC, ampulla of Vater cancer; BM, 뇌전이; CDDP, cisplatin; CrCl, creatinine clearance; DNA, deoxyribonucleic acid; FUDR, floxuridine; GI, gastrointestinal; GOG, gynecologic oncology group; IFEX, ifosfamide; LFT, 간기능검사; N&V, 구역,구토; NCI, National Cancer Institute; PPE, palmar plantar erythrodysesthesia; RNA, ribonucleic acid; SIADH, syndrome of inappropriate antidiuretic hormone secretion; SWOG, Southwest Oncology Group.

화학요법의 혈관 밖 유출손상의 처치

분류/ 특이 약물	국소 해독제	처치방법
알킬화 약물		
Cisplatin, mechlorethamine	1/3 혹은 1/6 M sodium thiosulfate	4~8 mL의 10% sodium thiosulfate U.S.P.를 6 mL의 무균수와 섞어 1/3 or 1/6 M 용액을 만들어 주사한다. Mechlorethamine 1 mg당 혹은 cisplatin 100 mg당 2 mL씩을 혈관밖 유출손상 부위에 주사한다.
Mitomycin-C	Dimethylsulfoxide (DMSO) 50~99% (w/v)	1.5 mL를 6시간마다 14일동안 손상부위에 준다. 공기에 노출시키고, 싸지 않는다.
DNA intercalators		
Doxorubicin, Daumorubicin, amsacrine	차가운 것으로 압박 Dimethylsulfoxide (DMSO) 50~99% (w/v)	즉시 30~60분간 압박, 그리고 하루동안 15분씩 압박 했다 안했다 반복 1.5 mL를 6시간마다 14일동안 손상부위에 준다. 공기에 노출시키고, 싸지 않는다.
Vinca alkaloids		
Vinblastine, vincristine	따뜻한 것으로 압박 Hyaluronidase	즉시 30~60분간 압박, 그리고 하루동안 15분씩 압박 했다 안했다 반복 150 U의 하이알루론산 분해효소 손상 부위에 주사 (Wydase, others)
Epipodophyllotoxins		
Etoposide, teniposide	따뜻한 것으로 압박 Hyaluronidase	즉시 30~60분간 압박, 그리고 하루동안 15분마다 압박 했다 안했다 반복 150 U의 하이알루론산 분해효소 손상 부위에 주사 (Wydase, others)

위장관 준비 (일반적으로 난소암의 경우에)

Teng Recipe

1. Golytely를 리터당 1~2컵의 주스와 함께 4리터를 마신다 (10분마다 8온스를).
2. Kefzol 1 g을 수술 한 시간 전에 정맥 주사
3. Fleets 관장을 하루전날 밤과 아침에 시행한다.
4. 저녁으로는 깨끗한 음료만 먹고, 수술 전날 자정이후부터 금식한다.

Chan/Husain Recipe

난소암, 자궁내막암, 자궁경부암, 또는 내시경적 수술

1. Fleets phosphosoda
2. Kefzol 1 g을 수술 한시간 전에 정맥 주사
3. Fleets 관장을 하루전날 밤과 아침에 시행한다.
4. 저녁으로는 깨끗한 음료만 먹고, 수술 전날 자정이후부터 금식한다.

IV fluid composition

	Na^+	Cl^-	K^+	HCO_3^-	Ca^{+2}	Glucose
세포외액	140	102	4.0	28	5.0	
생리식염수	154	154				
1/2 생리식염수	77	77				
1/4 생리식염수	34	34				
Lactated Ringers	130	109	4.0	28	3.0	
D5W						50 g
D10W						100 g
말초비경구적영양법	47	40	13			100 g
완전비경구적영양법	25	30	44			250 g
D50						500 g

	Amino acids	mg^{+2}	PO_4^{-3}	Acetate	Osm
세포외액					290
생리식염수					308
1/2 생리식염수					154
1/4 생리식염수					78
Lactated Ringers					272
D5W					252
D10W					505
말초비경구적영양법	35 g	3.0	3.5	52	500
완전비경구적영양법	50 g	5.0	15	99	190
D50					

체액 구성

	Na^+	Cl^-	K^+	HCO_3^-	Daily Production (mL)
위액	60~100	100	10	0	1500~2000
십이지장	130	90	5	0~10	300~2000
담즙	145	100	5	15~35	100~800
이자액 (췌장액)	140	75	5	70~115	100~800
회장 (Iluem)	140	100	5	15~30	2000~3000

스테로이드

성분명	상품명	상대적 역가: 당질코르티코이드와 항염증제	상대적 역가: 염류코르티코이드	등가용량 (mg)	시작용량 (mg): 중등도 질환	시작용량 (mg): 심한 질환
Short-acting						
Hydrocortisone (cortisol)	Cortef	1	1	20	80-160	
	Solu-Cortef					
Cortisone		0.8	0.8	25	100-200	
Prednisone	Deltasone	4	0.8	5	20-40	60-100
	Meticorten					
Prednisolone	Delta-cortef	4	0.8	5	20-40	60-100
	Meticortelone					
Methylprednisolone	Medrol	5	0.5	4	16-32	48-80
	Solu-Medrol					
Intermediate-acting						
Triamcinolone	Aristocort	5	0	4	16-32	48-80
	Kenacort					
Paramethasone	Haldrone	10	0	2	8-16	24-40
Long-acting						
Dexamethasone	Decadron	25	0	0.75	3-6	9-15
Betamethasone	Celestone	25	0	0.6	2.4-4.8	7.2-12

침습적 심장 감시

최신 정보

- Swan-Ganz 카테터는 위급 환자에서 혈류역학적 지표를 정확하게 측정하게 해준다.
- 1970년에 임상적 진료에 도입되었다.

적응증

- 불응성 저혈압 혹은 감뇨증 (oliuria)이 동반된 패혈증
- 설명되지 않거나 치료되지 않는 폐부종, 심장부전, 혹은 감뇨증 (oliuria)
- 폐부종이나 감뇨증이 동반된 중증 전자간증
- 수술 중 혹은 분만 중 심혈관계 대상부전 (cardiovascular decompensation)
- 대량 출혈과 용적 손실 또는 대치
- 성인성 호흡곤란 증후군 (ARDS)
- 불명확한 원인에 의한 쇼크
- 몇가지 만성 상태, 특히 출산이나 수술에 관련해서
  - NYHA III기 혹은 IV기의 심장 질환 (구조적 혹은 생리적)
  - 주산기 혹은 수술전후 심장동맥 질환 (허혈, 경색)

Triple Lumen

Distal port (빨강): 폐동맥에 위치. 압력 탐촉차에 붙어 폐동맥압을 지속적으로 제공하고 폐동맥쐐기압을 측정한다. 또한 폐동맥으로부터 혼합혈을 뽑을 수 있다.

Proximal port (파랑): 위대정맥에 위치. 수액 공급을 하거나 심박출량 측정에 이용된다.

Thermister: 심박출량 계산에 이용되는 온도 감지기

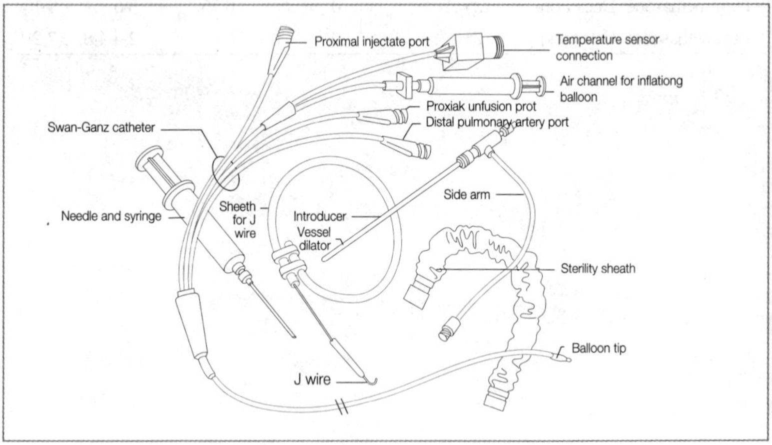

쐐기압

좌심실 전부하 측정. 폐동맥쐐기압은 풍선카테터가 혈관이 막힐 때까지 폐동맥 분지에 진입한 위치에서 얻어지며, 이때 폐 모세혈관과 정맥이 좌심방과 자유교통을 형성하게 된다. 참 쐐기위치는 (a true wedge position) 폐동맥압과 폐정맥압이 꽈리압보다 (alveolar pressure) 높은 폐 부분이다.

전부하

심근 섬유의 초기 이완은 이완기 말에 이루어진다. 임상적으로 좌심실과 우심실의 이완기 말 압력은 중심정맥압과 쐐기압에 의해 구해진다.

후부하

심박출동안의 심벽긴장도. 수축기압이 가장 잘 반영한다.

수축력

전부하와 후부하가 일정하게 지속될 때의 심근의 수축력.

혈역학적 치료

	감소	증가
전부하		
	결정질	**이뇨제**
	콜로이드	Furosemide
	혈액	Ethacrynic acid
		만니톨
		Venodilators
		Furosemide
		니트로글리세린
		모르핀
후부하		
	부피	**동맥 확장제**
	수축 지지 (Inotropic support)	Hydralazine
	혈관수축제	Diazoxide
	노르에피네프린	
	페닐에프린	**정맥 확장제**
	Metaraminol	니트로글리세린
		동정맥 확장제
		Nitroprusside
		Trimethaphan
수축력		
	도파민	
	도부타민	
	에피네프린	
	칼슘	
	디지털리스	

혈역학적 지표의 변이

평균동맥압	MAP	mmHg	$\frac{\text{Systolic pressure}+2\ (\text{diastolic pressure})}{3}$
일회박출량	SV	mL/beat	CO / HR
박출량지수	SI	mL/beat/m^2	SV / BSA
심장박출지수	CI	L/min/m^2	CO / BSA
폐혈관저항	PVR	Dynes×sec×cm^{-5}	$\frac{(\text{MPAP-PCWP})}{\text{CO}} \times 80$
전신혈관저항	SVR	Dynes×sec×cm^{-5}	$\frac{(\text{MAP-CVP})}{\text{CO}} \times 80$

BSA, Body surface area; CI, cardiac index; HR, hemodynamic response; MAP, mean arterial pressure; MPAP, mean pulmonary artery pressure; PCWP, pulmonary capillary wedge pressure; PVR, pulmonary vascular resistance; SI, Stroke index; SV, stroke volume; SVR, systemic vascular resistance.

정상 혈류역학치

지표		임신 3분기		
	비임신	1분기	2분기	3분기
심박수 (beats/min)	60~100	81	84	84
중심정맥압 (mmHg)	5~10			
폐모세혈관쐐기압 (mmHg)	6~12			
평균동맥압 (mmHg)	90~110	82	84	86
심박출량 (L/min)	4.3~6.0	6.2	6.3	6.4
일회박출량 (mL/beat)	57~71	76	75	76
전신혈관저항 (dynes×sec×cm^{-5})	900~1400	1087	1093	1119
폐혈관저항 (dynes×sec×cm^{-5})	〈250			

응고 반응 (Coagulation cascade)

항응고제의 응고반응에 대한 작용

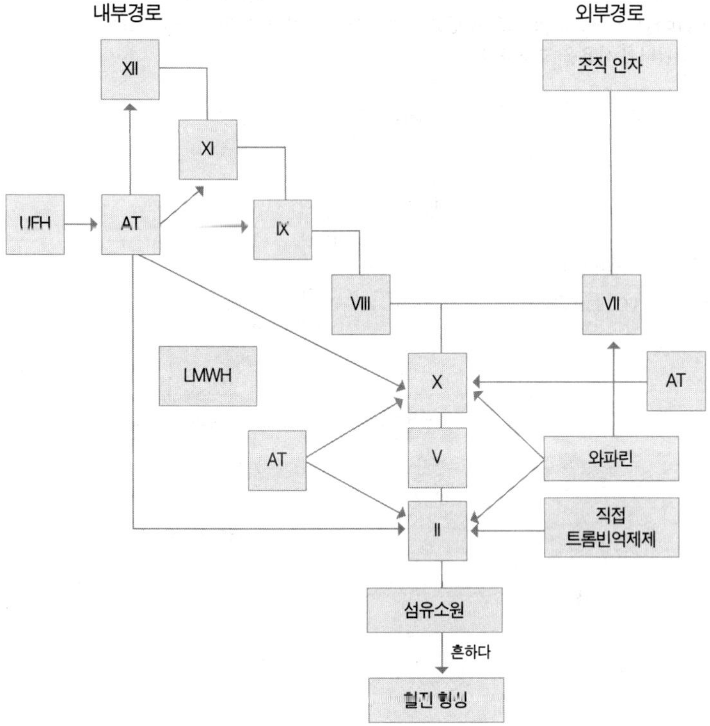

AT, antithrombin; LMWH, low molecular weight heparin; UFH, unfractionated heparin; UFH, unfractionated heparin.

혈전색전 현상

심부정맥 혈전증의 진단적 알고리즘

만약 이중 도플러 초음파의 (duplex ultrasonography) 결과가 양성이면, 저분자량 헤파린 또는 unfractionated heparin으로 항응고 치료를 시작한다. 만약 항응고치료의 금기라면, 하대정맥 필터의 사용을 고려한다.

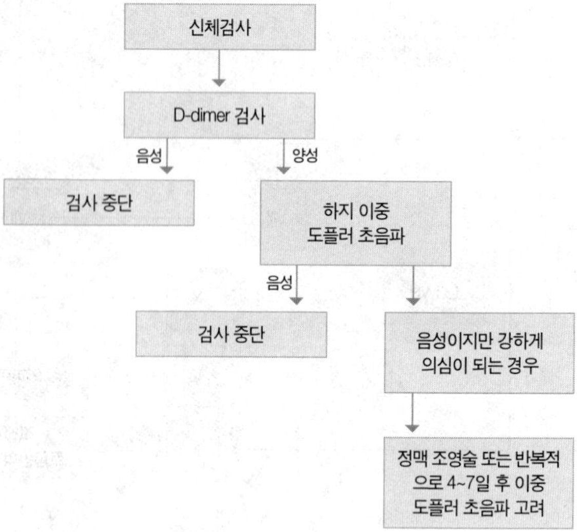

폐색전증의 진단적 알고리즘

치료는 unfractionated heparin 혹은 저분자량 헤파린과 함께 보조 치료를 함께 한다 (산소 공급). 만약 환자가 불안정하면, 혈전용해치료가 고려되어야 한다. 만약 항응고 치료가 금기인 경우 하대정맥 필터를 고려해야 한다. 만약 D-dimer검사가 음성이고 사전 검사상 (pretest probability) 위험도가 낮은 경우 하지의 이중 도플러 초음파를 고려해야 한다. 만약 두 검사가 모두 음성이면 항응고 치료는 자제한다.

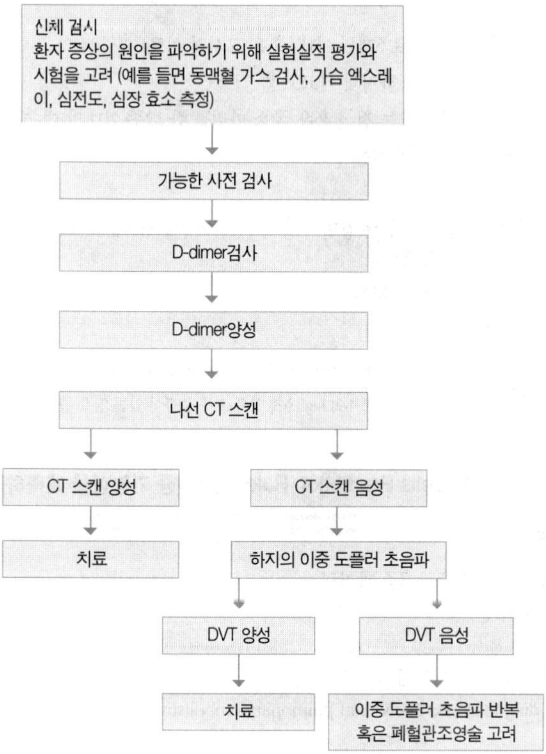

정맥 혈전색전증의 현재 진단법

추천 1

임상적 예상의 확인은 반드시 심부 정맥혈전증 (DVT)과 폐색전증 (see Well Criteria tables)을 모두 측정할 수 있어야 한다.

심부 정맥혈전증 진단을 위한 Wells Prediction Rule: 사전검사를 통해 예측

임상적 특징	점수
활동성 암 (치료 진행 중, 치료 6개월 이내, 혹은 고식적 치료)	1
마비, 불완전마비, 혹은 최근 하지의 석고고정	1
최근 3일 이상의 침상생활 또는 전신 혹은 국소 마취를 한 12주 이내의 대수술	1
깊은 정맥계가 위치한 부분의 압통	1
모든 다리 종창	1
무증상 부위에 비해 3 cm 이상 큰 장딴지 종창 (경골거친면 (tibial tuberosity)으로부터 10 cm 아래서 측정)	1
증상이 있는 다리에 국한된 오목부종	1
곁순환 표피 정맥 (정맥류가 아닌)	1
Alternative diagnosis at least as likely as deep venous thrombosis	-2

기록: 임상적 가능성: low 〈0; intermediate 1-2; high 〉3. 양쪽 모두 증상이 있는 경우 증상이 더 심한 다리를 이용한다.

폐색전증 진단을 위한 Wells Prediction Rule: 폐색전증 가능성을 예측하는 사전검사

임상적 특징	점수
폐색전증 또는 심부정맥혈전증 과거력	+1.5
심박동수〉100회/분	+1.5
최근 수술 혹은 부동	+1.5
심부 정맥혈전증의 임상적 증상	+3
Alternative diagnosis less likely than pulmonary embolism	+3
객혈	+1
암	+1

Note: 폐색전증의 임상적 가능성: low 0-1; intermediate 2-6; high〉7

* 임신은 Well' s study에서 제외된 항목이므로 고려되지 않는다는 것을 알아둬라. 한 논문의 저자는 임신에 1점 주는 것을 합당하다고 생각했다. 만약 다른 자료가 없다면 2번째 표에서는 임신에 1점을 주는 것이 타당할 것이다.

추천2

심부 정맥혈전증이나 폐색전증에 대한 사전검사 상 가능성이 낮다면, D-dimer 검사는 아마도 첫 번째 선택이 될 것이다. 만약 음성이면, 정맥 혈전색전증의 가능성은 낮다고 볼 수 있다.

주의: 암환자에서는 음성 예상치가 (negative predictive value) 79%, 암환자가 아니면 96%.

예측에 기초한 심부 정맥혈전증의 발생률과 D-dimer 검사

Pretest probability	D-dimer 음성
낮음	0.5%
중간	3.5%
높음	21%

추천3

초음파는 하지의 심부 정맥혈전증 가능성이 사전검사에서 중간 혹은 높은 환자에게서 추천된다.

기록: 초음파는 심부 정맥혈전증이 장딴지에 국한된 환자에서는 민감도가 낮다. 장딴지에 혈전이 있다고 생각되거나 초음파상 음성인 환자에서는 정맥조영술이 필요할 것이다.

추천4

폐색전증 가능성이 사전 검사에서 중간 혹은 높은 환자는 진단적 영상 검사가 필요할 것이다. 검사에는 다음이 포함된다:

1. 환기관류스캔
2. Multi-detector helical CT
3. 폐혈관조영술

Note: 나선식 CT는 일부 증례에서는 민감도가 낮을 것이다. 그 이상의 영상 검사는 높은 위험도를 가졌는데 CT에서 음성인 환자에서 필요하다 (e.q., 1회 혹은 연속적 하지의 초음파 평가 혹은 폐혈관촬영술).

치료

부인과에서 정맥 혈전색전증과 폐색전증

- warfarin으로 전환하기 전까지 치료 목적의 정맥 주사 unfractionated heparin (UFH) 또는 low molecular weight heparin (LMWH) × 5일
  - UFH: activated partial thromboplastin time을 정상에 비해 1.5~2배 높여준다.
  - LMWH: enoxaparin 1 mg/kg을 피하주사로 매 12시간 마다 혹은 dalteparin 120 unit/kg을 피하주사로 매 12시간 마다, 국제 정상비율 (INR) 2.5로 유지시킨다 (범위 2~3).
  - LMWH는 UFH만큼 효과적이고 안전하며, 치료 용량이 보다 빠르고 믿을 수 있기 때문에 더 우수하다.
  - 만약 첫 정맥 혈전색전증 증상이면 → 와파린으로 6개월간 치료

- 만약 암환자에서 심부정맥혈전증이 양성이면 → LMWH 치료를 활성암인 동안에는 계속한다 (대안=와파린).
- 만약 2번째 정맥 혈전색전증이라면 → 지속적인 와파린 치료
- 만약 항응고 치료가 금기라면 → 하대정맥 필터
  - 항응고 치료 금기
    - · 출혈 중
    - · 헤파린으로 인한 저혈소판증의 과거력
    - · 출혈성 궤양의 과거력
    - · 헤파린에 대한 과민반응 과거력
    - · 최근 수술

Note: 심한 다리 종창과 통증이 진행하는 광범위한 몸쪽 깊은 정맥혈전증 환자 또는 쇼크나 저 관류로 진행하는 광범위한 폐색전증 환자는 응급 혈전용해요법 또는 혈전절제술 (깊은정맥혈전증의 경우)의 적응증이 될 것이다.

산과에서 정맥 혈전색전증

- UFH 또는 LMWH 정맥주사 혹은 피하주사에서 분만 후 와파린으로 전환한다.
  - UFH: activated partial thromboplastin time을 정상에 비해 1.5~2배 높여준다.
  - LMWH: enoxaparin 30~80 mg을 피하주사로 매 12시간 마다, 국제 정상비를 2.5로 유지시킨다 (범위 2~3).
- 기존의 혈전성향증이나 다른 위험 요소 없이 새롭게 진단된 경우 분만 후 6주~3개월의 와파린 치료를 포함해서 최소한 총 6개월의 치료가 필요하다.
- 혈전절제술은 응급 상황에서만 한다.
- 하대정맥 필터는 항응고치료 금기시 사용한다.
- O_2 적정장치에서 O_2 포화도>92 이상 유지한다.
- 헤파린 정맥주사: Stanford에서는 부하용량으로 80 unit/kg을 사용하며 100 unit에 가깝게 쓴다.
- 유지용량 15 unit/kg/hr으로 activated partial thromboplastin time을 정상보다 1.5~2배 유지하게 사용한다.
- 쿠마딘 (Coumadin)은 헤파린 사용 4~7일 후에 시작한다.
  - 10 mg, 10 mg, 10 mg, 5 mg을 준다.
  - Prothrombin time F/U (정상보다 1.5~2배 유지)

정맥 혈전색전증을 막기 위한 Stanford 병원 지침

낮은 위험도 (DVT 위험도가 5% 미만)	
- 환자 나이〈40세 그리고, - 소수술 그리고, - 부가적인 위험 요소 없음	특별한 예방법 없음; 일찍 움직이기
중간 위험도 (DVT 위험도가 10~20% 미만)	
- 부가적인 위험 요소 없는40~60세 환자 또는 - 부가적인 위험요소가 있는 소수술 환자	- UFC 5,000 units 피하주사 8시간마다 또는 - LMWH (enoxaparin) 40 mg 피하주사 매일 +GCS 또는 IPC
높은 위험도 (DVT 위험도가 20~40% 미만)	
- 60세 이상의 수술환자 또는 - 부가적인 위험요소가 있는 40~60세 환자	- UFH 5,000 units 피하주사 8시간마다 또는 - LMWH (enoxaparin) 30 mg 피하주사 + 가능하다면 GCS 또는 IPC
가장 높은 위험도 (DVT 위험도가 40~80% 미만)	
- 많은 위험요소를 가진 수술환자 또는 - 엉덩이 혹은 무릎 관절성형술 또는 - 엉덩이 골절 수술 또는 - 심한 외상 또는 - 척수 손상	- LMWH (enoxaparin) 30 mg 12시간간격피하주사 또는 - Fondiparinux 2.5 mg 피하주사 매일 또는 - 수술하는 날 와파린 시작, 목표 INR 2~3 - 가능하다면 GCS 또는 IPS 추가 - 퇴원 후 4주간 예방적 치료 연장

DVT, deep vein thrombosis; GCS, graduated compression stockings; INR, international normalized ratio; IPC, intermittent pneumatic compression; LMWH, low molecular weight heparin; UFH, unfractoinated heparin.

정맥 혈전색전증 예방 - Inova Fairfax 병원

고 위험인자 1개 혹은 다른 위험인자 2개 이상이면, 정맥 혈전색전증 예방의 적응증이다.

정맥 혈전색전증 고위험인자

- 외상 (배, 골반, 엉덩이, 다리)
- 대수술 (특히 배, 골반, 엉덩이, 다리)
- 정맥 혈전색전증 (깊은정맥혈전증 혹은 폐색전증) 과거력
- 악성 종양

그 외 정맥 혈전색전증 위험 인자

- 나이 > 40세
- 만성 폐질환
- 폐렴
- 중심 정맥/정맥 카테터
- 활동성 아교질 혈관 장애
- 지속적인 부동 (>24시간)
- 콩팥증후군
- 임산 혹은 에스트로겐 복용
- 울혈성 심장부전
- 중환자실 입원
- 호흡부전
- 염증성 장애
- 혈전성향증
- 심한 감염
- 정맥류
- 겸상적혈구증
- 비만

항응고 예방의 예외 조항

- 활동성 출혈
- 응고병증
- 최근의 눈 혹은 뇌 수술
- 유의한 신장 부전
- 관리되지 않는 고혈압
- 항응고 치료 중인 사람
- 헤파린 유도성 혈소판감소증
- 24시간 내의 경막외마취 혹은 요추천자
- Unfractionnated heprins 혹은 저분자량 헤파린에 대한 과민반응

표준 정맥 혈전색전증 예방 선택

간헐적이고 순차적인 pneumatic compression device (SCD)

8시간 마다 헤파린 5,000 units 피하주사

매일 Lovenox 40 mg 피하주사 (크레아티닌 청소율 <30 mL/분이면 매일 Lovenox 30 mg 피하주사)

항응고제를 경구 복용하는 환자에서 수술 전후 항응고치료 추천

적응증	수술 전	수술 후
급성 정맥 혈전색전증		
1달	헤파린 정맥 주사[a]	헤파린 정맥 주사[a]
2, 3달	변화 없음[b]	헤파린 정맥 주사
반복 정맥 혈전색전증[c]	변화 없음[b]	헤파린 피하 주사
급성 동맥 색전증, 1달	헤파린 정맥 주사[d]	
기계 심장 판막	변화 없음[b]	헤파린 피하 주사
심방세동 (판막 원인이 아닌)	변화 없음[b]	헤파린 피하 주사

[a] 급성정맥혈전증이 2주 이내에 발생하였거나, 헤파린 정맥 주사로 인한 출혈 위험이 높은 경우 하대정맥 필터의 사용을 고려한다.

[b] 만약 환자가 입원한 상태라도, 헤파린 피하주사로 할 수 있지만, 그것을 위해서 입원할 필요는 없다.

[c] 정맥 혈전색전증의 최근 발생이 최소 3개월이 넘었으나 재발의 위험이 높아 장기 항응고 치료가 필요한 환자를 의미한다.

[d] 헤파린 정맥 주사는 수술 후 출혈이 작은 경우에만 허용된다.

패혈증 증후군

정의

- 종종 심장혈관 허탈 (cardiovascular collapse)에 이르는 감염에 연관된 전신 독성 임상적 증후군

최신정보

- 70~80%는 그람 음성 세균에 의한 것이다.
- 매년 70,000~300,000건이 발생
- 30~50%는 패혈쇼크와 관련
- 사망률은 30%에 이른다.

진단

다음의 4가지 :

- 그람 음성 세균 감염의 추정 진단을 돕는 임상적 증거와 유독한 전신 영향의 증거
- 중심 온도〉38.3℃(101℉) 또는 설명되지 않는 저체온〈35.6℃
- β-차단제 없이 빈맥 (〉90 bpm)과 빠른호흡 (분당호흡수〉20 또는 기계환기 필요)
- 적절한 체액상태에서 항고혈압제 사용 없이 저혈압 (수축기압〈90 mmHg 또는 수축기압이 40 mmHg 이상 떨어짐)

전신 독성의 증거 또는 저하된 말단기관 관류는 다음 중 최소한 2가지 이상을 만족하는 것으로 증명된다 :

- 설명되지 않는 대사성 산증 (pH〈7.3, 염기 부족〉5, 혈장 젖산 증가)
- 현성 폐 질환 없이 동맥 저산소증 (PO_2≤75 mmHg 또는 PO_2/FiO_2〈250)
- 1시간 동안의 수액 공급 또는 적절한 혈관 내 용적이 있음에도 불구하고 존재하는 급성신부전 (소변량〈30 cc/시간)
- 최근의 (24시간 내) 설명되지 않는 응고 장애 (프로트롬빈 시간/부분 트롬보플라스틴시간의 증가) 또는 설명되지 않는 혈소판 감소 (〈100,000 또는 기저선의 50% 이하로 감소)
- 의식상태 변화
- 낮은 SVR (〈800 dyne-second/cm^5)과 함께 심장박출지수의 증가(〉4 L/min/m^2)

관리

1. 과거력과 신체검사
2. 혈량 보충
3. 혈액/소변/객담 배양
4. O_2, 검사결과, 영상검사 (가슴 엑스레이, 신장-요관-방광 영상검사, 기타 등)
5. 광범위 항생제
6. 집중적인 관리를 위한 중환자실 입원

복부 벌어짐 (Abdominal dehiscence)

선행 요인

- 적절치 못한 봉합
- 과거 방사선
- 감염 (연조직염이 반드시 검사되어야함)
- 나쁜 영양상태 (알부민 < 3.0 g/dL)

징후와 증상

- 갑자기 상처의 불편감 또는 아무 증상도 없나.
- 파열되는 느낌
- 지속적으로 대량의 장액혈액이 상처에서 배액될 때
- 지속적인 마비성 장염

  이러한 징후들은 다른 방법으로 증명되기 전까지 벌어짐을 대표한다.

관리

- Semi-Fowler' s position
- 무균 젖은 패드를 이용해 장과 상처를 감싸 무균상태로 만든다.
- 코위영양관을 (nasogastric tube) 넣어 장을 감압시킨다.
- 광범위 항생제를 사용한다.
- 수술이 가능하면 수술적 봉합을 계획한다.

출혈

"혈액량감소는 문제다." - Teng, 1991

만족스럽지 못한 지혈

징후와 증상

- 드러나거나 증상이 없을 수도 있다.
- 빈맥, 전위 (ectopy), 흉통
- 차가운 사지
- 저산소증에 의한 착란
- 복부 팽만
- 혈복막강 - 빨리 발견하는 것이 중요하다.

관리

- 의학적 안정화
- 수술적 재탐색

응고병증

징후와 증상

- 상처, 정맥주사 부위 등에서 나타나는 설명되지 않는 출혈
- Red top tube가 혈전 형성에 실패
- 미세혈관성 변화는 파종성혈관내응고증후군 으로 연결된다.

관리

- 기저 원인 치료
- 패혈증, 태아 죽음, 조직 괴사, 혈액 성분의 대채

혈액 제품

성분	내용	양	적응증
농축적혈구	대부분의 혈장이 제거된 적혈구	1 unit = 250~300 cc 1 unit이 적혈구용적율을 3% 올림	급성 혹은 만성 혈액 손실
혈소판	혈소판	1팩 = 50 cc 1팩이 혈소판 6,000 올림, 6팩은 6명의 기증자로부터 나옴	출혈이 없는 환자 혈소판 〈20 K 출혈이 있는 환자 혈소판 〈50 K
신선냉동혈장 (FFP)	섬유소원, Factor II, VII, IX, X, XI, XII, XIII, 그리고 열민감 항체인 V, VII	1 unit = 150-250 cc 11 g 알부민 500 mg 섬유소원 0.7~1.0 units 응고인자	DIC, 수혈〉10 units 간질환, I g G 부족 1 unit이 섬유소원 10 mg/dL 올려줌
cryoprecipitated antihemophilic factor (Cryo)	Factor VIII, XIII, 폰빌레브란트 인자, 섬유소원	1 unit = 10 cc 250 mg 섬유소원 80 unit factor VIII	혈우병 A, 본빌레브란트 병, 섬유소원 부족

산/염기 장애

동맥혈 가스검사의 해석

법칙 I: PCO_2가 10 mmHg 오르고 내리는 것은 pH가 0.08 units 오르고 내리는 것과 관련이 있다.

법칙 II: pH가 0.15 변하는 것은 염기가 10 mEq/L 변하는 것과 같다

법칙 III: 대사성 산증에서 필요한 중탄산염의 용량 (mEq)은 다음과 같다:

$$\frac{\text{염기 부족 (mEqL)} \times \text{환자 체중 (kg)}}{4}$$

법칙 IV: 폐포 환기가 상승하면 PCO_2는 감소하고, 폐포환기가 감소하면 PCO_2는 증가한다.

감별 진단

	pH	HCO_3	PCO_2
대사성 산증	↓	↓↓	↓
대사성 알칼리증	↑	↑↑	↑
호흡성 산증	↓	↑	↑↑
호흡성 알칼리증	↑	↓	↓↓

대사성 산증

Anion gap

- **P** araldehyde
- **L** actate (젖산)
- **U** remia (요독증)
- **M** ethanol (메탄올)
- **S** alicylates (살리실산염)
- **E** thylene glycol
- **E** thanol (에탄올)
- **D** iabetic ketoacidosis (당뇨병 케톤산증)

Non-anion gap

- **D** iarrhea, dilution (설사)
- **U** reteral conduit (요관 통로)
- **R** enal tubular acidosis (콩팥뇨세관산증)
- **H** yperal
- **A** cetazolamide, acid administration
- **M** ultiple myeloma (다발골수종)

As in Durham, N.C. home of the **Duke Blue Devils!**

대사성 알칼리증

염화물 반응성 (소변 염화물 〈 10 mEq/L)

- 위장관 손실 (구토, 비위관)
- 이뇨제
- 만성 고탄산혈증
- 낭성섬유증 (cystic fibrosis)

염화물 저항성 (소변 염화물 〉 10 mEq/L)

- 쿠싱 증후군
- 콘 증후군 (Conn' s syndrome)
- 외인성 스테로이드
- Barter' s syndrome

양성 유방 질환

여성에서 흔한 양성 유방 질환

증상 혹은 소견	가능한 질환 및 원인
유방 통증	
주기적 통증	생리 전 정상적인 유방소엽의 호르몬 자극
비주기적 통증	쿠퍼 인대의 신장 브래지어의 압박 외상으로 인한 지방괴사 화농성 한선염 (Hidradenitis suppurativa) 국소 유방염 관 (유선) 주위 유방염 물혹 Mondor's disease (유방 정맥의 경화성 정맥주위염)
유방 외 통증	
흉벽 통증	Tietze' s syndrome (costochondritis) 국소 외측 흉벽 통증 미만성 외측 흉벽 통증 목관절염으로 인한 근통
흉벽 외 통증	쓸개 질환 허혈성 심장 질환
유두 분비물	
유즙분비증 있는 경우	
양쪽의 다발성 관으로 인한	뇌하수체종양, 갑상샘기능저하증, 약물[a]로 인한 고프로락틴혈증
유즙분비증 없는 경우	
하나의 관으로부터-유발 혹은 자연적으로 출혈성, 잠혈 또는 장액혈액	관내유두종 제자리 관상종양 (Ductal carcinoma in situ) 유방 파제트병
다발성 관으로부터 - 유발되었고 출혈성 혹은 비출혈성, 양쪽, 검은색 또는 깨끗	섬유낭성 변화 관확장증 (Ductal ectasia)
분명한 고형성 종괴	
나이<30세	
단단하고, 고무 같은 종괴	가장 흔한 병변: 섬유샘종
나이 30~50세	
단단하고, 분리된 종괴	가장 흔한 병변: 섬유샘종, 낭, 섬유낭성 변화, 보통 관증식, 비정형 관증식, 비정형 소엽증식[b]
나이>50세	
단단하고, 분리된 종괴	가장 흔한 병변: cyst, ductal carcinoma in situ, invasive cancer
미만성 종괴 ("lumpy-bumpy")	
분명한 종괴는 없음	섬유낭성 변화

[a] 유즙분비증이 부작용인 약에 대해서는 교과서에 나와있다.

[b] 보통 관증식, 비정형 관증식, 비정형 소엽증식은 섬유샘종이나 섬유낭성 변화같은 다른 이유 때문에 종괴 생검을 한 환자에서 우연히 발견된다.

양성 유방 질환과 유방암의 위험

양성 종양 질환과 침습성 유방암 진행 관련 위험요인

분류	위험도
비증식성 질환	1.0 (위험도 증가 없음)
낭 (미세 또는 거대)	
젖샘관 확장증	
섬유샘종(fibroadenoma)	
유두상 아포크린성 변화	
경한 경화샘증	
섬유화	
유방염	
화생 (편평상피 혹은 아포크린)	
경한 상피 증식	
증식 질환	1.5~2.0 (위험도 조금 증가)
중등도 혹은 개화성 증식증	
관내 유두종	
개화성 경화성 선증 (Florid sclerosing adenosis)	
이형성이 있는 증식 질환	4.0~5.0 (위험도 중등도 증가)
이형성 증식 (소엽 또는 관상)	
Carcinoma in situ	8.0~10.0 (고위험도)
Ductal carcinoma in situ	
Lobular carcinoma in situ	

유방암 비교 위험도에 따른 병리학적 양성 유방 종양 분류

위험도	증식	병리학적 소견
증가 없음	최소	섬유낭성 변화 (정상 범위 안): 낭과 관확장증 (72%), 경한 증식 (40%), 비경화샘증 (22%), 그리고 관주위섬유증 (16%[a]); 단순 섬유샘종 (15~23%); 그리고 잡다한 것 (소엽 증식, 소아 증식, 그리고 기질 증식)
		양성 종양: 과오종, 지방종, 엽상 종양[b], 단발 유두종, 신경섬유종증, 거대샘종, 그리고 샘근육상피종
		손상 부위 혈종, 지방 괴사, 그리고
		이물질 관통에 의한 병변 감염: 육아종 및 유방염 사코이드증 화생: 편평상피와 아포크린 당뇨성 유방병증
조금 증가 (비교 위험도 1.5~2.0)	이형성 없이 증식	보통 관증식, 복합 섬유샘종 (낭의 반지름〉3 mm, 상피 석회화, 또는 유두상 아포크린성 변화), 유두종 또는 유두종증, 방사성 반흔, 그리고 무딘 관샘증
중등도 증가 (비교 위험도 〉2.0)	이형성 있는 증식	비정형 관증식과 비정형 소엽증식

[a] 백분율은 병변 생검에서 발견될 확률이다.

[b] 대부분의 엽상종양은 양성 섬유상피종양으로 간주하지만, 몇몇은 임상적, [illegible] 그리고 병리적으로 악성을 띤다.

유방질환의 평가

임상적 유방검진과정

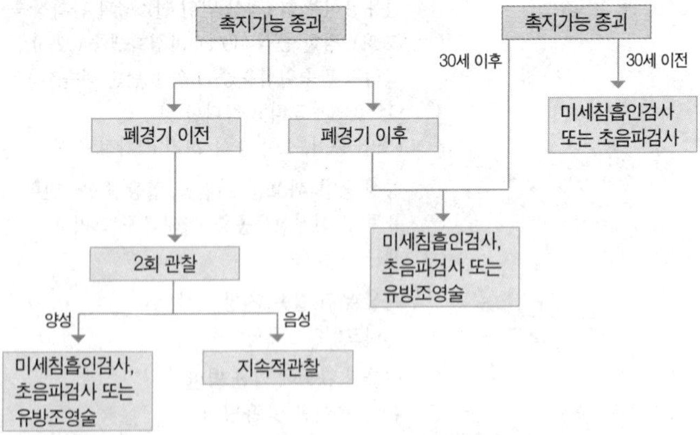

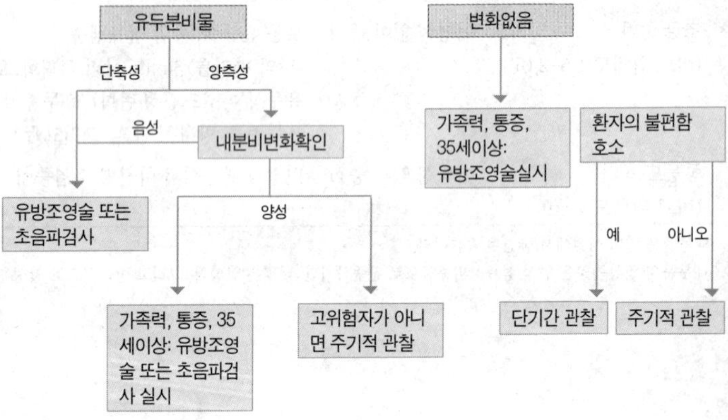

섬유낭성 변화는 두꺼워짐, 결절여부, 충만여부, 낭성 ,덩어리성 등을 지칭함
지속적으로 촉진 가능한 결절은 조직진단을 필요로 함

유방 분비물 평가에 대한 알고리즘

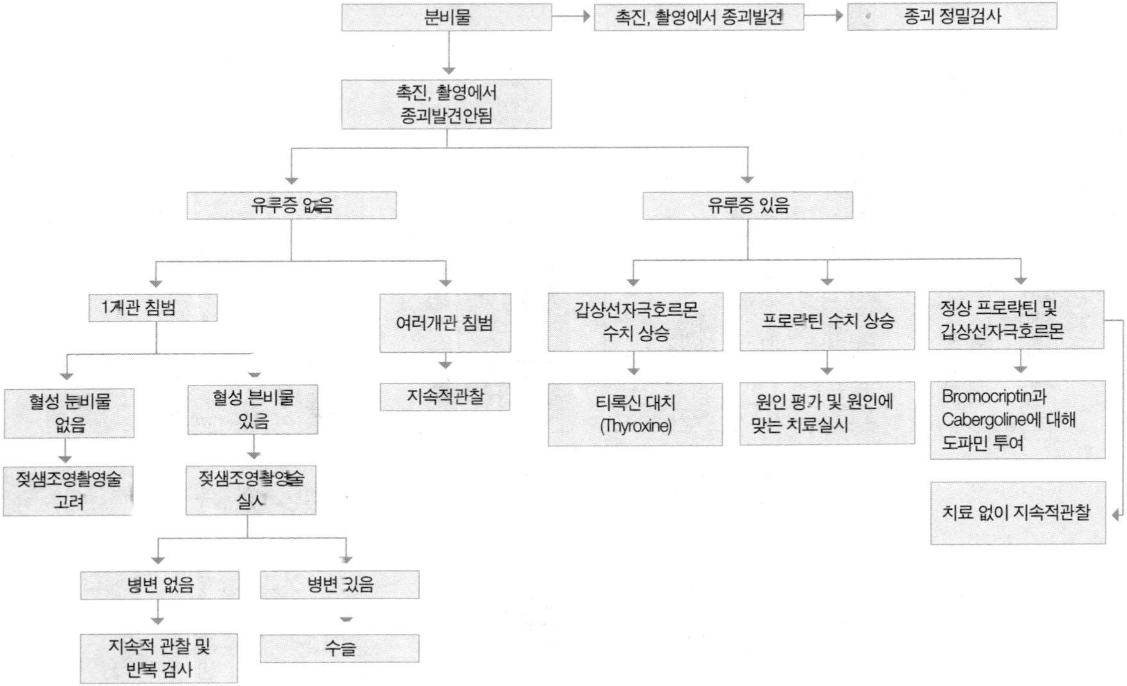

여러개의 유루관을 침범했을때 간약 단일관으로부터 자발적이고 지속적인 혈액성 분비물이 있을 때, 젖샘조영촬영술이 (galactography) 고려되어야 한다.

폐경기 이전 여성에서 유방 종괴의 평가 개요도

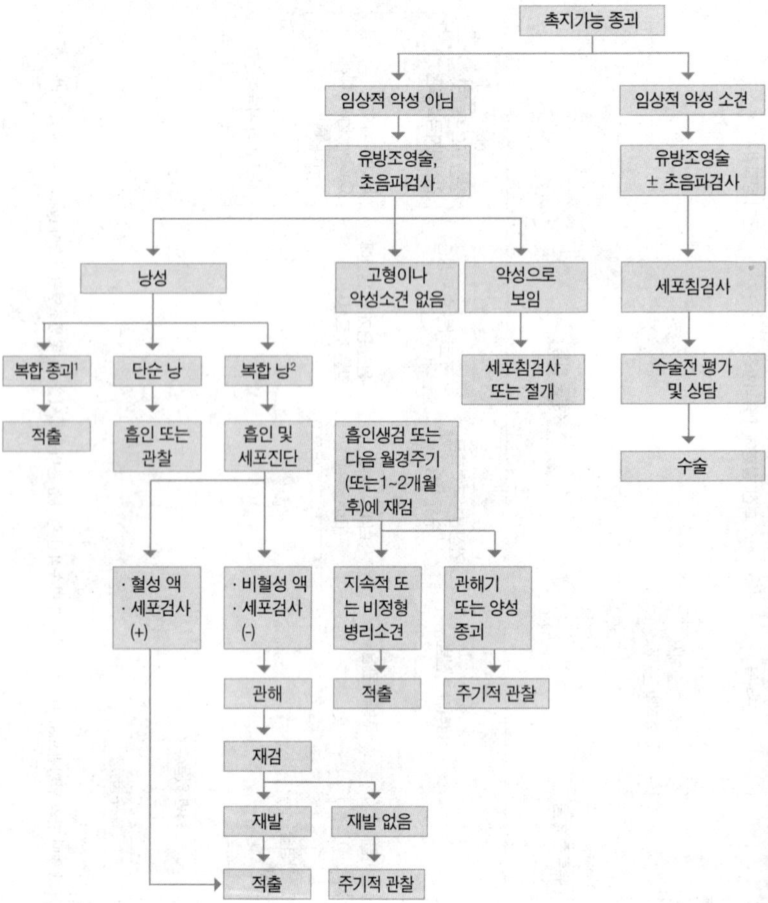

[1] 복합 종괴 (Complex mass) - 낭성 종괴이며 악성일 가능성이 있는 고형물 포함

[2] 복합 낭 (Complicated cyst) - 종종 여러개의 단순 낭 또는 격벽으로 나뉜 낭

유방낭에 대한 미세바늘흡인세포검사

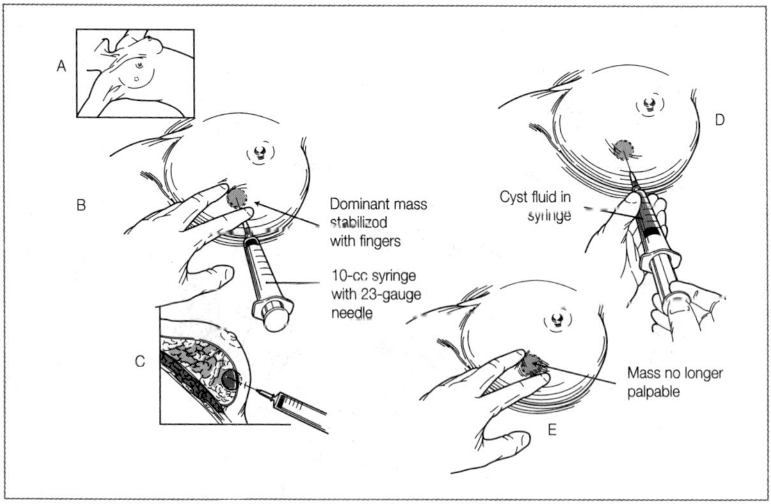

A) 종괴를 촉지하고 피부를 알코올 솜으로 닦는다.

B, C) 낭을 바늘로 찌르되 반대편 벽까지 뚫지 않는다. 이때 국소 마취는 필요없다.

D, E) 종괴가 없어질 때까지 낭액을 흡인한다.

유방 종괴에 대한 미세바늘흡인세포검사

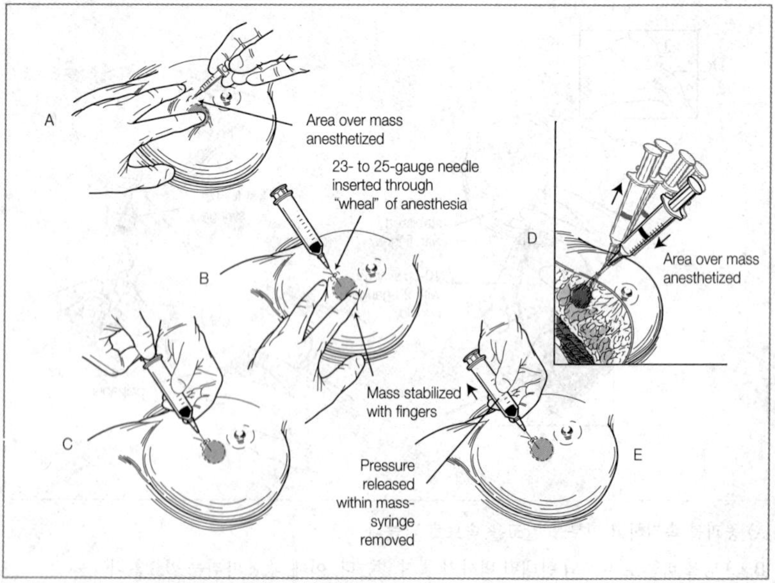

A) 종괴를 국소화한 뒤 국소마취를 실시한다 (1% 리도카인 사용 이때 아드레날린은 사용하지 않는다).

B) 종괴를 고정한 후, 바늘을 삽입한다.

C) 바늘을 빼면서 흡인을 실시한다.

D) 바늘을 여러번 재위치시킨다.

E) 바늘을 빼고 흡인기도 뺀다.

유방통

유방통 치료 비교

치료	반응률 (%)	용량	부작용
안심시키기	70~85		없음
잘 맞는 브래지어	75		없음
카페인 음료 줄임	0; 60~65		두통 (금단증세)
저지방 식이	90	15% 미만의 포화 지방 섭취	없음
금달맞이꽃기름 (Evening primrose oil)	27~58	1일간 3 g 또는 1.5 g씩 하루 2회	구역질, 대변 유화, 소화 불량, 경련, 혈소판 억제
다나졸 (Danazol)	31~79	100 mg씩 하루 2회 복용으로 시작. 2개월 후 매일 100 mg으로 줄인다. 4개월 후 부터는 황체기에 매일 100 mg으로 감량한다.	구역질, 우울증, 월경 불규칙, 리비도 감소, 체중 증가, 목소리 굵어짐, 여드름, 두통, 색전증, 대뇌 가성종양, 간 양성종양
브로모크립틴 (Bromocriptin)	20~70	1.25 mg/일 취침전 2주에 걸쳐 1.25 mg씩 증량하여 2.5 mg씩 하루 2회 복용	구역, 어지러움, 두통, 피로, 복통, 식욕 감퇴, 기립성 저혈압, 시야 장애, 환각, 위장 출혈, 경련, 발작, 심근경색
타목시펜 (Tamoxifen)	86~90	매일 10 mg 씩 월경주기 15~25일주기적으로 3개월 복용	안면홍조, 골다공증, 발작, 심근 경색, 심부전, 폐색전

유방암

최신 정보

- 여성에게 생기는 암중 흔한 암이며 (364쪽 참조) 평생 걸릴 확률은 12.6%이다.
- 35~54세의 여성에게 암으로 인한 사망의 주요 원인이다.
- 유방암으로 인한 사망률은 3.6%이다 - 80% 이상이 5년 이상의 생존률을 보인다.
- 유방암에 걸린 여성중 80% 이상이 알려진 위험요인이 없다.

위험요인

위험요인	상대적 위험도
나이 (50 yrs vs. 〈50 yrs)	6.5
유방암 가족력	
직계가족	1.4-13.6
2촌이상	1.5-1.8
초경연령 (〈12 yrs vs. ≧14 yrs)	1.2-1.5
폐경연령 (≧55 yrs vs. 〈55 yrs)	1.5-2.0
첫출산연령 (〈30 yrs vs. 〈20 yrs)	1.3-2.2
양성 유방 질환	
유방 생검 (조직학적 이상소견 있을때)	1.5-1.8
비정형 증식	4.0-4.4
호르몬 대치요법	1.0-1.5

Gail 모델에 따른 유방암의 상대적 위험도[a]

위험 요인		상대적 위험도
범주 A		
초경 연령		
14세 이상		1.00
12~13세		1.10
12세 미만		1.21
범주 B		
유방 생검 횟수와 연령		
0회	연령에 제한없음	1.00
1회	50세 미만	1.70
	50세 이상	1.27
2회이상	50세 미만	2.88
	50세 이상	1.62
범주 C		
1촌 친척 중 유방암에 걸린 사람수와 첫 출산시 연령		
0명	20세 미만	1.00
	20~24세	1.24
	25~29세 또는 미산부	1.55
	30세 이상	1.93
1명	20세 미만	2.61
	20~24세	2.68
	25~29세 또는 미산부	2.76
	30세 이상	2.83
2명이상	20세 미만	6.80
	20~24세	5.78
	25~29세 또는 미산부	4.91
	30세 이상	4.17

[a] 50세 미만의 여성과 50세 이상의 여성에 대한 복합적 위험도 점수는 대략적인 상대적 위험도에 따라 A, B, C로 분류하여 계산된다. 위험도 점수를 유방암에 발병률에 적용하여 5년 발생위험도 및 일평생 발생위험도를 예측할 수 있다

유방암 위험도 분류

평균 위험군

- 비전형적 세포 아닌 상피성 증식증
- Gail 모델 점수가 1.7 미만

높은 위험군

- 비정형 세포
- 5년 Gail 위험도 1.7%
- 2촌 친척인 폐경 이전 여성 중 2명 이상이 유방암에 걸렸을 때
- 10년 이상 에스트로겐과 프로게스트론 혼합 호르몬 요법
- 유방조영술상 고음영 관찰
- 유방암 가족력과 성인 비만

매우 높은 위험군

- 침습성 유방암, 관 또는 소엽 상피내암종의 과거력
- 20세 이전에 유방에 방사선조사를 받은 경우
- BRCA1, BRCA2 돌연변이
- 1촌 친척 중 2명 이상이 유방암 또는 난소암에 걸린 경우
- 비정형성 (atypia)과 1촌 친척 중 유방암 또는 난소암에 걸린 사람이 있는 경우

Gail, Claus, BRCAPRO 위험도 평가 모델의 특징, 장점 및 한계

특징	Gail 모델	Claus 모델	BRCAPRO모델
포함요소			
나이	V	V	-
1촌 친척 가족력[a]	V	V	V
2촌 친척 가족력[b]	-	V	V
친척에서 발병연령	-	V	-
초경 연령	V	-	-
초산 연령	V	-	-
유방 생검 횟수	V	-	-
비전형 증식	V	-	-
인종과 민족성[c]	-	-	V
장점	· 큰 임상 집단에서 유방암발병률의 정확한 예측이 가능함 · 가족력 외에 다양한 위험 요인을 고려함	· 1촌 2촌 가족력을 고려하며 부계 가족력도 포함함. · 유방암 걸린 친족의 진단당시 나이를 고려함	· 유전적 돌연변이 위험도를가장 포괄적으로 볼 수 있음 · 민감도가 높음

(계속)

특징	Gail 모델	Claus 모델	BRCAPRO모델
단점	· 친족 가족력이 모두 포함되지 않음 · 젊은 여성의 위험도를 과대평가할 소지가 있음 · 아프리카계 미국인, 라틴아메리카계, 다른 인종/민족엔 유효하지 않음. · BRCA 돌연변이 혹은 부계가족력을 가진 여성들의 위험도를 과소평가할 소지가 있음 · 여성 개개인에 대해 차별적인 중등도 정확성	· 아프리카계 미국인이나 백인이 아닌 여성의 · 친족의 병발연령이 아주 어린경우의 위험도가 과소평가 될 수 있음. · 유방암에 걸린 친족 모두를 포함되지 않음	· BRCA 변이가 없고 가족력을 가진 여성의 위험도를 과소평가함. · 가족력과 인종외의 요인에 대한 고려가 없음 · 특별한 컴퓨터 소프트웨어가 필요하고 정보를 기입하는데 많은 시간이 소요됨. · 정확도는 환자가 소속된 집단의 BRCA유전자에 대해 알려진 빈도에 의해 좌우됨.
위험도 증가하는 경우	1.7% 이상의 점수	-	-

[a] 예, 어머니, 여자형제, 딸
[b] 예, 고모, 이모, 할머니
[c] 동유럽 유대인 유전 포함.

생검의 적응증

- 낭종 흡인과 미세침 흡인이 유방질환을 평가하는데 중요하다
- 다음과 같은 경우 개방 생검의 적응증이 된다
  - 흡인으로 부정확 할 경우
  - 낭종에 혈성 액이 있을때
  - 1~2회 흡인 후 재발하는 낭종
  - 혈성 유두 분비물
  - 유두 찰상 (Nipple excoriation)
  - 염증성 유방암을 의심하게 하는 피부부종 또는 홍반

처치

- 지속적 정기관찰의 중요성
- 유방촬영술 단독으로는 촉지 가능한 유방 종괴 평가에 적절하지 않다.
- 환자의 호소를 경청
- 개방 생검의 적응증이 되는지 관찰
- 여러 요인에 따라 수술적 치료를 선택

예후

- 액와 림프절 상태가 가장 중요한 예후인자
- 17β-estradiol 수용체가 없는 종양의 경우 재발률이 더 높다.
- DNA의 배수성 검사로도 예측할 수 있다 (단수체의 경우 예후가 나쁘다).

유방암과 임신

- 유방암의 2%는 임신 중 진단된다.
- 임신은 진단을 늦추지만, 예후에는 영향을 미치지 않는다.
- 1삼분기
  - 유방절제술/액와림프절
  - 광범위 국소절제와 방사선 치료는 금기
  - 임신 중절은 생존률을 향상시키지 못한다.
- 2삼분기
  - 1삼분기와 동일하다.
- 3삼분기
  - 성숙도와 관련
  - 분만까지 관찰
  - 항암화학요법은 제2, 3삼분기에는 안전하다.

유방촬영술을 통한 유방암 발견

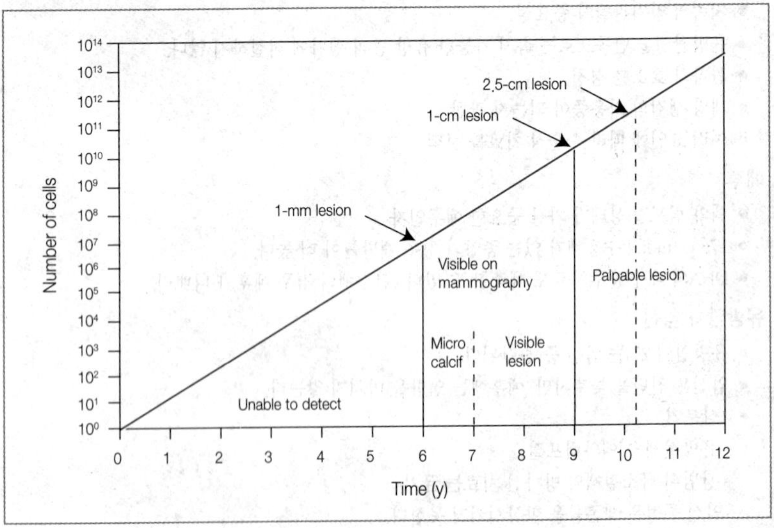

유방 종괴에 대한 유방조영술과 임상적 진단에 의한 발견. 평균 배가시간이 100일이라는 사실에 기초

유방암 병기

TX: 원발암에 대한 평가 못함

T0: 원발암 소견이 관찰 안됨

Tis: 상피내암종 (carcinoma in situ); 관내암, 소엽내 암종, 또는 종양 소견이 보이지 않는 유두의 파제트병

T1: 직경 2 cm 이하의 종양

- T1a: 0.5 cm 이하
- T1b: 0.5 cm~1 cm
- T1c: 1 cm~2 cm

T2: 직경 2 cm~5 cm

T3: 직경 5 cm 이상

T4: 종양이 크기에 상관없이 피부 혹은 흉벽 까지 침습

- T4a: 흉벽 침습
- T4b: 부종 (Peau d' orange 포함), 피부 궤양, 동측 유방에 국한된 위성 피부 결절
- T4c: T4a와 T4b 소견이 모두 있음

NX: 국소적 림프절 전이여부를 파악 못함 (예: 이전에 제거됨)

N0: 림프절 전이 없음

N1: 동측액와 림프절에 전이상태이며 이동 가능

N2: 동측액와 림프절에 전이상태이며 서로 또는 다른 구조물에 고정 상태

N3: 동측 유선 림프절에 전이

MX: 원격전이 여부 평가 못함

M0: 원격전이 없음

M1: 원격전이. 동측 쇄골하림프절 전이 포함

병기	종양크기	림프절 전이	원격 전이
0	Tis	N0	M0
I	T1	N0	M0
IIa	T0	N1	M0
	T1	N1	M0
	T2	N0	M0
IIb	T2	N1	M0
	T3	N0	M0
IIIa	T0	N2	M0
	T1	N2	M0
	T2	N2	M0
	T3	N1, N2	M0
	T4	Any N	M0
	Ant T	N3	M0
IV	Ant T	Any N	M1

유방암 치료 지침

병기	수술	보조 치료
병기 0	유방 전절제술 vs 유방 보존술 (종괴절제술과 방사선 치료 포함)	
병기 I	유방 전절제술 vs 유방 보존술 (종괴절제술과 방사선 치료 포함) ± 감시 림프절 생검 (sentinel node biopsy) /액와 림프절 절제	1 cm 이상일 때 화학요법 ± Tamoxifen
병기 II	변형 근치 유방절제술 vs 유방 보존술 (종괴절제술과 방사선 치료 포함) /액와 림프절 절제	화학요법 ± Tamoxifen 쇄골상부 림프절에 방사선 치료. 만약 유방절제술 시행 경우 4 개 이상의 림프절 침범시 흉벽에도 방사선 치료
병기 III	변형 근치 유방절제술 vs 유방 보존술 /액와 림프절 절제	화학요법 ± 전보조 화학요법 ± Tamoxifen 쇄골상부 림프절에 방사선 치료. 만약 유방절제술시 흉벽에도 방사선 치료
병기 IV	국소 조절을 위한 수술	유방에 대한 방사선 치료 (염증성 유방암) ± 화학요법 ± 호르몬 요법

유방암 치료의 위험도

합병증	위험인자
흔한 합병증 (10% 이상의 환자에게서 나타남)	
유방, 흉벽 또는 겨드랑이 통증 또는 무감각 (10~25%)	광범위 절제술
팔 부종 또는 림프 부종 (10~25%)	광범위 액와 절제술, 비만, 체중 증가, 방사선 치료, 감염
팔운동제한 또는 쇠약감 (8~10%)	광범위 절제술, 방사선 치료, 최근 수술
유방삽입물재건술 이후 재수술 (20~34%)	방사선 치료
흔하지 않은 합병증 (1~10% 환자에게서 나타남)	
연조직염	방사선 치료, 혈종
신경총병증 또는 신경손상	광범위 방사선 조사, 고용량 방사선 조사
반대측 유방암	유방암의 가족력, 유전성 유방암, 진단 당시 어린 연령, 광범위 방사선 조사, 고용량 방사선 조사
심장병 위험도 증가	과거 기술로 좌측 방사선 조사, anthracycline에 기반을 둔 화학요법
폐렴	광범위 방사선 조사, 고령, 화학 요법
늑골 골절	광범위 방사선 조사, 고용량 방사선 조사
드문 합병증 (1% 미만의 환자에게서 나타남)	
유방암 외의 이차성 암 (혈관육종, 육종, 피부암, 식도암)	림프 부종, 방사선 치료
동맥부전증	방사선 치료
폐섬유증	방사선 치료

다른 연구방법과 치료방법으로 인해 유병률의 차이가 있다. 대부분의 증례가 경한 소견이라고 해도 환자조사는 일반적으로 차트 조사보다 더 흔한 증상을 반영한다.

유방암 추적관찰

과정	주기
유발 증상에 대한 문진, 진찰	처음 3년간 매 3~6개월 간격으로 실시, 그 후 2년간 매 6~12개월 간격으로 실시, 그 후 연간 1회 실시
유방자가검사	매달 실시
유방조영술	1년 1회 실시
골반 검사	1년 1회 실시
정기적인 검사실검사 (CBC, 간기능 검사, 자동화된 혈액 화학검사, CEA, CA 15-3, CA27-29 등의 종양 표지자 검사)	비추천
정기적인 방사선 검사 (뼈스캔, CT, 간 초음파 검사, 흉부 방사선 검사, 골반 또는 질 초음파검사)	비추천
다른 암에 대한 선별검사 (결장암, 난소암)	일반 인구 집단 지침에 의거[a]

[a] 유전적으로 유방암, 난소암의 위험 요소가 있는 여성은 추가적인 검사가 도움이 될 수 있다. 도움이 되는 검사로 골반 초음파검사, 혈청 CA-125 수치 등이 있으나 어느 정도 도움이 되는지는 알려져 있지 않다.

유방암 생존자에서 나타나는 열감에 대한 치료

약제	용량	약의 종류 및 설명
비타민 E	매일 800 IU	위약과 비교했을 때 임상적 호전이 현저하지 않다.
메게스트롤 아세테이트 (megestrol acetate)	20 mg 매일 2회 복용 또는 2주 간격으로 500 mg씩 근육주사	프로게스틴; 환자의 50~90%에서 열감의 빈도가 50% 감소 한다고 보고 되었다. 유방암 생존자에게 호르몬제의 사용을 고려한다.
플루옥세틴 (Fluoxetine)	20 mg 매일 2회 복용 또는 2주 간격으로 500 mg씩 근육주사	선택적 세로토닌 재흡수 억제제; 통계적으로 위약과 비교했을 때 열감의 빈도와 정도가 상당히 감소를 보인다.
벤라팍신 (Venlafaxine)	매일 75 mg	선택적 세로토닌 재흡수 억제제; 통계적으로 위약과 비교했을 때 열감의 빈도와 정도가 유의한 감소를 보인다.
파로세틴 (Paroxetine)	매일 20 mg	선택적 세로토닌 재흡수 억제제; 67%에서 열감의 빈도 감소, 75%에서 열감의 정도 감소
클로니딘 (Clonidine)	경구 또는 패치, 매일 0.1 mg	항고혈압제; 위약과 비교했을 때 10~20%에서 증상 감소; 상당한 부작용 관찰
에르고타민 (ergotamine)	다양함	위약과 비교했을때 8주후부터는 효과가 없음
라록시펜 (raloxifene)	매일 60 mg	선택적 에스트로겐 수용체 조절제; 위약과 비교했을때 발생빈도에는 차이가 없다.
Soy phytoestrogen	매일 알약으로 복용-아침에 Soy isoflavones 50 mg 복용	증상 개선 효과 없음

안면홍조 (Hot flashes)

발병률

- 전체적 발병도
  - 폐경기 이전: 25%
  - 폐경기 주위: 69%
  - 폐경기 이후: 39%

원인

- 열, 발한, 홍조, 어지러움, 심계항진, 과민성, 불안, 공황 등의 감각
- 전형적인 안면 홍조: 머리에서 발까지 열감, 다량의 발한
- 문화별로 유병률이 다양

%	문화
0	멕시코 마야 여성
18	홍콩의 중국인 공장 작업자
70	북미 여성 (흑인>백인)
80	독일 여성

- 이러한 다양성에도 불구하고 다음과 같은 경향을 보임
  - 안면홍조는 6개월~5년 정도 지속 (그러나 15년 지속하는 경우도 있다); 한 연구에 따르면 중도 또는 중증의 안면홍조를 경험한 여성 중에서 58%가 5년간 지속하며, 12%가 8년, 그리고 10% 가 15년간 지속한다.
  - 일반적으로 수술로 인한 폐경을 경험한 여성에게서 더욱 심한 증상을 보인다; 한 연구에 따르면 수술로 인한 폐경을 경험한 100%의 환자가 혈관운동 증상을 (vasomoter symptom) 경험하였으며, 이들 중 90% 환자에서 8년 6개월간 증상이 지속되었다. 생식 호르몬의 느리고 지속적인 감소는 자연적 (수술에 의한 것이 아닌) 폐경을 겪고 있는 여성에게서 시상하부 호르몬 수용체의 하향 조절을 초래한다고 알려져 있다.
  - 최근의 발견들은 안면홍조가 수면을 방해한다는 기존 이론에 직면한다; 안면홍조와 수면 방해는 아무런 상관관계를 보이지 않는다 (Freedman and Roehrs, 2004).
  - 안면홍조는 행복감을 줄이는 것과 연관 있다 (피로감, 짜증, 집중력 저하, 불안).
  - 폐경 이전 혹은 폐경 주위의 여성중 안면홍조를 보이는 여성들은 폐경기 후기 또는 폐경기 이후의 여성에 비해 행복감이 적다고 보고되고 있다.
  - 어떤 연구들은 대략 50%의 유방암 생존 여성이 안면홍조를 주된 증상으로 호소한다고 보고하였다.

원인

- 가설이지만 에스트로겐의 중단과 연관있는 것으로 알려져 있다 (45, XO 환자에게서 관찰되지 않음).
- 쥐에서 에스트로겐은 온도 자극에 반응하여 시상하부의 시각교차 앞 구역 온도감각 뉴런의 활성도를 조정한다.
- 카테콜아민에 대한 소동맥의 반응은 안면홍조를 가진 여성에게서 심하게 나타난다. 에스트로겐은 α_2-아드레날린 작용을 항진시키며, 따라서 에스트로겐 중단은 α_2-아드레날린 작용을 감소시켜 혈관운동성 홍조를 유발한다.
- 안면 홍조를 경험한 여성은 안면홍조가 없는 여성에 비해 thermoneutral zone이 좁다 (0.0°~0.4° 차이); 안면홍조를 경험한 여성은 신체중심온도의 경한 상승이 관찰된다.
- 다른 요인: 갑상선 질환, 간질, 감염, 인슐린종, 크롬친화성세포종, 칼시노이드 증후군, 백혈병, 췌장암, 자가면역 질환, 비만 세포 질환

폐경기 안면홍조의 비에스트로겐 처방이 효과 있다는 Randomized, controlled clinical trials[a]

치료	경구 용량	효력 증거 여부	결과[b]	부작용[c]
비에스트로겐 호르몬				
프로게스틴				
MPA	매일 20 mg	있음	위약과 비교해서 48%에서 효과 보임	구역, 구토, 변비, 기면, 우울증, 유방 압통, 자궁 출혈;
Megestrol	20 mg 하루 2회	있음	47%의 유방암 생존자에게서 효과 보임	정맥 혈전의 증가, 심혈관 질환, 유방암과도 연관 있다고 추정
Tibolone[d]	1.25~5.0 mg	있음	35~50%에서 효과	두통, 체중증가, 자궁 출혈 정맥 혈전, 심혈관 질환, 유방암, 자궁암 위험성
항우울제				
선택적 세로토닌 수용체 억제제 (SSRI)				광범위한 부작용[e]
Citalopram	30 mg	없음	위약과 비교해서 효과 없음	
Fluoxetine	20 mg	복합적	24%의 유방암 생존자에게서 효과	
	30 mg		유방암이 없는 여성에서 효과 없음.	

치료	경구 용량	효력 증거 여부	결과[b]	부작용[c]
Paraoxetine	10~20 mg	있음	30%의 유방암 생존자에게서 효과	
	12.5~25 mg CR		25%의 유방암 생존자에게서 효과	
Sertraline		없음	효과 없음	
세로토닌 노르에피네프린 재흡수 억제제 (SNRIs)				
Venlafaxine	75 mg 또는 150 mg	복합적	25%의 유방암 생존자에게서 효과	SSRI와 같은 부작용, 단, 시토크롬 P-450의 활성도 에 대한 효과는 미미하다 (단지 타목시펜이 활성화된 대사물로 전환되는 것을 약간 억제한다; 고혈압이 생길 수 있다.
	75 mg ER		효과 없음	
Gabapentin				
	300 mg씩 1일 3회	있음	31%의 유방암 생존자에게서 효과 유방암에 걸리지 않은 여성의 23%에서 효과 보임	구역, 구토, 기면, 어지러움, 발진, 운동 실조, 피로, 백혈구감소증
α-차단제				
클로니딘	0.1 mg 경피	복합적	효과가 없거나 위약과 비교해서 27%에서 효과 보임.	구강 건조, 졸림, 어지러움, 저혈압, 반응성 고혈압
메틸도파	375~1125 mg 매일-분복	없음	효과 없음	

[a] CR, controlled release; ER, extended release; MPA, medroxyprogesterone acetate; SNRI, serotonin-norepinephrine reuptake inhibitor; SSRI, selective serotonin-reuptake inhibotor.

[b] 피부 홍조 점수는 임상 연구의 주요한 결과이고, 피부 홍조의 하루 당 횟수와 정도로 계산되며, 경함 (1), 중등도 (2), 중증 (3)으로 보고된다.

[c] 부작용은 치료의 임상연구나 Epocrates Rx 웹사이트를 통해 보고된다.

[d] 현재 이약은 미국에서 사용 불가능하다.

[e] 선택적 세로토닌 수용체 억제제의 부작용으로 오심, 구토, 설사, 불면, 기면, 불안, 성욕감퇴, 구강건조, 우울증 악화, 조증, 자살, 세로토닌 증후군, 금단증후군이 있다. 파로세틴과 다른 선택적 세로토닌 수용체 억제제는 시토크롬 P-450 효소의 활성도를 낮추어 타목사펜의 활성화된 대사물의 생산을 감소시켜 타목시펜의 항유방암 효과를 방해할 수 있다.

폐경기 혈관운동 증상에 대한 치료로써 선택적 에스트로겐과 프로게스테론 약제[a]

약제	속명 (Generic name)	상품명 (Brand name)	용량 (mg/일)
에스트로겐[b]			
경구	conjugated estrogens	Premarin	0.3, 0.45, 0.625, 0.9, 1.25
	17β-Estradiol	Estrace	0.5, 1.0, 2.0
경피성	17β-Estradiol	Alora	0.025, 0.05, 0.075, 0.1 (1주일에 2회 패치로 부착)
		Climara	0.025, 0.0375, 0.05, 0.075, 0.1 (매주 패치로 부착)
질	Estradiol acetate	Femring vaginal ring[c]	0.05, 0.1 (매 90일 마다 삽입)
프로게스테론			
경구	MPA	Provera	2.5, 5.0, 10.0
	Micronized Progesterone	Prometrium	100, 200 (땅콩 기름에 포함된)
질	Progesterone	Prochieve 4%	45
복합약			
경구 순차복용[d]	conjugated estrogens and MPA	Premphase	0.625 conjugated estrogens과 5.0 MPA
경구 연속복용[e]	conjugated estrogens and MPA	Prempro	0.625 conjugated estrogens과 2.5또는 5.0 MPA; 0.45 conjugated estrogens과 2.5MPA; 또는 0.3이거나 0.45 conjugated estrogens과 1.5 MPA
경피성 연속[e]	17β-Estradiol - nore-thindrone acetate	Activella	1.0 Estradiol과 0.5 Norethindrone
	17β-Estradiol - levonorgestrel	Climara Pro	0.045 Estradiol과 0.015 levonorgestrel (매주 패치 부착)
	17β-Estradiol - nore-thindrone acetate	CombiPatch	0.05 Estradiol 과 0.14 또는 0.25 Norethindrone (1주일간 2회 패치 부착)

[a] MPA: Medroxyprogestrone acetate

[b] 에스트로겐은 심혈관 질환, 유방암, 자궁암, 정맥혈전색전증, 고위험군과 활성 간질환 환자인 여성에게 사용해선 안된다. 호르몬 치료는 자궁 출혈, 유방압통, 두통 등을 유발할 수 있다. 생물학적으로 동등한 에스트로겐 용량은 다음과 같다: 0.625 mg premarin, 1.0 mg Estrace, 0.05 mg Alora, Climera, Femring.

[c] 이전 표에 기재된 다른 질용 제재와 달리 Femring은 전신적 에스트로겐 농도가 높게 유지되므로 자궁이 있는 여성에서 프로게스테론이 같이 투여되어야 한다.

[d] 처음에 에스트로겐 14일 복용 후 에스트로겐과 프로게스테론이 혼합된 약 15~28일 복용

[e] 각각의 약 또는 패치는 에스트로겐과 프로게스테론을 포함한다.

폐경기 질 증후군의 치료로서 선택적 에스트로겐 질제[a]

약제	속명	상품명	용량
질 크림	Conjugated estrogens	Premarin	2 g 크림당 0.625 mg; 2 g씩 매일 2주간 사용한 후 1~2 g씩 매주 2~3회 사용
	17β-Estradiol	Estrace	2 g 크림당 0.1 mg; 2 g씩 매일 2주간 사용한 후 1~2 g씩 매주 2~3회 사용
질 정	Estradiol hemihydrate	Vagifem	한 정당 0.025 mg; 1정씩 매일 2주간 사용한 후 1정씩 매주 2회 사용
질 고리	17β-Estradiol	Estring	1일간 0.0075 mg 사용 (90일마다 삽입)

[a] 폐경기 안면홍조의 치료약으로써 표에 제시된 대부분의 제품은 질 건조증에도 적용할 수 있다. 질 보습제인 Replens 는 에스트로겐 질 크림 못지않게 질 증후군에 효과적이다. 그밖에 질 보습제 (예를들어 Yes, K-Y Silk-E, Astroglide Silken Secret)도 효과적일 수 있으나 충분히 검증되지 않았다.

호르몬 치료 결정 순서도[a]

1) 폐경 증상을 현저히 보이나요?[b]
(중등도에서 중증의 안면 홍조, 야간 발한)

- 아니오 → 호르몬 치료 필요 없음
- 예 → 2)

2) 호르몬 치료의 금기사항이 아니거나 뇌졸중의 위험이 낮습니까? (Framingham 뇌졸중 위험도 점수 <10%)[d]

- 아니오 → 호르몬 치료 필요 없음[e]
- 예 → 3)

3) 마지막 월경일부터 기간 및 관상동맥 질환의 위험도를 측정

10년간 관상동맥 질환의 위험도 (Framingham 관상동맥질환 위험도 점수)[f]	마지막 월경일로부터 기간[g] 5년 이하	6~10년	10년 초과
매우 낮음 (5% 미만)	질문4)로	질문4)로	호르몬 치료 필요 없음
낮음 (5~10%)	질문4)로	질문4)로[h]	호르몬 치료 필요 없음
보통 (10~20%)	질문4)로[i]	호르몬 치료 필요 없음	호르몬 치료 필요 없음
높음 (20% 이상)	호르몬 치료 필요 없음	호르몬 치료 필요 없음	호르몬 치료 필요 없음

↓

4) 치료의 종류와 유방암 위험도에 따라 호르몬 치료[j] 기간 결정
(지속적인 중등-중증의 폐경 증상을 호소한다고 가정할 때)

유방암 위험도	에스트로겐과 프로게스테론 혼합 5년 미만	에스트로겐과 프로게스테론 혼합 5년 이상[k]	에스트로겐 단독 7년 미만	에스트로겐 단독 7년 이상[k]
평균 또는 이하	호르몬 치료 적응증	확실하지 않음, 질문 5)로	호르몬 시도 적응증	확실하지 않음, 질문 5)로
평균 초과	호르몬 치료 피해야 함[m]	호르몬 치료 없음[n]	호르몬 치료 피해야 함[m]	호르몬 치료 없음[n]

위의 치료 순서도는 폐경기 이후의 여성에 대한 호르몬 치료의 적당한 사용의 지침을 제공한다. 궁극적인 치료의 결정은 환자와 의사 사이에서 이루어져야 한다. 건강은 예상할 수 없기 때문에 호르몬 치료의 지속 여부는 정기적인 검진을 통해 결정된다.

[a] 6~12개월 마다 적어도 한번 각 단계를 재 검토한다 (호르몬 치료에 대한 환자의 지속된 선호도를 추정한다).

[b] 질 건조가 있으나 중등도 내지 중증의 혈관 운동성 증상은 없는 여성에게서 질용 에스트로겐이 사용될 수 있다.

[c] 전통적인 금기증: 설명되지 않는 질 출혈; 활성 간 질환; 임신중 정맥 혈색전증의 병력, 경구피임약 사용, 또는 알려지지 않은 원인; 혈액 응고 장애; 유방암이나 자궁 내막암의 병력; 관상동맥질환, 뇌졸중, 일과성 허혈 발작, 당뇨병의 병력. 다른 금기증으로는 높은 triglycerides (〉400 mg/dL), 활성담낭질환, 과거 부동, 수술, 골절에 의한 정맥혈전색증 병력이 포함되며, 경구 호르몬 요법은 피해야 하고 경피적 호르몬 요법은 선택적으로 사용될 수 있다 (아래 f 참조).

[d] 10년 뇌졸중 위험도는 Framingham 뇌졸중 위험도 점수에 근거한다.

[e] 선택적 세로토닌 수용제 차단제, gabapentin, clonidine, soy 중에서 선택하여 사용할 수 있다.

[f] 10년 관상동맥 질환 위험도는 Framihghanm 관상동맥질환 위험도 점수에 근거한다.

[g] 폐경기 이후 기간이 10년 이상인 여성이 호르몬 요법을 새롭게 시작하는 것은 바람직하지 않다.

[h] 경구 호르몬 요법을 피한다. 경피적 호르몬 요법이 선택적으로 사용될 수 있는데 이는 경구 호르몬 요법보다 응고 인자, triglyceride 수치, 염증 인자에 대한 유해효과가 적기 때문이다.

[i] 호르몬 요법은 중등도 내지 중증의 폐경기 증상이 지속될 때만 유지되어야 한다. 추천되는 치료기간은 Women' s Health Initiative estrogen-progestin and estrogen-alone trials의 결과에 근거하여 각각 5~6년, 7.1년간 지속한다. 더 오랜기간의 호르몬 치료에 대한 이득과 위험성은 알려진바 없다.

[j] 평균 이상의 유방암 위험도; 일촌 친척중 1명 이상의 유방암 환자; BRCA1 또는 BRCA2와 같은 유전자, 유방 생검상 비전형성을 보인 개인병력

[k] 수술에 의한 조기 폐경기를 겪은 여성은 평균 폐경기 연력 (미국은 51세까지 호르몬요법을 받을 수 있고, 그 이후의 치료 결정을 할때 이 순서도를 따른다.

[l] 호르몬 치료의 용량을 줄이기 위해 노력해야 한다. 만약 프로게스틴을 매일 사용한다면 치료기간이 길어지는 것을 피해야 한다. 만약 프로게스테론이 임상적으로 사용되거나 드물게 사용된다 1~2년 이상 기간이 연장되지 않도록 해야한다. 에스트로겐을 단독으로 사용하는 경우엔 2~3년 이상 사용해서는 안된다.

[m] 폐경기 증상이 중증일 경우, 에스트로겐과 프로게스틴을 혼합하여 최고용량으로 2~3년간 사용하거나, 에스트로겐 단독을 최고용량으로 4~5년간 사용할 수 있다.

[n] 골다공증에 의한 골절 위험성이 높은 경우, bisphosphorate, raloxifene 중에서 선택하여 사용할 수 있다.

[o] 골다골증의 위험도가 높은 경우; 입증된 골감소증, 외상에 의하지 않는 골절의 개인병력 또는 가족력, 최근 흡연, 체중이 125 lbs 미만인 경우

골다공증

정의

- 골량이 적고 미세구조 이상으로 골절이 나타나기 쉬운 상태
- 골다공증은 어느 연령에서나 생길 수 있지만 폐경기 이후 백인 여성에게 가장 흔하다.
- 에스트로겐을 복용하는 여성의 10~15%에서 골량 감소가 나타난다.
- 진단: 골 밀도 측정

유병률과 발병률

- 13~18%의 50세 이상의 여성.
- 연간 미국에서 130만의 여성이 골다공성 골절을 경험한다.

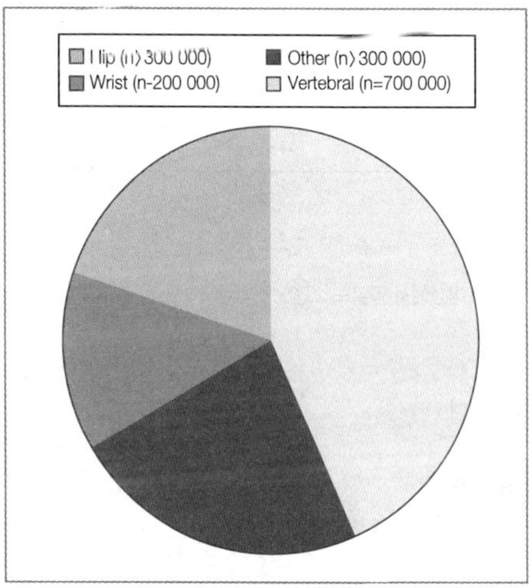

미국에서 골다공성 골절의 연간 발병률

- 800만의 여성이 골다공증을 경험한다 (미국).
- 2,000만의 여성이 골감소증을 경험한다 (미국).
- 25만 명의 여성이 골반 골절을 경험한다.
- 폐경 이후 여성은 연간 3%의 피질뼈 (cortical bone)의 소실과 연간 8%의 섬유뼈 (trabecular bone)소실을 경험한다.

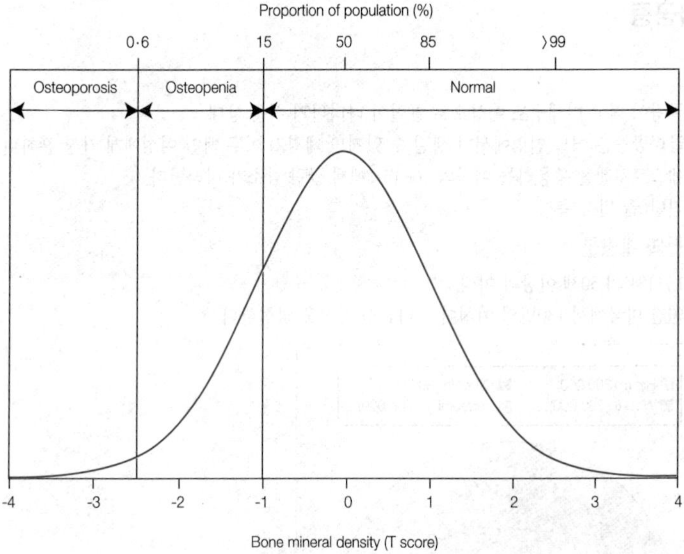

30~40대의 건강한 여성에서 골밀도 소견

선별검사

- 논란이 되지만 다음과 같은 이유로 시행한다.
  - 흔한 질환이다
  - 이환률, 사망률이 높고 비용이 많이 들어간다.
  - 1995년 미국에서 골다공증 골절로 들어간 비용은 138억 $에 달한다.
  - 정확하고 안전한 진단적 검사가 가능하다.
  - 효과적인 치료가 가능하다.
- 여포자극호르몬은 (FSH) 체외나 체내에서 파골세포의 형성과 기능을 촉진시킨다. 혈중의 높은 농도의 여포자극호르몬은 생식샘기능저하성 골 소실을 유발한다.

골다공증을 증가시키는 것으로 추정되는 요인들

- 현재 낮은 골량
- 가까운 친척의 골절 병력
- 마르거나 골격이 작은 사람
- 골다공증 가족력
- 폐경이 일찍 시작되거나 수술로 유발되었을 경우
- 신경성 식욕부진
- 비타민 D 결핍
- 만성 질환 상태
- 비활동적인 생활 습관
- 과음
- 50세 이후 골절을 경험한 과거력
- 여성
- 고령
- 폐경으로 인한 에스트로겐 결핍
- 무월경
- 칼슘 섭취 부족
- 코티코스테로이드나 항경련제와 같은 약물 복용
- 남성에게서 낮은 테스토스테론 수치
- 현재 흡연자
- 백인 또는 아시아인

진단

- 피로 골절이 올 때까지 증상을 보이지 않는다.
- 임상적으로 요통을 호소하거나 이학검사에서 척추이상이 (척추후만증) 관찰되거나 키가 감소한 환자는 척추 골절이 의심된다.
- 골반 골절 후, 50~55세 환자의 1/6, 90세 이상의 환자의 1/2이 병원에서 퇴원하여 요양원에 입원한다.
- X-ray로는 40% 이상의 골량손실이 올 때까지 골다공증을 진단하지 못한다.
- 뼈의 무기질 밀도 (BMD: Bone Mineral Density) 측정의 절대적 기준: 척추와 골반의 Dual energy X-ray absorptiometry (DXA)
  - 피질뼈 (cortical bone)와 망상뼈 (cancellous bone)를 평가한다: Bisphosphonate치료 후 첫해 BMD의 3~6%의 상승이 관찰된다.
  - DXA는 치료의 효과를 평가하는데 사용될 수 있다.
  - DXA T점수: 건강한 30대 여성의 평균 BMD와 비교했을때 표준화된 편차 (SD: Standard deviation) 수치
  - DXA Z점수: 나이와 성별을 보정한 평균 BMD와 비교했을 때 표준화된 편차 (SD: Standard deviation), -1이하의 수치는 표준범위의 가장 낮은 25%를 의미한다 (골절 위험도가 2배가 된다).
- 주의: Z 점수가 T 점수보다 폐경기 이후의 건강한 여성에게 널리 사용된다.
- 생화학적 표지자 (Biochemical markers)
  - 망상뼈 (cancellous bone)만 평가한다.
  - 관찰 정보를 제공한다, 일간 변이를 반영한다.
  - 치료 후 1~3개월내 표지자 변화를 본다.
  - 3개월째 표지자 변화를 관찰할 것을 권장하는 의사도 있다.

뼈의 무기질 밀도(BMD: Bone Mineral Density) 검사 종류

검사	목적
DXA (Dual Energy X-ray Absorptiometry)	척추와 골반 또는 전신 측정
pDXA (Peripheral Dual Energy X-ray Absorptiometry)	손목, 발뒤꿈치 또는 손가락 측정
SXA (Single Energy X-ray absorptiometry)	손목 또는 발뒤꿈치 측정
QUS (Quantitative Ultrasound)	발뒤꿈치, 종아리, 무릎의 밀도 측정을 위해 음파를 사용
QCT (Quantitative Computed Tomography)	척추 측정
pQCT (Peripheral Quantitative Computed Tomography)	손목 측정
RA (Radiographic Absorptiometry)	손에 x-ray 조사; 철제 쐐기와 뼈의 무기질 밀도를 비교 측정
DPA (Dual Photon Aborptiometry)	척추, 골반, 또는 전신을 측정
SPA (Single Photon Aborptiometry)	손목 측정

뼈의 밀도계측법 지침

기관	기준
National Osteoporosis Foundation	· 위험인자와 관련없이 65세 이상의 모든 여성 · 백인, 여성, 폐경기 이후 이외의 하나 이상의 위험인자를 가진 젊은 폐경 여성 · 현재 골절증상을 보이는 폐경기 이후 여성의 확진 또는 질환의 심각도를 평가하기 위함
U.S. Preventive Services Task Force	· 65세 이상의 모든 여성 · 골다공성 골절의 위험도가 높은 모든 60세 이상의 여성 · 60세 미만의 폐경기 이후 여성 또는 60~64세 이상 여성 중 골다공성 골절의 위험도가 증가되지 않은경우, 정기적 골다공증 선별검사에 대한 찬성 및 반대에 특별한 입장을 밝히지 않음
International Society for Clinical Densitometry	· 65세 이상 여성 · 위험 요소를 지닌 65세 미만의 폐경기 여성 · 70세 이상 남성 · 골절 위험이 높은 성인 · 낮은 골 용량 또는 골 손실과 관련 질환 또는 상태의 성인 · 낮은 골 용량 또는 골 손실로 약물치료 중인 성인 · 골 보존약물치료를 고려 중인 사람 · 골 보존 치료를 받는 사람 중, 치료효과를 평가하기 위한 경우 · 골 보존치료를 받지 않는 사람 중 골 손실의 증거가 있어 치료를 받을 예정인 경우.

주의: International Society for Clinical Densitometry의 지침서에 의거하여 여성에서 에스트로겐 사용의 중단은 위에 기재된 적응증에 따라 골밀도 검사를 하여 결정한다.

치료[a]를 고려하는 폐경 후 여성에서의 골밀도 검사를 위한 National Osteoporosis Foundation 지침에서 제시하는 선택기준과 4가지의 임상적 결정 규정

지침/규정	양성임을 판단하는 점수	점수 시스템
National Osteoporosis Foundation (NOF)	1점 이상	다음과 같을 때 각각 1점[b] · 65세 이상 · 체중 57.6 kg 미만 · 골절력: 최소 외상 골절연령이 40세 초과 · 골절 가족력[c] · 현재 흡연
Simple Calculated osteoporosis Risk Estimation (SCORE)	6점 이상	인종: 흑인이 아니면 5점 · 류마티스 관절염: 양성이면 4점 · 45세 이후 최소 외상 골절력 - 손목[d], 골반, 늑골 각각 4점 최대 12점 · 나이: 나이 첫 번째 숫자의 3배 · 에스트로겐 치료: 시행 않으면 1점 · 체중: 파운드로 계산한 체중을 10으로 나누었을 때 몫만큼 뺀다, 단 소수점 이하는 뺀다.
Osteoporosis Risk Assessment Instrument (ORAI)	9점 이상	나이: 75세 이상 15점, 65~74세는 9점, 55~64세는 5점 · 체중: 60 kg 미만시 9점, 60.0~69.9 kg시 3점 · 에스트로겐 사용: 현재 사용 않으면 2점
Age, Body Size, No Estrogen(ABONE)	2점 이상	나이: 65세 초과시 1점 · 체중: 63.5 kg 미만시 1점 · 에스트로겐 사용: 지난 6개월간 경구 피임약이나 에스트로겐 치료를 받지 않았을 경우 1점
Body weight criterion		체중 70 kg 미만

[a] ORAI도 45세 이상의 폐경기 여성에서 사용할 수 있다.

[b] Area under receiver operating characteristic (AUROC) 곡선 분석의 목적인 각 요인에 1점이 부여된다. 적어도 1 "NOF POINT"를 받는 요인들은 검증되어진 것이다.

[c] NOF 지침은 부모가 50세 이상일 때 골반, 손목, 척추 골절의 모계/부계 이환에 대해 명시하고 있다. 이 특정한 자료는 CaMos에는 포함되지 않았다.

[d] 전박/손목은 손목 골절에 포함된다.

폐경 후 골다공증에[a] 대한 치료와 예방을 위한 추천 표준 처방

기관	치료 대상	비약물 제재	약물 제재
National Osteoporosis Foundation	· 위험 요소가 없는 - 2.0 이하의 T score · 하나 이상의 위험 요소가 있는 - 1.5 이하의 T score · 척추나 골반 골절	매일 1200 mg 칼슘 매일 400~800 IU 비타민 D 정기적인 무게 지탱 운동	항흡수제 또는 동화제 (Antiresorptive agents or anabolic agents)
American Association of Clinical Endocrinology	· - 2.5 이하의 T score 골절이 있으며 · - 1.5 이하의 T score	매일 1,200 mg 칼슘 매일 400~800 IU 비타민 D 정기적인 무게 지탱 운동	항흡수제 또는 동화제
U.S. Surgeon General's Pyramid Approach[b]	· 특별한 추천대상 · 없음	매일 1200 mg 칼슘 매일 600~800 IU 비타민 D 정기적인 무게 지탱 운동 (매일 30분) 힘과 균형 훈련	항흡수제 또는 동화제

[a] 이 표의 자료는 National Osteoporosis Foundation의 자료이다.

[b] Pyramid approach는 올라가는 순서로 생활습관의 변화, 골다공증의 이차적 원인 확인, 약물치료로 구성된다.

골다골증의 치료과 예방에 대해 최근 FDA가 승인하는 치료 선택 약물

약물	승인 년도	폐경후 골다골증 예방	폐경후 골다골증 치료	골반 골절의 감소	비척추 골절의 감소	척추 골절의 감소
Prempro™ (conjugated estrogens)	1995	V[a]				
Fosamax® (alendronate)	1997	V	V	V		V
Actonel® (risedronate)	1998	V	V		V	V
Evista® (raloxifene)	1998	V	V			V
Forteo® (teriparatide)	2001		V[b]		V	V
Miacalcin® (calcitonin)	2002		V[c]			
Boniva® (ibandronate)	2003	V	V			V
Fosamax Plus D™ (alendronate + Vit.D)	2005		V	V		V

[a] 골다공증 예방 만을 위한 목적이라면 다른 대체약물을 고려.

[b] 골절 위험성이 높은 여성들에서 사용.

[c] 호르몬 치료가 견디기 힘든 경우 폐경후 5년이 지난 경우 사용.

폐경 후 여성을 위한 칼슘과 비타민 D 보충

보충	준비	추천되는 매일 먹는 양	양의 빈도	주석
Calcium		1,200~1,500 mg	매일 2~3번	부작용: 구역질, 변비
Calcium carbonate		200~600 mg	매일 2~3번	음식이 흡수를 증진시킴
	Caltrate	600 mg	매일 2번	200 IU 비타민 D 동시 사용 가능; 음식이 흡수를 증진시킴
	OsCal	250~600 mg	매일 2~4번	비타민 D 동시 사용가능, 공복이 흡수를 증진시킴
	Tums	200~500 mg	매일 2~3번	씹어먹을 수 있는 제산제와 알약으로 쓰일 수 있음
	Viactiv	500 mg	매일 2번	비타민 D 함께 먹으면 맛이나고 씹을 수 있음
Calcium lactate		42~84 mg	매일 5~6번	많은 알약을 자주 먹어야함.
Calcium citrate	Citracal	200~500 mg	매일 2~4번	200 IU 비타민 D 동시 사용 가능; 음식이 흡수를 증진시킴
Calcium phosphate	Posture	600 mg	매일 2번	자세는 calcium phosphate 복용시 필요하다
Vit. D		600~800 IU (매일15~20 mcg)	매일	아무 때나 먹으면 된다.
	복합 비타민	400 IU/pill	매일 1~2번	흡수가 좋다; 비타민 D2나 D3을 함유하고 있을 것이다.
	비타민 D	400 IU/pill	매일 1~2번	흡수가 좋다.

(계속)

폐경 후 여성을 위한 칼슘과 비타민 D 보충 (계속)

보충	준비	추천되는 매일 먹는 양	양의 빈도	주석
	칼슘 + 비타민 D	125~400 IU/pill	매일 1~2번	각각 보충에 따라 비타민의 양이 다르다.
	Ergocalciferol (비타민 D2)	50,000 IU /capsule	일주일에 한번	비타민 D결핍을 예방하기 위해 비타민 D3을 준다.
	cholecalciferol (비타민 D3)	50,000 IU /capsule	일주일에 한번	비타민 D결핍을 예방하기 위해

폐경 후 골다골증의 치료와 예방을 위한 FDA 승인받은 약물

약	투약 방법과 양	골절 위험의 감소	부작용	FDA 승인
Bisposphonates	경구		식도염, 근육통	예방과 치료[a]
Alendronate	매주 35~70 mg, 매일 5 mg	척추, 비척추 엉덩이 골절		
Risedronate	매주 30~35 mg, 매일 5 mg	척추, 비척추 엉덩이 골절		
Ibandronate	매달 150 mg, 매일 2.5 mg	척추 골절	첫 약[b]	
SERM	경구			예방과 치료
Raloxifene	매일 60 mg	척추 골절	일과성 열감, 구역질, DVT (심부정맥혈전증), 다리에 쥐	
Anabolic agents	매일 피하로			
PTH (1-34) (teriparatide)	20 mcg	척추, 비척추 골절	고칼슘혈증, 구역질, 다리에 쥐	치료에만 승인; 일반적 으로 심각한 골다골증에 쓰인다.
Calcitonin[c]	피하 또는 코로 100~200 IU	오직 척추 골절	코의 통풍이 안됨, 구역질	치료에만 승인
Estrogens	경구 또는 피하		DVT의 위험요소, 심혈관질환과 유방암 위험요소	예방에만 승인

폐경 후 골다골증의 치료와 예방을 위한 FDA 승인받은 약물 (계속)

약	투약 방법과 양	골절 위험의 감소	부작용	FDA 승인
Conjugated equine estrogens	경구, 매일 0.30~1.25 mg	척추, 비척추 엉덩이 골절 (매일 0.625 mg 투여시)		
17β-Estradiol[d]	경구, 0.025~0.10 mg 또는 매주 2번 경피투여	자료 없음		
	극소량 (0.014 mg/일, 매주 투여)	자료 없음		예방에만 승인

DVT, deep vein thrombosis; SERM, selective estrogen receptor modulator; PTH, parathyroid hormone.

[a] 예방을 위해 ibandronate 임상사용은 판매후 경험이 제한되어 있다.

[b] 150 mg 처음 약물 사용 후 근육통, 관절통, 미열 등의 반응이 있을수 있으며 이는 nitrogen 포함하는 bisphosphonate 처음 정맥주사 후 나타나는 반응과 유사하다.

[c] calcitonin 사용은 일반적으로 추천되지 않는다.

[d] 17β-Estradiol의 둔부 골절 위험성의 감소는 무작위 임상 시험에서 확인되지 않았다.

호르몬 대체 요법 (1950s~1990s) → 호르몬 치료 (2002~현재)

- 비록 WHI의 estradiol/progestin과 estrogen 연구가 완벽하지는 않지만 호르몬 치료의 기간과 적응증은 수정되었다. 아직 많은 부분에 논쟁의 여지가 있지만 다음은 일반적 추천 목록이다.
  - 폐경 전 여성과 자연적이든 수술로든 폐경기에 접어든 여성에 대한 이러한 조정의 이득과 위험요소는 이제 확실하게 밝혀졌다.
  - unopposed estrogen 치료는 유방암 발생률을 높이지 않는다 (아래의 WHI의 자료를 보라).; 혼합 E_2/progestin HT (호르몬 치료)에서 progestin의 역할은 여전히 논쟁중이다.
  - 골절을 동반한 골다골증의 치료와 예방에 대한 자료는 estrogen치료가 다른 치료보다 더 완벽하다.
  - 심혈관 질환 (CHD)의 초기 예방에서 호르몬 치료의 역할은 논쟁 중이다.; 최근 자료에 의하면 일차 또는 이차 CHD가 치료의 예방을 위해 호르몬 치료의 시작 혹은 지속은 유용한 적응증이 아니다.
  - estrogen ± progestin을 동반한 HT의 주 적응증은 폐경기 증상의 경감과 골다골증의 치료/예방이다.
  - 증상 완화를 위해 최단 시간에 최소의 효과적인 양을 써야한다.
  - 수술로 인한 폐경 (MP) (양측 난소-난관 절제술 ± 자궁 적출술)과 골다골증의 예방과 치료는 긴 기간을 요하는 치료의 적응증이다 (2~3년 이상). 최소의 효과적인 약을 쓴다.; 몇 년을 주기로 치료를 재검토하고 있으며; 위험요소, 효과, 다른 치료에 대해 논의 중이다.
  - 별 문제 없이 지내고 있는 오랜 기간 호르몬 치료를 받는 여성은 자의적으로 치료를 멈출 수는 없지만 개인적으로 상담을 받거나 재평가를 받아야만 한다. 호르몬 치료 중지는 엉덩이 골절 의 위험성을 증가시킨다 (5년 이내에). 그래서 호르몬 치료를 중단하는 여성은 대안이 되는 치료를 (선택적 estrogen receptor modulators, bisphosphonates) 받을 필요가 있으며 BMD를 계속 추적해야 한다.

폐경기 전후의 호르몬 치료

- 표준 호르몬 치료 요법은 적절한 피임 방법이 되지 못한다.
  - 저용량의 경구 피임제는 (20 mcg ethinyl E_2)비흡연자의 호르몬 치료에 쓰일 수 있다.
  - 폐경 예정시기 (51세 정도) 1~2년 후부터 저용량의 에스트로겐 표준 호르몬 요법 (경구, 경피 등등)으로 바꾸어 준다.

고전적 호르몬 치료에의 접근 (관찰 연구에만 기인하여)

1. Estrogen은 당신에게 좋은 영향을 미칩니다.
2. 바로 시작하세요.
3. 남은 여생 동안 계속 호르몬 치료를 받으셔야 합니다.

WHI 후의 접근

- 호르몬 치료의 위험요소에 대해 이득이 얼마나 있는지 개개인 별로 측정
  - 폐경기 증상 경감 (다른 치료는 효과가 없으나 폐경기 증상은 WHI의 주결과 측정에 포함되지 않음)
  - 뼈 보호 (폐경기 이후 뼈질량이 해년마다 감소: 3~5%)
  - 유방암의 위험요소: WHI 연구에서는 E_2만 쓰는 경우에는 위험도가 증가하지 않는다고 나왔다; progestin(Provera)의 영향은 아직 의문이다
  - 심장보호기능: NHS (Nurses' Health Study)에 의해 관찰된 자료는 CHD 감소효과가 과장된 부분은 있지만, 폐경기에 보다 가까운 호르몬치료를 시작한 젊고 건강한 환자는 여전히 늙고, 흡연, 비만 그룹에 비해 효과를 거둔다.
  - 기억 보호: 증거 자료가 약함; WHI연구에서 인지 기능 저하가 관찰되었다.

대규모 관찰 연구

Nurse' s Health Study (NHS)

- NHS: 48,470명의 폐경 후 여성을 대상으로, 10년동안 전향적-코호트 연구

간호사 건강 자료: E_2 사용자 vs 비사용자	관련 위험도
최근 호르몬 치료 받은 사람중 유방암의 증가	1.33 (1.12-1.57)
뇌졸중에 대해 특별한 효과가 없음	0.97 (0.65-1.45)
최근 E_2 사용자 중 CHD 비율이 감소	0.56 (0.40-0.80)
CHD 위험요소가 적은 여성에서의 CHD 발생이 감소	0.53 (0.31-0.91)
최근/과거 E_2 사용자에서 CHD 사망률이 감소	0.72 (0.55-0.95)

- NHD CHD 자료는 10년 동안의 추적 관찰 결과를 토대로 하고 있다 (337,854 여성/년). 그래서 폐경 후 여성에서 CHD의 일차적 예방을 위해 호르몬 치료를 널리 이용하는 이론적 근거를 제시해주고 있다.

- 호르몬 치료 사용자 중 유방암 위험요소를 증가시키는 자료는 12년 동안의 추적 관찰 결과를 토대로 (480,665 여성/년) 하고 있으며 다음과 같은 소그룹으로 이어져 있다.

간호 건강 자료: 유방암 위험요소	관련 위험도
Unopposed E_2 사용자에서 유방암 증가	1.42 (1.19-1.70)
E_2 + Progestin 사용자에서 유방암	1.54 (0.99-2.39)
Progestin만 사용하는 사람에서 유방암	2.52 (0.66-9.63)

- CHD의 1차 예방에 큰 효과가 있다는 주장도, unopposed E_2를 복용한 경우에 유방암 위험이 증가한다는 주장도 이후에 시행된 Randomized-Controlled Study에 의해서 뒷받침되지 못했다 (심장과 Estrogen/Progestin 대채 연구 [HERS]와 2개의 HWI 연구, 아래를 보라).

Randomized Controlled Trials

Heart and Estrogen/Progestin Replacement Study

- HERS: CHD와 자궁을 가지고 있는 2,321명의 여성

HERS: Estradiol + Progestins vs Placebo	위험 비율 (신뢰 구간)
정맥 혈전색전증 증가	2.08 (1.28-3.40)
담관도 수술 증가	1.48 (1.12-1.95)
암에서 별 효과가 없음	1.19 (0.95-1.50)
엉덩이, 허리 등 다른 관절에서 효과 없음	10년 이상 estrogen 치료가 필요 (?)
심혈관 질환의 비슷한 비율	0.96 (0.77-1.19)

Raloxifene Use for the Heart

- Raloxifene use for the heart (RUTH): CHD를 가졌거나 CHD의 여러 위험인자를 가지고 있는 폐경기의 10,101명 여성: RCT (raloxifene 매일 60 mg씩 vs placebo는 5~6년)
- 심혈관 이상의 결과 측정은 관상동맥 질환에 의한 사망, 급성 관상동맥질환 증후군에 의한 비치명적 심근경색 혹은 입원을 의미한다.

모수	위험 비율 (신뢰 구간)	절대 위험 정도[a]
정맥 혈전색전증 증가	1.44 (1.06-1.95)	1.2
치명적인 뇌졸중 증가	1.49 (1.00-2.24)	0.7
심혈관 관련 증상	0.95 (0.84-1.07)	차이 없음
침투적 유방암 감소	0.56 (0.38-0.83)	1.2
임상할적 척추 골절 감소	0.65 (0.47-0.89)	1.3

[a] 치료 중인 10,000명의 여성 중 발생건 수

Women' s Health Initiative

- WHI E_2 + progestin: CHD 질환이 없는 16,608명의 폐경 후 여성: CHD 질환이 없는 여성에서 E_2 + progestin의 효과; 5.2년간의 결과

모수	위험 비율 (신뢰 구간)	절대 위험 정도[a]
침투적 유방암 증가	1.26 (1.00-1.59)	+8
심혈관 심장 질환 증상 증가	1.29 (1.02-1.63)	+7
뇌졸중 증가	1.41 (1.07-1.85)	+8
폐 색전증 증가	2.13 (1.39-3.25)	+8
자궁내막 암	0.83 (0.47-1.47)	차이 없음
직장암 감소	0.63 (0.43-0.92)	-6
엉덩이 골절 감소	0.66 (0.45-0.98)	-5
척추 골정 감소	0.66 (0.45-0.98)	-6
다른 골다골증성 골절 감소	0.77 (0.69-0.86)	-39

[a] 치료 중인 10,000명의 여성 중 발생건 수

- WHI E_2만으로 치료하는 경우: CHD 질환이 없는 10,739명의 폐경 후 여성; 2004년 2월에 연구종료, 6.8년 연구 결과.

모수	위험 비율 (신뢰 구간)	절대 위험 정도[a]
뇌졸중 증가	1.39 (1.10-1.77)	+12
침투적 유방암	0.77 (0.59-1.01)	변화 없음
심혈관 심장 질환	0.91 (0.75-1.12)	변화 없음
폐 색전증	1.34 (0.87-2.06)	변화 없음
직장암	1.08 (0.75-1.55)	변화 없음
엉덩이 골절 감소	0.61(0.41-0.91)	-6

[a] 치료 중인 10,000명의 여성 중 발생건 수

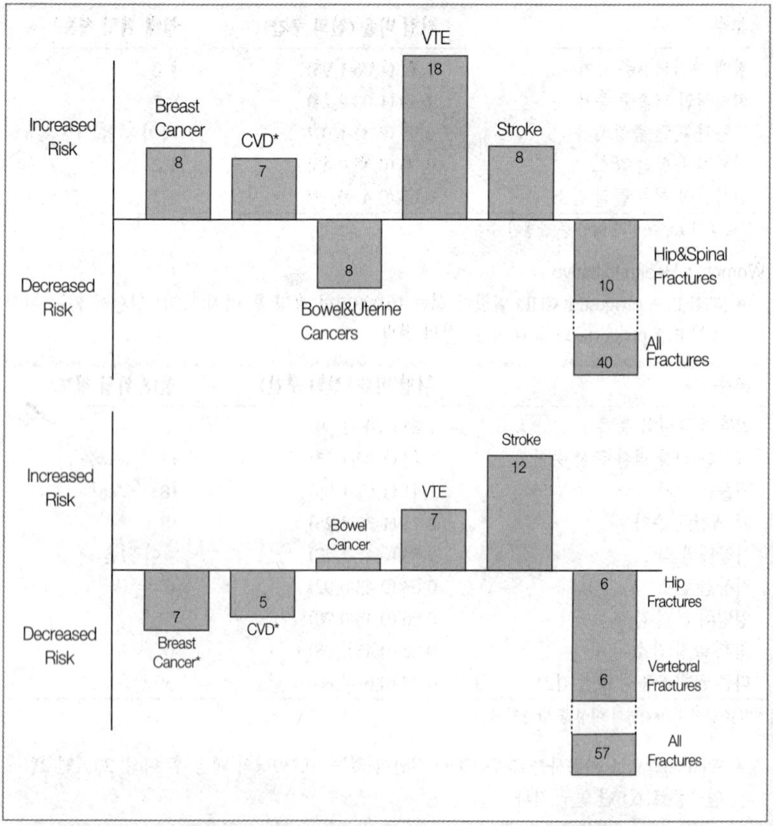

5년간 에스트로겐+프로게스테론 복합치료 (윗부분)와 7년간 에스트로겐 단독 요법 (아랫부분) 의 연간 위험도 및 잇점.* 통계적으로 유의하지 않음. 막대 도표에 있는 숫자는 10,000명의 여성 당 증가된 혹은 감소된 위험도를 의미함.

- WHI memory study (WHIMS)는 conjugated equine estroge (CEE)이 가벼운 인지기능 장애와 치매증가를 유발한다는 것을 E_2/medroxyprogesterone acetae (MPA)와 E_2 단독 연구 모두에서 발견하였다. 그러나 이런 발견들은 WHI 연구 환자들의 일부분에 기초한다. 인지 행위는 WHI 연구의 주요 원발성 결과물 중 하나가 아니다.

왜 관찰적 연구와 무작위 조작 연구 사이에 결과가 어긋날까.

- 왜 대규모 관찰 연구 (NHS)에서 호르몬 치료를 받는 사람 중에 CHD가 감소하고 유방암 발생률은 증가하는데, 이 결과는 최근 대규모 무작위 조작 연구 (HERS, 2개의 WHI연구)에서 일치하지 않는 걸까?

호르몬 치료에 찬성하는 입장

- 일차 vs 이차성 예방
- NHS 와 WHI 연구 대상자 사이에 차이점이 존재한다. (각 연구의 평균연령이 NHS에서는 57세, WHI E2/progestin 연구에서는 63세이다.) WHI는 평균 폐경 후 12년이 지나면서 호르몬 치료를 시작한 반면 NHS는 폐경기부근 (perimenopause) 또는 폐경 후에 바로 시작함.
- WHI 연구는 50대 후반~70대 후반 환자 그룹과 보다 규모가 작은 (〈20%) 50대 초반의 그룹을 포함한다. E2/MPA WHI연구에서는 33%만이 50-59세이며, 16~17%만이 등록시 폐경 후 5년 이내였다.
- 연구 대상자가 많음에도 불구하고 WHI 연구는 폐경 직후 50~54세의 여성에서 시작된 호르몬 치료의 CHD 감소 효과에 대해 부정적인 결과를 보였다.

WHI의 결론을 지지하는 입장

- NHS같은 관찰적 연구는 healthy user effect의 (건강한 사용자의 오류) 영향을 받는다. 이것은 NHS 연구에서호르몬 치료를 시행한 대상은 원래 흡연을 덜 하고 이로 인해 호르몬 치료의 효과가 없더라도 자연히 CHD유병률이 낮은 집단 (건강에 관심이 많은 집단)이므로 이러한 집단의 결과는 '생활 양식' 이라는 변수에 교란이 일어난 것 상태에서 나온 것이라는 주장이다. 이 집단은 마찬가지로 유방검진이나 유방촬영술도 시행하는 비율이 높으므로 유방암의 발견 횟수가 증가하게 되어서 유방암의 발병이 호르몬 치료에 의해서 나타나는 것처럼 보이게 된다는 것이다.
- NHS는 증상이 없는 심근경색을 배재하였으며, 반면에 WHI의 자료에는 들어갔다. 결과에 노출이 된 연구진에 의한 사망에 대한 분류에서 편견은 NHS 연구에서 발생하였다.
- RCT 자료는 편견이나 혼란이 적다.
- Estrogen and Thromboembolism Risk (ESTHER) 다기관 시험군 대조군 연구에서는 881명의 여성을 대상으로 하였다 이 자료는 호르몬 피임약을 복용하는 여성이 심한 혈전으로 고통받을 확률이 4배라는 것을 발견하였다. 호르몬 패치나 젤을 쓰는 여성은 호르몬 치료를 복용하지 않는 여성보다 혈전이 생길 위험도가 훨씬 낮았다.

호르몬 대체 치료의 선택

활성 성분	약 이름	회사	매일 전형적 양 선택
에스트로겐			
Conjugated equine estrogens (C)	Premarin	Wyeth-Ayerst	0.3, 0.625, 0.9, 0.9, 125, 25 mg/계속 매일 주거나 또는 주기적으로 투여
17β-Estradiol (경구)	Estrace	Warner Chilcot	0.5, 1.2 mg/계속 매일 줌
17β-Estradiol (경피)	Climera	Berlex	0.025, 0.05, 0.075, 0.1 mg 매주
	Alora	Watson	0.05, 0.075, 0.1 mg/ 패치 2개당 매주 바꿔줌
	Esclim	Women First	0.025, 0.0375, 0.05, 0.075, 0.1 mg /패치 2개를 매주 바꿔줌
	Estraderm	Novaritis	0.05, 0.1 mg/패치 2개를 매주 바꿔줌
	Vivelle dot	Novaritis	0.0375, 0.05, 0.075, 0.1 mg/패치 2개를 매주 바꿔줌
Estropipate	Ogen	Pharmacia	0.625, 1.25 mg/계속 매일 주거나 또는 주기적으로 투여
	Ortho-EST	Women First	0.625, 1.25, 2.5 mg/계속 매일 주거나 또는 주기적으로 투여
Esterified estrogens	Estratab	Solvay	0.3, 0.625, 2.5 mg/계속 매일 투여
	Menest	Monarch	0.3, 0.625, 125, 25 mg/주기적 투여 (3주 치료, 1주 치료 중단)
합성 복합 에스트로겐	Cenestin	Duramed/Solva	0.625, 0.9, 1.25 mg/계속 매일 투여
경구 에스트로겐-프로게스틴 혼합 치료			
Conjugated equine estrogens and medroxyprogesterone acetate (M)	PremPro	Wyeth-Ayerst	0.625 mg CEE +25 mg MPA, 0.625 mg CEE +5 mg MPA
	PremPhase	Wyeth-Ayerst	0.625 mg CEE 1~14일, 0.625 mg CEE+5 mg MPA 15~28일
ethinyl estradiol (EE) and norethindrone acetate (NE)	Fem HRT	Parke-Davis	5 mcg EE + 1 mg NE; 계속 매일 투여

호르몬 대체 치료의 선택 (계속)

활성 성분	약 이름	회사	매일 전형적 양 선택
Micronized estradiol and norgestimate	Ortho-Prefest	ortho-McNeil	1 mg 17β-estradiol (지속적) 그리고 0.09 mg norgestimate (3일 주기)
Micronized estradiol and norethindrone acetate (NE)	Activella	Pharmacia	1 mg 17β-estradiol 과 0.5 mg NE; 지속적 매일 투여
혼합 경구 에스트로겐과 테스토스테론			
Conjugated equine estrogens an methlyltestosterone (MT)	Estratest	Solvay	125 mg CEE + 25 mg MT; 주기적인 용량 (3주 동안 치료, 1주는 중단)
	Estratest-HS		0.625 mg CEE + 1.25 mg MT; 주기적인 용량 (3주 동안 치료, 1주는 중단)
경피 혼합 치료			
17β-에스트라디올과 norethindrone acetate (NE)	CombiPatch	Aventis	0.05 mg 17β-estradiol 과 0.14 mg NE 또는 0.05 mg 17β-estradiol과 0.25 mg NE; 매주 2개 패치를 바꿔줌
질 에스트로겐 치료			
Conjugated equine estrogens	Premarin	Wyeth-Ayerst	0.625 mg/gram; 매일
17β-에스트라디올	Estrace	Wyeth-Chilcot	0.1 mg/gram; 매일하고 매수 1~3번
Estropipate	Ogen	Pharmacia	1.5 mg/gram; 매일
Dienestrol	Ortho Dienestrol	Ortho-Mcneil	0.1 mg/gram; 매일 그리고 매주 1~3번
Estradiol	Vagifem	Pharmacia	2주동안 매일 25 mcg tablet 그리고 일주일에 2번
질 에스트로겐 링			
Estradiol	Estring	Pharmacia	2 mg 저장기; 90일동안 매일 교체

일반적인 호르몬 대체요법 문제점

일반적 호르몬 대체요법의 문제 해결	추가적인 선택
폐경기 후 증후군 증상들	
운동량 늘리기 비타민 B6를 하루에 50~100 mg 복용. 소금/설탕 섭취의 감소.	저 용량 경구피임제로 교체 프로게스틴 상태일때 주단위로 저 용량 패치로 교체를 (예: Climara 0.025 mg) 하고 월경기까지 확장시킴. 소퇴성 출혈은 계속 될 것임. 프로게스틴 상태일 때 경구 극소량 프로게스테론을 100~200 mg qhs 사용 고려함. (진정작용과 공포감을 없애는 기능을 함) 경한 배뇨 이상 시 Maxzide 25 mg을 하루 1회 고려함.
유방 통증	
저 단위 에스트로겐 호르몬 대체요법을 재실시하고 서서히 증량시킴.	호르몬 대체요법을 안정적인 수준의 패치로 변형시킴. 프로게스틴을 norethindrone 이나 경구 극소량 프로게스테론으로 바꿈. Methyltestosterone 을 첨가함 (예: HS Estratest).
안면홍조	
3~6개월 정도 에스트로겐 용량을 두 배로 증량시킨 후 점차 줄이거나 에스트로겐을 안정적인 패치형으로 교체하거나 테스토스테론을 섞음.	
불면증	
오전에 에스트로겐을 섭취할것을 권장하고 (자극제로) 자는 시간에 프로게스틴을 변화시켜 경구 극소량 프로게스테론으로 권장함 (진정제로). 질 건조감. 에스트로겐 크림의 1/2을 주당 2~3회 자는 시간에 PV로 주거나 Estring vaginal ring을 3개월간 사용함.	
파탄성 출혈	
35세 이상인 경우 자궁 내막의 생검을 고려함 Cyclical combined or continuous sequential 방법을 고려 (그림을 보시오)	프로게스테론 삽입장치 사용. 자궁경을 시행하거나 소파술.
유방암 공포	
적합한 상담을 권함. 저단위 에스트로겐 (예: 0.3 mg CEE 또는 0.5 mg 에스트라디올) 또는 랄록시펜을 사용.	

생리 주기

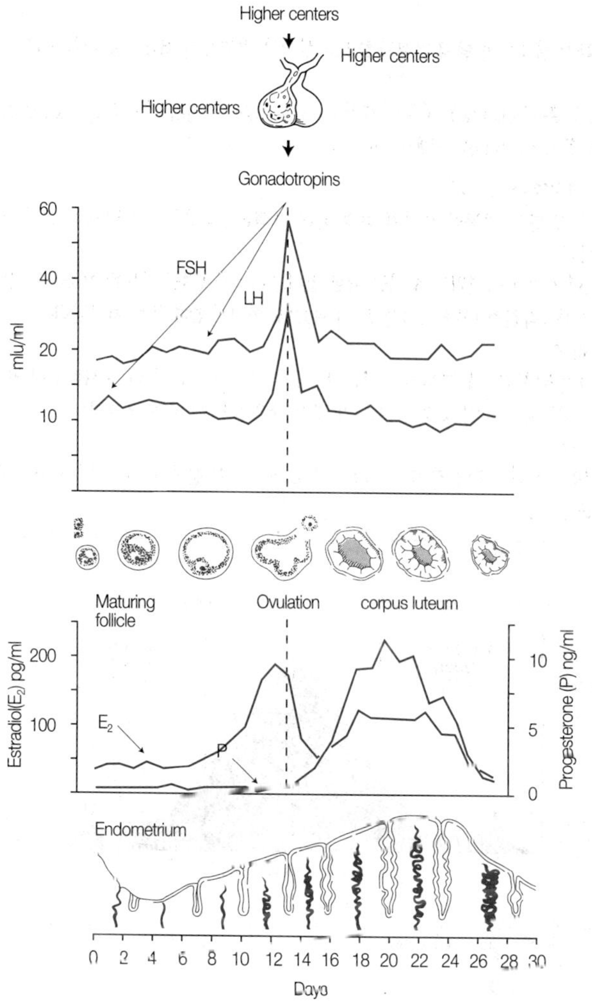
Higher centers
Higher centers
Higher centers
Gonadotropins
60
40
20
10
mlu/ml
FSH
LH
Maturing follicle
Ovulation
corpus luteum
200
100
Estradiol(E_2) pg/ml
E_2
P
10
5
0
Progesterone (P) ng/ml
Endometrium
0 2 4 6 8 10 12 14 16 18 20 22 24 26 28 30
Days

사춘기

정의

- 생물학적 신체적 발달의 진행과정으로 성적인 재생산이 처음으로 가능하다.
- 진행
  - 유방 돌출 (thelarche) → 음모 생성 (adrenarche) → 성장 최고조 (peak growth spurt) → 초경 (menarche) → 배란 (ovulation)

발생 시간에 영향주는 요인

- 유전적 (일란성 쌍둥이 사이의 초경 평균 간격은 2.2개월인 반면에 이란성 쌍둥이는 8.2 개월이다)
- 인종 (아프리카-아메리카 소녀는 백인 소녀보다 1.0~1.5년 전부터 사춘기에 접어든다)
- 영양 상태 (적절한 비만 소녀가 좀 더 빠르다; 영양실조인 경우 지연된다)
- 일반 건강
- 지리학적 위치 (도시, 적도에 가까운 곳, 낮은 고도에 사는 소녀가 시골보다 빠르다)
- 빛에 노출 (빛을 많이 못 받은 소녀가 많이 받은 소녀에 비해 빠르다)
- 정신상태
- 심한 병적 상태는 직접적 또는 간접적으로 가우시안 분포에 기여함으로서 사춘기 시작에 영향을 준다.

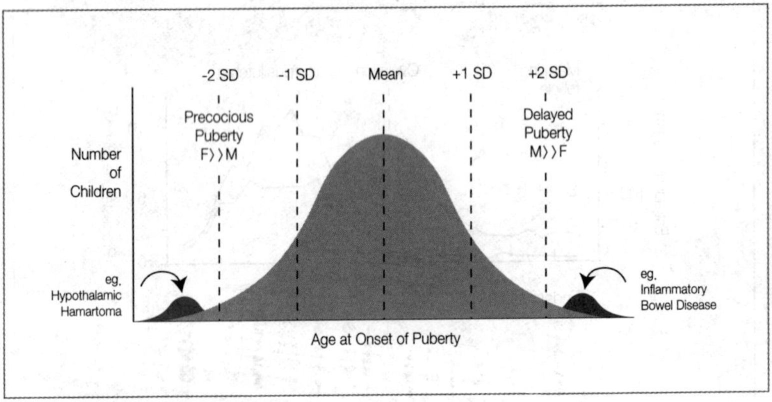

F, female; M, male; SD, standard deviation.

사춘기 동안 신체적 변화

- 유방 돌출에서 초경까지는 보통 2~3년이 걸린다.
  - 성장이 가속화된다.
  - 유방이 나타나기 시작한다 (유방 돌출).
  - 음부와 겨드랑이에 털이 자란다 (음모형성, 음모 조기 발생).
  - 성장 속도 최고조
  - 초경
  - 배란 (생리주기 절반은 초경이후 대략 1~3년이 지난 후 배란성이 된다)
- 음모 생성이 유방 돌출 보다 빨리 나타날 수 있다.
  - 아프리카 계열의 소녀에 흔하다.
- 사춘기 발생의 평균 나이 :

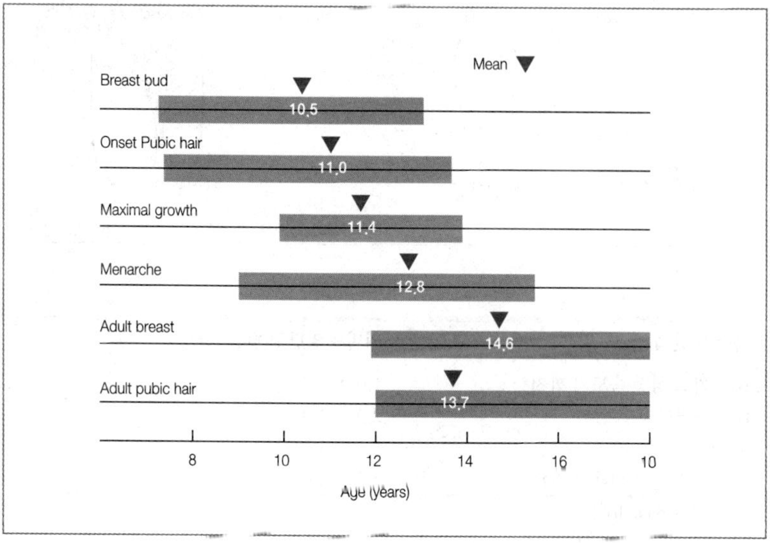

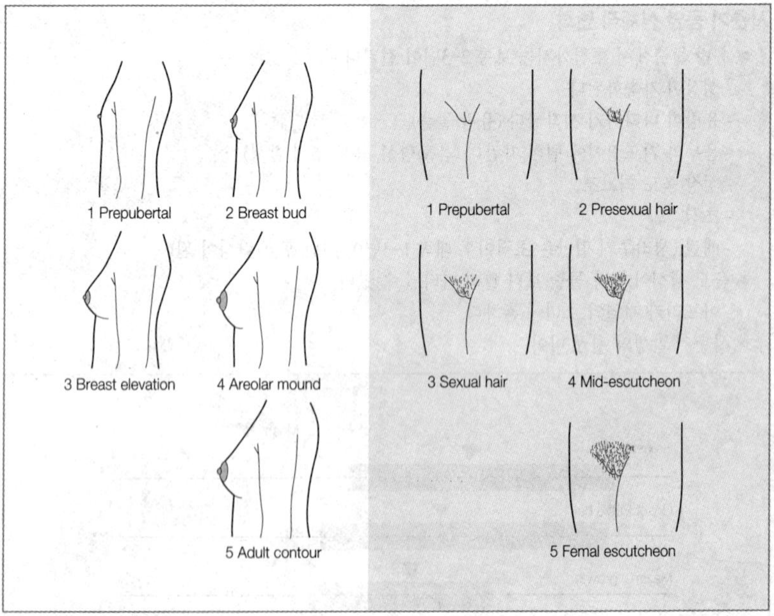

사춘기 간격	의미 + 일반적 탈선 (년)
B2 - 최고 성장 속도기 까지	1.0 ± 0.8
B2 - 초경까지	2.3 ± 1.0
B2-PH5	3.1 ± 1.0
B2-B5 (사춘기 평균 기간)	4.5 ± 2.0

B. breast; PH, pubic hair.

- Tanner staging (Marchall과 Tanner, 1969)
  - 1969년에 발전

- 낮은 사회경제적 계층의 영국 아이들 192명의 코호트에 기반함

단계	설명
유방 성장	
B1	사춘기 이전 : 젖꼭지만 융기
B2	유방 돌출
B3	선조직 유방 증가 ; 유방 윤각의 분할 없음
B4	유륜에 의해 형성된 두 번째 언덕
B5	유방과 유륜의 윤각
음모 성장	
PH1	사춘기 이전 : 음모 없음
PH2	음순의 체모 형성
PH3	음모가 치골 부위로 퍼짐
PH3	약간 외측으로 번짐
PH4	점점 더 외측으로 번져 역삼각형 형태의 체모를 이루고 내측 허벅지에 닿음

B, breast; PH, pubic hair.

사춘기 발달의 변이

지연 또는 중단된 사춘기

- 정상적인 발달 과정에 많은 변이로 인해 정의를 내리기 힘들다 (대부분 소녀는 13세 이전에 사춘기에 접어들어야 한다. 초경의 평균 나이는 16세).

Eugonadal 에스트로겐 분비가 잘 됨 (26%).

- 뮬러리안 부전 또는 Mayer-Rokitansky-Kuster-Hauser 증후군 (14%)
  - 성선 발육 부전 (gonadal dysgenesis) 다음으로 원발성 무월경의 2번째 흔한 이유
  - 무월경외, 사춘기 발달은 정상이다 (난소 존재).
  - 11~15%는 골격계 비정상이 있다 (scoliosis, phocomelia, lobster claw).
  - 최대 30%까지 한쪽의 신장 부전 또는 하나의 골반 신장
  - 진단: 정상 음모 (androgen insensitivity syndrome 과 감별하기 위해), 초음파상에서 자궁의 부재와 난소가 보인다.
  - 치료: 상담, 새로운 질 생성 (이완 또는 수술을 통해), 대리모를 써서 생식을 가능케 함.
  - 핵형 46, XX
- 질 벽 (3%)
- 무공 처녀막 (0.5%)
- Androgen insensitivity syndrome (1%)
  - 병인: 수용기 부재, 수용기 결함, 수용기 후 결함
  - 완전: 고환, 여성 외부 생식기, 뮐러리안 유도체의 부재, 질 맹관
  - 불완전: 클리토리스 확대, 음순 음낭 융기
  - 진단: 남성 테스토스테론과 음모의 감소 또는 부재 (Mullerian agenesis 와 차이점), 핵형
  - 치료: 유방 발달 후에 성선 절제술, 에스트로겐 대체 치료
  - 핵형 46, XY
- 부적당한 양성 피드백 (7%): 체질상 지연

Hypogonadal 에스트로겐의 저하 (74%)

- Hypergonadotropic hypogonadism (FSH 〉 30 mIU/mL) (43%)
  - 터너 증후군 (45, X or mosaic)
    - 출생 시 림프부종, 저신장, 거미집 목, 모반과 심장/신장/근골격계/대혈관 문제, 난모세포 고갈에 따른 흔적생식샘 (streak gonad)
    - 핵형, 신체 검진, 갑상선 기능 검사, 당, 간 기능 검사, 정맥내 신우조영술, 신장 초음파를 검사
    - 치료: 키를 위해 성장 호르몬를 먼저 주고 그 후 에스트로겐 (점차 폐경기때 보다 2배까지 증량); 그 후에는 프로게스틴; 상담

- Pure gonadal dysgenesis
  - 46, XX
    - · 특발성
    - · FSH와 LH 수용기 변이
    - · Steroidogenic acute regulatory protein, CYP17 (선천성 부신 과형성) 그리고 CYP19 변이
  - 46, XY
    - · Swyer 증후군: SRY의 점 변이 또는 SRY의 결손
  - 이차 성징 발달 소실, 정상 키 (또는 평균 이상), 정상이나 여성 유아 생식기
    - · Wilms' tumor는 염색체의 변이를 억제한다.
    - · 생식샘기능저하증, 신장질환 그리고 Wilms' tumor
    - · Camptomelic dysplasia (SOX9 gene), SF-1, DAX1, Leydig cell hypoplasia
    - · 치료: 에스트로겐, XY일 때 성선절제술 (선 종양으로 될 가능성 20~30%)
    - · LH-R 변이와 Swyer 증후군을 (-SRY) 감별해야 한다. LH-R 변이는 기준점의 부족 때문에 좀더 기술적 숱기를 필요로 한다.

- Hypogonadotropic hypogonadism (LH와 FSH 〈 5 mIU/mL) (31%)
  - 신체적 또는 체질 상 지연은 매우 흔하지만 다른 원인을 배제하는 것이 중요하다.
  - 영양 실조: 위장관 영양흡수 장애, 신경성 식욕부진, 과잉 운동
  - 내분비 장애: 갑상샘기능저하증, 쿠싱병 또는 쿠싱증후군, CAH, 고프로락틴혈증
  - 시상하부 - 뇌하수체 병인
  - Kallmann 증후군 (anosmia, hypogonadism)
    - · 시상하부에 GnRH 신경세포의 부재
    - · 치료: 호르몬 치료 (구강 피임제)
    - · Feritility treatment: GnRH 또는 성선 자극 호르몬
  - 뇌하수체 기능 부족
  - 뇌하수체 종양
    - · 두개인두종
  - 징후: 두통, 시야변화, 성장 실패, 사춘기 지연
  - 치료: 수술, 방사선 치료

사춘기 질환

지연된 사춘기 비정상의 상대적 빈도

분류			
Hypergonadotropic hypogonadism	43%		
난소 형성 실패, 비정상 핵형		26%	
난소 형성 실패, 정상 핵형		17%	
46, XX			15%
46, XY			2%
Hypogonadotropic hypogonadism	31%		
가역적		18%	
생리적 지연			10%
체중 감소/ 식욕감퇴			3%
원발성 저갑상선증			1%
선천성 부신 과형성			1%
쿠싱 증후군			0.5%
프로락틴종			1.5%
비가역적		13%	
GnRH 결핍			7%
저뇌하수체증			2%
선천성 CNS 이상			0.5%
다른 뇌하수체 선종			0.5%
두개인두종			1%
악성 뇌하수체 종양			0.5%
Eugonadism	26%		
뮬러관 발육부전 (Mullerian agenesis)		14%	
질 중격 (Vaginal septum)		3%	
처녀막 막힘증 (Imperforate hymen)		0.5%	
안드로겐 불감성 증후군 (Androgen insensitivity syndrome)		1%	
부적절한 양성 되먹임 (Inappropriate positive feedback)		7%	

Precocious Puberty (조숙 사춘기)

- 조숙 사춘기로 언급되어진 80명의 소녀들에서 진단적 분류

진단	%
조숙한 음모형성	46
조숙한 유방 발달	11
진성 조숙 사춘기	11
초기 유방 발달	11
유아의 음모	6
미성숙 월경	6
사춘기 아님	6

- Tanner 2단계의 유방과 음모를 가지고 있는 환자들은 오직 면담, 신체 측정, 성장등을 보고도 검사할 수 있으며, 성장이 정상이라면 호르몬이나 골 연령 측정은 필요없다.

정의

- 예전: 8살 이전에 유방 발달, 9살 이전에 음모 형성
- 현재 (Kaplowitz and Oberfield, 1999)
  - 7세 (백인) 또는 6세 (아프리카-아메리카칸) 이전에 유방발달 또는 음모형성
  - 7세 (백인) 이후 또는 6세 (아프리카-아메리카칸) 이후
    - 빠른 사춘기 진행
    - CNS 검사상: 두통, 신경학적 증상, 발작
    - 소녀나 가족의 정신적 건강에 영향을 주는 사춘기 진행

중심 또는 진성 조숙 사춘기

- GnRH에 의한 이른 자극 (GnRH 의존성)
- 특발성이 가장 흔하다
- CNS 종양, 감염, 선천적 비정상, 외상, 소아 원발성 저갑산성증, Russell-Silver syndrome

말초 조숙 사춘기

- GnRH 비의존성
- 말초 조숙 사춘기는 치료하지 않는 경우 GnRH 의존성 조숙 사춘기로 갈 수 있다.

Isosexual Precocious Puberty

- 난소 낭종
  - McCune-Albright syndrome
    - · G 단백질 α-subunit의 염색체 변이 (호르몬이 없는 경우 호르몬 수용체 활성화 유도); 뇌하수체 거인증, 쿠싱 증후군, cafe-au-lait spot, toxic multinodular goiter, polyostotic fibrous dysplasia
    - · testolactone을 치료한다 (aromatase 억제제).
- 종양 (adrenal or gonadal) : 조숙 사춘기 소녀의 11%는 난소종양을 가지고 있다.
- 외인성 호르몬 (약, 음식)

Heterosexual Precocious Puberty

- 골근격계, 유방형성, 음모형성의 변이와 함께 안드로겐의 사춘기 이전의 생성
- CAH
  - 21-hydroxylase의 결핍 (virilizing, salt-wasting, nonclassic)
  - 3β-hydroxysteroid dehydrogenase (classic, nonclassic)
- 외인성 안드로겐 섭취
- 안드로겐 분비 종양 (i.e., androgen masculinizing tumor)

Pseudoprecocious puberty

- 조숙 유방 발달
  - 이른 유방 단독 발달
  - 정상 골 연령
  - 진성 조숙 사춘기를 감별진단하기 위해 자세히 관찰해야 한다.
- 조숙 음모 형성
  - 이른 음모 또는 겨드랑이 체모 단독 발달 (다낭난소 증후군의 전구신호?)
  - 일반적으로 아프리카-아메리칸 소녀에게 나타난다.
  - 안드로겐 과분비와 연관되어 다른 효소의 결핍과 연관이 있을 것이다.

평가

- 골연령을 확인한다 (성장과 골연령이 증가한 것은 중심성 조숙 사춘기 또는 난소 질환의 소녀에서 더 잘 볼 수 있다).
- 높은 기저 LH 농도 와 GnRH-자극 혈청 LH 농도 = 성선자극호르몬 의존성 조숙 사춘기

치료

- 불완전 조숙
  - 조숙 유방발달 또는 음모형성 → 정기적으로 재검사
- GnRH- 와 gonadotropin- 비의존성 조숙 사춘기
  - 부신 또는 난소의 종양 → 수술
  - McCune-Albright 증후군 → testolactone (aromatase 억제제)
- 중심성 조숙 사춘기
  - 성장이 너무 느릴 경우: GnRH agonist 유도하에 뇌하수체 성선 억제 ± 성장 호르몬
  - 이차성징의 퇴행
  - 월경 출혈의 정지
  - 골 성장 저하

분류	여성	남성
GnRH 의존성 (진성 사춘기)		
특발성	74%	41%
CNS problem	7%	26%
GnRH 비의존성 (조숙 거짓 사춘기)		
난소의 (낭 또는 종양)	11%	-
고환의 (낭 또는 종양)	-	10%
McCune-Albright 증후군	5%	1%
부신 여성화	1%	0%
부신 남성화	1%	22%
이소성 성선자극 호르몬 생산	0.5%	0.5%

GnRH, gonadotropin-releasing hormone.

무월경

정의

- 2차성 성적 징후 없이 14세까지 월경이 없는 경우 (원발성)
- 2차 성적 징후가 있음에도 16세까지 월경이 없는 경우 (원발성)
- 6개월간 월경이 없는 경우 (이차성)

병인

원발성

43% 성선 부전
14% 선천성 질 부재
10% 체질상 지연

이차성

39% 만성 무배란
20% 갑상선기능 저하증/고프로락틴혈증
16% 체중 감소/식욕부진

Vaginal agenesis vs Androgen insensitivity syndrome

	Mayer-Rokitansky-kuster-hauser syndrome	Complete Androgen insensitivity syndrome
질	없음	없음
음모	있음	없음
유방	있음	있음
성선	난소	정소
자궁	없음	없음
핵형	46, XX	46, XY
다른 이상 (신장, 심장)	증가	증가하지 않는다

무월경 평가

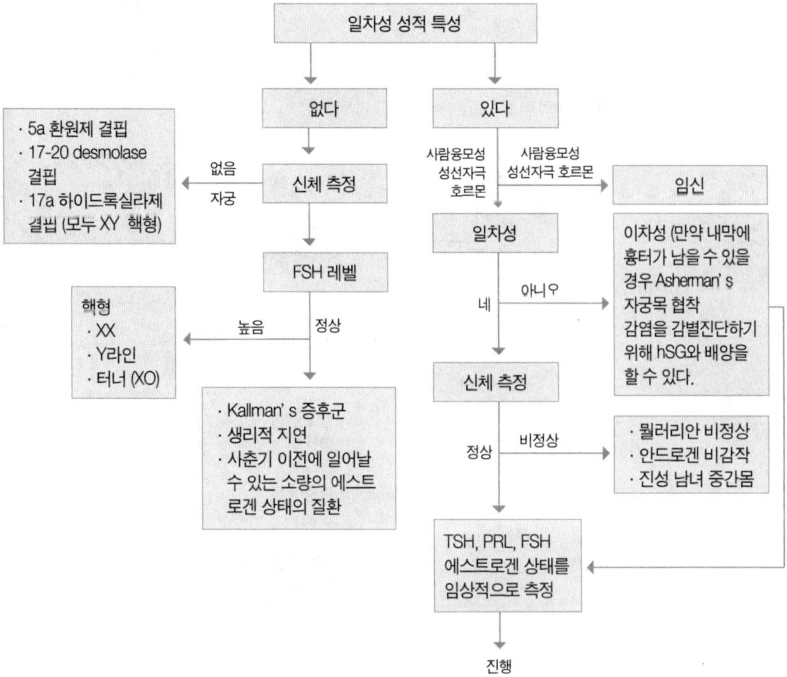

일차성 성적 특성
없다
있다
· 5a 환원제 결핍
· 17-20 desmolase 결핍
· 17a 하이드록실라제 결핍 (모두 XY 핵형)
없음
자궁
신체 측정
사람융모성 성선자극 호르몬
사람융모성 성선자극 호르몬
임신
일차성
이차성 (만약 내막에 흉터가 남을 수 있을 경우 Asherman' s 자궁목 협착 감염을 감별진단하기 위해 hSG와 배양을 할 수 있다.
FSH 레벨
아니오
네
핵형
· XX
· Y라인
· 터너 (XO)
높음
정상
신체 측정
· Kallman' s 증후군
· 생리적 지연
· 사춘기 이전에 일어날 수 있는 소량의 에스트로겐 상태의 질환
정상
비정상
· 뮐러리안 비정상
· 안드로겐 비감작
· 진성 남녀 중간몸
TSH, PRL, FSH
에스트로겐 상태를
임상적으로 측정
진행

무월경 평가

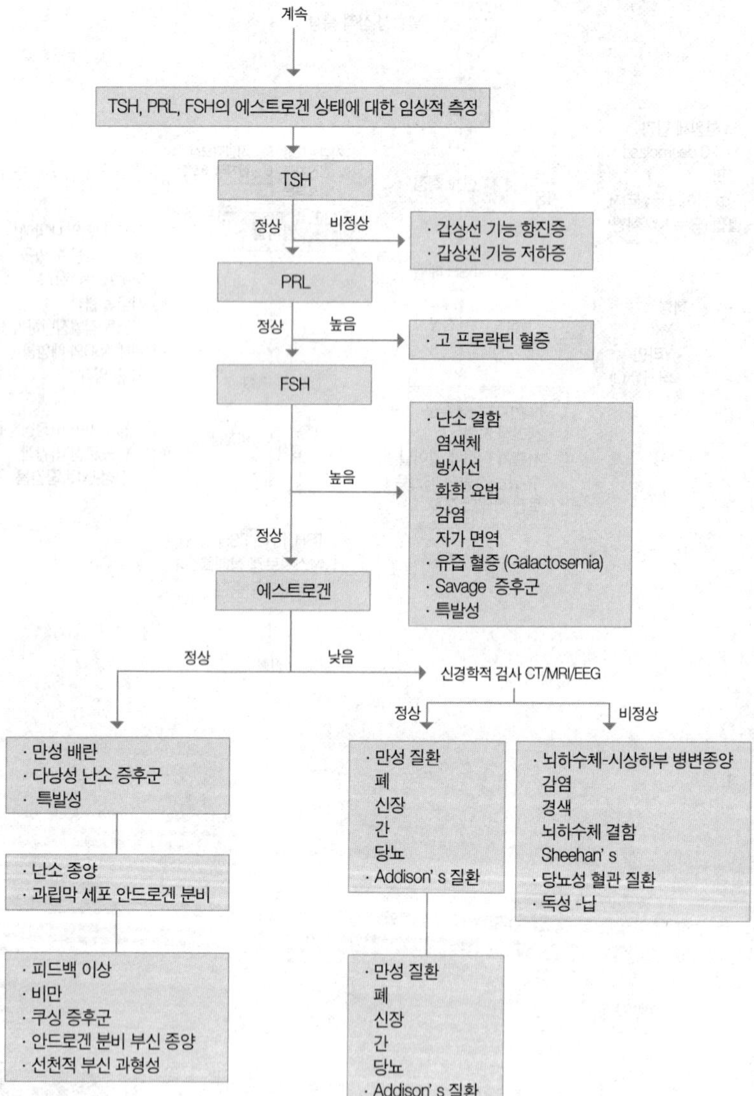
계속
TSH, PRL, FSH의 에스트로겐 상태에 대한 임상적 측정
TSH
정상
비정상
· 갑상선 기능 항진증
· 갑상선 기능 저하증
PRL
정상
높음
· 고 프로락틴 혈증
FSH
높음
· 난소 결함
염색체
방사선
화학 요법
감염
자가 면역
· 유즙 혈증 (Galactosemia)
· Savage 증후군
· 특발성
정상
에스트로겐
정상
낮음
신경학적 검사 CT/MRI/EEG
정상
비정상
· 만성 배란
· 다낭성 난소 증후군
· 특발성
· 난소 종양
· 과립막 세포 안드로겐 분비
· 피드백 이상
· 비만
· 쿠싱 증후군
· 안드로겐 분비 부신 종양
· 선천적 부신 과형성
· 만성 질환
폐
신장
간
당뇨
· Addison' s 질환
· 뇌하수체-시상하부 병변종양
감염
경색
뇌하수체 결함
Sheehan' s
· 당뇨성 혈관 질환
· 독성 -납
· 만성 질환
폐
신장
간
당뇨
· Addison' s 질환

스테로이드 생합성

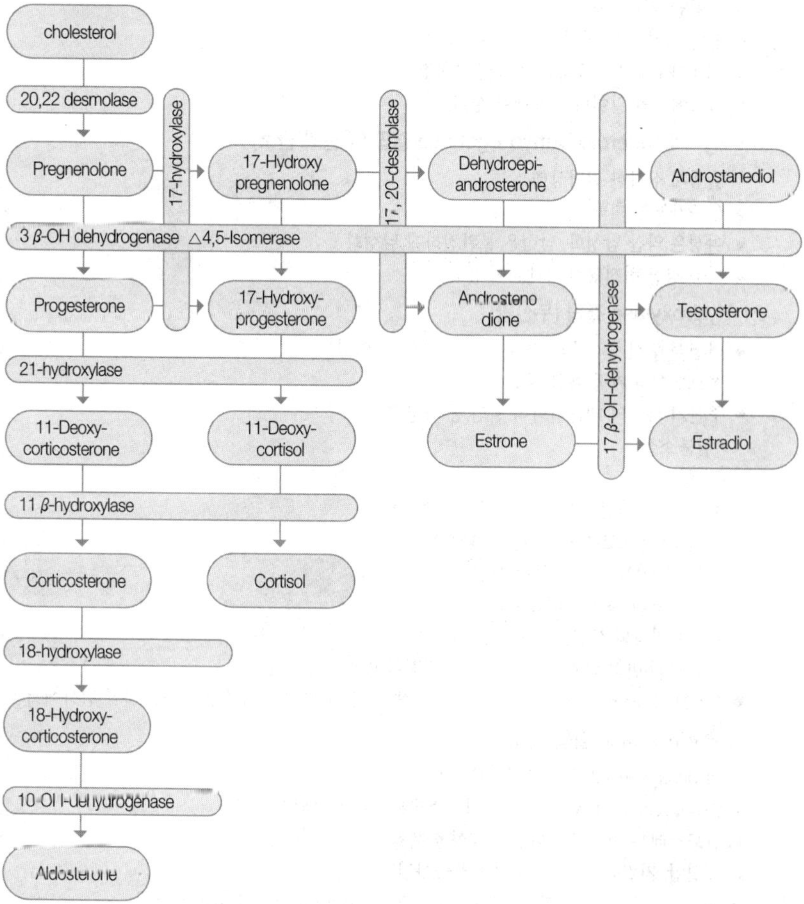

효소 결핍

20-22 Desmolase 결핍 (adrenal and ovary)

- 치명적
- 내부/외부 여성 β- 생식기
- cholesterol esters로 커진 부신

17α-Hydroxylase 결핍 (부신과 난소)

- 고혈압, 저칼륨혈증
- 영아 여성 외부 성기
- FSH 와 LH 가 상승하는 원발성 무월경
- 남아에서만 일어나는 애매한 성기

3 β-Hydroxysteroid Dehydrogenase 결핍 (부신과 난소)

- 출생시 심각한 질병상태
- 생존가능성 희박
- 여성은 약간 남성화, 남성은 불완전하게 남성화
- 더욱 경한 비전형적 사례들이 혼합

21-Hydroxylase 결핍 (부신만)

- 선천성 부신 증식증의 가장 흔한 형태 (90% 이상)
- 성모호성의 가장 흔한 원인
- 주산기 사망의 내분비학적 원인 중 가장 흔함
  - 염분소실
  - 고혈압
- 3가지 임상적인 형태
  - 염분소실 (코르티졸과 알도스테론)
  - 단순 남성화 (코르티졸만 생산)
  - Non-classic 혹은 late-onset
- 단일유전자의 상염색체 열성 유전
  - 염색체 6번의 단완에 있는 HLA와 밀접한 연관
- 17α-Hydroxyprogesterone (OHP) 증가에 의해 진단 (기본치 혹은 ACTH 자극 검사에서)

11β-Hydroxylase 결핍 (부신)

- 11-deoxycortisol 은 코르티졸로 변환되지 못함
- Desoxycorticosterone 은 코르티코스테론으로 전환되지 못함
- 알도스테론 측정치에 다양한 영향을 끼침
- 고혈압, 저칼륨성 산증 (몇년후에 좋아짐)
- Deoxycorticosterone과 S결합물의 (11-deoxycortisol) 높은 수치로 진단됨

다낭성 난소 증후군 (PCOS)

- 임신 가능 연령 여성의 8%에서 PCOS를 가진다
- 유전학

관련된 1촌	PCOS 의 위험도 (%)
어머니	35
자매	40

- PCOS 를 가진 여성의 어머니는 저밀도 지단백/안드로겐 수치 및 인슐린 저항성의 표지자가 상승되어 있다.
- PCOS 환자들은 나이가 들수록 월경주기가 규칙적으로 된다.
  난포의 숫자 감소? 혹은 inhibin 수치 저하?
- 역학적인 이론: enhanced serine phophorylation unification theory → 난소에서 CYP17 활성화 증가 (고안드로겐증)하고, 말초에서 인슐린 수용체 활성의 저하가 PCOS의 내분비적인 기능장애를 일으킨다.

임상적 징후 와 양상

월경기능장애

- 초경의 시작: 희발월경/무월경

불임

- 배란성 기능 장애

비만

- 비만은 PCOS 를 가진 여성의 35~65%에서 일어난다 (80% 이상이 사춘기 이전에 비만)
- 안드로겐이 말초지방에서 E1 으로 변환되어 자궁내막증식증을 일으키는데 기여한다.
- 지방이 인슐린 무반응을 일으킨다.

다모증

- 몇 달에서 몇 년에 걸쳐 점차적으로 발생: 대개 사춘기에 시작됨
- 안드로겐의존성 부위에 까맣고 거친 모발
- 고안드로겐혈증과 (전형적인 PCOS) 관련있고, 특발적으로 말초기관의 감수성이 증가한다.
- Ferriman-Gallway 점수는 다모증의 정도와 치료에 대한 반응정도를 측정하는데 사용된다.

다양한 다른 징후 및 증상들

- 여드름: 여드름의 정도와 혈청 유리 Testosterone와의 관계는 알려진 바 없다.

- 흑색극세포증 (Acanthosis nigricans): 종종 인슐린 저항성을 보인다; 고안드로겐혈증, 인슐린저항성-흑색극세포증 (HAIR-AN) 증후군
  - 진피과각화증과 유두종증 양상: 갈색 혹은 회색, 부드럽고, 때때로 사마귀성, 과색소 침착: 외음부 (가장흔함), 겨드랑이, 서혜부, 배꼽, 유방아래측
- 인슐린저항성 (-30%)이나 과도한 비인슐린저항성당뇨병 (NIDDM) (-8%)
- 피부연성 섬유종 (skin tags)
- 다낭성으로 보이는 난소는 진단에 있어서 반드시 필요한것은 아니다 (밑의 진단기준을 보라); 인구의 30%에서 나타남.

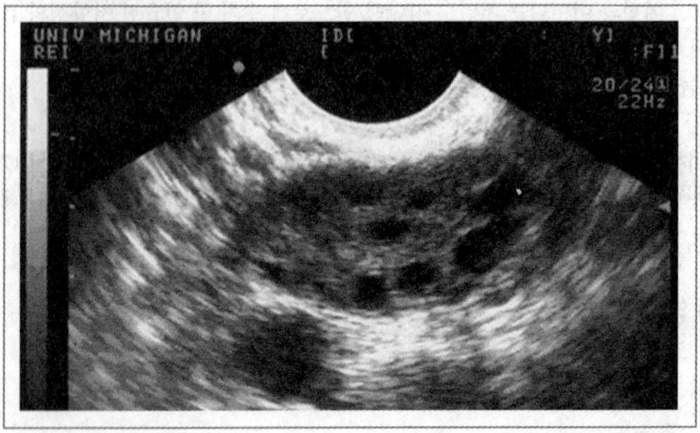

임상적인 평가

- Dr.Andrea Dunaif (개인적 의견): "PCOS는 외설과 같다. 정의하기는 힘들지만 보면 알수 있을 것이다."
- Revised 2003 Rotterdam European Society for Human Reproduction and Embryology(ESHRE)/American Society for Reproductive Medicine(ASRM)- 에서는 PCOS의 진단기준을 일치시켰다 (셋 중 두가지 이상).

1. 무배란 혹은 희발 배란
2. 임상적으로 혹은 생화학적으로 고안드로겐증의 양상을 보임 (전체 T〉70 ng/dL: A^4〉245 ng/dL, DHEA-S 〉248 mcg/dL)
3. 다낭성 난소 (각각의 난소에서 12개 이상의 난포 (2~9 mm 지름))

다른원인 (비전형적 선천성 부신 증식증 (NCAH), 고프로락틴혈증, 쿠싱증후군, 안드로겐 분비종양등)을 배제해야 한다.

PCOS의 진단 알고리즘

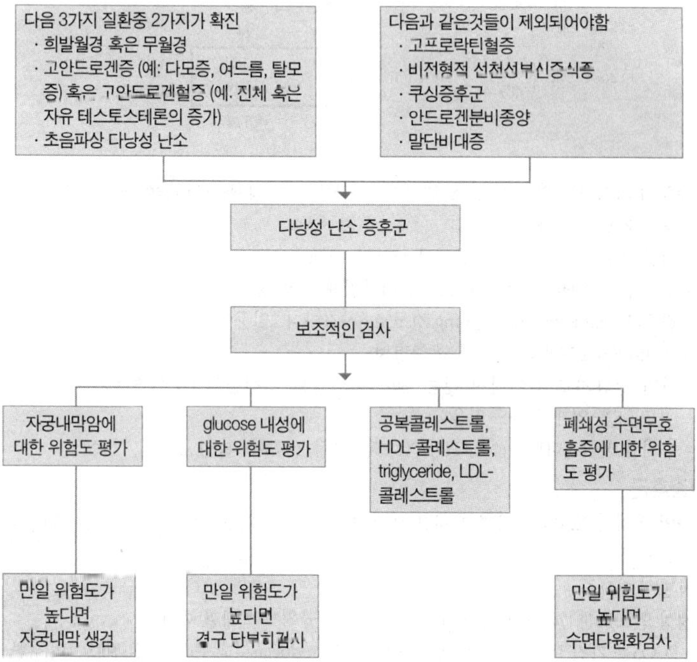

다낭성 난소 증후군의 감별진단

남성화되는 난소 혹은 부신 종양

- 남성화 증상들의 빠른 발병과 진행
- 심한 다모증: 남성적인 탈모, 클리토리스 비대, 체중증가
- 총 T 〉200 ng/dL 혹은 DHEA-S 〉700 mcg/dL
  - 반복되는 총 T 〉250 ng/dL의 양성 예측치값 → 9%; 음성 예측치는 100%

T〉250 ng/dL		종양의 존재 Y	종양의 존재 N	
1/11	Y	1	10	1/11
467/467	N	0	467	467/467
		1/1	467/477	

- 종양이 의심되는 경우에 (난소/부신정맥에 선택적인 정맥카테터술이 필요할수 있음) 조영제를 첨가한 골반과 부신의 CT
  - 제일 흔한 남성화 난소 종양: arrhenoblastoma
  - 부신 종양: DHEA-S가 700 mcg/dL 이상일때 의심
  - 진단: Dexamethasone, 0.5 mg 경구로 6시간마다 2일동안 투여
  - DHEA-S와 17-OHP, 전과 후의 측정치
  - 만일 정상치로 떨어지지 않는다면 → 남성화 부신종양 (쿠싱증후군), 일부 종양은 DHEA-S를 억제할 수도 있음
  - 수치가 떨어진다면 → NCAH와 PCOS를 의심: 17-OHP 확인 요망됨.

쿠싱증후군

- 만일 환자가 고혈압이라면 24시간 요중 코르티졸을 체크한다; 〉50 mcg 지속적이라면 쿠싱증후군
- 특발성 다모증
- 정상 안드로겐 수치인 임상적 고안드로겐증과 규칙적인 배란 주기
  - PCOS를 가진 여성에서 건강한 여성보다 5α-reductase 더 큰 증가 소견보이며, 1형 동형체 5α-reductase만 다모증의 심한 정도와 관련되어 있다.
  - Dihydrotestosterone (3α-hydroxysteroid dehydrogenase, 3형) 분해에 반응이 있는 효소는 일부 다모증 여성에 있어서 부족할 수 있다.

비전형적 선천성 부신 증식증 (Nonclassic Congenital Adrenal Hyperplasia, NCAH)

- PCOS 와 NCAH를 구별하기 위해서 17-OHP 와 P_4를 측정
  - 아침, 난포기에 측정 (일간 다양성 때문에)

- 어린이의 NCAH에서 존재하는 증상은 조기사춘기, 낭성여드름, 성장 가속화, 진행되는 골연령이 있다. 환자 어린이들은 키가 크지만 성인은 키가 작다.
  - NCAH를 가진 사람의 50%는 DHEA-S가 올라가있다.

17-Hydroxyprogesterone (17-OHP) (ng/mL)	진단
〈2	다낭성 난소 증후군
2-4	Cortrosyn 자극 검사[a]
〉4	비전형적 선천성 부신 증식증

Cortrosyn 자극 호르몬 검사: 0.25 mg 정맥주사로 adrenocorticotropic 호르몬을 주입한 후에 t=60일때 17-OHP를 측정 (아래의 목록을 보라)

t=60 17-Hydroxyprogesterone (ng/mL) :

〉10 = NCAH 유사질환

〉15 = NCAH

- 21-Hydroxylase 결핍은 (유전자: CYP21A2) (20~50% 효소활성) 다양한 유전형-표현형 패턴을 가진 상염색체 열성 유전이다. 40개 이상의 CYP21A2 변이들은 21-Hydroxylase 결핍 때문에 NCAH와 관련되어 발견된다.
  - 유병률: 1/1,000
  - 치료: 5.0~7.5 mg의 prednisone을 두 번의 용량으로 나누어 주입
  - 배란을 회복할 수는 있으나 존재하는 다모증에서는 비효율적이다; 의인성 쿠싱 증후군 (빠른 체중증가, 고혈압, 색소성 무늬, 골감소증) 검사
  - 치료의 효능은 스테로이드 혈중 농도의 최저치에서 측정된 1에서 10 ng/dL 사이의 표적 17-OHP로 고려한다.
  - 임신중의 치료
  - NCAH를 가진 임신중인 여성은 2주마다 한번씩 A^4, T, 17-OHP를 측정해야 하고, glucocorticoid 용량 (dexamethasone는 태반을 통과하고, 태아 부신을 억제할수 있기 때문에 피해야 한다; hydrocortisone이나 prednisone이 추천된다)을 증가시켜야 하며, 필요하면 임신의 각 주기별로 높은 정상치 안에서 농도를 유지하여 영향받은 여아 태아에서 모호한 성기증*이 호전된다. 임신반응검사 양성일때 치료를 시작하여 융모막검사에서 CYP21유전형에 영향을 받은 여성에서만 지속적으로 치료한다.

* 제대12주 이내에서 높은 태아 안드로겐 수치는 여성태아에서 다양한 정도의 음순유낭결합과 클리토리스 비대증을 일으킨다.; 제대 12주 이후에 안드로겐의 노출은 클리토리스비대증만을 일으킨다.

심지어 안드로겐 생산이 정상으로 억제되지 않더라도 태반의 방향화효소활성은 태아 생식기를 보호하고 남성화로부터 뇌를 보호한다.

- ACTH 자극 검사 (0분과 60분)으로 진단

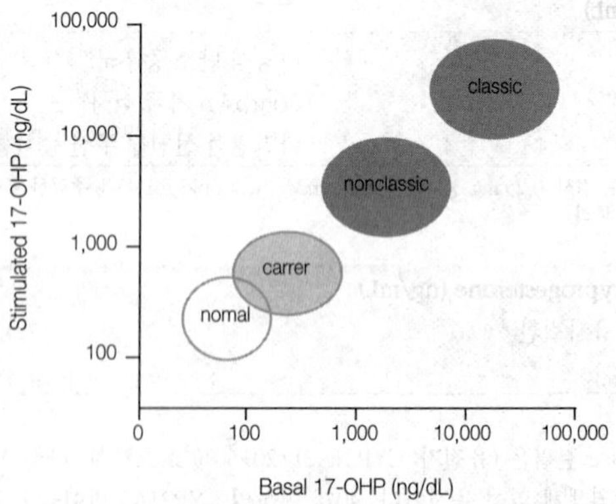

17-hydroxyprogesterone (17-OHP) 비를 0.25 mg의 cosyntropin을 정맥주사하기전과 후의 비율을 비교하여 나타낸 그림도표 (보유자 = 이형접합체)

- 3*β*-Hydroxysteroid dehydrogenase 결핍 (유전자: HSDB2) (흔하지 않고 진단에 합의된 사항이 없다.)

다낭성난소증후군의 병태생리

내분비 기능장애

황체호르몬의 과분비/상승

- 맥박의 진폭과 빈도가 상승, 황체호르몬의 생활동성 (비정상적인 황체호르몬 분비는 난소 기능부전에 이어서 나타남) 상승
  - 음성되먹임 기전이 소실 (progesterone의 [P_4] 감소)?
  - 안드로겐에 의한 뇌하수체-시상하부 축의 설계?
  - 고인슐린혈증과 고안드로겐혈증으로 인한 성호르몬 결합 글로불린의 (SHBG) 감소는 free estradiol 농도의 상승과 LH에 비교하여 FSH의 저하를 가져옴
  - 인슐린은 가장 강력한 SHBG의 억제제이다.

고인슐린혈증

- 고인슐린혈증은 SHBG를 낮추고, IGF-결합 단백질-I를 낮추며 유리 안드로겐을 높인다.
- 전체 혈청 IGF-1 농도는 PCOS에서 정상이지만 IGF-결합단백질-1 농도감소는 자유 IGF-1의 농도를 올릴 수 있다.
- IGF-I 과 II → theca 세포에서 안드로겐의 황체호르몬 자극을 상승
- 인슐린은 또한 안드로겐 생산을 직접적으로 증가시키거나 뇌하수체로부터 황체호르몬의 분비를 증가시킬수 있다.
- 허리-엉덩이 비>0.85은 (중추형 비만) 인슐린감수성과 연관이 있지만, 체질량지수는 인슐린감수성과 연관이 없다.

안드로겐 과다증

- 난소 생산: 황체호르몬 상승은 theca cell 증식증을 야기시킨다. (theca cell 기능장애) → 테스토스테론 (T), androstenedione (A^4), dehydroepiandrosterone(DHEA), 17-hydroxyprogesterone, estrone(E_1)이 상승한다. 난소 estradiol(E_2) 생산은 변하지 않는다.
- 부신은 혈청 안드로겐 상승의 두 번째 원인이다. 21-hydroxylase 혹은 3β-hydroxysteroid dehydrogenase 유전사 결함에 의한 비전형성 부신 과증식은 (NCAH) 일차적인 부신 안드로겐의 (예: DHEA-sulfate [DHEA-S]) 농도를 상승시킨다.
- SHGB 의 감소는 자유 안드로겐과 에스트로겐의 농도를 올린다 (인슐린의 증가, 고안드로겐혈증, 고프로락틴혈증에 의한 SHBG 농도의 감소).
- PCOS 환자의 30%는 경증의 고프로락틴혈증을 보인다.

임상적인 고안드로겐증과 관련된 950명의 여성안드로겐과다질환의 유병률

	환자수	전체 환자 중 인원수 (%)
전형적인 PCOS	538	56.6
배란성 PCOS	147	15.5
특발성 고안드로겐증	150	15.8
특발성 다모증	72	7.6
NCAH	41	4.3
안드로겐 분비 종양	2	0.2

다낭성 난소 증후군의 장기간 예후

다낭성 난소 증후군의 확정적 예후	다낭성 난소 증후군의 가능한 예후
인슐린 저항성; II형 당뇨	고혈압
	관상동맥질환
자궁내막 과증식증/이형성	지질이상증
임신성 당뇨	난소암 (논란의 여지가 있음)
수면무호흡증	자연 유산
(body mass index 인자를 보정한 이후에도)	(불임인구보다 더 많지는 않을것이다)

고지혈증은 plasminogen activator inhibitor를 (PAI) 상승시키는 것으로 보고되었다; PAI는 죽상동맥경화증의 독립적인 위험인자이다.

대조군과 비교했을때 PCOS를 가진 무증상 여성에서 left vestricular mass index가 높다.

PCOS와 심혈관질환과의 관계는 별 상관이 없는 것으로 나타난 연구들은 쐐기절제술을 받은 PCOS 연구 환자들이 원인일 수 있다.

II형 당뇨병: PCOS 환자에서 발병률이 3~7배 높다.

다낭성 난소 증후군의 치료

목표

- 자궁내막증식증/암의 예방
- 정상 생리주기로 복귀; 무배란/불임의 치료
- 다모증과 여드름의 개선

체중감소

- 5-7%의 체중감소 정도로 PCOS를 가진 여성의 75%에서 고안드로겐증을 감소시키며, 인슐린감수성을 개선시킬수 있고 자발적인 배란과 임신을 가능하게 한다.

- 저칼로리 식이 (1,000~1,500 kcal/일)
- 허리-엉덩이비>0.85 시 이환율이 상당히 높다.
- Metformin 이 체중감소를 자극할수 있다.

경구피임제

- 약물처방의 일차적 치료 (예: Yasmin[ethinyl estradiol, 30 mcg; drospirenone, 3 mg] norgestrel과 levonorgestrel은 피한다).
- 작용 기전: SHBG는 상승, LH의 억제, 5α-reductase와 안드로겐 리셉터 결합의 방해
- 여드름에 대한 가장 좋은 치료 (다모증은 항안드로겐약물을 추가로 필요하다.)

프로제스틴의 안드로겐 작용기전 때문에 levonorgestrel 포함하는 경구용 피임제는 피하라.

- 경구피임제는 LH를 줄이지만 정상농도까지는 줄이지 못한다.
- GnRH-agonist에 add-back을 추가하는 방법은 경구피임제 단독 치료보다 좋지 않다.

프로게스틴

- 프로게스틴을 자궁내막증식증을 예방하기 위해 매달 혹은 2, 3달마다 한번씩 준다.

항안드로겐제

- 항안드로겐제는 6~9개월 후 다모증의 치료로 효과적이다; 그러나 항안드로겐치료를 중단할 경우 재발된다.
  - Spironolactone (Aldactone, 100~200 mg/day) + OCs. 남자 태아의 불완전한 남성화를 일으킬 수 있기 때문에 반드시 피임한다. 임신하기 위해서는 spironolactone의 중단 후 2달 이상 기다려야 한다.
    - · 알도스테론 길항제, K-보존 이뇨제:
      - * 스테로이드성 효소를 억제하고 hair follicle에서 DHT 수용체에 결합한다.
      - * 비정상적 자궁 출혈을 일으킬 수 있다.
      - * 25 mg 타블렛이 일반적이고 저렴하다.

- Finasteride (Prosca, 5 mg/일), II형 5α-reductase inibitor; 훌륭하고 안전한 항안드로겐의 증상을 보여준다.
  · 순환 DHT 농도가 낮아진다; 국소적으로 효과적이지 않음; 이러한 목적으로 FDA 승인받지 못함.
  · 매 3일마다 저용량 (2.5 mg)을 사용하는것은 다모증 감소에 지속적으로 주입하는것만큼 효과적이다.
  · 피임약은 필수로 사용한다. 늦은 1 삼분기에 약물의 사용은 남자 태아에게 있어 저정자증과 다른 비정상적인 성기를 발생할 위험성이 높기 때문이다.
- Cyproterone acetate는 (Androcur) 미국에서 승인받지 못했다 (유럽과 이스라엘에서 다모증에 넓게 쓰이고 있다).
  · 안드로겐 수용체 길항제, 5α-reductase 활성도를 감소, 안드로겐 합성을 줄임.
  · 간의 암종들에 대한 보고로 이 약은 미국 시장에서 아직 나오지 못하고 있다 (beagle 동물실험).
- Eflornithine (Vaniqa, 13.9% 국소크림, 하루에 2회)
  · 비가역적으로 ornithine decarboxylase을 방해하여, 머리털 성장에 필요한 난포 polyamine 합성을 방해한다.
  · 효과는 4~8주 후에 나타난다; 복용을 멈추면 가역적이다.
  · 1% 미만으로 전신흡수가 나타나며 피부 과민증도 일어날 수 있다.
  · 분류 C에 속하는 약이다.

인슐린 민감성 약

Metformin (Glucophage)

- Biaguanide 경구용 저혈당제
- 간의 gluconeogenesis가 적어짐; 장내 당 흡수 적어짐; 말초 당 재흡수와 활용이 높아 짐; 인슐린 분비에는 변화가 없으나 공복시 인슐린 농도는 낮아짐; SHBG 상승; LH, T, PAI-I 농도 저하
  - 50% 정도에서 월경 기능의 향상을 가져온다.
- 고안드로겐증이 있건 없건 간에 사용할 수 있다.
- 만일 당과 인슐린 비가 4.5보다 낮다면 환자는 당뇨를 감별해야 하며, overt diabetes를 배제하기 위해 2시간 GTT를 첫번째로 체크한다.
  - PCOS를 가진 여성의 50% 이상에서 인슐린저항성을 가지고 이것은 비만과 무관하다.
- 크레아티닌이 1.2 mg/dL보다 높고 간기능검사 (LFT)에서 수치가 상승한다면 metformin을 피한다 → lactic acidosis 의 위험도 증가
  - Metformin은 어지럼증과 위장관 불편감을 일으킬수 있고 IV 조영제와 (예: hysterosalpingogram [HSG]) 함께 취해서는 안된다; 조영제 검사를 하기 1일 전에 약을 중단할 것을 추천한다.

- Metformin XR (최적의 용량에 대해서는 일치된 바 없다)

  500 mg —(1주일)→ 1,000 mg —(1주일)→ 1,500 mg metformin XR, QHS

- 사전조사에서 teratogenicity 가 없다 할지라도 임신 일삼분기 말기에 중지한다
- metformin을 연장해서 사용할 경우 체중감소가 일어날 수 있다

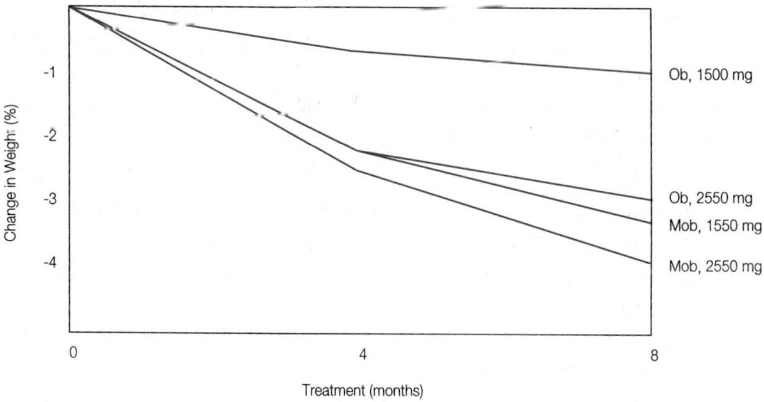

- 배란유도에 대한 위약과 metformin 단독요법의 효과는 Cochrane 데이터베이스에서 odds ratio = 3.91 (2.20, 6.95)
- 단일 무작위 위약 대조군 연구는 PCOS가 있으나 인슐린 저항성이 없는 마른 여성에서 metformin에 반응이 좋다.
- 인슐린저항성과 높은 LH vs FSH 비 일 경우 (2.5 이상), metformin을 사용했을 경우 큰 효과를 기대해 볼 수 있다.
- 효과가 있나고 결론짓기 까지 얼마나 metformin을 투여해야 하나?
  알려진 것은 없지만 인슐린과 SHBG에 2~4주내에 효과가 있다.
- Velazquez et al. (1997)에서는 다음을 발견하였다.
  - metformin 치료는 (500 mg 경구로 하루 세 번) 22명 중 21명에서 (96%) 월경주기를 회복하였다.
  - 대다수의 연구는 배란률에 대한것이고, 임신률에 대한 것은 아니다.
- CMRMN 연구 (Legro, 2007)
  - PCOS에 대해 clomiphene, metformin, 둘 다 사용할 경우를 비교하기 위해 6달간 무작위 추출 연구

- clomiphene 그룹에서 출산률은 22.5%, metformin 그룹에서는 7.2%, 혼합그룹에서는 26.8% 이다 (metformin과 다른 그룹간 비교에서 p 〈0.001).
- 다태아임신의 확률은 6% (clomiphene), 0% (metformin), 3.1% (혼합사용)
- metformin을 임신반응검사 양성 시 끊었음에도 임신 1삼분기 소실에 대해서는 차이가 없다.
- 플라시보 단독 그룹은 없다.

● metformin 이 조기임신실패를 줄일 수 있을까? 모든 후향적, 사학적인 연구, 일부 방법론적인 연구

참조문헌	임신수	자연 유산률 (%)	
		과거 대조군	Metformin 치료
Glueck et al. 2002	46	62	26
Jakubowicz et al. 2002	65	42	9
Heard et al. 2002	20	시행 못함	35
Thatcher et al. 2006	124	67	36

● Metformin과 자간전증과 주산기 사망률의 발생률 - 단일 연구로 입증되지 않은 결과
- Metformin과 인슐린치료: 32% 대 10% 의 자간전증 발생률 (p〈0.001)
- Metformin과 인슐린 혹은 sulfonylurea 치료: 11.6% 대 1.3%의 주산기 사망률 발생 (p〈0.02)

● 무작위 대조군 연구에서 meformin은 고위험군인 사람들에서 당뇨의 발생률을 감소시킨다 (3년간 31% 감소; 치료된 수는 14명).

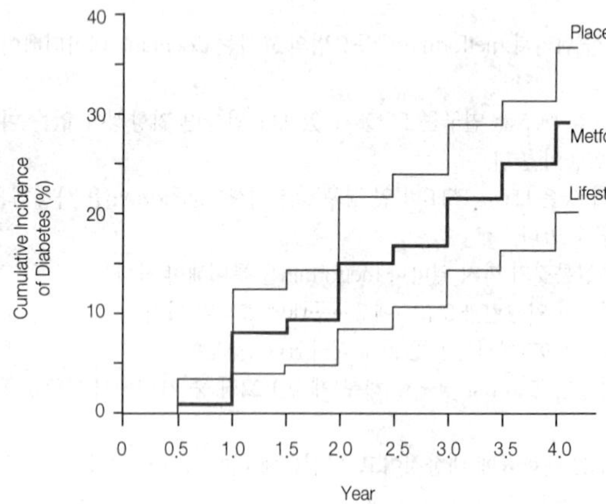

배란유도

- PCOS에서 배란 유도하는 프로토콜인 524 페이지 보시오

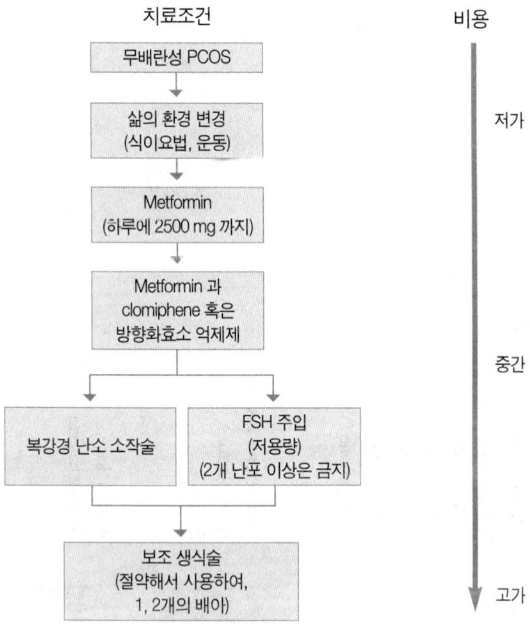

FSH, 난포자극호르몬; PCOS, 다낭성 난소 증후군

약물적 치료

물질	작용 기전	이점과 불리한점	예시	사용			
				다모증, 여드름	희발월경, 무월경	배란유도	인슐린 저하
estrogen과 progesterone의 병합요법	SHBG를 상승, LH, FSH를 억제 난소안드로겐 생성 억제; 프로게스틴이 항안드로겐으로 작용	자궁내막에 estrogen과 progesterone에 주기적인 노출; 다모증과 여드름에 효과적; 혈전증과 대사성 비정상 위험도 증가; drospirenone의 항안로겐효과	Ethinyl estradiol과 noregestimate (OrthoCyclen); ehinyl estradiol과 desogestrl (Orthocept); ethinyl estradiol과 drospirenone (Yasmin)	X	X		
항안드로겐제	안드로겐을 안드로겐 수용제에 결합하는 것을 억제	다모증과 여드름에 효과; 고칼륨혈증 (spinololactone)이나 간염 (flutamide)에 위험성	Cyproterone acetate, spironolactone, flutamide	X			
글루코코르티코이드	corticotropin을 억제하여 부신 안드로겐 생산 억제	안드로겐과다의 부신부분을 약화시킴; 당내성, 인슐린저항성, 뼈감소증, 체중증가의 장기적인 위험성	Prednisolone, dexamethasone	X	X	X	
5α-Reductase 억제제	5a-Reductase 억제	모발피지샘 단위에서 5a-Reductase의 동형체를 특별히 타겟으로 하지 않는다	Finasteride (Propecia)	X			

약물적 치료 (계속)

물질	작용 기전	이점과 불리한점	예시	사용			
				다모증, 여드름	희발월경 무월경	배란유도	인슐린 저하
Ornithine decarboxylase 억제제	ornithine decarboxylase의 억제	최소한의 알려진 효능; 국소적으로 사용	Eflornithine hydrochloride (Vaniqa)	X			
Thoazolicine diones	목표조직 농도에서 인슐린 작용을 강화 (지방세포, 근육); 난소에서 스테로이드 생성에 직접적인 영향을 줄 수 있다	인슐린, 안드로겐의 농도를 낮추는데 영향, 다모증에 적당한 영향; 체중증가와 연관	Pioglitazone (Actos), rosiglitazone (Avandia)	X	X	X	X

다모증

최신 정보

- 정의: 남성형 모발의 몸통 분포 (성적 모발 부위)
  - 얼굴: 턱수염, 콧수염, 귀밑털
  - 몸통: 가슴, 유두주위, 백색선, 복부삼각, 안쪽 종아리
- 14~45세 여성의 1/3에서 과다한 윗입술 상측의 모발을 가진다.
- 6~9%는 원치않은 턱/귀밑털을 가지고 있다
- 쿠싱병: 가장 흔한 관련 질환으로 생각되나 최종진단률은 낮음.
- 모낭은 임신 8주째에 형성된다
- 주기성 모발 성장 - Anagen (성장기): 성장하는 단계
  - Catagen (퇴행기): 빠르게 퇴화하는 단계
  - Telogen (휴지기): 쉬어가는 단계

감별진단

털과다증

1. 약물: phenytoin, streptomycin, steroids, penicillamine, diazoxide, minoxidil
2. 병적인 상태: 저갑상선증, 식욕부진, 피부근염, 포르피린증
3. 정상인 상태: 고령, 인종, 임신

다모증 (성적인 모발 증가)

내인성 안드로겐 과다생산

종양

부신: 부신피질종양, 선종, 암종
난소: 남성배세포종 (arrhenoblastomas), hilar cell, Krukenberg
뇌하수체: 샘종

비종양

부신: 선천성 부신 과증식증
- 21-hydroxylase 결핍
- 11-hydroxylase 결핍

난소: 안드로겐화된 난소 증후군

- 다낭성 난소
- 난포막과다형성 (Hyperthecosis)

초기 실험실 검사

- 테스토스테론 (>200 ng/dL 일 경우 가능성 있는 부신종양)
- DHAS (>700 mg/dL 부신증식증 혹은 종양)
- 17-OH 프로게스테론 (300 ng/dL 미만은 부신증식증을 제외한다)
- 프로락틴
- 갑상선 자극 호르몬 (TSH)
- 자궁내막 생검 (개인별로 다르게 한다)

안드로겐 생산의 원천

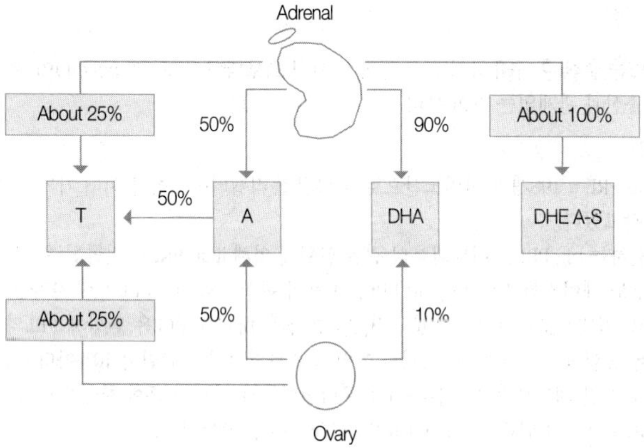
Adrenal
About 25%
50%
90%
About 100%
T
50%
A
DHA
DHE A-S
About 25%
50%
10%
Ovary

고프로락틴혈증

정의

임신 또는 출산 후 수유하지 않고 공복시 혈청 프로락틴 (PRL〉20 ng/mL)이 지속적으로 상승한것; 출산과 관계없는 젖의 분비

프로락틴

- Little PRL = 198개의 아미노산으로 구성된 폴리펩타이드이나 여러 가지 다양한 순환형태를 갖고있다.
- 순환하는 big PRL은 이황화물의 결합 환원에 의해 little PRL로 전환될 수 있다.
- 대부분 케이스들에서, big-big PRL은 PRL의 복합체와 anti-PRL IgG 자가항체로 구성되어 있고, 거대프로락틴이라고 불린다. 덜 흔하게, big-big PRL은 단합체 PRL의 공유 또는 비공유 중합체로 구성된다. 이것은 아마 고프로락틴혈증 원인의 10%이다. 거대프로락틴혈증을 가진 대부분의 환자들은 고프로락틴혈증과 관계된 흔한 증상으로 고통받고 도파민 치료가 효과가 있다 (Gibney I.JCEM 2005; 90[7]: 3927-3932).

이름	분자량	생물학적 활성	면역학적 활성
작은 PRL	22 kd	있음	있음
당화된 작은 PRL	25 kd	있음, 그러나 감소	없음
큰 PRL	50 kd	없음	있음
매우 큰 PRL	〉100 kd	없음	있음

PRL, 프로락틴

- 뇌하수체 락토트로프에서 합성되고 저장됨 (비록 도파민에 의해 조절되지 않지만, 탈락막과 자궁내막에서도 합성 가능).
- 성인 여자에서 8 ng/dL의 평균 수치; 반감기=20분
- 간과 신장에서 소실 (그러므로 신부전시 PRL상승)
- 기능 - 유선형성 → 유선 조직의 성장을 자극
  - 유즙분비 → 유선조직의 모유 생산과 분비의 자극

생리학

- 중추신경 신경전달물질에 의해 합성과 분비가 조절된다 (보통 억제성).
- 도파민 (DA; PRL-억제 요소)과 대마초제제는 락토트로프에 있는 D_2 DA수용체를 (DA-Rs) 통해 분비를 억제한다 (Pagotto 그 외, 2001).
- PRL-유리 펩타이드 (PrRP), 갑상선자극호르몬유리인자, 그리고 에스트로젠은 방출을 자극한다 (Rubinek 그 외, 2001).
- PRL 상승에 의한 GnRH 억제를 통해 억제될 수 있다.

- 낮동안 주기적으로 다양하게 분비된다 (LH폭발 때 ↑PRL) (Djahanbakhch 그 외, 1984).
- 생리주기와는 임상적으로 유의하게 변화하지 않지만 생리주기 가운데에 PRL이 미미하지만 유의한 최고치를 가진다 (Fujimoto 그 외, 1990).
- 에스트로젠 상승에 대한 반응으로 임신시 락토트로프의 비대와 증식
- PRL:
  - 임신중 점차적으로 증가하여 임신3분기에 200 ng/mL에 도달
  - 출산 2~3주 후 수유하지 않는 여자에서는 정상으로 돌아옴
  - 출산 후 수유하는 여자에서는 6개월 후 정상으로 돌아옴
  - 유방의 자극, 운동, 수면, 스트레스시 증가

아래의 증상과 징후가 있는 경유 프로락틴이 증가하는 이환률

증상/징후	프로락틴증가 (%)
무배란	15
무월경	15
유루증	30
무월경+유루증	75
불임	34

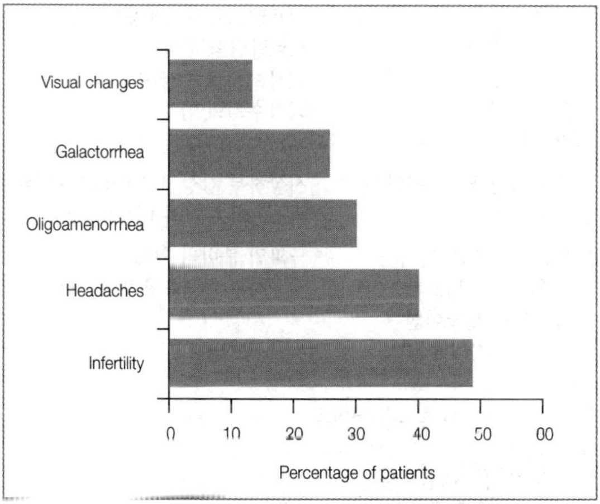

고프로락틴혈증 환자들에게서 보고된 가장흔한 증상들이다.

- ↑PRL은 용량의존적 DA분비를 촉진해서 GnRH 뉴론의 D1수용체를 통해 GnRH의 박동성 분비를 억제하고 β-endorphin의 뉴론계의 활성화에의해 GnRH의 분비를 억제한다 (Seki 그 외 1986).
- 부검: 27%의 여자에서 뇌하수체 샘종 (Burrow et al, 1981) (부검에서 프로락틴의 분비 발생율: 11%)

고프로락틴 혈증의 잠재적 원인

원인	예	기전
생리학적	· 임신 · 유방자극 · 모유수유 · 스트레스 · 운동 · 수면	· 에스트로겐 수치의 상승 · 자율신경계를 통한 도파민 억제 · 도파민 자극의 감소
뇌하수체 이상	· 뇌하수체 종양: 미세 또는 거대프로락틴종양, 샘종, 시상하부 줄기의 방해, 뇌하수체염 (염증) · 말단비대증 · 쿠싱 증후군 · 빈 안장 증후군 · 라스케주머니 · 침윤성 질환 (결핵, 사르코이드증)	· 시상하부로부터 도파민 이동 그리고/또는 성장호르몬과 프로락틴 분비의 방해 · 성장호르몬분비선종으로부터 프로락틴의 분비 · 코르티코트로프샘종으로부터 프로락틴의 분비 · 뇌하수체의 손상 또는 퇴화 · 뇌하수체의 압축 · 뇌하수체의 침윤
시상하부 이상	· 일차적 갑상샘기능저하증 · 부신 기능 부전	· 시상하부 갑상샘자극호르몬분비호르몬의 증가와 대사의 감소
약물	· 항정신약물 (페노티아진, 할로페리돌, 부티로페논, 리스페리돈, 모노아민 옥시데이즈 저해제, 플록세틴, 설피라이드) · 항구토제 (메토클로프라마이드, 돔페리돈) · 항고혈압약물 (메틸도파, 칼슘채널차단제, 레셀핀) · 삼환계항우울제 · 아편계 · 에스트로겐	· 도파민 분비의 억제 · 시상하부 아편수용체의 자극 · 시상하부 아편수용체의 자극

원인	예	기전
약물 (계속)	Verapamil 프로테아제 억제제	· 락토트로프에 양성 작용 · 알려지지 않음
신경학적	흉벽 손상 척수 손상	· 뇌하수체 문맥 순환으로 · 도파민을 분비하게 하는 중추신경로를 방해하는 말초의 자율신경계조절; 유두의 자극에 의해서도 동일한 신경적 활동을 경유하여 나타난다.
프로락틴생산의 증가	다낭성 난소 증후군 난소절제술	· 보통 일시적
프로락틴 제거의 감소	신부전 간부전	· 프로락틴의 중추적 자극에 더하여 체순환으로부터 프로락틴의 덜 빠른 제거
비정상 분자	거대프로락틴혈증	· 프로락틴이 면역글로불린 G항체와 결합함으로써 프로락틴 중합체 형태를 형성하여 프로락틴 수용체에 결합할 수 없음
원인 불명	알려지지 않음	알려지지 않음

- 뇌하수체 락토트로프섬은 자발적 또는 에스트라디올 (E_2) - 의존적 세동맥단락의 생성을 통한 도파민의 정상 긴장성 억제효과로부터 분비된다 (Elias and Weiner, 1984).
- 일반 인구의 10%에서도 발견된다 (대부분 무증상).
- 고프로락틴 혈증 여자의 50%에서 발견된다.
- 유병율은 (a)PRL농도가 높을 수록 (b)증상이 심할 수록 증가된다.
- 고프로락틴혈증의 유전적 소인은 DRD2유전자 7엑손의 1다형성이 과다한 동형접합성에 의한 것으로 추정된다 (Hansen, 2005).
- 미세선종<1 cm - 부검결과 27%의 유병률 (Burrow 그 외, 1981)
  - 미세선종의 크기 증가는 드물다 (5% 이하) (Schlechte 그 외 1989).
  - 대부분 자발적으로 소실된다.
- 거대선종>1 cm와 보통 PRL>200 ng/mL.

프로락틴선종 (가장흔함)

- 큰 종양을 갖고 있는 환자더라도 정상 또는 약간의 PRL이 상승할 수 있다.
- 앞뇌하수체의 양측날개에 가장 흔히 발견된다.

뇌하수체의 크기와 혈청 프로락틴 농도 (ng/mL) 사이의 관계

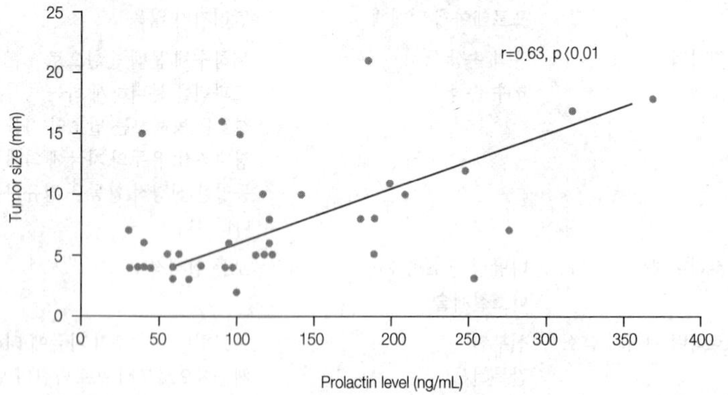

- 유병률은 알려지지 않았다.

- 프로락틴선종에 의한 다른 뇌하수체 호르몬 분비 감소의 위험도는 프로락틴선종의 근접도와 그들의 총 세포수와 관계된다: 선뇌하수체호르몬의 최대에서 최소의 영향을 주는 성질의 연상기호 → GnTAG (%세포들의 숫자와 연관이 있다)
  - 성선자극호르몬 (5%,락토트로프와비슷), TSH (5%), ACTH (20%), GH (50%), 항이뇨호르몬 (드물다, 뇌하수체후엽)

말단비대증

- 성장호르몬분비 뇌하수체샘종
- 연관증상: 큰턱증, 이갈라짐, 다한증, 손목굴증후군
- 진단 ~ 7년전부터 환자는 증상을 경험한다.
- 성장호르몬이 PRL 수용체에 결합할 수 있다 (그러나 PRL은 GH수용체에 결합하지 않는다).
- ~20%의 성장호르몬 분비 뇌하수체 샘종은 PRL의 과분비를 동반한다.
- 자기공명영상 (MRI)에서 보이지 않는 성장호르몬 분비 뇌하수체 샘종에서는 혈청 IGF-1을 측정한다 (나이와 성별에 따라 보정된 IGF-1농도가 필요); IGF-1은 성장호르몬에 반응하여 간에 의해 일차적으로 생성된다.
- 진단: 기저 공복 성장호르몬과 IGF-1의 증가; 1시간 포도당 (100 mg) 유발검사는 말단비대증이 있는 환자에서 2 ng/mL 미만 GH농도를 보이지 않는다.
- 현재, 수술이 말단비대증 치료의 첫 번째 선택이다.

쿠싱 병

- 진단: 24시간 소변의 유리 콜티졸 분비의 증가와 낮은 농도 덱사메타존에 대한 비정상 코티졸 억제력
- ACTH분비하는 샘종. 쇄골뼈 위/등 뒤쪽의 지방 증가
- 환자들에게는 털이 많고 거친 얼굴형태, 관절염, 쇄골뼈 위/등 뒤쪽의 지방이 많다.
- 10%에서 PRL을 분비

다른 뇌하수체 종양

- 임상적으로 기능 없는 뇌하수체 종양 (대부분은 성선자극종양으로 분류; PRL은 보통 도파민 길항제 의해 감소), 림프구성 뇌하수체염, 두개인두종, Rathke' s cleft cyst, TSH-뇌하수체샘종 (가장 드뭄)

락토트로프 과증식 (Lactotroph hyperplasia)

- 부섬에서 뇌하수체의 8%
- 미세선종과는 수술에 의해서만 구별가능
- Follistatin이 특이 표지자이다.

빈안장증후군 (Empty sella syndrome)

- 선천적 혹은 후천적 안장 가로막의 (sella diaphragm) 결함
- 거미막하공간의 터키안내의 확장의 결과로 뇌하수체의 눌림과 터키안장의 확장
- 5~10%는 고프로락틴혈증이 있다 (보통 <100 ng/mL).
- MRI로 진단.
- 양성이더라도 두통 (앞쪽이 가장흔하게 국한)이 자주 동반된다 (Catarci 그 외, 1994).

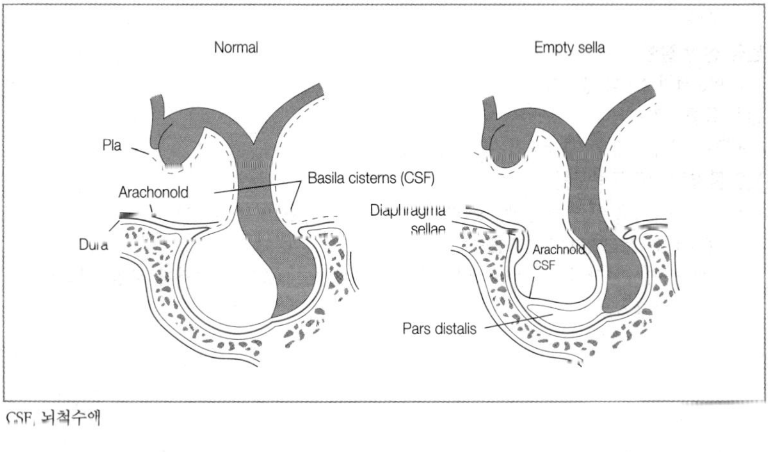

CSF, 뇌척수액

시상하부 질환

- 도파민의 정상문맥순환이 변화
- 두개인두종 (가장 흔함)
- 사르코이드증, 조직구증, 백혈병, 암에 의한 시상하부 침윤

약물적 요소

- 도파민 생산, 작용, 섭취 또는 수용체 결합의 방해
- PRL 농도는 25~100 ng/mL
- 증가시키는 약을 끊었을 때 수일내로 정상 수치로 돌아온다 (Rivera 그 외, 1976).
- 예:
  - 신경이완제 (페노티아진, 할로페리돌)
  - 항우울제 (세로토닌 재흡수 억제제, 삼환계는 아님)
  - 아편계
  - 항고혈압 (α-메틸도파, 레세르핀, 베라파밀)
  - 메토클로프라마이드 (DA-R 차단제)
- H2-차단제 (정맥내 시메티딘).

갑상선기능저하증

- 고프로락틴혈증 환자의 3~5%에서 발견된다; 일차적 갑상선기능환자의 20~30%에서 PRL이 상승한다.
- 갑상선유리호르몬 (TRH)↑에 의한 이차적 유루증→PRL↑
- 일차적 갑상선 기능저하증: 티록신 (T_4)↓→TRH↑→뇌하수체→TSH↑와 PRl↑
- 이차적 갑상선기능저하증 (뇌하수체 종양으로 부터): 정상 TSH이므로 T_4를 체크해야 한다.

만성 신장 질환

- PRL제거율↓와 생산율↑

만성 유방신경자극

- 흉부외과 수술후, 대상포진, 흉곽 손상 후

원인불명의 고프로락틴혈증

- 1/3에서는 PRL이 후에 정상으로 돌아옴.
- 거의 1/2에서는 PRL이 변화없음.
- 10%는 방사선학적으로 6년동안 추적하면 뇌하수체 종양의 증거가 보임 (Sluijmer과 Lappohn, 1992).

증가된 프로락틴의 평가

가돌리니움 조영의 (gadolinium enhancement) 자기공명영상

- 1 mm 해상도의 기술이 선호된다
- 방사선 노출없이 정확하게 연조직 영상을 볼 수 있다.

시행 검사

오전 공복 실험: PRL, IGF-1, T4, TSH
25%의 말단비대증에서 PRL이 증가하므로 IGF-1를 얻는다.
낮거나 정상 TSH와 낮은 T4를 유발하는 다른 뇌하수체 종양을 감별하기 위해 T4를 얻는다.
만일 고프로락틴혈증이 약물에 반응하지 않는 경우 특별히 고혈압 있는 환자의 경우 코르티졸, LH, FSH, a-subunit을 측정한다.
일상적 유방검진 후 정상 여성에서 혈청 PRL 수치가 급격히 변하지 않는다 (Hammond 그 외, 1996).
만일 PRL이 〈200 ng/mL인 경우 그리고 거대샘종 (〉10 mm)이 MRI에서 보이는 경우, 프로락틴샘종이 있을 가능성이 적다 (아마도 gonadotrope tumor 혹은 nonsecretory).

PRL 분석의 세가지 절차

1. PRL 검출의 상한선은 보통 180~200 ng/mL 이어서 혈액이 희석되지 않았다면, 200 ng/mL로 보고된 값은 오류일 것이고, 적절히 희석된 경우 참 값은 2000 ng/mL또는 그 이상일 것이다.
2. 매우 높은 농도에서 프로락틴은 포획항체와 신호항체 (capture and signal antibodies) 둘 다를 포화시켜 포획항체-프로락틴-신호항테 "샌드위치"의 형태를 막아 프로락틴 농도가 감소된 것처럼 나온다 (high-dose hook effect). 혈액의 희석은 이러한 경우 분석적 오류들을 제거한다.
3. 면역글로불린에 의한 거대프로락틴은 폴리에틸렌 글라이콜의 혈청 침전으로 보여질 수 있다.

관리

- 미세선종 또는 기능적 고프로락틴혈증: PRL 분비종양이 거대샘종으로 진행 위험도는 7% 미만 (Gillam, 2005)
  - MRI로 확진된 대부분의 미세선종 환자들은 PRL 수치를 통해 감시할 수 있는데, 이는 프로락틴샘종에서 PRL이 증가없이는 거의 성장이 일어나지 않기 때문이다.
- 거대샘종은 증상의 심각도와 관계없이 치료해야한다.
- 미세선종은 치료없이, 24%에서는 5년이내에 정상화되고 95%는 자라지 않는다 (Schlechte 그 외 1989).

치료의 목적

낮은 E_2 (<40 pg/mL)
골다공증/골감소증 예방을 위한 에스트로젠 치료 또는 경구피임약 (미세선종의 크기증가 혹은 혈청 PRL 증가 없음)
매년 PRL 수치 측정
정상 E_2
정상 주기
매년 PRL 수치 측정
희발월경 또는 무월경과 E_2>40 pg/mL
프로제스틴끊거나 경구피임약
매년 PRL 수치 측정

치료의 종점 (약물 치료의 효과)

- Bromocriptine (Parlodel) 또는 cabergolin은 수정률 (80%회복) 달성과 심한 유루증을 (60% 박멸) 경감시키고, 덩어리 효과를 (80~90%에서 크기 감소) 감소시키는데 이용된다.

고프로락틴혈증의 치료에 흔히 사용되는 도파민 길항제

	Bromocriptine	Cabergoline (Dostinex®)	Quinagolide (Norprolac®)[a]
도파민수용체 종류	D_1과 D_2	D_1 (낮은 친화력)과 D_2 (높은 친화력)	D_2
활성기간	8~12시간	7~14일	24시간
반감기 (시간)	3.3	65	22
사용가능용량	1.0 and 2.5 mg tablets, 5 and 10mg capsules	0.5 mg tablets	25,50,75,150 mcg tablets
전형적 용량	2.5 mg/day, 분할요법	0.5 mg/week 또는 일주일에 두번	75 mcg/day
섭취방법	1.25~2.5 mg/day로 밤에 시작. 점차 증가시켜 5.0~7.5 mg/day 그리고 최대 15~20 mg/day	0.25~0.5mg으로 일주일에 두 번 복용. 매 2~4개월 마다 혈청 프로락틴농도에 따라 0.25 mg 일주일에 두 번씩 일주일에 두번 1 mg까지 조절	25 mcg/day에서 시작. 1주동안 75 mcg/day까지 증량. Starter pack (3×25 mcg+3×50 mcg) 빠르고 간편한 적량가능
이점	오랜기간 사용되어짐; 기형유발성이 나타나지않음; 싼가격	좋은 효과; 부작용의 낮은빈도; 브로모크립틴에 저항인 환자에게 유용; 주한번 또는 주 2번	좋은 효과와 내성; 하루 한번; 간단한 정량; 뇌하수체 선택적; 임신이 확인될때 까지 사용
불이익	내성; 재발; 저항성; 하루에 여러 번 복용	임신 중 사용에 관하여는 아직 보고된 바 없음	미국 또는 일본에서는 현재 사용하지 않음
흔한 부작용	오심, 두통, 어지러움증, 복통, 실신, 기립성저혈압, 피로	브로모크립틴에 비해 부작용의 정도가 경하며 빈도가 낮다.	브로모크립틴에 비해 부작용의 정도가 경하며 빈도가 낮다.

[a] Quinagolide는 미국이나 일본의 고프로락틴혈증의 치료에 등록되어있지 않다.

갑상선 질환

산과 198쪽을 보시오.

최신 정보

- 갑상선기능부전은 1,300만 미국사람에게 매우 흔하며, 몇 종류의 갑상선 질환이 발견된다.
- 갑상선기능 저하증은 성인의 2%에서 나타나고 5~17%에서 준임상적인 갑상선기능저하정이 발생한다.
- 준임상적인 갑상선기능저하증의 조기 치료는 임신의 결과를 개선시킬 수 있다.

흔한증상

갑상선기능항진증

걱정
진전
빠른 심박수
덥다고 느낌
집중하기 어려움
근육 약화
체중감소

갑상선기능저하증

피로
약함
체중 증가
변비
기억력 손상
추위를 못참음
근육떨림
불임

갑상선 질환

평가

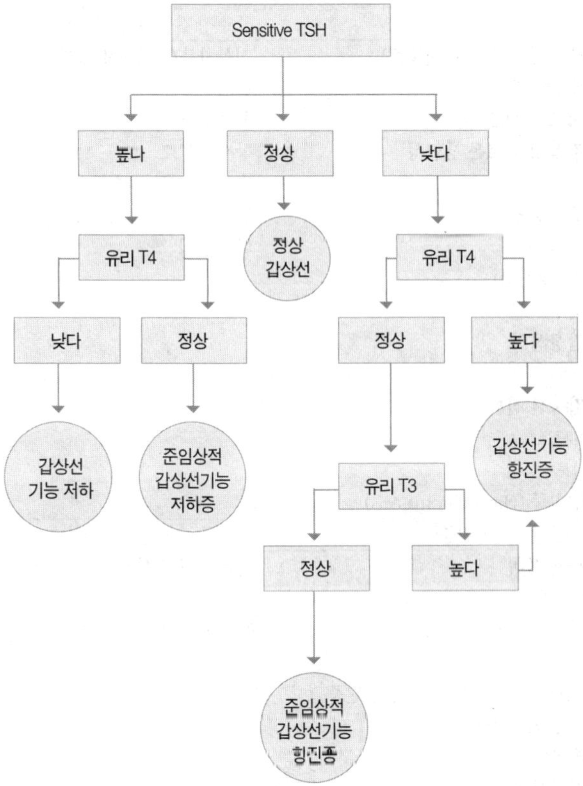
Sensitive TSH
높나
정상
낮다
유리 T4
정상
갑상선
유리 T4
낮다
정상
정상
높다
갑상선
기능 저하
준임상적
갑상선기능
저하증
갑상선기능
항진증
유리 T3
정상
높다
준임상적
갑상선기능
항진증

갑상선 질환

원인

일치성 갑상선기능저하증	중추성 갑상선기능저하증
자가면역성 갑상선염 (하시모토)	**시상하부/뇌하수체 질환**
갑상샘절제술 후	종양
방사성 요오드 치료 후	침윤성질환
비정상 갑상샘 호르몬 생합성	방사선치료
요오드 결핍	출산 후 뇌하수체 괴사
유전적 효소결핍	림프구성 시상하부염
항갑상선 약물	머리 손상
갑상선 염 (일시적)	
무통성 갑상선염	
아급성 갑상선염	
출산 후 갑상선염	
침윤성 갑상선 질환	
사르코이드즈	
아밀로이드증	
혈색소 침착증 (Hemochromatosis)	

일차성 갑상선기능항진증	중추성 갑상선기능항진증
높은 방사핵 섭취	**높은 방사핵 섭취**
그레이브스 병	TSH-분비 뇌하수체 샘종
독성 결절성 고이터[a]	갑상샘 호르몬 저항성
독성 결절[a]	
HCG에 의해 유도된 갑상샘기능 항진증	
낮은 방사성 핵종 섭취	
갑상샘염 (일시적)	
무통성 갑상샘염	
아급성 갑상샘염	
출산후 갑상샘염	
과도한 갑상선호르몬	
갑상선외 위치한 갑상샘 조직 (struma ovarii)	

[a] 방사성 핵종의 섭취는 정상범위에 있을 수 있다.

불임의 기본사항

최신 정보

- 12%의 부부에서는 아이가 없다.
  - 설명할 수 없는 저수정률 (subfertility) 부부의 18개월 기간 이후의 월별 임신율 (pregnancy rate) → 1.5~3.0%
  - 첫 방문 후 설명할 수 없는 1년과 3년 저수정률 부부의 누적 임신률은 각각 13%와 40%이다.
- 대략 50%의 건강한 여자에서 임상적으로 처음 생리 2주기 동안 임신이 되며, 처음 6개월 사이에 80~90% 사이에서 임신을 한다 (Gnoth 그 외 2003, Wang그외, 2003).

정의

- 저수정율 (Subfertility)
  : 6개월 동안 피임하지 않은 부부관계 이후의 임신 실패 (Gnoth, 2005)
- 수정능력 (Fecundability): 임신율, 보통 매월
  - 정상 → 20%
  - 3년 동안의 불임력 있는 38세 여성 → 2%
- 생식능력 (Fecundity): 1개월당 출산율

원인

불임의 원인	%
난관 요인	11
자궁내막증	6
난소 기능부전	6
난소 예비 감소	7.9
자궁 요소	1.3
남성 요소	18.5
다른요인[a]	7
설명할 수 없는 원인[b]	12
다양한 요인 (여자만)	11.7
다양한 요인 (여자+남자)	18.4

[a] 면역학적 문제, 염색체 이상, 항암치료, 심각한 질환을 포함한다.
[b] 부부 양쪽 다 분인이 원인이 없는 경우

엄마의 나이

- 엄마의 나이에 따라 수정율이 감소한다.

나이	저수정율 (%)
≤30세	25
30~35세	33
35~40세	50
〉40세	〉90

정자기증 프로그램에서 축적 임신율에 대한 나이의 영향

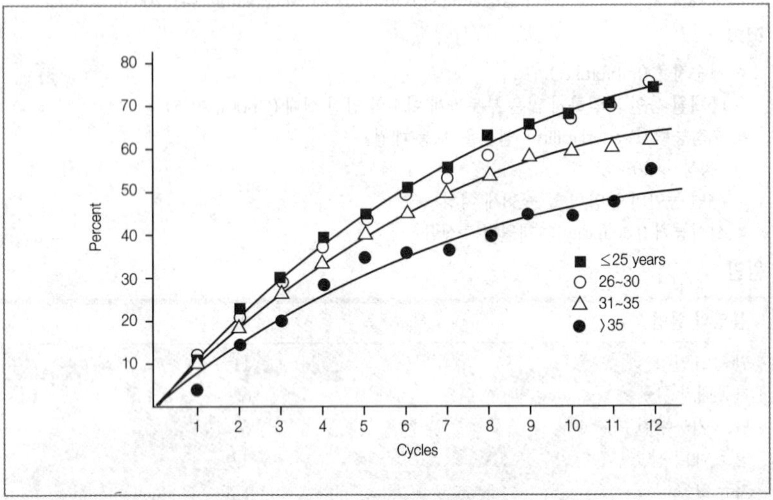

나이가 어린 그룹 (〈31살)에서 나이가 많은 그룹과는 현저한 차이를 보였다.

불임 부부에 대한 진단적 평가

- 병력
  - 자궁내막증, 조기폐경에 대한 가족력
  - 수술과거력
  - 월경 불순
  - 월경통, 성교통
  - 성기능장애
- 신체검사/경질초음파
  - 자궁모양
  - 난소 형태와 동난포 (antral follicle) 수
  - 난소 낭종 존재여부
- 검사실 검사
  - 프로락틴/TSH
  - 난소 예비능의 (ovarian reserve) 평가 (524쪽 참고)
    - · D3FSH 와 에스트라디올
    - · CCCT
  - 정액분석 (526쪽 참고)
- 난관 소통 검사법
  - 자궁관조영 (HSG)
    - · 생리주기 6~12일째 시행
    - · 고위험 환자에서는 예방적 항생제를 고려한다.
      * HSG 전날밤 아지스로마이신 1g을 취침 전 경구 투여한다.
      * HSG 전날밤과 검사 시행하는 날 낮에 독시사이클린 100 mg을 경구로 두번 투여한다.
    - · 만일 HSG에서 난관수종이 보인다면 광범위항생제로 치료한다 (독시사이클린 100 mg bid for 7~10 days).
- 복강경
  - 초음파 상 자궁내막증의 증거가 있거나 ART를 원하지 않는 환자에서는 일찍 시행한다.
  - ART를 받는 환자에서는 난관수종의 제거가 IVF성공률을 증가시킬 것이다 (534쪽 참고).

난소 예비능의 감소 (Diminished ovarian reserve)

정의

- 난소예비능감소는 (DOR) 적은 숫자의 정상 난자와 낮은 질의 난자를 가진 상태를 나타낸다 (Scott 그 외, 1995).

배경

- 나이의 증가는 수정율의 감소 (임신능력의 감소), 출생율의 감소, 초기여포기의 FSH농도 상승, 유산율의 증가와 불량 자극에 의한 IVF 실패율의 증가와 연관이 있다 (Pearlstone 그 외, 1992; Pellestor 그 외, 2003; Stein, 1985).
- 젊은 나이, 반복적 정상적 주기를 가진 여성들도 수차례의 IVF도 불구하고 아이를 갖지 못 하고, 여러번의 유산을 경험하거나 외부의 성선자극 호르몬에 잘 반응하지 않는다.
- 1969년~1994년 동안, 30세 이후 첫 아이를 가지는 여성의 수는 4.1 → 21.2%로 증가하였다 (Heck 그 외, 1997).

함축

- 낮은 난소예비능을 가진 여자는 IVF주기와 자연 주기에서 낮은 수정율을 가진다.
- 이러한 여자들은 난자를 기증 받거나 입양에 대해 상담 받아야 한다.
- 이는 그들이 배란하지 않는다는 것을 의미하는 것이 아니라, 그들이 성선자극호르몬에 영향을 받지 않거나 경구 배란유도에 의해 영향을 받지 않거나 좋은 난자를 그들의 난소에 보유하지 않고 있음을 의미한다.
- 공격적인 수술에 착수하거나 불임치료에 착수하기 전 일부 환자에게 난소예비능시험을 하는 것이 바람직하다.
- 나이는 말할 것도 없고, FSH가 증가한 여성에게서 다운증후군 발병율은 증가한다 (Van Montfrans 그 외, 1999).

호르몬 실험

절차

- 다양한 호르몬 측정방법에 따라 같은 혈청 시료로 부터 다양한 호르몬 수치가 보고된다; 호르몬 측정방법을 기존의 연구들과 비교 조정 하는 것이 중요하다 (Sharara 그외, 1998).
- Dr Toner' s rule of thumb (Toner, 2003)

Age = 난자의 질, CD 3 FSH = 난자의 양

난소예비능검사는 불임치료 전에 난자의 숫자와 질을 결정한다.

3일 FSH, E_2	생리 3일째 FSH가 〈10이 정상. 10에서 14는 회색영역으로 농도가 오를수록 수정율이 감소. FSH〉14면 매 생리주기마다 출생율의 확률이 〈1%이다 (Levi 그 외, 2001). E_2는 생리 3일째 60 미만이어야 한다. 더 높은 농도는 나쁜 예후를 나타내는 이른 난포동원을 의미한다.
Clomipheme citrate challenge test	난소예비능의 더 광범위한 실험. 35세 이상의 여자, 흡연자, 하나의 난소 또는 설명되지 않는 불임은 난소예비능의 감소를 추측할 수 있다. 생리주기 3일째 기준은 클로미펜 싸이트레이트를 생리주기 5~9일에 100 mg 주입하고 10일에 FSH를 반복한다. 10일 FSH 역치는 3일째와 같아야한다.

E_2, estradiol; FSH,follicle-stimulating hormone

- 클로미펜 싸이트레이트 유발검사 (CCCT) 작용기전
  - Clomid는 시상하부와 뇌하수체에서 E_2의 작용을 막아서 저에스트로겐 상태와 비슷하게 한다 → 시상하부 - 뇌하수체 축은 FSH 방출을 일으킨다.
    - 정상의 건강한 코호트 여포를 가진 여성은 클로미드를 제거하고 FSH를 억제하기에 충분한 E_2와 inhibinB를 생산한다.
    - 불량한 코호트와 나이든 여포를 가진 여자는 E_2 또는 inhibinB를 충분히 생산할 수 없어서 클로미드를 제거하고 FSH를 억제할 수 없다, 그러므로 FSH는 높다.
    - CCCT에 대한 메타 분석 연구는 부가적 비용과 약물 노출 측면에서 기초 FSH (D3)와 CCCT 예측 사이에 거의 차이가 없다는 결론이다 (Jain 그 외, 2004).

남성 불임 요소 평가

정액 분석

- 첫번째가 비정상이면 2번더 시행한다; 일회 시험은 충분하지 않다. 환자는 정액을 모으기 전 2~3일 금욕해야한다.
- 자위행위에의해 또는 특별 정액체취용 콘돔을 사용한 성교에 의해 모아진 것은 정자에 해로운 물질이 포함되어있지 않다.
- 집이나 실험실에서 모아진 것은; 운송할 동안에도 실온에서 보관되어져야 하고 체취 1시간 이내에 검사가 실행되어져야 한다.
- 변수가 시간에 걸쳐 매우 다양하고 (수정가능한 남자들 사이에서 조차), 그리고 계절의 변화에 따라 다양하다.

변수	참고치	가능한 병리
부피	1.5-5.0 mL (pH,7.2)	낮다: 사정기능장애, 생식샘기능저하증, 채집기술 부족 산성 정자: 사정관 막힘, 곧은 정관의 선천적 결함
농도	>2,000만/mL	무정자증 또는 정자부족증: 정계정맥류, 유전적, 잠복고환증, 내분비병증, 약물, 감염, 독성 또는 방사선, 폐쇄, 원인불명
전체 움직이는 숫자	≥1,000만	-
운동력	>50%	정자무력증: 지속된 금욕, 항정자항체, 부분적 폐쇄, 감염, 정자 구조 결함, 원인불명
정상 형태	>30%, 정상 (세계보건기구, 1999) >14%, 정상 (Kruger과 Coetzee, 1999)	기형정자, 정계정맥류, 유전적, 잠복고환, 약물, 감염, 독 또는 방사선, 원인불명
Indirect immunobead assay (정자항체)	≥20%	관폐쇄, 이전 성기감염, 고환 외상, 그리고 이전 정관정관이음술 또는 정관고환이음술 (50~70% 유병률)

전체 움직이는 숫자 (Total mobile count)

- 정액 처리 전 전체 움직이는 숫자 (TMC) (백만 = 부피 × 농도 × %움직임):
- 천~2천만: IUI 시행이 도움이 됨.
- 5백만-천만: 체외수정 (IVF)
- 〈5백만: 세포질내 정자 주입법 (ICSI)

형태학 (Morphology)

형태학	그 외	추천
〉4%	관계없음	IUI
≤4%	IMC〉백만 운동성〉50% ≥2개 난포	4회 IUI
≤4%	IMC〈백만 운동성〈50%	세포질내 정자 주입법/ 체외수정

IMC, inseminating motile count; IUI, intrauterine insemination.

항정자 항체 (Antisperm abtibodies)

- SperMAR 20% 이상인 경우 immunobead 검사가 필요하며, 꼬리보다 머리 결합 항체가 더 나쁘고 50% 초과의 머리 결합 항체는 예후가 좋지 않다 (Clarke et al., 1985).
- 50% 초과의 정자가 항체에 묶여 있을 때 임신율은 낮다 (Ayvaliotis et al., 1985).
- 세포질내 정자 주입법은 항정자 항체 (ASAs)의 부작용을 피할 수 있다.
- 정상 정자 농도, 정자 접합, 또는 비정상 성교 검사를 동반한 독립된 정자무력증은 (asthenospermia) ASA검사를 한다.
- 직접 검사를 통한 정자의 표면에서 ASAs를 찾는 것이 간접 검사를 통한 혈청이나 정장에서 (seminal plasma) 발견된 ASAs보다 더 의미가 있다.
- ICSI에 사용될 정자라면 ASA 검사는 필요하지 않다.

원형 세포 (Round cells)

- 백혈구와 미성숙 배아세포는 비슷한 형태이고 원형 세포라고 정의된다.
- 〉5백만/mL 또는 〉10/high power fields (high power fields = 40×magnification)일 때, 세포학 염색법과 면역조직화학적 기법을 이용해 식별해야만 한다.
- 겸한 전립샘염, 부고환염? (치료: ciprofloxacin 〔Cipro)).

호르몬

- 뇌하수제-생식샘 축의 검사 (비정상 발생수 1.7%); 정자 농도가 〈천만/mL 이거나 손상된 성기능, 또는 특이 내분비병증을 암시하는 다른 임상학적 소견이 있은 경우 검사한다

- 테스토스테론: 프로락틴 분비 종양이나 저생식샘자극호르몬증일 경우 ↓
- 만약에 낮다면, 총 테스토스테론과 자유 테스토스테론의 반복 측정을 해야한다.
- 난포자극호르몬: 배아세포 무형성증에서 ↑
- 프롤락틴: 성욕/발기부전 ↓
- 갑상선 자극 호르몬: 고프롤락틴혈증 유발

임상 상태	난포자극 호르몬	황체화 호르몬	테스토스테론	프로락틴
정상 정자발생	정상	정상	정상	정상
저생식샘자극호르몬 생식샘저하증	낮음	낮음	낮음	정상
비정상 정자발생[a]	높음/정상	정상	정상	정상
완전 고환 불능/ 고생식샘자극호르몬 생식샘저하증	높음	높음	정상/낮음	정상
프롤락틴 분비 뇌하수체 종양	정상/낮음	정상/낮음	낮음	높음

[a] 비정상 정자발생을 갖고 있는 많은 남자들은 정상 혈청 난포자극호르몬을 갖고 있다, 하지만 혈청 난포자극호르몬의 분명한 증가는 정자 발생에서 비정상 소견의 명확한 표지자이다.

낭성 섬유증 유전자 변형 (상염색체 열성)

- 선천적 양측 정관 없음 (CBAVD)과 낭성 섬유증 (CF) 7번 염색체의 막 통과 조절 유전자 사이에는 강한 연관이 있다.
  - CBAVD은 남자의 70~80%에서 CF 유전자에서의 변이와 관련 있다.
  - 불임 남성의 1%에서의 CBAVD
- CF 유전자 변형 외에도, 두 번째 유전적 원인은 중간콩팥관의 (mesonephric ducts) 비정상적 분화를 포함한다.
- 폐쇄성 무정자증을 갖고 있는 환자에서 더 흔한 진단 중 하나이다.
- 적은 정액 부피 (〈1 cc), pH〈7.0
- 환자의 상대자가 CF 보인자일 수 있기 때문에 그의 정자를 이용한 치료를 시행하기 전에 환자의 상대자를 검사하는 것이 중요하다.

고환기능부전에서의 염색체 비정상 결과

- 불임 남자에서의 핵형 비정상의 유병율: 7%.
- 빈도는 정자 수에 반비례한다.
- 무정자증 남자 중 10~15%
- 정자과소증 남자 중 5%

- 정상정자 남자 중 <1%
- 수정 능력 부족 남자 중에서 관찰되는 유전자 비정상의 2/3에서 Klinefelter' s syndrome (47, XXY 또는 46, XY/47, XXY)이 발견된다.
- 역전과 전이와 같은 상염색체의 구조적 비정상 또한 일반적인 인구보다 불임 남자에서 더 높게 관찰된다.
- 남자가 육안적 핵형 비정상을 갖고 있을 때 유산과 유전자와 선천적 결함을 같고 있는 아이의 위험이 높아진다.
- ICSI와 IVF전에 비 폐쇄성 무정자증 (NOA) 또는 심한 정자과소증 (<5백만/mL)이 있는 남자는 핵형 검사를 해야 한다.
- 유전적 비정상이 관찰될 때는 언제든지 유전적 상담이 제공되어야 한다.

Y-염색체 미세결손은 독립된 정자싱 (spermatogenic) 부전과 관련 있다.

- 무정자증 (NOA) 또는 심한 정자부족증 (<백만/mL)이 있는 남자는 ICSI전에 Y-염색체 분석을 실행해야 한다.
- 무정자증 혹은 심한 정자부족증이 있는 남자의 대략 10%에서 관찰된다.
- 기본 핵형검사로 찾아내기에 너무 작은 것도 중합효소연쇄반응을 이용해서 찾아낼 수 있다.
- male specific Y 로 알려져 있는, Y염색체의 intervening large segment는 정자형성을 포함한 많은 유전자를 포함하고 있다.
- 미세결손 경향이 있는 영역: AZFa, AZFb, 그리고 AZFc

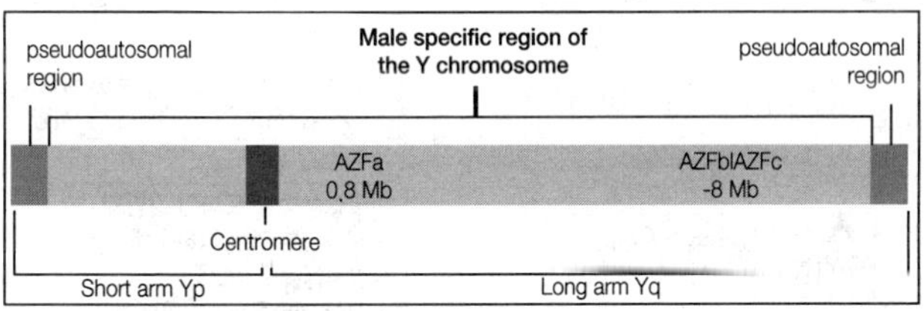

- 4,000명의 남자 중 1명에서의 AZFc 영역에서의 미세결손; 무정자증의 (NOA) 가장 흔한 분자적 원인
  - AZFc 미세결손을 갖는 남자의 대략 70%가 정자를 가지고 있다.
  - NOA가 있는 남자의 13%는 AZFc 미세결손이다.
  - 심한 정자부족증 (5백만/mL 미만) 있는 남자의 대략 6%가 AZFc 미세결손

남성 아불임의 평가

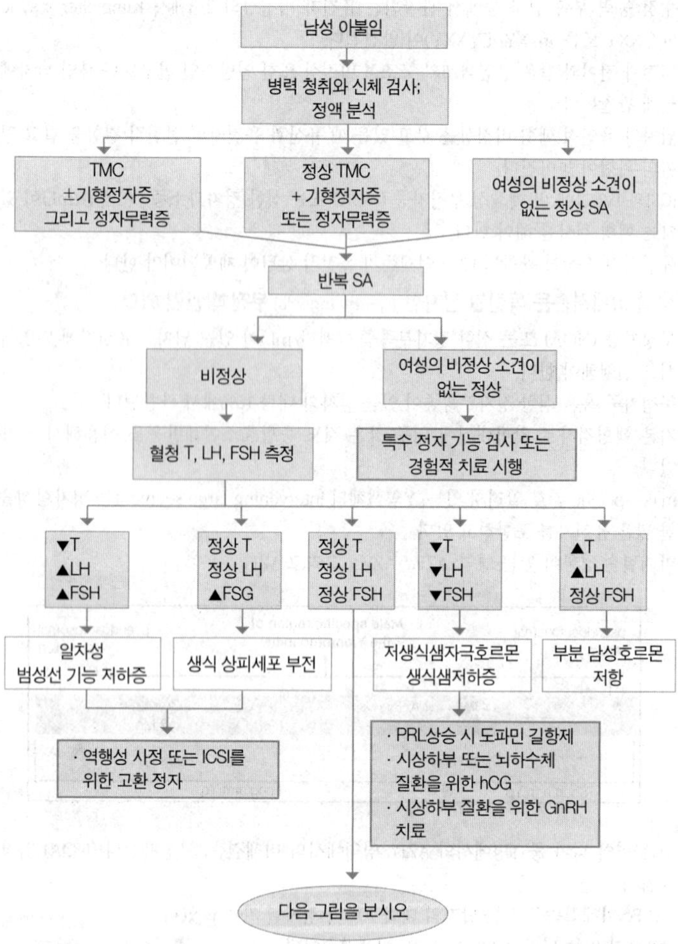

FSH, follicle-stimulating hormone; GnRH, gonadotropin-releasing hormone, ; hCG, human chorionic gonadotropin; ICSI, intracytoplasmic sperm injection ; LH, luteinizing hormone; NL, normal; PRL, prolactin; SA, semen analysis; T, testosterone; TMC, total motile count.

남성 아불임 평가

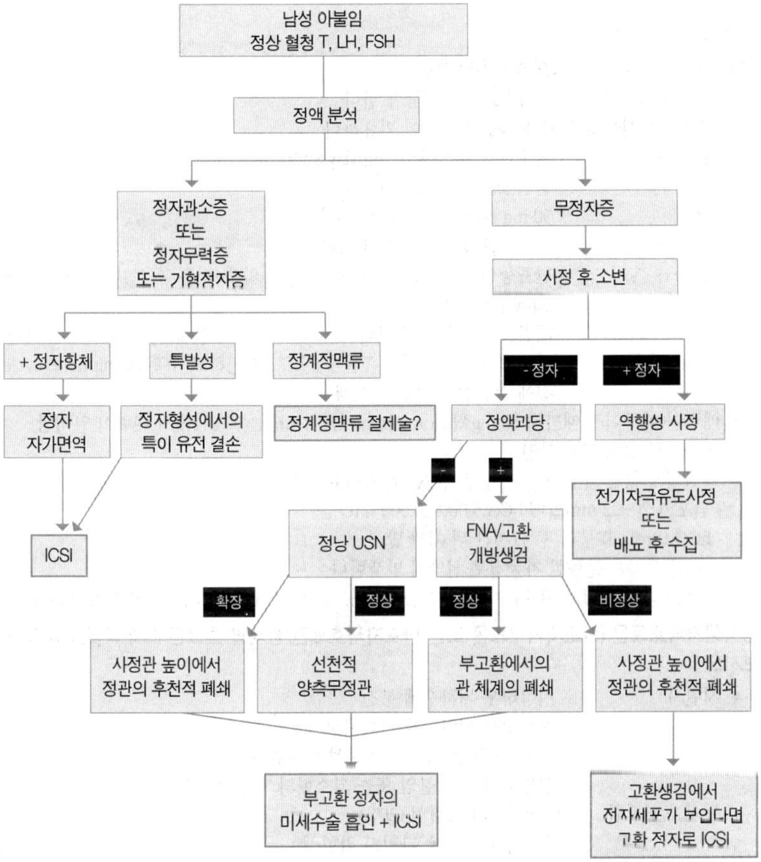

ABs, antibodies; FNA, fine-needle aspiration; FSH, follicle-simulation hormone; ICSI, intracytoplasmic sperm injection; LH, luteinizing hormone; NL, normal; T, testosterone; USN, ultrasound.

불임의 비 기술적 치료 (Non-art treatment of infertility)

배란유도/과배란

Clomiphene Citrate (Serophene, Clomid)

- 약한 에스트로겐은 항 에스트로겐 기능을 한다.
- 정상적은 시상하부-뇌하수체-난소 축이 필요하다.
  - Rule of 5s
    - · 경구 프로게스틴 10 mg/day×5일 (β-hCG 음성 후)
    - · 출혈 5일에 clomiphene시작
    - · 50 mg clomiphene/day×5일
    - · 5일뒤 5일동안 2일 간격 성관계
  - Rule of 7s
    - · 난포동원을 평가하기 위해 마지막 약을 먹은 후 7일째 (CD#16)에 estradiol 확인
    - · 배란을 확실히 하기 위해 estradiol 확인 후 7일째에 프로게스테론 확인
    - · 프로게스테론 확인 후 7일째 β-hCG 확인하고 추후 clomiphene cycle 전에 골반검사/초음파 시행
- 배란이 이루어질 때까지 50 mg씩 clomiphene 증강, 50%는 50 mg에서 배란이 일어남.
- 초음파로 난포 크기 확인
- 설명되지 않는 불임이 있는 부부에서는 특별히 IUI 고려
  - 난포가 20~22 mm일때 hCG 5,000-10,000 mIU 줌
  - hCG (Profasi) 투여 후 41시간 뒤 배란 발생
- 15%의 환자는 불량한 자궁경부 점액이 발생한다.
- 대부분 임신은 첫 번째 4주기에 발생하므로 치료는 일반적으로 4배란주기에 제한된다.

생식샘자극호르몬 (난포자극호르몬 또는 난포자극호르몬/황체화 호르몬 (LH) 복합) (535쪽을 보시오.)

- 지원자
  - 시상하부-뇌하수체 부전
  - 시상하부-뇌하수체 기능이상
    - · PCOS 또는 다른 무배란성 생리질환
  - 설명되지 않는 불임 또는 최소한의 자궁내막증
- 동의가 필요함
  - 다태임신의 위험성 (20%)
  - 자극에 따른 난소 과민의 위험성.
- 에스트라디올 500~1500 pg/mL 그리고 유도 난포 20~22 mm일 때 hCG (Profasi) 주입.
  - 하루, 이틀 후 성교 또는 IUI 시행

나팔관 요소 불임의 수술적 치료

- 복강경 수술
- 난관수종: 난관수종의 제거 또는 결찰술
  - 메타 분석: 난관수종시 임신율 50% 감소하고 자연유산 2배 증가 (Camus et al., 1999)
  - 부작용의 기전 (Strandell and Lindhard, 2002)
    - · 난관수종 용액에서 영양소 감소

· 배아 (Sachdev et al., 1997)그리고/또는 정자 (Ng et al., 2000)에서 용액의 독성 효과
· 발현감소: $\alpha v\beta_3$, leukemia inhibitory factor, HOSA10 (Meyer et al., 1997)
· 용액으로부터의 씻음 효과
· 난관수종 용액으로 의한 자궁내막 연동 운동 증가
· 자궁내막과 자궁내막하 혈액 흐름 감소 (Ng et al., 2006)
· 자궁내막 염증 세포 증가 (Copperman, 2006)

- 정상 임신률을 회복하기 위해 난관수종의 결찰 또는 나팔관제거술 (Johnson et al., 2002; Strandell et al., 2001a)
- 하나의 추가적 생아 출산을 위해 7~8명의 여사는 체외수정(IVF)에 앞서 나팔관제시술이 필요했다 (Johnson et al., 2002). IVF에 앞선 나팔관제거술의 비용-효과 분석에서 이것은 이유 있는 방법이라고 증명되었다 (Strandell, 2005).
- 초음파에서 난관수종이 보이면 나팔관제거술
  · 난소 자극의 억제 없음 (Strandell et al., 2001b)
  · 무작위 조절 실험 (RTC) (192환자; 결과=첫 배아 이식 후 출산률

	출산률 (%)[a]
나팔관제거술	28.6
중재술 없음	16.3

[a] $p<0.05$

설명되는 않는 불임

- 성관계, IUI, CC, CC/IUI, FSH, FSH/IUI, IVF
  - 45보고서의 역행성 분석 (Guzick et al., 1998)

방법	임신률 (%)
성관계	4
IUI	4
CC	5.6
CC+IUI[a]	8
FSH	7.7
FSH+IUI[a]	17
In vitro fertilization[a]	21

CC, clomiphene citrate; FSH, follicle-stimulating hormone; IUI, intrauterine insemination.
Note: No randomized controlled trial: CC vs. CC/IUI; CC vs. FSH
[a] Statistically significant difference

- IUI vs. FSH/IUI (무작위) (Guzick et al., 1999)

방법	임신률 (%)	LB/부부 (%)	LB/주기 (%)
IUI	18	13	4
난포자극호르몬/IUI[a]	33	22	

IUI, intrauterine insemination; LB, live birth.
[a] Statistically significant difference.

보조 생식술

최신 정보

- ART는 난자와 정자를 이용하여 수정 치료하는 것으로 정의된다. 따라서, ART 시술은 난자 회수로 (egg retrieval) 알려진 수술적 난자제거를 포함한다.
- IVF는 가장 흔한 ART 시술이다; IVF는 1981년까지 미국에서 사용되었으며 자료는 질병관리와 예방 센터에서 수집되어 매년 출간되었다.

- 2004년에 400개의 불임클리닉에서 127,977 ART 주기가 수행되었다.

- 36,760 생아 출산으로 49,458 아기들 태어남.

정의

- IVF: 배란 유도, 난모세포 수집, 그리고 실험실에서 난모세포의 수정; 배아는 3~5일간 배양된 후 복강 초음파를 이용하여 자궁내강으로 자궁경부를 통해 주입된다.
- 생식세포 난관내 이식술 (Gamate intrafallopian transfer): 난소 자극과 난자 수집을 하여 수정되지 않은 난자와 정자를 섞어서 복강경하에 나팔관으로 주입한다.
- 접합자 자궁관내 이식 (Zygote intrafallopian transfer): 난소 자극과 난소 수집을 하여 난자를 수정한 후 수정란 1일에 복강경하에 나팔관으로 이입시킴.
- 공여 난자 IVF: 불량 난자 수나 불량 난자 질을 갖고 있는 환자에서 이용; 기본 난자 수집에 이은 특이적 과배란의 공여자 난자의 자극을 포함 한다; 난자는 그 후 불임여성의 상대자의 정자와 수정된 후 배아는 기본적 IVF와 같은 과정을 통해 불임 여성에게 이입된다.
- ICSI: 심한 남성 요소 불임의 부부를 돕기 위해 1990년대 초에 개발되었다; 하나의 정자가 직접 각각의 성숙된 난자에 주입되어 병백히 50~70%의 수정률을 보인다.

생식샘자극호르몬 조제품 (Gonadotropin preparations)

상품명, 제작사	출처
FSH/LH포함 조제품	
Pergonal,Serono[a]	폐경기 여성의 소변
Repronex, Ferring	폐경기 여성의 소변
Menopur, Ferring	폐경기 여성의 소변
Humegon, Organon[a]	폐경기 여성의 소변
FSH포함 조제품	
Bravelle, Ferring	폐경기 여성의 소변
Fertinex, Serono[a]	폐경기 여성의 소변
Gonal-F, Serono	조합, 중국 햄스터 난소세포
Follistim, Organon	조합, 중국 햄스터 난소세포
LH만 포함한 조제품	
Luveris, Serono	조합

FSH, follicle-stimulating hormone; LH, luteinizing hormone.
[a] 약은 생산중단됨.

인융모막 생식샘자극호르몬 조제품 (Human chorionic gonadotropin preperations)

상품명, 제작사	출처	투여 용량 및 경로
Profasi, Serono[a]	임신한 여성의 소변	10,000 IU IM
Pregnyl, Organon	임신한 여성의 소변	10,000 IU IM
Novarel, Ferring	임신한 여성의 소변	10,000 IU IM
Chorex, Hyrex	임신한 여성의 소변	10,000 IU IM
Ovidrel, Serono	조합, 중국 햄스터 난소세포	250 mcg SC

[a] 약은 생산중단됨.

생식샘자극호르몬 분비호르몬 작용제/길항제 조제품 (GnRH agonist/antagonist preparations)

상품명, 제작사	투여 용량 및 경로
Lupron Depot, TAP (작용제)	1 mg/0.2 mL=20 U SC
Synarel, Searle (작용제)	2 mg/mL intranasal
Zoladex, AstraZeneca (작용제)	3.6 mg SC
Ganirelex, Organon (길항제)	250 mcg/0.5 mL SC
Cetrotide, Serono (길항제)	250 mcg/1 mL SC

자극 계획서와 용량 (Stimulation protocols and doses)

- 수정 요소에서의 환자 반응 평가 예측
  - 나이, 체질량지수, 3일 FSH/estradiol (E_2), 난소 부피, 동 난포 수, 이전 난소자극의 반응

경구 피임약-생식샘자극호르몬 분비 호르몬 작용제 자극 계획서

- 경구피임약 (OCs)은 IVF 주기 계획시 도움을 주고 난소를 동조시켜 (synchronize) 좀 더 나은 코호트 크기 난포를 유발한다. 경구피임약은 전형적으로 자극동안 약의 필요량을 증가 시키며 나이가 많은 여자에서 난자의 수를 감소시킬 수 있다.

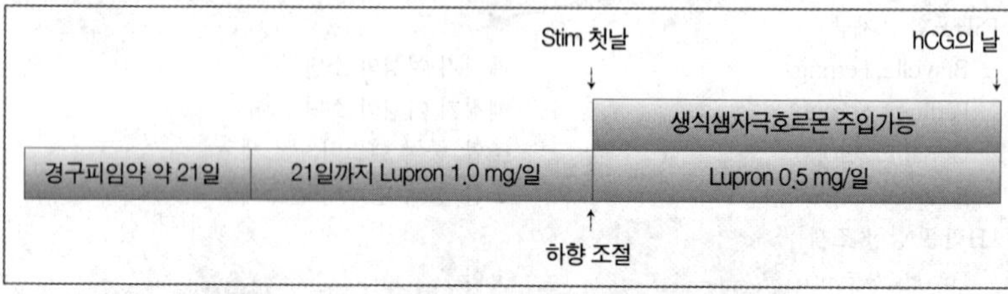

경구 피임약 (OC)/ 생식샘자극호르몬자극호르몬작용제 자극 (Stim). hCG, 인융모막 생식샘자극호르몬

1. 생리주기의 1일과 3일 사이에 OCs 시작. 일반적으로 15~21일 복용
2. OCs 끝나기 전 3~5일에 GnRH-a 시작. OCs와 GnRH의 중복은 난소 낭종 형성을 예방하는데 도움이 된다.
3. GnRH-a의 1일 이후 10-12일후 자발적 생리가 예상된다.
4. 난소 자극과 GnRH-a 지속 시작. 자극은 일반적으로 하향단계 연구계획으로 자극의 초기에 고용량의 약을 사용하고 점차적으로 용량을 줄여간다. 자극은 FSH, 사람폐경생식샘자극호르몬 (HMG), 혹은 FSH와 HMG 혼합을 사용한다.
5. 연속초음파와 E_2 수치로 난포 발달을 관찰 한다; 자극 후 매일 E_2는 50% 씩 증가하는 것이 정상이다.
6. 난포 크기가 18~22 mm에 도달하면 hCG를 일반적으로 5,000~10,000 U SC 또는 IM 투여한다.
7. 난모세포는 hCG 투여 후 34~35시간 뒤에 채취한다.

황체 생식샘자극호르몬 분비호르몬 작용제 자극 계획서

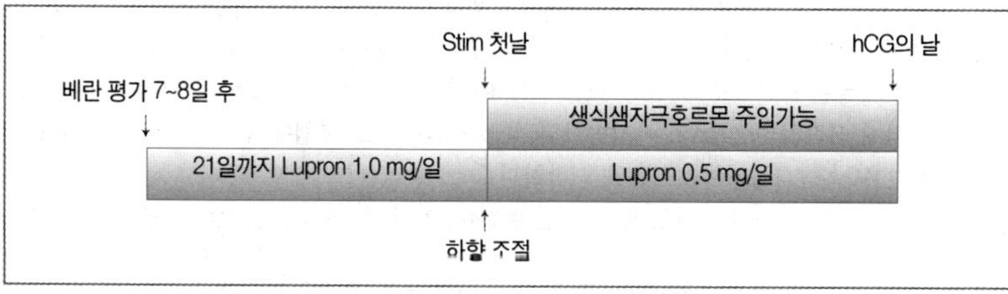

생식샘자극호르몬 분비호르몬 작용제 자극, hCG, 인융모막생식샘자극호르몬

1. 생리 주기 21일에 GnRH-a 시작. 황체기 시작은 보통 혈청 progesterone 4 ng/ml 초과시 확인 되며, 황체기에 GnRH-a 투여는 난소낭종 형성을 예방하는데 도와준다.
2. GnRH-a의 1일 이후 10~12일후 자발적 생리가 예상된다.
3. 난소 자극과 Lupron을 저용량으로 지속 시작. 자극은 일반적으로 하향단계 연구계획으로 자극의 초기에 고용량의 약을 사용하고 점차적으로 용량을 줄여간다. 자극은 FSH, 사람폐경생식샘자극호르몬(HMG), 혹은 FSH와 HMG 혼합을 사용한다.
4. 연속초음파와 E_2 수치로 난포 발달을 관찰 한다; 자극 후 매일 E_2는 50% 씩 증가하는 것이 정상이다.
5. 난포 크기가 18~22 mm에 도달하면 hCG를 일반적으로 5,000~10,000U SC 또는 IM투여한다.
6. 난모세포는 hCG 투여 후 34~35시간 뒤에 채취한다.

미세소량 생식샘자극호르몬 분비호르몬 작용제 폭발 자극 계획서

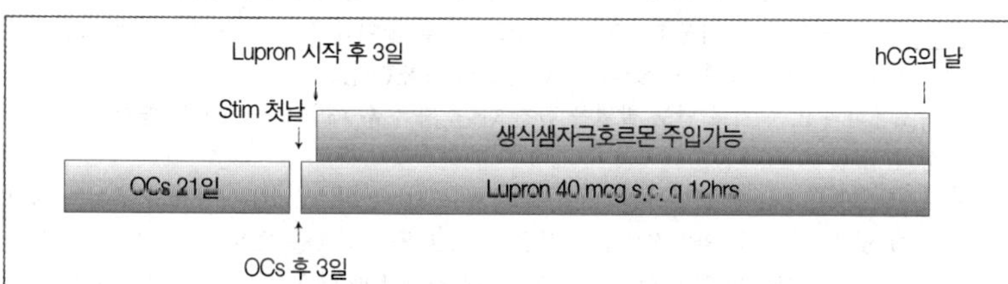

미세소량 생식샘자극호르몬 분비호르몬 작용제 폭발 자극 (Stim).
hCG, 인융모막 생식샘자극호르몬; OCs, 경구 피임약

1. 생리주기의 1일과 3일 사이에 OCs 시작하여 21일간 투여한다.
   (Note: 많은 프로그램에서 이 연구 계획서를 위해 OCs를 이용하지 않는다.)
2. OC 투여기간이 끝난 후 3일째 Lupron 투여 시작, 40 mcg SC q 12 hrs (i.e., day 24)
3. 난소의 자극은 FSH, HMG, 또는 FSH와 HMG의 혼합으로 Lupron을 시작한 후 3일 (i.e., day 27)에 시작하며 Lupron을 지속한다. (Note: 많은 프로그램에서 미세소량 Lupron투여일과 같은 날 생식샘자극호르몬을 시작한다)
4. 연속초음파와 E_2 수치로 난포 발달을 관찰 한다; 자극 후 매일 E_2는 50%씩 증가하는 것이 정상이다.
5. 난포 크기가 18~22 mm에 도달하면 hCG를 일반적으로 5000-10,000 U SC 또는 IM투여한다.
6. 난모세포는 hCG투여 후 34~35시간 뒤에 채취한다.

경구 피임약-생식샘자극호르몬 분비 호르몬 길항제 자극 계획서

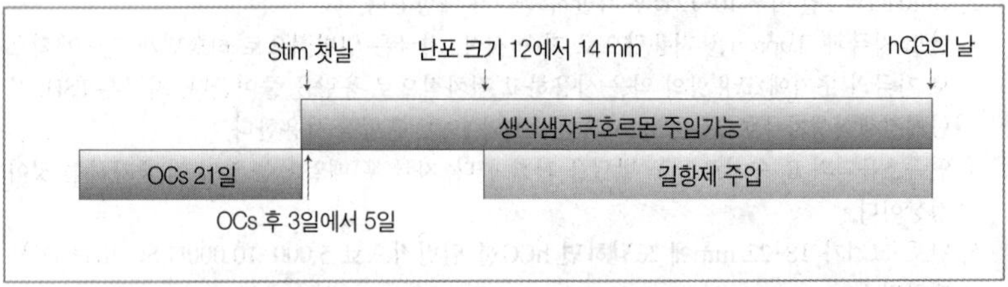

생식샘자극호르몬 분비호르몬 길항제 자극 (Stim). hCG, 인융모막 생식샘자극호르몬; OCs, 경구 피임약

1. 생리주기의 1일과 3일 사이에 OCs 시작. 보통 15~21일 복용
2. OCs 끊은 후 3~5일에 난소 자극 시작. 자극은 일반적으로 하향단계 연구계획으로 자극의 초기에 고용량의 약을 사용하고 점차적으로 용량을 줄여간다. 자극은 FSH, 사람폐경생식샘자극호르몬 (HMG), 혹은 FSH와 HMG 혼합을 사용한다.
3. 연속초음파와 E_2 수치로 난포 발달을 관찰 한다; 자극 후 매일 E_2는 50%씩 증가하는 것이 정상이다.
4. 난포 크기가 14 mm에 도달하면 GnRH 길항제를 시작한다. GnRH 길항제의 투여는 내인성 E_2를 낮출 수 있다. 일반적으로 생식샘자극호르몬의 감소를 초래하지 않는 용량이 추천된다. 또한 대부분의 임상 의사들은 길항제를 시작할 때 FSH/LH 약을 추가한다.
5. 난포 크기가 18~22 mm에 도달하면 hCG를 일반적으로 5,000-10,000 U SC 또는 IM 투여한다.
6. 난모세포는 hCG 투여한 뒤 34~35시간 후 채취한다.

Embryology Primer

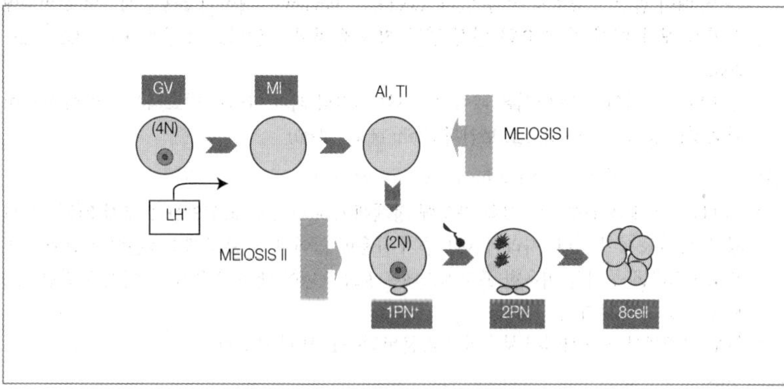

* 황체화 호르몬 폭발 (LH surge) 까지 전기 I 에서 멈춰있다. +수정 때까지 중기 II 에 멈춰있다. AI, anaphase I ; GV, germinal vesicle; MI, metaphase I ; N, nuclei; PN, pronuclei; TI, telophase I.

- 회수된 난자는 난포 흡인액에서 걸러진다. 난자 확인 후 난자들은 흡인물에서 제거되어 배양접시로 옮겨진다.
- 확인된 난자들은 대략 ≥50,000 정자/mL에서 16시간 이상 배양 후 표준 IVF 수정용으로 사용된다. 다음날 아침 난자들이 수정되었는지 판단한다. 수정의 첫 번째 증후는 세포질 안의 두개의 전핵이 보이는 것이다.
- ICSI는 전 주기에서의 수정 실패, 또는 높은 항정자 항체수치와 같은 심한 남성 불임의 경우에 시행된다. 난포 흡인물에서 난자를 선별한 후 난자들은 배양 접시로 옮겨진다. 난자를 둘러싸고 있는 세포 복합체 더미들은 그때서야 박리 (stripping)라 불리는 과정에서 제거된다. 한번 난자가 박리되면 그들은 성숙을 평가받는다. 오직 전기2 (MII) 난자들만 수정될 수 있다. 모든 MII 난자들은 그 때서야 하나의 운동성이 있고 정상 형태를 갖춘 정자를 성숙 난자 각각에 주입함으로써 수정가능하다.
- 기본 수정에서의 수정률은 대략 70%이다. ICSI에서의 수정률은 50~70%이다.
- 배아는 그 후 내세직으로 3~5일간 배양되며 배양기의 온도는 인간의 체온과 비슷한 온도로 유지되며 인간 배아 배양에 맞춘 특이 배지가 사용된다. 배아는 일반적으로 3일째 되는 날 그들의 세포수와 전체적 형태를 평가받는다.
- 3일째에 배아이식이 가장 흔하다. 일부 병원에서는, 높은 세포 수 및 높은 등급의 배아를 많이 가진 환자들에게 배아 배양을 2일간 연장하여 주머니배 단계에 (blastocyst stage) 배아이식을 시행한다.

- 주머니배 단계까지 도달할 수 있는 장기간의 배아 배양은 임신에서 가장 좋은 예후를 나타 낼 배아 판정에 도움을 줄 수 있다. Cochrane Review는 배아기 2~3일 시기와 주머니배 시기에 배아 이식 시 주요한 임신 결과 지표에 차이가 없다고 주장한다 (Blake et al., 2002).
- 주머니배 시기의 배아 이식은 배아기 2~3일 시기의 배아 이식과 비교해서 일란성 쌍둥이 위험성을 증가시키는 것으로 보인다 (Behr et al., 2000).

회수 후 호르몬 요법 (Postretrieval hormone management)

- GnRH 작용제와 길항제의 사용 때문에 황체에 (corpus luteum) 의한 프로게스테론 분비의 감소 가능성이 있다. 따라서 ART 주기 사용에 있어서 IM 프로게스테론이나 질을 통한 프로게스테론 주입을 이용한 프로게스테론 보조요법이 매우 중요하다. 이것은 일반적으로 임신 9~12주까지 유지한다.
- 일부 기관에서는 황체에서 부수적으로 분비되는 E_2 또한 보충한다.

배아 이식

- 배아는 일반적으로 3일 또는 5일에 자궁경부를 통하여 자궁 강 내로 이식된다.
- 이식되는 배아의 수는 전적으로 환자의 나이, 이전의 IVF 결과, 난자의 질, 배아의 질, 그리고 IVF를 시행하는 기관의 성공률에 따라 정해진다.
- 배아 이식 수에 대한 ASRM 진료위원회 지침

배아 이식시 필요한 배아 수에 대한 한계 추천

	배아 분열단계[a]			
예후	나이<35	나이 35~37	나이 38~40	나이>40
Favorable[b]	1~2	2	3	5
All others	2	3	4	5
	주머니배[a]			
Favorable[b]	1	2	2	3
All others	2	2	3	3

[a] 보다 완벽한 설명을 위해 책을 보시오. 추천되는 배아의 수보다 많은 수의 배아 이식은 환자의 의학 기록에 명확히 기록되어야 한다.

[b] 우호적인 = 체외수정의 첫 번째 주기, 좋은 배아의 질, 냉동보존에 배아의 높은 생존성, 또는 이전 체외수정 주기에서의 성공.

- 배아 이식은 일반적으로 초음파 유도 하에 이루어진다. 꽉 찬 방광은 음향창을 (acoustic window) 제공해주고 전굴된 자궁경부를 갖은 환자에서 자궁경부의 앞쪽 굽이의 감소를 초래한다.
- 배아 이식 후 환자는 일반적으로 12~24시간의 휴식을 취해야 한다.

보조 생식술 성공률

나이에 따른 임신과 생아 출산률 (제공자의 난자가 아닌 경우)

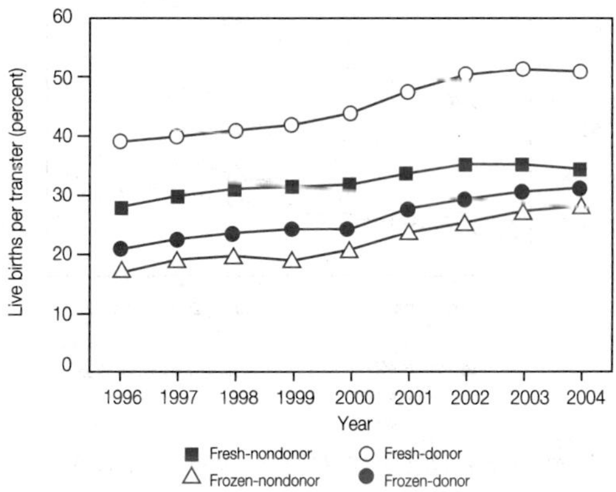

보조되는 생식 기술 주기의 종류에 따른 배아 이식 후 생아 출생, 1996~2004

보조 생식술 주기 수, 생존 출산 수, 그리고 보조 생식술을 통해 태어난 신생아 출생 수, 1996~2004

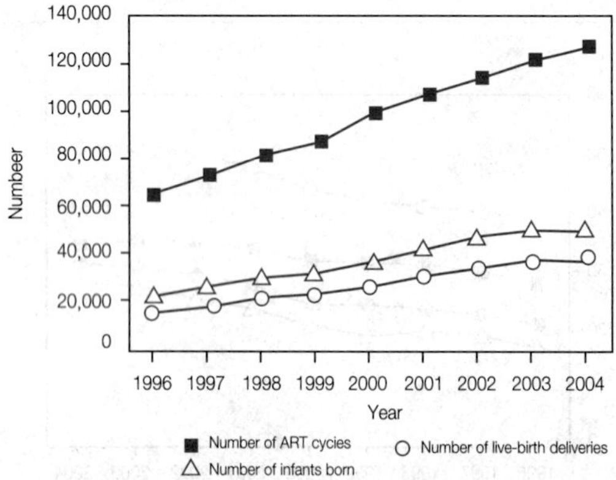

보조되는 생식 기술 주기의 종류에 따른 배아 이식 후 생아 출생, 1996~2004

보조 생식술 시행 시 환자 나이에 따른 환자 자신과 기증자의 난자로부터 얻은 신선한 배아를 사용하여 시행한 보조 생식술 주기 당 생존 출산 수

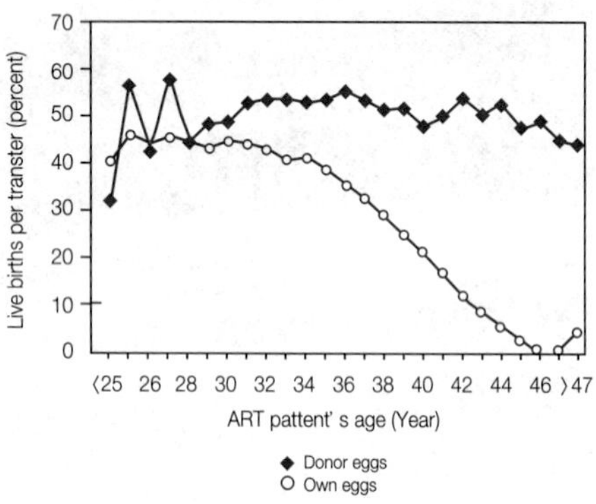

나이와 세포질 내 정자 주입 주기에 따른 누적 출산률의 비교

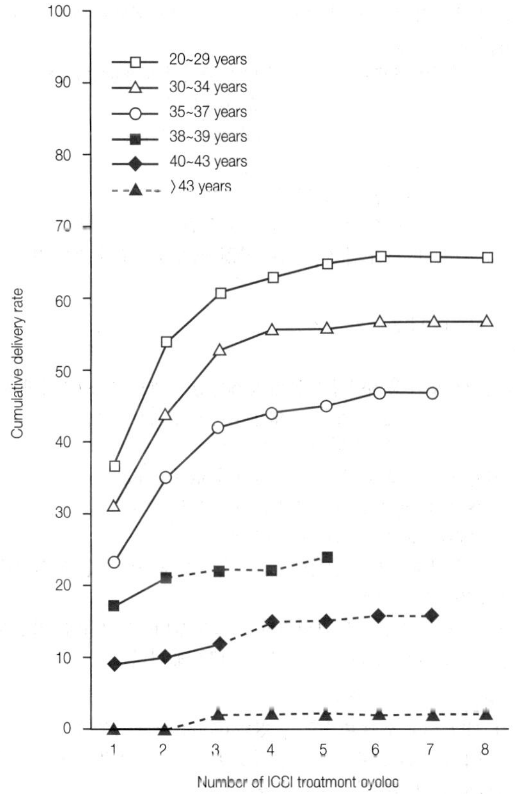

이 그래프는 40세 이상의 여성에서 보조생식술의 성공률이 현격히 감소하는 것을 설명하고 있다. 세포질 내 정자 주입 주기의 수의 증가는 20-37세의 여성들에서 최종 성공률을 현격히 증진시켰지만 나이가 많은 여성에서는 거의 그렇지 않다.

난소 과자극 증후군

유병율

- 다양한 스펙트럼의 임상적 증상 및 검사결과가 동반되는 과배란 유도 치료의 의인 합병증 (드물게 clomiphene citrate)
- 과배란 유도 주기에서의 유병율:
  - 경한 난소 과자극 증후군 (OHSS) → 33%
  - 중등도 OHSS → 3~4%
  - 심한 OHSS → 0.1~0.2%
- 유병률 증가 요인
  - 어린 나이
  - 과도한 보조생식술
  - 다낭성 난소 증후군을 갖고 있는 무배란 여성
  - hCG 주입 시 작거나 중간 크기의 난포가 많은 경우

병태생리학

- 다수의 낭종이 있으며 난소 크기 증가.
- 기질의 부종
- 급성 혈관 밖 공간으로의 용액이동과 함께 모세혈관 투과도 증가 (명확한 동맥혈관확장)
  - 황체에서 분비되는 물질에 의한 이차성 투과도 증가? 물질: 프로스타글란딘? 엔도텔린- I ? 혈관 내막 성장 요소? 안지오텐신-II ?
- 혈관 내 공간에서 복강 내로 용액 이동 → 다량의 3rd spacing
- 난포 흡인은 OHSS에 대한 일부 보호기전을 제공한다.
- 초기 vs. 후기 형태 (Papanikolaou et al., 2004):
  - 조발성 OHSS는 외인성 hCG와 연관이 있고 임상 전 유산의 높은 위험성과 관련이 있다; hCG 주입 후 3~7일에 나타남.
  - 후발성 OHSS는 보다 더 임신과 관련성이 있으며 상대적으로 유산 가능성은 낮지만 위험도는 더 중한 경향이 있다; hCG 주입 후 12~17일에 나타남.

과반응 황체화 (Hyperreactio Luteinalis)

- 과반응 황체화 (HL)는 OHSS와 비슷할 수 있다 (Foulk et al., 1997).
- HL은 다낭성 난소 (양측)와 때때로 고남성호르몬혈증을 유발하는 난소 내포막 세포의 (theca-interna cell) 양성 과증식 황체화이다.
- 둘 다 보존적 요법을 행한다.
- OHSS와 HL의 형태 비교:

난소 과자극 증후군	과반응 황체화
배란 유도	배란 유도 없음
임신 1삼분기	임신 중 아무 때나 (54%, 임신 3 삼분기; 16%, 임신 1 삼분기)
다낭성 난소 증후군, 갑상선저하증과 관련	영양막 질환과 관련

처치

- 시간에 따른 자발적 해결을 기대하는 보존적 처치
  - 임신하지 않은 여성에서 7일
  - 임신한 여성에서 10~20일
- 환자의 수분섭취 ≥ 1L fluid /day (Gatorade).
- 신체 활동 감소
- 골반 휴식
- 실험실적 검사
  - 전해질, 크레아티닌
  - 혈소판과 전혈구 계산
  - 프로트롬빈 시간/부분 트롬보플라스틴 시간
- 처치 계획

분류	임상적 특징/생화학적 요소	처치
A: 경한	복부 팽창 불편	불가피함으로 받아들임
B: 중증도의	A 포함: 초음파상 복수 다양한 난소 확장	환자를 신중히 교육 체중의 자가 감시 휴식 많은 수분 섭취 자주 추적검사 (외래환자 기본)
C: 중한	B 포함: 심한 복수 혈량저하증	입원 복수천자 고려 정맥 용액 (콜로이드용액/혈장확장제/알부민) 용액 평형 감시 예방적 저용량 헤파린 혈액투석을 받을 때만 이뇨제 전해질 교정
D: 위독한	C 포함: Hematocrit〉55% 손상된 신관류 혈전색전증 다장기 부전 임박	중환자실 혈역학의 지속적 감시 복수천자 시행/질 경유 배액 IV 헤파린/SC 헤파린 임신 중절 고려

OHSS의 치료 알고리즘

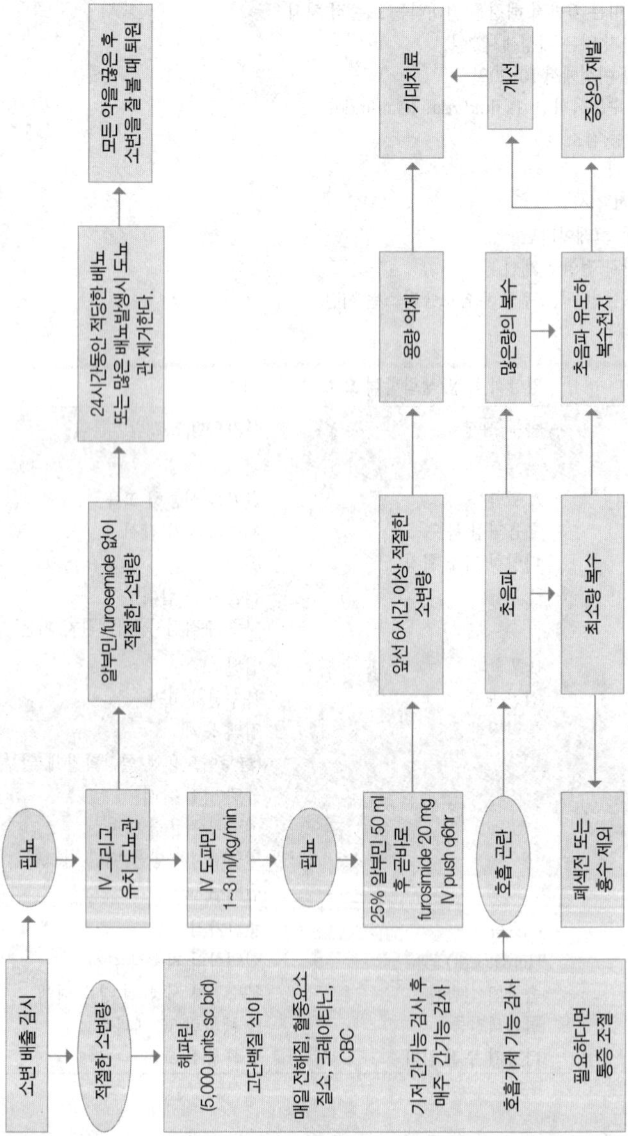

중증 난소 과자극 증후군에 관한 입원 처치

1. 일일 체중
2. 섭취와 배설량의 엄격한 관리
3. 총 적혈구 수치, 프로트롬빈 시간/부분 트롬보플라스틴 시간, 전해질, 간기능 검사, β-hCG을 입원당시와 필요시마다 측정
4. 호흡곤란시 흉부 X-ray와 동맥혈 산소 분압 측정
5. 욕실이 딸린 침실에서 쉬게 함
6. 혈액 농축시 Enoxaparin (Lovenox)
   - 예방적: 30 mg SC 12시간마다
   - 치료적: 1 mg/kg SC 12시간마다
7. 음식 조절
8. 정맥내 수액으로 dextrose 5%가 포함된 normal saline 용액을 포타슘을 포함 하지 않은 상태로 시간당 120 ml 공급 (아래 참조)
9. 황체보조를 위해서 프로게스테론을 공급
10. 아세트아미노펜과 진정제를 필요시 공급; NSAID는 피함
11. 호흡 곤란하거나 숨찰 때, (그리고/또는) 만성적인 핍뇨일 때 복수천자/경질 (transvaginal) 천자 시행
12. 혈액량감소증, 핍뇨 (시간당 30 cc 미만)일 때 앞장에 나와있는 치료 도표를 보시오.

- 골반/복부 진찰은 난소 파열을 유발할 수 있으므로 금지 (난소 파열, 출혈 유발가능)
- 호흡 짧아질 경우 흉부 X-ray시행
- 백혈구 수치가 22,000 이상일 경우 혈전색전증의 발생이 임박했음을 시사함 (Kodama et al., 1995)
- 포타슘 교환 수지를 (예: Kayexalate) 필요시마다 공급; 이뇨제 금기; 필요시 마다 심전도를 찍어서 포타슘 증가를 판단.
- 심각한 혈액응고증 환자에게 항응고제 공급
- 복수나 여포구조의 (follicular structures) 정기적 확인
- 체액 교환 처치 (이것도 치료 도표를 참조)
  - 초기: 1 L의 normal saline × 1시간 (락테이트 링거액 사용은 추천되지 않음, 심각한 OHSS환자들은 저나트륨혈증이 있기 때문이다.)
  - 유지: dextrose 5%가 포함된 normal saline을 시간당 125~150 ml공급; 4시간마다 소변 배설량을 파악
  - 이뇨: 용액의 경구 섭취을 일일당 1 L로 제한하고 정맥혈 수액 공급을 멈춤
- 적혈구 용적률 감소 + 이뇨는 출혈 징후가 아닌 상태의 호전을 의미함.

합병증

긴장 복수

- 말초혈관 유출을 증명함.
- 폐 삼출액이 긴장 복수에 관련되어 있을 수 있다.
- 일부에서는 복수천자가 치료로 권장되곤 함.

혈전 색전 현상

- 혈전 응고 이상
- 혈액 응고 → 동맥 혈전 색전

간 기능 이상

- 간세포와 담즙 정체 변화

신장 장애

- 혈액량 감소에서 비롯된 관류 감소로 인한 전신성 (prerenal) 신부전
- OHSS로 부터의 회복 징후 = 소변량 증가
- 혈장 부피 회복 후 신장-용량 (renal-dose) 도파민 주사

급성 호흡 부전 증후군

- 말초혈관 유출량 증가 때문
- 호기말 양압 환기로 치료

예방

- 자극 프로토콜의 선택이 이런 상황에 빠지지 않게 도와줌.
- 사이클을 취소하고, hCG를 중단함.
- hCG를 주고, 흡인을 하고, 그후 모든 배아를 냉동보관
  - 여포의 흡인은 보호 효과가 있다 (과립층 세포와 속발성 혈관내피 증식요소 생성의 부피 감소는 후발성 OHSS에 효과가 있다. 조발성 OHSS에는 효과 없음).
- 배란과 난모세포의 성숙 유도:
  - hCG의 최소 효과 용량; 5,000 IU, 황체기에는 hCG 피할 것

DIETHYLSTILBESTROL 노출

최신 정보

- 투명세포암종을 가진 환자의 90%에서 질 샘증을 (vaginal adenosis) 가짐.
- 20%에서 자궁목 후드 (cervical hood), 질 능선 (vaginal ridge), 볏모양 자궁목 (cockscomb cervix)을 가짐.
- 63%에서 자궁에 T자 형태의 자궁강과 자궁각에 협착을 가짐.
- 64%가 불임

임신 결과 (첫 임신)

결과	DIETHYLSTILBESTROL 노출 (n=150)	비 노출 (n=181)
만삭아	59 (52%)	106 (83%)
조산 (26주 이상 또는 2500 g 미만)	23 (20%)	8 (6%)
제 2분기 사망 (14~26주)	5 (3%)	2 (1%)
제 1분기 사망 (13주 미만)	19 (13%)	12 (7%)
자궁 외 임신	8 (7%)	0

검진

DIETHYLSTILBESTROL (DES) 노출된 여성에서 태어난 자녀

- 14세나 초경이나, 증상이 있는 경우에 검진을 시작

1. 질입구나 처녀막을 면밀히 관찰
2. 질막을 집게손가락으로 촉진. 경화나 바깥으로 드러난 부위를 기록해둠.
3. 삽입하기 좋은 것들 가운데 가장 큰 검경으로 검경 검사를 시행. 샘증은 붉고 과립형으로 나타남 (딸기양 표면)
4. 자궁목 입구와 질 상부 1/3에서 세포 표본을 얻음
5. 초진시 자궁확대경으로 검사 시행
6. 경화되었거나 바깥으로 드러난 부위나 자궁확대경으로 검사 시행 시 이상이 있는 부위를 생검
7. 양손 내진을 시행

추적 관찰

- DES에 의한 변화가 없다면 Pap과 자궁확대경으로 매년 검사
- DES에 의한 변화가 있다면 Pap으로 6개월마다 검사하고 자궁확대경으로 2년마다 검사
- 남자에서의 DES에 의한 변화
  - 부고환낭, 미하강고환, 정자수 부족 유발. 그러나 악성 변화는 초래하지 않음.

반복된 유산 (Recurrent pregnancy loss, RPL)

발생률

- 태아 생존력은 전체 인구 임신에서 고작 30%에 불과하고, 그 중 50%가 첫 번째 임신성 무배란이 오기 전에 죽는다 (Edmonds et al., 1982).
- 임상적으로 진단된 임신의 15~20%가 1삼분기나 2삼분기 초기에 유산된다 (Warburton과 Fraser, 1964; Alberman, 1988).
- 유산의 위험 요소
  - 12%: 한번의 임신 성공 후
  - 24%: 2번의 연속적인 유산 후
  - 30%: 3번의 연속적인 유산 후
  - 40%: 4번의 연속적인 유산 후
- 3번의 앞선 유산 후에 4번째에 유산을 할 위험 요소
  - 한번도 출산에 성공한적 없는 경우 → 40~45%
  - 한번 이상 출산에 성공했던 경우 → 30%
- 부성 임신 연령의 증가뿐만 아니라 모성 임신 연령의 증가 (단일염기 비분리가 가장 흔함)에 따라 임신 유산의 비율 증가 (Kleinhaus, 2006)
- 80%의 자연 유산이 (SABs) 임신 중 첫 12주 내에 일어난다. 또한 이 중 60%가 염색체 이상 때문이다.
- 반복 유산은 (RPL) 자궁외 임신의 위험 요소이고 (2.5%), complete molar 임신 (2,500명 중 5명), 신경관 결손의 위험요소이다 (Adam, 1995).
- 태아 심장 움직임의 경질 초음파 관찰의 예후 판단적 가치:

모성 연령 (세)	유산 위험 (%)
35 이하	5 미만
36-39	10
40 이상	29
반복된 유산 과거력	15-25

정의

- 반복된 유산 (20주 이하에서 3회 이상의 연속적인 유산)은 1~4% 정도에서 발생됨 (발생률은 대략 15%×15%×15% = 0.3%) (Salat-Baroux, 1988).
- 유산: 임신 20주 이전 혹은 태아 몸무게가 500 g이 되기 전에 임신이 소실되는 경우.
- 일차적 RPL: 생존 태아를 한번도 출산하지 못한 여성을 나타냄.

- 이차적 RPL: 반복적인 유산 이전에 1회 이상의 만삭 임신을 해본 적이 있었던 여성을 의미함.
- 이른 임신 소실: 추정된 제태연령 12주 이전에 임신 소실된 경우를 나타냄 (EGA).
- 늦은 임신 소실: 추정된 제태연령이 12주~20주에서 임신 소실 된 경우를 나타냄.

원인

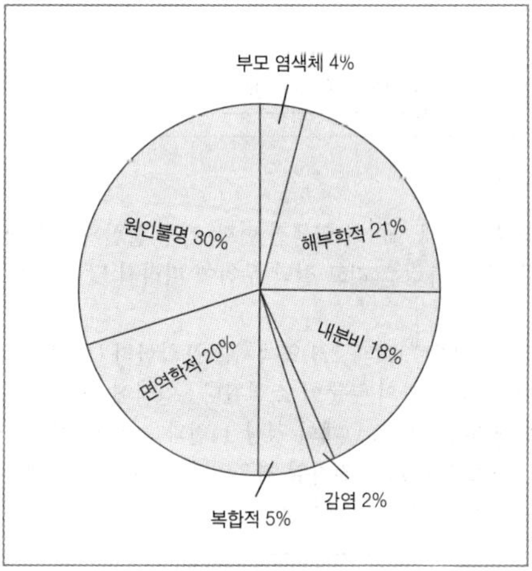

반복되는 유산의 원인

- RPL이 있는 커플의 약 30%에서, 충분한 검사 결과 뚜렷한 원인을 밝혀 내지 못함 (Boue et al., 1985).

유전적 요소

부모 염색체의 이상

- RPL이 있는 커플의 대략 4% (반면 정상 인구에서는 0.2%)
- 모성 대 부성의 비율은 2 : 1
- 만약 SABs가 2회 이상이거나 SAB 한번과 기형있는 태아를 가졌다면, 한쪽 부모가 균형적 염색체 전좌의 보인자일 가능성이 4%이다.
- 대다수의 이상이 균형적 염색체 전좌이고 (DNA의 손실도 없고, 부모의 표현형도 정상), 이는 태아에서 불균형적 염색체 전좌로 나타난다.

- 대략 60%의 균형적 염색체 전좌가 상호교환성이고, 40%가 Robertsonian 이다.

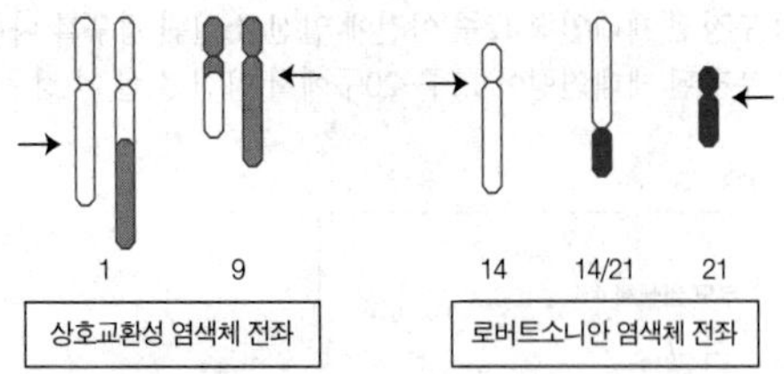

- 상호교환성 염색체 전좌: 2개의 비동성 염색체 사이의 염색질 변화; 기형 출산과 염색체 이상의 출산위험성은 염색체 전좌의 크기, 특징 그리고 절단 부위에 따라서 달라진다.: 대략 10~15%
- Robertsonian 염색체 전좌: 그룹 D (13-15)와 G (21과 22) 염색체를 포함한다 (예: 14/21번 염색체 전좌 = 장완이 합쳐지지만, 일부 단완의 부분이 소실된다.; 염색체 절단이 동원체 가까이에서 발생한다.; 45개의 염색체가 있고 (1개의 정상 14번과 21번이, 균형적 14/21 염색체 전좌와 함께 있다.); 만약 모성이 21번 전좌일 경우 비정상 출산 가능성은 ~10%이고, 부성이 그러한 경우엔 1%이다.

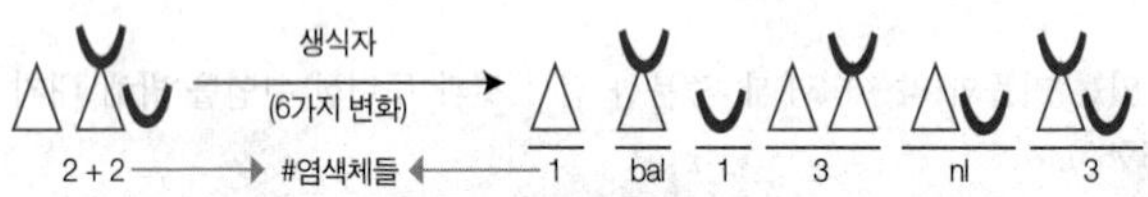

로버트소니안 염색체 전좌: 생식자의 1/3은 정상 (균형적 전좌를 포함해서). 상호교환성 염색체 전좌 : 생식자의 1/2이 정상 (균형적 전좌를 포함해서). 균형적 전좌: 정상

  · 동성 염색체에서의 로버트소니안 전좌 (RPL을 가진 2,500중에 1명에서 발생)가 배우자에게 영향을 미치기 위해서는 기증자 생식세포를 필요로 한다.
- 새로운 (De novo) 염색체 전좌 (Warburtom, 1991):
  · 상호 교환성 염색체 전좌: 2,000명 중에서 1명
  · 로버트소니안 염색체 전좌: 9,000명 중에서 1명

- 부모의 염색체 검사로 기형을 판단하거나 혹은 하지 못할 수 있다.; 단일 염색체 결손에 의해 이상 소견이 나타나지 않을 수 있다; 만약 비정상 염색체의 패턴이 정의되어 있다면, 유산을 줄이기 위해 할 수 있는 것이 아무것도 없다. 부모는 유전상담/ 산전 진단을 받아봐야 한다.
- 착상되기 전 유전적 이배체의 선별 검사는 해명되지 않은 RPL에서의 태아 생존율을 상승시킬 수 있다. 하지만, 이러한 이유로 착상되기 전 유전적 이배체의 선별 검사가 일상적 기본 검사로서 시행되어서는 안된다.

● Turner mosaics은 자연유산과 더욱 밀접히 연관되어 있다 (Tarani et al., 1998):
  - 160명의 임산부들 중에서
    · 29%: 자연 유산
    · 20%: 기형아 출산 (터너 증후군, trisomy 21)
    · 7%: 산전 사망

태아 염색체 이상

● 대략 자연유산의 60~75% (Fritz et al., 2001)
● 태아의 염색체 분석을 위해 부모의 염색체 분석을 필요로 한다.
● 2번재 연속적인 자연유산에서의 표현형은, 첫 번째 유산에서 이배체가 발견됐을 때 약 50~70%에서 비정상으로 나타났지만, 첫번재 유산에서 염색체가 정상인 경우에는 20% 만이 비정상으로 나타났다 (Daniely et al., 1998; Hassold, 1980).
● 이는 유전적으로, 태아 염색체 이상이 단일 임신 소실에 두드러진 역할을 하며 반복 유산에는 그렇지 않다는 것을 나타낸다.; 사실, 유산의 횟수가 증가함에 따라 태아 염색체 이상의 가능성은 감소한다 (Ogasawara et al., 2000; Christiansen et al., 2002).
● 한 조절된 임상 연구에 따르면, 설명되지 않는 RPL 커플의 의미있는 비율에서 Y염색체에 있는 AZFc 부위의 근위부에 미세 결손이 있는 것으로 밝혀졌다 (Dewan, 2006).

그룹	미세 결손	0 — 100%
가임	0/18	0%
불임, 부성 요소	2/8	20%
반복 임신 소실	14/17	82.4%

- 염색체 이상 태아를 유산한 여성은 정배수성 태아를 유산한 여성보다 정상 출산할 확률이 더 높다.

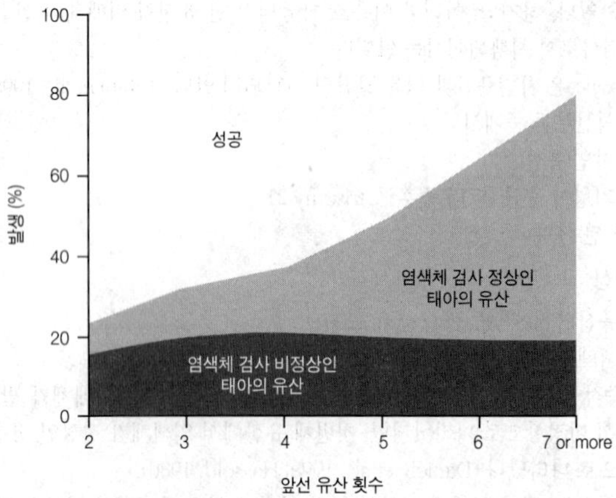

- 전체적으로 삼배체들이 가장 흔한 기형이다. 그리고 이러한 삼배체 가운데 16번 삼배체는 가장 흔하게 태아 유산에서 관찰된다. 반면 제 1 삼분기의 유산에서 단일 이상배체의 가장 흔한 형태는 45, XO이다.

해부학적 요소

선천성 자궁 기형

- 자궁기형의 발생률

결손 (자궁)	가임 (n = 1289) (%)	RPL (n = 868) (%)
궁상	1.6	1.0
중격	1.5	2.0
쌍각	0.4*	1.9
전체	3.8*	6.3
결손 (자궁)	**대조군 (n=1976) (%)**	**RPL (n = 509) (%)**
궁상	3.6*	6.9
중격	1.4*	5.3
쌍각	0.2*	1.2
전체	5.3*	23.8

* $p < 0.05$

- 다른 자궁 기형들의 생식 능력

	자연 유산 (%)	조산 (%)	만삭 (%)
Didelphys	20.0	53.3	40.0
Unicornuate	37.5	25.0	43.7
Bicornuate	25.0	25.0	62.5
Septate	25.5	14.5	62.0
Arcuate	12.7	4.5	82.7

- 최근의 많은 연구들은 쌍각자궁이 (bicornuate uterus) 유전적으로 RPL과 관련이 없다는 보고를 제시하고 있나 (Proctor 와 Haney, 2003).
- 불완전한 꼬리에서 머리까지의 중격 재흡수가 (type 5 (중격) 기형) RPL의 60%에서 연관이 있다 (Duttram, 1983).
- 참고: 자궁성형술 (metroplasty) 때 소실되는 자궁 중격의 혈관 밀도는 정상 자궁벽에 있는 혈관 밀도와 같다 (Dabirashrafi et al., 1995).
- 임신 소실은 DES에 노출된 여성에서 더 흔하게 나타난다 (Kaufman et al., 2000).
- 임신시의 metroplasty의 장점은 아직 RCT에 의해 밝혀지지 않았다.

후천성 자궁 기형

- 심한 자궁내막 소파술에 의한 자궁내 유착은 (Asherman 증후군으로 알려져 있다) RPL을 가진 여성의 5%에서 나타난다고 밝혀졌다.
- 점막하 자궁근종은 혈관 연결을 막거나, 자궁내강의 크기를 감소시켜 부적합한 부위의 착상을 유발한다.; 이와 같이 장막하와 자궁근증의 섬유종이 자궁내강을 뒤틀게 된다면 불임을 유발할 수 있다 (착상에 매우 중요). (Cermik, 2002)
- 큰 근층내 섬유종 (5 cm 이상)을 제거한 이후로 출산 실패의 비율이 감소하였다 (Bajekal 와 Li, 2000).
- 자궁 폴립은 이물질처럼 작용하고, 임신을 방해한다.; 폴립절제술 vs 진단적 자궁경에 관한 RCT: 분명한 수술을 시행할 경우 더 큰 임신율을 보인다 (63%: 28%, p〈 0.001) (Perez-Medina, 2005).
- 모든 경우에서 1차적 치료법은 교정수술이다. 선천 기형의 경우, 스트라스만 수술법과 같은 통합 수술법은 거의 사용되지 않는다. 중격 절제는 합당하다. Ashermann 증후군의 경우에서, 융합을 녹이기 위한 자궁경의 사용은 적합하다. 자궁경적 자궁근종절제술이 가능할 경우 점막하 섬유증에 적용할 수 있다.

내분비적 요인

황체기 결손

- 생리주기 후반기의 황체 결손에 의한 불충분한 양의 프로게스테론은 배아의 착상을 막고 임신 유지의 실패를 일으키는 것으로 생각된다; 황체기결핍 (LPD)은 Subfertility에 비해 RPL과 더욱 분명하게 관련되어 있다; 가임여성과 불임여성의 조직학적 차이는 분명하지 않다 (Coutifaris et al., 2004); LPD는 황체기 기간이 13일 미만일 경우 진단할 수 있다. (kit 검사 상 LH 양성일로부터 생리시작일 까지).
  - 정상 여성에서는 자궁내막의 조직학적 검사 상 LPD 가능성이 단일 월경주기의 50% 이상에서 보이며, 연속적인 주기의 25%에서 나타난다 (Davis et al., 1989).
  - 아로마타아제 억제제, 클로미펜 사이트레이트, 재조합형 인간 FSH, hCG 그리고 프로게스테론 보충을 포함한 치료법이 제안된다 (배란 예상 키트에서 양성으로 나타난 3일 후부터 시작하여 임신 10주까지).
  - 고프롤락틴혈증은 LPD를 유발하는 것으로 보인다 (아마도 황체 세포에서 분비하는 프로게스테론의 감소 때문); 프롤락틴 수치로 진단하고 브로모크립틴이나 카베골린으로 치료

미생물학적 요소

- 몇몇 감염 요소들이 반복적인 자연유산의 원인 요소로 밝혀져왔다. 하지만 RPL을 유발하는 것과 관련해서 감염 요소들이 명백한 원인 요소로 밝혀지지는 않았다.
- RPL이 있는 여성을 연구한 결과 자궁내막의 *Ureaplama urealyticum* 군체 형성이 증가하는 것이 관찰되었다 (Kundsin et al., 1981).

- 다른 흔한 감염으로 톡소플라스마, 풍진, 단순 헤르페스, 홍역, 거대세포 바이러스, 콕사키 바이러스, *Listeria monocytegenes*, 그리고 *Mycoplasma hominis*를 포함한다. 하지만 그 중 어느 것도 설득력있게 RPL과 연관되어 있지 않다.
- 하한선: 반복적이거나 여러 번 검사를 하는 것보다 더 가격대비 효과가 좋고, 시간 효율성이 있도록, 경험적 치료로 양 배우자 모두 아지스로마이신 (1 g×1 dose)이나 독시사이클린 (100 mg bid ×10일간) 사용.
- 감염 검사나 감염 치료를 생략하는 것은 합당하다.

유전적 혈전성향증 (Inherited thrombophilia)

- 5번 요소 레이덴 (Factor V Leiden, FVL) 혈전성향증과 프로트롬빈 G20210A 변성이 대략 9%에서 나타나고 (이들 중 1%가 FVL 번이의 동질 접합체이다.), 미국 백인 여성의 3%에서 나타난다.; 이러한 변성은 대략 25%의 독립 혈전성 현상과 관련이 있고, 가족성 혈전증의 50%와 관련이 있다.
- FVL 변성을 가진 사람 모두가 활성화된 C 단백에 대한 저항성을 보이고 있지만, 활성화된 C단백 저항을 가진 사람의 대략 15% 경우에서는 FVL 변성의 보인자가 되지 않는다.
- RPL과 모성 FVL 또는 프로트롬빈 G20210A
  - 10주 이전의 RPL과 양성 관계 (Rey, 2003; Kovalevsky, 2004; Robertson, 2006)
  - 10주 이전의 RPL과 관계 없음 (Roque, 2004)
- 만약 양측 배우자중 1회 이상의 유전성 혈전성향증을 보였다면 음성 효과가 있다. RR 1.9 (1.2, 2.8) (Jivraj, 2006)
- 2번의 작은 조절된 연구 (poor quality)에서만 치료 효과에 대한 분석이 있었다; 치료 효과 없음(di Nisio, 2005)
- 하한선 - 초기 RPL을 위한 유전적 혈전성향증 선별검사는 효과가 증명되지 않았다.
- 상염색체 우성으로 유전되는 항응고제 C단백, S단백 (PS; 만약 60% 미만일 경우 나쁨. 이때는 PS 항원 수치를 검사한다), 항트롬빈 3 결핍, 또는 고호모시스테인혈증과 같은 덜 흔한 혈전성향증이 있다.
- Methylene tetrahydrofolate reductase 변이와 낮은 농도의 비타민 B6 또는 B12가 고호모시스테인혈증을 유빌할 수 있다.
  - 경도: 16~24 mcmol/L
  - 중등도: 25~100 mcmol/L
  - 중증: 100 mcmol/L 이상
  - 비타민 B6, B12, 엽산의 보충은 (추천 용량을 알려면 치료 부분을 보시오) 호모시스테인 수치를 정상으로 낮출 수 있다. 하지만 이 치료가 혈전증의 발생 위험도를 낮춘다는 보고는 아직 없다 (Makris, 2000).
  - FVL의 혼합 이형접합체와 Methylene tetrahydrofolate reductase 대립 유전자는 더욱 나쁜 결과를 초래한다.

- 유산 발생 위험도 (초기와 후기 임신 소실):

결핍	대조군에서의 유병율 (%)	임신 소실한 여성에서의 유병율[a] (%)	임신 소실 발생 위험도 (Odds Ratio)
Factor 5 Leiden (FVL)	9	8-32	2-5
프로트롬빈 G20210A	3	4-13	2-9
항트롬빈 3 결핍	0-1.4	0-2	2-5
C 단백 결핍	0-2.5	6	2-3
S 단백 결핍	0-0.2	5-8	3-40
고호모시스테인혈증	5-16	17-27	3-7

[a] 첫 번째 또는 임신 초기에 재발된 그리고/또는 늦은 임신 소실

치료

- 유전적 혈전성향증과 RPL의 과거력; 치료 효과가 증명 되어 있지 않지만 혈전성향증과 RPL의 과거력이 있는 여성에서 다음과 같은 몇몇 치료법이 있다.

결핍	치료
Factor 5 Leiden (FVL), 프로트롬빈 G20210A, 활성화된 C 단백 저항성, C 단백, S단백	ASA + LMWH/예방적 헤파린
항트롬빈 3 결핍	ASA + full coagulation
호모시스테인 증가	ASA + B6 (50 mg/일), B12 (1 mg/일), 엽산 (0.8 mg/일)

ASA, acetylsalicylic acid; LMWH, low-molecular-weight heparin.

면역학적 요소

자가면역능 (자가 항원) 또는 후천적 혈전성향증

- Antiphospholipid-Ab syndrome이 (APS or Hughes 증후군) RPL을 보이는 여성의 대략 5%에서 발견된다; 태아 사망은 제태 10주 이후에 더욱 흔하게 나타난다 (Simpson et al., 1998).
  - APS는 실제적으로 2가지 증후군을 통칭한 것이다.
    - · 다른 질환과 연관이 없는 것 (1차성 APS)
    - · 전신 홍반성 낭창이나 다른 류마티스 질환에 합병되어 있는 경우 (2차성 APS)
  - 루프스 환자의 1/3은 antiphospholipid antibody를 가진다.
  - 기전: 면역글로불린이 혈소판과 혈관 내피막 인지질에 붙어서 자궁태반혈전성향증과 혈관수축을 유발; 대체 기전은 보체가 활성화 되어 태반에서의 염증 반응이 증가해서 나타난다 (Girardi, 2004).
    - · 참고: 태반 혈관구조의 진성 혈류는 임신 9~10주가 되기 전에 나타나지 않는다 (Jaffe et al., 1997).

수정된 항인지질 항체 증후군 (Antiphospholipid Syndrome)의 기준 분류

항인지질 항체 증후군은 적어도 아래에 해당하는 한 가지 이상의 임상적 기준과 한 개의 실험실 기준이 있어야한다.

임상 기준

1. 혈관 혈전증
   어떤 조직이나 장기의 동맥, 정맥, 또는 작은 혈관에 혈전증이 1회 이상 발생한 경우. 혈전증은 객관적이고 합당한 기준에 의해 증명되어야 한다 (예: 적절한 이미지 연구나 조직학적인 분명한 소견) 조직학적인 증명을 위해, 혈전성향증은 혈관벽 염증의 뚜렷한 증거 없이 존재해야 한다.
2. 임신 사망률
   (a) 초음파나 직접적인 태아 검사상 정상 형태를 보였던 제태 10주 이상의 태아가 1회 이상 설명할 수 없이 사망한 경우 또는
   (b) 1회 이상의 제태 34주 이전의 정상 형태 태아의 조산. 원인으로는: (i) 표준 정의에 의해 정의된 자간증이나 심각한 전자간증, 또는 (ii) 감지된 태반 부전 형태, 또는
   (c) 3회 이상의 설명할 수 없는 임신 10주 이전의 반복적인 자연유산, 이때 모성 해부학적이나 호르몬적 이상 그리고 부성과 모성의 염색체이상은 나타나지 않아야 함.

한 가지 유형 이상의 임신 사망을 가지고 있는 부모 인구 연구에서, 연구자는 a, b, c의 그룹으로 분명히 나누도록 조치했다.

실험실 기준

1. 최소 12주 간격을 두고 2회 이상 혈장에서 Lupus anticoagulant의 검출, 혈전성향증과 지혈에 관한 국제 기구 (LAs/인지질 의존성 항체의 과학 위원회)의 지침에 따라.
2. 표준화된 효소 연관성 면역흡수제 검사법에 의해 최소 12주 간격을 두고 2회 이상 혈장 또는 혈청에서 항카디오리핀 항체 IgG와/또는 IgM이 중간~고농도로 존재
   (예: 40 이상의 IgG 항인지질 항체 또는 IgM 항인지질 항체, 또는 99 백분위수 이상).
3. 표준화된 효소 연관성 면역흡수제 검사법에 의해 최소 12주 간격을 두고 2회 이상 혈장이나 혈청 IgG와/또는 IgM 아이소타입 항베타2 당단백-I 항체가 (99 백분위수 이상) 존재

APS의 치료

- 저분자량 헤파린이 (LMWH) 비분리성 헤파린과 (unfractionated heparin) 비슷한 효과가 있다 (Rai et al., 1997; Greer, 2002); 임신 검사에서 양성이 나온 즉시 사용하고, 36주에는 중지하며, 비분리성 헤파린으로 바꾸면 경막하 혈종의 위험을 낮춘다.

> 에녹사파린 (로베녹스), 40 mg SC 매일 (Rai et al., 1997); 몸무게에 따라 용량 결정 (1 mg/kg/일) 비만하다면 (치료용량: 1 mg/kg/일 SC; 최대 용량: 12시간마다)
>
> 달테파린 (프라그민), 5,000 IU SC 매일; 몸무게에 따라 용량 결정 (200 IU/kg/일) 비만하다면 (치료용량: 100 IU/kg SC 12시간마다 나눠서)

- 만약 혈전증 과거력이 있다면 치료적 비분리성 헤파린 용량이 요구된다 (혈전증의 과거력이 없다면, 예방적 비분리성 헤파린, 5,000 U bid).
- 혈전증의 위험도는 출산 후 첫 6주동안 가장 높다.
- 임신 전에 헤파린을 시작하는 것은 배란기의 출혈 위험성 때문에 위험할 수 있다.
- 합병증의 고위험도 때문에 모성과 태아 감시를 철저히 해야함 (예: 전자간증, 태아 곤란증, 자궁내 성장지연, 조산, 기타 등등)
- 저용량 아스피린과 플라세보와의 전향적 비교 연구가 진행중이다.
- 만약 LMWH를 주는 동안 수술을 해야한다면, 수술 18~24시간 전에 미리 중단하고 수술을 받은 후 12시간 후에 다시 시작한다. 만약 응급상황인 경우에는 프로타민 설파이트를 준다.; 천천히 주입, 마지막으로 헤파린을 맞은지 18시간 이상 되었다면 주입할 필요 없음. 에녹사파린의 경우 mg/mg으로 사용하고, 달테파린의 경우 50 mg/5,000 IU로 사용.

동종면역

- 어떻게 진단하고 치료할지에 대해 논란이 있음.
- 태반이나 태아 조직 항원에 대한 비정상 모성 면역 반응과 관련이 있는 모든 재발성 유산에 대해 동종면역 여부를 확인하라 (예: T helper (Th) 1 immunity).
- Th1 면역실조 (immunodystrophism): 영양막을 향한 이분된 Th 1 증가와 Th 2 감소 사이토카인 양상 (Hill et al., 1995); 말초 혈액 단핵구 세포에 의한 비정상적 사이토카인 양상이 RPL 환자에서 보이지 않는다고 최근 한번 더 보고 되었다 (Bates 와 Hill, 2002).
- 비정상적 사이토카인 양상이 말초 혈청에 나타나지 않는다.
- 치료: 면역억제 용량의 프로게스테론의 경질적 투여 (100 mg bid, 배란 3일 후에 시작)
- 모성에서 차단 요소의 생성은 태아에 대한 모성 거부를 예방할 수 있고, RPL이 있는 모성은 이러한 차단 요소를 생성하지 않는다 (Sargent et al., 1988):
  - 치료: 태아 물질에 대한 모성 면역 내성을 위해 면역치료를 하는 것은 효과가 없다. (Ober et al., 1999)
  - 무감마글로불린혈증 (agammaglobulinemic) 여성에서 태아 사망의 위험도가 높아지지 않는다.
  - APS: 저용량 아스피린 (81 mg/일) + 임신 검사 양성시 저분자량 헤파린

태아 생존예후 (Brigham and Women' s 병원에서 보고된 1,000례 이상의 연구)

요인	중재	생존율 (%)
유전적 요소	적절한 성교와 보조적 치료	20~90
해부학적 요소	수술과 보조적 치료	60~90
내분비적 요소		
황체기 결핍	프로게스테론 +/- 배란 유도와 보조적 치료	80~90
갑상전 저하증	갑상선 호르몬 보충 및 보조적 치료	80~90
고프롤락틴혈증	도파닌 촉진제	80~90
감염	항생제와 보조적 치료	70~90
항인지질 증후군	아세틸살리실산, 헤파린, 보조적치료	70~90
밝혀지지 않음	적절한 성교와 보조적 치료	60~90

고급 심폐 소생술 (Advanced cardiac life support, ACLS)

수기	어른 8세 이상 비전문직 구조자 HCP: 청소년과 성인	소아 1세 미만 HCP: 1세부터 청소년까지	영아
기도확보	머리를 뒤로 젖히고 턱을 들어줌 (HCP; 손상의심시 턱 당김법 이용)		
호흡 (우선)	2회 불어주고 회당 1초	2회 의미있게 불어주고 회당 1초	
HCP: 흉부압박 없이 구조 호흡	10에서 12회/분 (대략)	12에서 20회/분 (대략)	
HCP: 진행적 기도 확보 후 심폐소생술을 위한 구조호흡	8에서 10회/분 (대략)		
이물질에 의한 기도폐쇄	복부 밀치기 (abdominal thrust)		등을 두드리고 가슴 밀치기
혈액순환 HCP: 맥박 확인 (10초 이하)	경동맥		위팔과 대퇴부 동맥
압박 부위	흉골 아래 절반, 양 젖꼭지 사이		양 젖꼭지선 바로 아래 (흉골 아래 절반)
압박 방법 세게, 빠르게 누르기 완전 반동	한손의 뒤꿈치로, 다른 손은 그위에 얹음	한손의 뒤꿈치로 어른에서처럼	2개나 3개의 손가락 HCP (2명의 구조자): 두개의 엄지로 누르고-양손으로 감싸
압박 깊이	1.5~2 인치	흉곽의 대략 1/3에서 1/2이 들어가게	
압박 횟수	대략 100회/분		
압박 - 호흡 비율	30 : 2 (한명이나 두명의 구조자에서)	30 : 2 (한명 구조자) HCP: 15 : 2 (두 명구조자)	
제세동기 AED	어른 패드를 사용 어린이 패드를 사용하지 말것	5사이클의 심폐소생술 후에 AED를 사용 (병원 밖에서) 가능하다면 어린이를 위한 소아 시스템을 사용 HCP: 급작스런 재난(병원 밖에서)이나 병원 안에서 심정지시 AED를 가능한 한 빨리 사용	1세 미만의 영아에서는 권장되지 않음

AED, automated external defibrillator / CPR, cardiopulmonary resuscitation / HCP, maneuvers used by only healthcare providers.

성인 기본 소생술 건강 관리 공급자 알고리즘

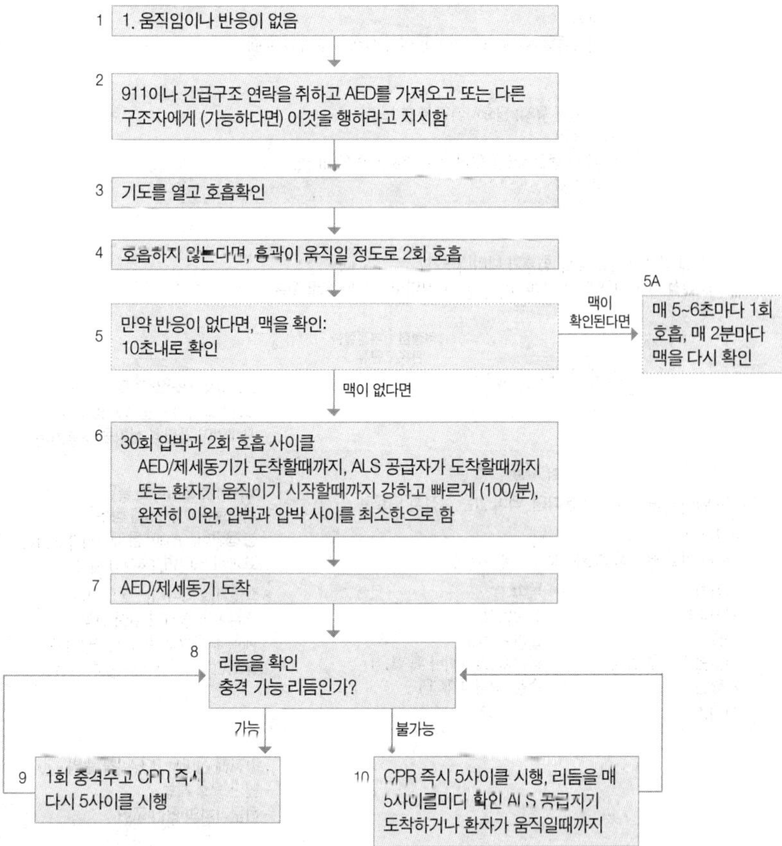

점선으로 표시된 박스는 건강관리 공급자에 의해서만 수행가능하다.

서맥 알고리듬

1 서맥
심박동률 60 bpm 미만이고 임상 상태가 좋지 않을 때

2 환자 기도 유지; 필요하다면 호흡 보조
산소 공급
ECG (리듬을 확인), 혈압, 산소측정기를 모니터함
정맥 확보

3 서맥에 의한 저관류 증상, 증후가 나타나는가?
(예: 급성 정신 상태 이상, 계속되는 흉통, 저혈압이나 다른 쇼크 징후)

적절한 관류 → 4A

4A 관찰/모니터

부적절한 관류 → 4

4
- 고위험도 차단일 경우
  (3형 2도차단 또는 3도 방실차단)
  지체없이 경피적 심박동 조율기를 사용
- 조율기를 준비하는 동안
  아트로핀 0.5 mg을 정주.
  총 용량이 3 mg이 될 때까지 주입가능.
  효과가 있다면, pacing 시작
- 조율기를 기다리는 동안이나
  조율기가 효과가 없을 경우
  에피네프린(2~10 mcg/분)이나
  도파민 (2~10 mcg/kg/분) 고려

5
- 경정맥 심박동 조율기를 준비
- 원인 요소 치료
- 전문가와의 협진 고려

고려 사항

- 만약 맥이 없는 심정지가 온다면, 맥이 없는 심정지 도표로 넘어갈 것
- 가능한 다음 원인 요소들을 찾고 치료해줄 것
  - 저혈량
  - 저산소증
  - 산증
  - 저칼륨/고칼륨 혈증
  - 저혈당
  - 저체온
  - 독소
  - 심장압전
  - 긴장성 기흉
  - 혈전 (심혈관이나 폐 혈관)
  - 손상 (저혈량, IICP)

ACLS 빈맥 알고리즘

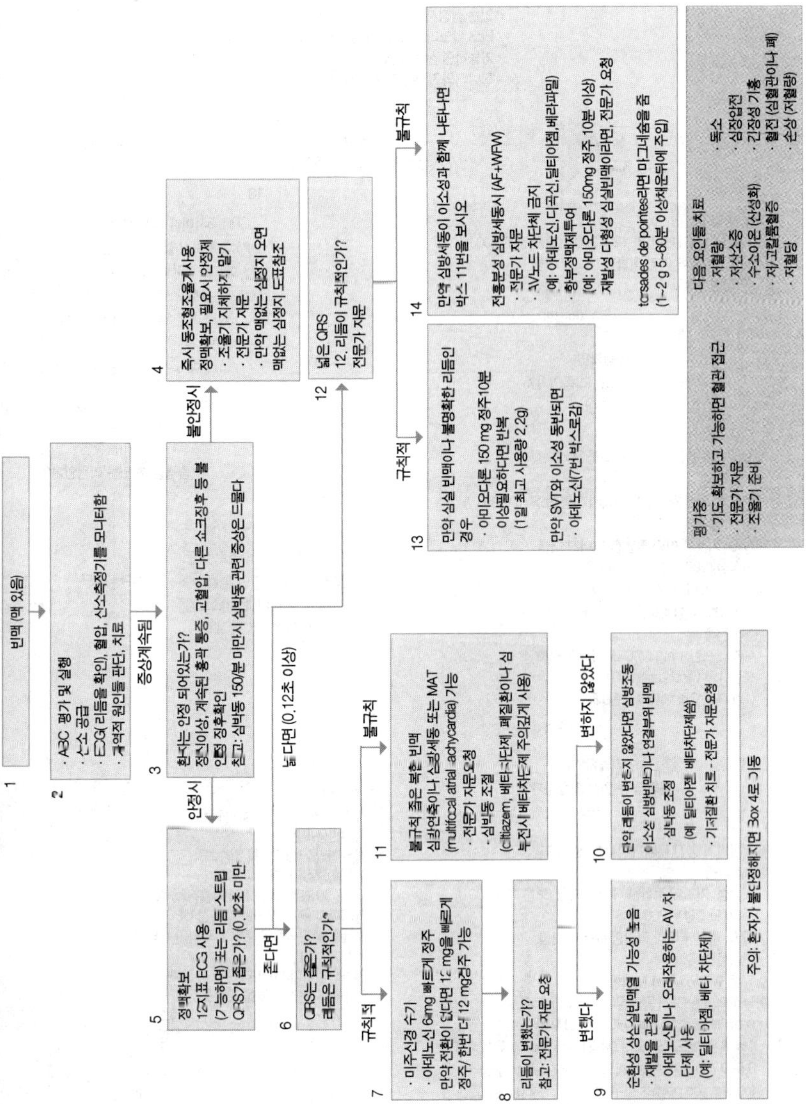
1 빈맥 (맥 있음)
2 · ABC 평가 및 실행
· 산소 공급
· ECG(리듬을 확인), 혈압, 산소측정기를 모니터함
· 가역적 원인들 판단, 치료
증상계속됨
3 환자는 안정 되어있는가?
정신이상, 계속된 흉곽 통증, 고혈압, 다른 쇼크징후 등 불안정 징후확인
참고: 심박동 150/분 미만시 심박동 관련 증상은 드물다
불안정시
4 즉시 동조형조율계사용
정맥확보, 필요시 안정제
· 조율기 지체하지 말기
· 전문가 자문
· 만약 맥없는 심정지 오면
맥없는 심정지 도표참조
안정시
5 정맥확보
12지표 ECG 사용
(가능하면) 또는 리듬 스트립
QRS가 좁은가? (0.12초 미만
좁다면
넓다면 (0.12초 이상)
6 QRS는 좁은가?
리듬은 규칙적인가?
12 넓은 QRS
12. 리듬이 규칙적인가?
전문가 자문
규칙적
불규칙
7 · 미주신경 수기
· 아데노신 6mg 빠르게 정주
만약 전환이 없다면 12 mg을 빠르게 정주/ 한번 더 12 mg정주 가능
11 불규칙 좁은 복합 빈맥
심방연축이나 심방세동 또는 MAT
(multifocal atrial tachycardia) 가능
· 전문가 자문요청
· 심박동 조절
(diltiazem, 베타차단제, 폐질환이나 심부전시 베타차단제 주의깊게 사용)
8 리듬이 변했는가?
참고: 전문가 자문 요청
변했다
변하지 않았다
9 순환성 상승실빈맥일 가능성 높음
· 재발을 관찰
· 아데노신이나 오래작용하는 AV 차단제 사용
(예: 딜티아젬, 베타 차단제)
10 만약 리듬이 변하지 않았다면 심방조동
이소성 심방빈맥이나 연결부위 빈맥
· 심박동 조정
(예 딜티아젬 베타차단제씀)
· 기저질환 치료 - 전문가 자문요청
주의: 환자가 불안정해지면 Box 4로 이동
13 만약 심실 빈맥이나 불명확한 리듬인 경우
· 아미오다론 150 mg 정주10분
이상필요하다면 반복
(1일 최고 사용량 2.2g)
만약 SVT와 이소성 동반되면
· 아데노신(7번 박스로감)
14 만약 심방세동이 이소성과 함께 나타나면
박스 11번을 보시오
전흥분성 심방세동시 (AF+WFW)
· 전문가 자문
· AV노드 차단체 금지
(예: 아데노신,디곡신,딜티아젬,베라파밀)
· 항부정맥제투여
(예: 아미오다론 150mg 정주 10분 이상)
재발성 다형성 심실빈맥이라면, 전문가 요청
torsades de pointes라면 마그네슘을 줌
(1~2 g 5~60분 이상채운뒤에 주입)
평가중
· 기도 확보하고 가능하면 혈관 접근
· 전문가 자문
· 조율기 준비
다음 요인들 치료
· 저혈량
· 저산소증
· 수소이온 (산성화)
· 저/고칼륨혈증
· 저혈당
· 독소
· 심장압전
· 긴장성 기흉
· 혈전 (심혈관이나 폐)
· 손상 (저혈량)

ACLS 맥박없는 심정지 알고리즘

1 맥없는 심정지
- BLS 알고리즘; 도움 요청, CPR 시행
- 가능하면 산소 공급
- 모니터와 제세동기 가능시 부착

2 리듬확인
충격줄 수 있는 리듬인가?
- 있다 → 3
- 없다 → 9

3 VF/VT

4 1회 충격 줌
- 이상성: 기계에 따라 120~200 J (모를 경우 200J)
- AED: 기계에 따라 적합한 에너지 다름
- 단상성: 360J

8. 사이클의 CPR시행

5 리듬확인
충격줄 수 있는 리듬인가?
- 있다 → 6
- 없다 → 12

6 제세동기가 충전 될때까지 CPR을 계속함
1회 충격줌
- 이상성: 기계에 적합한 에너지 다름 (보통 120-200 J)

주의: 모를경우 200 J
- AED: 기계에 따라 적합한 에너지 다름
- 단상성: 360 J

충격준 후 CPR 즉시 재시행
IV/IO 확보시, 혈관수축제를 CPR 동안 투여
(충격 전후에)
- 에피네프린 1 mg IV/IO 3~5분마다반복
- 또는 1회 vasopressin 40 U
  (1회 혹은 2회 에피네프린 대체)

8. 사이클의 CPR시행

7 리듬확인
충격줄 수 있는 리듬인가?
- 있다 → 8
- 없다 → 12

8 제세동기가 충전 될때까지 CPR을 계속함
1회 충격줌
- 이상성: 기계에 적합한 에너지 다름 (보통 120-200 J)
  주의: 모를경우 200 J
- AED: 기계에 따라 적합한 에너지 다름
- 단상성: 360 J

충격준 후 CPR 즉시 재시행
항부정맥제를 CPR 동안 투여 (충격 전후에)
- 아미오다론 (300 mg IV/IO 1회) 그후 추가로 150 mg 1회 혹은 리도카인 고려 (처음1~1.5 mg/kg 투여 후 0.5~0.75mg/kg 투여, 최고 3단위나 3 mg/kg줌)
- torsades de pointes 경우 마그네슘 1~2 g IV/IO로 투여 5사이클의 CPR 후 5번 박스로 이동

9 무수축/PEA

10 CPR 5사이클 즉시 시행
IV/IO 확보시 혈관수축제줌
- 에피네프린 1 mg 3~5분마다 반복
- 또는 1회 vasopressin 40U
  (일회 혹은 2회 에피네프린 대체)
- 무수축 혹은 slow PEA rate시 아트로핀 1 mg, 매 3~5분마다 반복 (3회까지)

8. 사이클의 CPR시행

11 11. 리듬확인
충격줄 수 있는 리듬인가?
- 있다 → 12
- 없다 → 13

12 무수축이라면 10번 박스로 이동
- 전기적 활성이 있다면, 맥을 확인하고 없다면 10번 박스로감
- 맥이 있다면 후처치를 해줌

13 4번 박스로 감

CPR 동안
- 강하고 빠르게 압박 (100/min)
- 흉부반동확인
- 흉부압박 저해요소를 최소화
- 기도확보 및 과환기 피할것
- CPR: 30 흉부압박 - 2회 호흡, 5cycles = 2min
- 기도확인 후, 구조자는 더이상 CPR cycles주는 것을 중지. 호흡위해 지속적인 흉부 압박하기 분당 8~10회 호흡; 2분마다 리듬 확인
- 리듬확인하며 2분마다 구조자 교체
- 다음과 같은 요인들을 교정할것
  - 저혈량
  - 저산소증
  - 산증
  - 저칼륨/고칼륨
  - 저혈당
  - 저체온
  - 독소
  - 심장압전
  - 긴장성 기흉
  - 혈전 (심혈관이나 폐)
  - 손상 (저혈량, IICP)

급성 관상 동맥 증후군 알고리즘 ACLS

1 허혈을 시사하는 흉부 불편감

2 EMS 평가 및 보호와 입원 준비
· 감시, ABCs 시행. CPR 시행과 제세동을 위한 준비
· 필요하면 산소, 아스피린, 니트로글리세린, 몰핀 주입
· 가능하다면 12 lead ECG 시행. ST 올라가있다면 :
- 전원 병원으로 정보 전달
- 섬유소용해 체크리스트 시작
· 연락받은 병원은 STEMI에 대한 대처를 준비한다

3 즉시 ED 평가 (〈10분)
· 활력 징후 평가: 산소 포화도 평가
· EKG 얻고 평가
· 간단한 히스토리와 신체 검진 시행
· 완전한 섬유소용해 체크리스트를 확인
금기사항 확인
· 이동성 흉부 X-ray 촬영 (〈30분)

즉시 ED 일반적인 치료
· 산소를 4L/min 투여하고 02 포화도 〉90% 유지
· 아스피린 100에서 325 mg
· 니트로글리세린 설하, 스프레이 또는 IV
· 니트로글리세린으로 통증 경감이 되지 않으면 몰핀 IV

4 처음 ECG 확인

5 ST 올라가거나 새로운 LBBB;
손상 가능성 높음
ST증가에 의한 MI (STEMI)

6 다음과 같은 부수적 치료 시작
재관류를 지연시키지 말아라
· 베타 수용체 차단제
· 클로피도그렐
· 헤파린 (UFH 또는 LMWH)

7 증상발현 시간 12시간?

8 재관류 방법 : 환자의 중요 진단기준에 의해 정의된 치료
· 재관류 목표 인식:
- 집에서부터 풍선 팽창 (PCI)받기 까지 90분 이내 목표
- door to needle (섬유소 용해)
· 부수적 치료 지속 그리고:
- ACE 억제제/안지오텐신 수용체 억제제를 (ARS) 증상 발현된지 24시간 이내
- HMG CoA 환원제 억제제 (스타틴 치료)

9 ST 감소 또는 다이나믹 T파 역위; 강하게 허혈 의심
고위험 불안정 협심증/비ST 증가 MI UA / NSTEMI

10 다음과 같은 부수적인 치료 시작
(금기증에 대한 내용을 보기)
· 니트로글리세린
· 베타 수용체 차단제
· 클로피도그렐
· 헤파린
· 당단백 IIb/IIIa 억제제

11 입원
위험 상태 평가

12 위험 분류도에서 고위험 환자
· 불응적 허혈성 흉통
· 재발성/지속성 ST 편위
· 심실 빈맥
· 혈역학적 불안정
· 펌프 부전의 징후
· 초기 침습적 치료, AMI 발생 48시간 이내 카테터 꽂고 재혈관화 하는 것 포함
ASA, 헤파린과 다른 치료들을 지속
· ACE 억제제/ARB
· HMG CoA 환원제 억제제 (스타틴 치료)
고위험이 아닌 경우: 위험 계층화

13 정상이거나 ST분절이나
T파에서 진단되지 않은 변화
중간/저위험성 UA

14 고위험 또는 중간 위험 진단 기준으로 발전 또는 트로포닌 양성?

15 ED 흉통 단위로 입원 고려
또는 ED의 입원
다음 검사 시행:
· 심장 표지자 (트로포닌 포함)
· ECG/연속적 ST 분절 감시 반복
· 부하 검사 고려

16 고위험 또는 중등 위험 진단기준으로 발전 또는 트로포닌 양성?
예 → 12
아니오 → 17

17 허혈이나 경색의 증거가 없다면 추후 경과관찰 하면서 퇴원 가능하다

뇌졸중이 의심되는 환자에서의 치료 목표 알고리즘

1 뇌졸중시 가능한 징후들 밝히기

2 중요한 EMS 평가와 행동
- ABCs 시행; 필요하다면 산소 투여
- 입원 전 뇌졸중 평가 시행
- 환자가 마지막으로 정상이었던 시간 알아보기 (주의: 치료는 발현 후 3시간 이내 시행되어야 한다.)
- 이송: 적절하다면 뇌졸중 센터로 연락하기; 증인, 가족이나 보호자 데려가기
- 병원에 알림
- 가능하다면 혈당 체크하기

NINDS TIME GOALS

10 min

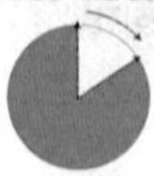

3 즉시 일반적인 평가와 안정화
- ABCs 시행, 활력 징후
- 저산소혈증 시 산소 투여
- 정맥 접근과 혈액 샘플 얻기
- 혈당 체크: 적응증시 시행
- 신경학적 선별 평가 시행
- 뇌졸중 팀 활동
- 응급 뇌 CT 스캔 명령
- 12-lead ECG 시행

25 min

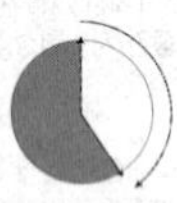

4 즉시 뇌졸중 팀이나 피지명자에 의해 신경학적 평가
- 환자 병력 확인
- 증상 발현 확인
- 신경학적 검사 시행
  (NIH 뇌졸중 척도나 캐나다 신경학적 척도)

45 min

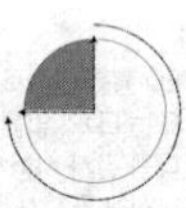

5 CT 스캔에서 출혈 증거가 있나?

아니오 → 6; 예 → 7

6 급성 허혈 뇌졸중일 경우; 섬유소용해 치료 고려
- 섬유소 용해 치료 금기사항 체크
- 신경학적검사 반복: 결손이 빠르게 정상으로 회복되었는가?

7 신경과 의사나 신경외과 의사에게 컨설트하기; 힘들면 이송 고려

8 환자가 섬유소 용해 치료에 적합한가?

아니오 → 9; 예 → 10

9 아스피린 투여

ED Arrival 60 min

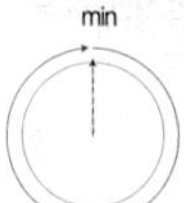

10 위험도와 이득 확인된다면 -
- IPA 준다
- 24시간 동안 항응고제나 항혈소판제 치료 하지 않는다.

11
- 뇌졸중 경로 시작, 가능하면 뇌졸중 센타 입원
- BP 재기 ; 적응증 시에 치료
- 신경학적 상태 감시: 악화시 응급 CT
- 혈당 재기: 적응증 시에 치료
- 지지적 치료 시작: 공존 질환 치료

일차적 그리고 이차적 ABCD 조사들: 임신 여성에서 변경사항들

ACLS 접근	BLS와 ACLS 지침서의 변경사항들
일차적 ABCD 조사	기도 · 변화 없음 숨쉬기 · 변화 없음 순환 · 여성을 왼쪽으로 눕힌 상태에서 뒤로 등의 각도를 15도~30도로 유지한다. 이후 흉부 압박을 시작한다. 또는 · 여성의 오른쪽 아래에 쐐기를 위치 시키나 (그래서 왼쪽으로 들어올린다). 또는 · 한 구조자가 여성의 왼쪽에서 무릎을 꿇게 하고 수태 자궁을 외측으로 당긴다. 이 방법은 하대정맥으로의 압력을 감소시킨다. 제세동 · 양이나 패드 위치에는 변화가 없음 · 제세동 쇼크는 태아에게 별다른 전류를 전달하지 않는다. · 쇼크를 주기 전에 태아나 자궁 모니터를 제거한다.
이차적 ABCD 조사	기도 · 소생 초기에 기도 장치를 집어 넣어 역류나 흡인의 위험성을 줄인다. · 기도 부종이나 증대는 기관의 직경을 줄인다. 기관삽관을 준비할 때 비임신성 여성에게 사용하던 것보다는 작은 크기를 준비해야 한다. · 입인두나 코인두로 관 삽입시에 과도한 출혈이 있는지 감시한다. · 기관삽관 방법에는 변화가 없다. 숙련된 사람이 기관 삽관을 시행해야 한다. · 효과적으로 미리 산소를 주는 것이 중요한데 이는 저산소화가 빨리 발생할 수 있기 때문이다. · 계속 환상연골을 누르면서 빠르게 기관 삽관을 시행해야 한다. · 마취나 깊은 진정을 위한 약제를 사용하여 저혈압을 최소화해야 한다.

일차적 그리고 이차적 ABCD 조사들: 임신 여성에서 변경사항들 (계속)

ACLS 접근	BLS와 ACLS 지침서의 변경사항들
	숨쉬기 · 관 위치를 확인하는 것에는 변화가 없다. 식도 감지 장치는 정확한 기관 삽관 에도 불구하고 식도 위치임을 암시할 수 있다. · 수태 자궁은 횡경막을 올린다 : - 산소 요구량 혹은 폐 기능 손상시 환자는 저산소증에 빠지게 될 수 있다. 그들은 기능적 잔기능력과 (functional residual capacity) 기능적 잔기량이 (functional residual volume) 감소하기 때문에 더 적은 예비력이 있다. 1분 환기와 일회 호흡량은 증가한다. · 효과적인 산소화와 환기를 제공하기 위해 적절한 환기력을 제공한다. 순환 · 소생 약물 주입을 위한 표준 ACLS 추천법을 따른다. · 정맥 접근시 넙다리 정맥이나 다른 하지 부위는 이용하지 않는다. 이 부위들을 통해 약물 주입시 태아가 나오기 전까지 또는 나오지 않았을 경우에도 산모의 심장까지 도달하지 못한다. 감별 진단 및 결정 · 응급 자궁 적출술을 시행해야 하는지 결정해라. · 심정지를 일으킬 수 있는 가역적인 원인을 밝히고 치료해라. 임신과 관련된 원인들을 고려해보고 모든 ACLS 환자들에서 고려되는 원인들도 고려해보아라.

ACLS, advanced cardiac life support: BLS, basic life support

신생아 소생술

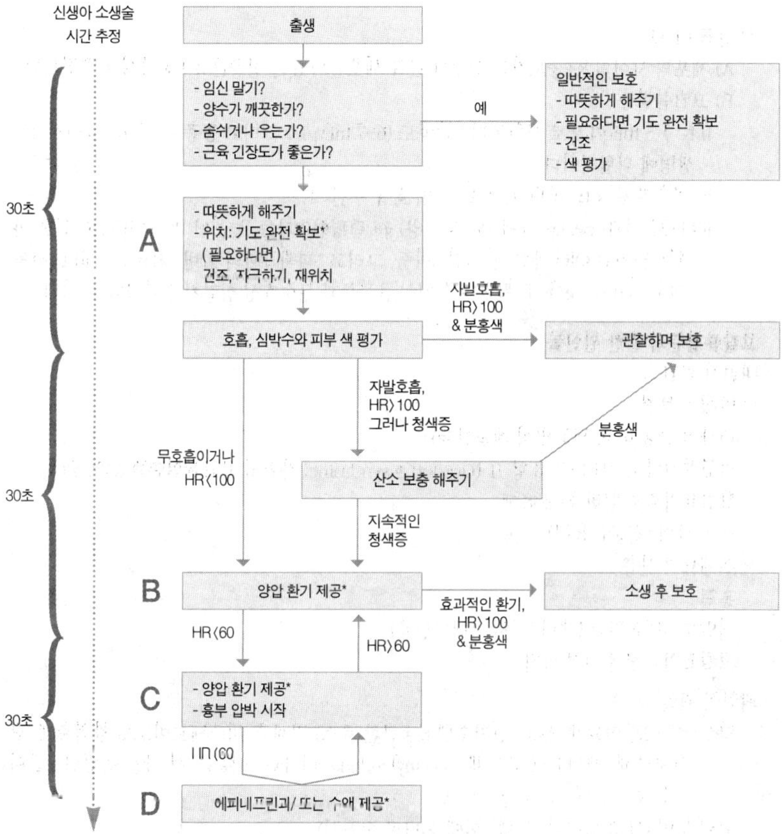

* 몇몇 단계에서 기도내 삽관이 필요할 수 있다.

생명에 위협적인 전해질 이상들

1) 칼륨 (K+)

A) 세포막 사이의 K+농도차는 신경과 근육 세포들의 (i.e. 심장근육) 흥분성을 결정한다.

B) 고칼륨혈증

i) K^+ 〉 5 mEq/L으로 정의된다 ; 중등도 (6~7 mEq/L) 그리고 중증도 (〉7 mEq/L)에서는 생명에 위협적이다.

ii) 징후와 증상들: 무력감, 상행 마비, 호흡 부전

iii) ECG 결과: peaked T파 (텐트 모양) → 편평한 P파들, 늘어난 PR 간격 (1도 심장 차단), 넓어진 QRS 복합, 깊어진 S파들, 그리고 S파와 T파의 합병. 치료하지 않고 놔둘 경우 sign-wave 형태, 특발성 심실성 율동들과 무수축성 심정지가 발생할 수 있다.

고칼륨혈증의 흔한 원인들

내인적 원인

- 만성 신부전
- 대사성 산증 (e.g. 당뇨병성 케토산증)
- 위양성저알도스테론증 유형 II (Gordon' s syndrome; 가족성 고칼륨혈증과 고혈압)
- 항암요법으로 인한 종양 용해
- 근육 파열 (횡문근용해)
- 신세뇨관 산증
- 용혈
- 저알도스테론혈증 (에디슨 병, 저레닌혈증)
- 고칼륨혈증성 주기적 마비

외인적 원인

- 약물: K^+ 보존 이뇨제, ACE (안지오텐신 - 전환 효소) 억제제, 비스테로이드성 항염증제, 칼륨보충제, 페니실린 유도체, succinylcholine, 헤파린 치료 (특히 다른 위험인자들이 있는 환자들에서), 베타 차단제
- 혈액 투여 (특히 오래된 "은행" 혈액을 다량 수혈시)
- 식이 (유일한 원인으로는 드물다), 염분 대체제
- 위양성고칼륨혈증 (혈액 샘플이나 용혈, 높은 백혈구 수치, 높은 혈소판, 종양 용해 증후군)

v) 치료

(1) 첫 번째

(a) 외인적 K^+의 원인을 제거

(b) K^+을 증가시킬 수 있는 약물들을 평가 (i.e. K^+ 보존 이뇨제, 안지오텐신 전환 효소 억제제, 비스테로이드성 항염증제).

(2) 경증 증가 (5~6 mEq/L)일 경우 K^+를 몸에서 제거한다

(a) 이뇨제: 퓨로세마이드 40~80 mg IV

(b) Resins: 50~100 ml의 20% sorbitol 에 Kayexalate 15~30 g을 섞어 경구로 주기나 관장을 통해서 준다.

(3) 중등도 증가 (6~7 mEq/L)일 경우 K^+를 세포 안으로 이동시킨다

(a) Glucose + insulin: 25 g (D50 50 ml) glucose 와 10 U regular insulin을 섞어서 15~30분에 걸쳐서 IV로 주입한다.

(b) Sodium bicarbonate: 5분에 걸쳐서 50 mEq를 IV로 준다.

(c) 분무용 알부테롤: 10~20 mg을 15분에 걸쳐서 분무한다.

(4) 중증도 증가 (〉7 mEq/L이면서 독성 ECG 결과)

(a) K^+를 세포 안으로 이동시킨다.

(i) Calcium chloride (10%): 500~1,000 mg (5~10 ml)를 2~5분에 걸쳐서 IV로 주입하여 심장 근육 세포막에서 K^+의 효과를 감소 시킨다 (심실 세동의 위험성을 낮춘다).

(ii) 염화 나트륨: 5분에 걸쳐서 50 mEq IV로 주입

(iii) Glucose + insulin: 25 g (D50 50 ml) 글루코스와 10 U 규칙적 인슐린을 섞어서 15~30분에 걸쳐서 IV로 주입한다.

(iv) 분무용 알부테롤: 10~20 mg을 15분에 걸쳐서 분무한다.

(b) K^+ 분비를 촉진시킨다.

(c) 이뇨제: 퓨로세마이드 40~80 mg IV

(d) Kayexalate 15~30 g을 50~100 ml의 20% 솔비톨 PO에 주거나 직장을 통해서 준다.

C) 저칼륨혈증

i) K^+ 〈 3.5 mEq/L로 정의된다.

ii) 징후와 증상들: 무력감, 피로, 마비, 호흡 곤란, 변비, 마비성 장폐쇄, 다리 경련; 더 심한 저칼륨혈증은 심장 조직의 흥분성과 전도성을 바꿀 것이다.

iii) 가장 흔한 원인들: GI 손실 (설사, 완하제), 신장 손실, 세포 안으로의 이동 (알칼리증 또는 pH 증가), 영양 실조

iv) ECG 결과: U파, 편평 T파, 부정맥 (특히 심실성 부정맥); 맥박이 없는 전기적 활동 또는 무수축이 발생한다.

v) 치료

(1) K^+ 〈 2.5 mEq/L 이거나 부정맥 동반시

(a) 지속적으로 ECG를 감시하며 최대 10~20 mEq/hour로 점차 K^+를 IV 보충해 준다.

(2) 환자가 불안정할 경우 빠르게 전환시키기 위해

(a) 10 mEq IV를 5분에 걸쳐서 주면서 필요할 경우 한 번 더 반복한다.

(b) 빠른 주입은 생명에 위협적인 저칼륨혈증에 반응하여 계획적인 것이라고 차트에 기록해라.

2) 나트륨 (Na^+)

A) Na^+는 혈청 오스몰농도에 영향을 미치는 혈관 내 주요 이온이다; 혈청 Na^+의 급성 변화는 혈관에서 물의 이동을 발생시킬 것이다.

i) 급격한 저하 → 물이 간질 사이 공간으로 이동하여 뇌부종이 일어날 수 있다.

ii) 급격한 증가 → 물이 혈관 공간 내로 이동

iii) 혈청 Na^+를 천천히 48시간에 걸쳐서 교정해야 과교정을 피할 수 있다.

B) 고나트륨혈증

i) Na^+ 〉 145~150 mEq/L으로 정의된다.

ii) 원인에는 Na^+ 증가 (고알로스테론혈증, 쿠싱증후군, 과도한 고장액 식염수나 염화나트륨 주입) 또는 물의 손실 (GI 손실이나 신장 배설)이 있다.

iii) 징후나 증상들: 정신 상태의 변화, 무력감, 불안감, 국소적인 신경학적 결손이나 심지어 혼수나 경련들과 같은 신경학적 증상들.

iv) 치료

(1) 지속적인 물의 손실을 줄이고 물 결손을 교정한다; 안정적인 환자들인 경우 수액을 입으로나 NG 관을 통해서 보충해 주는 것이 효과적이다.

(2) 저혈량성 환자: 보통 식염수나 절반의 보통 식염수에 5% dextrose 섞은 것을 투여하여 혈청 Na^+의 빠른 감소를 막는다. D5W는 너무 빠르게 Na^+농도를 떨어뜨리므로 피해야 한다. 혈청 Na^+를 면밀하게 감시한다.

(3) 필요한 물 정량화 하기:

(a) 물 결손 (리터)

(i) $$\frac{(\text{혈장 } Na^+ \text{ 농도} - 140)}{140} \times \text{총 신체 물 } (0.4 \times \text{몸무게 kg})$$

(ii) 혈청 Na^+를 0.5~1 mEq/h의 속도로 낮추기 위해 수액을 공급하는데 첫 24시간에는 12 mEq/L 정도만 낮추고 나머지는 다음 48시간에서 72시간에 걸쳐서 낮춘다.

C) 저나트륨혈증

i) Na^+ 〈 130~135 mEq/L로 정의된다.

ii) 지속적으로 물을 섭취하였으나 물의 신장 배설이 감소한 경우나 소변으로의 나트륨 소실 (thiazide diuretics, 신부전, ECF 결핍, 부적절한 항이뇨 호르몬 분비 증후군, 부종 상태, 저갑상샘증, 부신 부전).

iii) 대부분, 고혈당증이 낮은 Na^+임에도 고 오스몰 농도를 유발하는 조절되지 않는 당뇨를 제외하고, 낮은 혈청 오스몰 농도와 연관되어 있다.

iv) 징후와 증상들: 주로 급성이거나 심각한 경우 (〈120 mEq/L)일 경우가 아니면 대부분 증상이 없다. 갑작스런 감소가 뇌부종을 일으키고 오심, 구토, 두통, 불안감, 기면, 경련, 혼수나 심지어 사망을 일으킨다.

v) 치료

(1) Na^+ 주입과 혈관 내 물 제거

(a) SIADH인 경우 → 측정한 유지 요구량의 50~66%정도까지 수액 섭취를 제한한다.

(2) 무증상 저나트륨혈증의 교정은 점차적이어야 한다 :

(a) Na^+을 시간 당 0.5 mEq/L까지 증가시킨다 (첫 24시간최대 12 mEq/L)

(b) 환자가 신경학적 변화가 있을 경우 3% 식염수를 즉시 IV로 주어서 혈청 Na^+를 시간당 1 mEq/L의 속도로 신경학적 증상이 조절될 때 까지 증가시켜 준다. 신경학적 증상이 조절되면 3% 식염수를 IV로 주어 시간당 0.5 mEq/L의 속도로 혈청 Na^+를 증가시켜 준다.

(3) 결손을 교정하기 위해 필요한 나트륨의 정량화

(a) Na^+ 결손 =

(i) (요구되는 [Na^+] - 현재 [Na^+]) × 0.5* × 체중 (kg) (*여성에서는 0.5)

(b) 부족량이 측정되면 교정하기 위해 필요한 3% 식염수의 양을 계산한다 (부족량/513 mEq/L).

(4) Na^+을 4시간에 걸쳐 9혹은, 신경학적 증상이 없어질 때까지), 시간당 1 mEq/L씩 증가하도록 계획한다, 그후 Na^+를 시간당 0.5 mEq/L씩 증가시킨다. 총량을 계산하기 위해 한시간에 교정하고자 하는 양 (i.e., 0.5 mEq/L)을 양을 이용하고, 0.5를 곱한 후 (여성에서), 체중 (kg)을 곱한다; 그 시간에 투여하는 Na^+ 양 계산 가능해짐.

(5) 혈청 Na^+를 자주 체크하고 신경학적 상태를 감시한다.

3) 마그네슘 (Mg^{++})

A) Mg^{++}는 Na^{+}, K^{+}, Ca^{++}를 세포 안으로 또는 밖으로 이동시키는데 중요하다; 낮은 Mg^{++}과 동반된 낮은 K^{+}은심각한 부정맥의 위험인자이다.

B) 고마그네슘혈증

i) Mg^{++} 〉 2.2 mEq/L로 정의된다.

ii) 징후와 증상들: 근육 약화, 마비, 보행실조, 기면상태, 혼란; 심한 고마그네슘혈증은 의식의 저하, 서맥, 심장 부정맥, 저환기, 심폐 정지를 일으킬 수 있다.

iii) 가장 흔한 원인은 신부전이다.

iv) 치료

(1) 심폐 지원은 (cardiopulmonary support) Mg^{++}수준이 감소할 때 까지 필요할 수 있다.

(2) 10% 염화 칼슘 용액 (5~10 ml [500~1000 mg] IV)이 종종 치명적인 부정맥을 교정하며 필요한 경우 반복할 수 있다. 칼슘은 혈청에서 Mg^{++}를 제거한다.

(3) 투석은 심각한 고마그네슘혈증의 일차 선택 치료법이다.

C) 저마그네슘혈증

i) Mg^{++} 〈1.3 mEq/L로 정의된다; 저칼슘혈증을 일으키는 부갑상샘 호르몬의 효과를 방해한다.

ii) 징후와 증상들: 근육 진전과 떨림, 안구 진탕, 근육강직성경련, 정신 상태의 변화, 부정맥 (torsades de pointes); 다른 증상들로 보행실조, 현훈, 경련, 연하 곤란증이 있다.

iii) Mg^{++}의 흡수 감소나 손실의 증가에 의해 나타난다. (i.e. 설사); 갑상샘 호르몬 기능 변화와 어떤 약물에 (i.e. 이뇨제, 알콜) 의해서도 나타난다.

iv) 치료

(1) 심각하거나 증상이 있는 저마그네슘혈증

1~2 g IV $MgSO_4$를 5~60분간에 걸쳐서 준다.

(2) 심정지가 동반된 torsades de pointes 경우

1~2 g $MgSO_4$를 5~20분간에 걸쳐서 IV를 주입한다.

(3) 경련이 있는 경우

2 g $MgSO_4$를 IV로 10분에 걸쳐 준다.

(4) 저마그네슘이 있는 환자들은 또한 저칼슘혈증도 있다.

4) 칼슘 (Ca^{++})

A) Ca^{++}은 몸에서 가장 풍부한 유기물이다.

B) 총 혈청 Ca^{++}은 직접적으로 혈청 알부민과 연관이 있다.

총 Ca^{++}은 혈청 알부민이 매 1 g/dL 증가할 때마다 0.8 mg/dL이 증가하게 되고 또한 비슷하게 감소한다.

C) 이온화된 Ca^{++}은 혈청 알부민과 역으로 관련이 있다.

혈청 알부민이 적을수록 이온화되는 분율이 높아진다.

Ca^{++}이 비록 낮을지라도 저알부민혈증이 있을 경우 이온화된 Ca^{++}은 정상일 수 있다.

D) 고칼슘혈증

i) Ca^{++}〉10.5 mEq/L으로 정의된다 (또는 이온화된 Ca^{++}〉4.8 mEq/L).

ii) $Ca^{++} \geq$ 12~15 mg/dL 일 때의 징후와 증상들: 낮은 수준에서는 우울증, 무력감, 피로, 감 혼동; 높은 수준에서는 → 착란, 혼미, 고긴장성, 경련, 혼수; 심혈관 증상은 다양할 수 있지만, 총 혈청 Ca^{++}이 〉 15~20 mg/dL일 경우 완전 심장 차단이 나타날 수 있다; GI 증상에는 연하 곤란증, 변비, 소화성 궤양, 췌장염이 있을 수 있다; 신장 효과에는 요 농축능의 감소로 인한 Na^{+}, K^{+}, Mg^{++}, 인산의 손실이 있다.

iii) 일차성 부갑상선기능항진증과 악성 종양이 보고된 케이스의 90% 이상에서 설명된다.

iv) 치료

(1) 증상이 있거나 Ca^{++}〉15 mg/dL인 경우 치료

(a) 혈관 내 용량을 복구시키고 Ca^{++} 요 배설을 촉진 시킨다.

i) 수액 부족이 보충되고 이뇨가 발생할 때까지 (요 배출 ≧ 200~200 ml/h) 0.9% 식염수를 300~500 ml/h로 준다

ii) 적절한 재수액 공급 후 식염수 주입을 100~200 ml/h로 낮추어라.

iii) K^{+}, Mg^{++}를 면밀히 감시하여라.

iv) 환자가 심부전이 있는 경우 → 혈액 투석; 심각한 상태일 때 킬레이트제를 사용해볼 수 있다.

v) 주의. furosemide는 뼈에서 Ca^{++} 방출을 일으키므로 고칼슘혈증을 악화시킨다.

E) 저칼슘혈증

i) Ca^{++}〈8.5 mg/dL로 (이온화된 Ca^{++}〈4.2 mg/dL) 정의된다.

ii) 징후나 증상들: 사지와 안면의 감각이상, 이어 근육 경련과 손발의 경련, 천명, 근육 강직성경련, 경련: 과반사와 Chvostek 징후, Trousseau 징후 양성; 심장에는 심근의 수축력 저하와 심부전을 가져온다.

iii) 독성 쇼크 증후군, 비정상적 혈청 Mg^{++}, 갑상샘 수술, 불소 중독증, 종양 용해 증후군에 의해 발생된다.

iv) 치료

(1) 급성 저칼슘혈증은 10% 글루콘산 칼슘로 치료하는데 93~186 mg Ca^{++} (10~20 ml)을 10분에 걸쳐 IV로 주입한다.

(2) 이어서 540~720 mg의 Ca^{++}을 (58~77 ml의 10% 글루콘산 칼슘) 500~1,000 ml D5W에 넣어 시간당 0.5~2 mg/kg을 (10~15 mg/kg) IV로 주입한다.

(3) 혈청 Ca^{++}을 매 4~6시간마다 측정하여 총 혈청 Ca^{++} 농도가 7~9 mg/dL이 되는 것을 목표로 한다.

(4) 동시에 Mg^{++}, K^{+}, pH를 교정한다. 치료되지 않은 저마그네슘혈증은 종종 치료에 반응하지 않는 저칼슘혈증을 일으킬 수 있음을 주의해라.

태아 순환

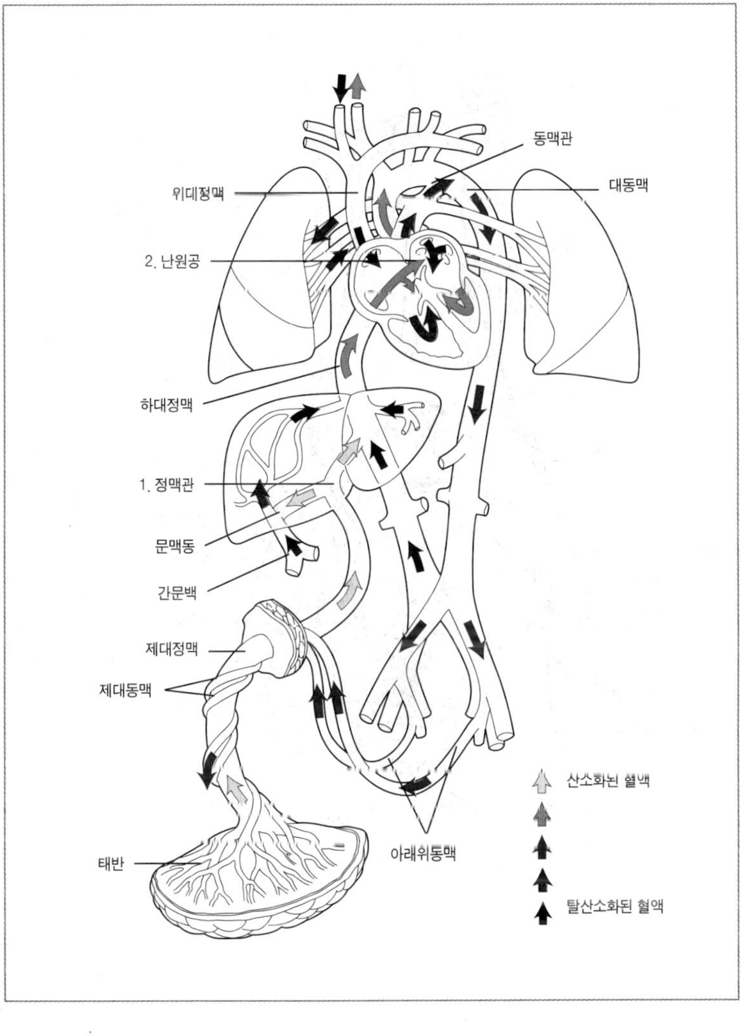
동맥관
위대정맥
대동맥
2. 난원공
하대정맥
1. 정맥관
문맥동
간문맥
제대정맥
제대동맥
태반
아래위동맥
산소화된 혈액
탈산소화된 혈액

골반 혈액 공급

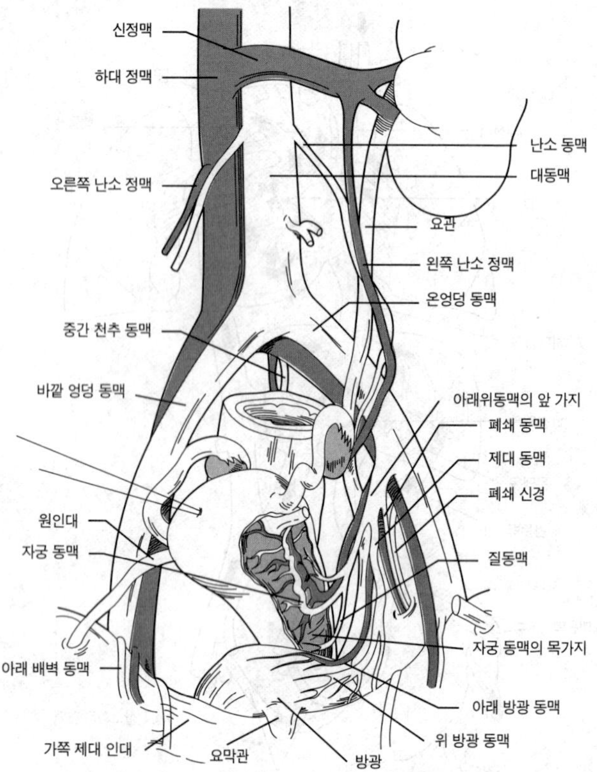
신정맥
하대 정맥
난소 동맥
대동맥
오른쪽 난소 정맥
요관
왼쪽 난소 정맥
온엉덩 동맥
중간 천추 동맥
바깥 엉덩 동맥
아래위동맥의 앞 가지
폐쇄 동맥
제대 동맥
폐쇄 신경
원인대
자궁 동맥
질동맥
자궁 동맥의 목가지
아래 배벽 동맥
아래 방광 동맥
위 방광 동맥
가쪽 제대 인대
요막관
방광

요관의 위치

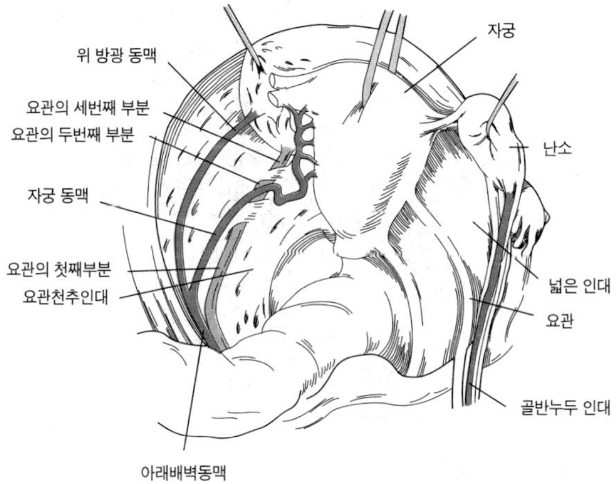
위 방광 동맥
요관의 세번째 부분
요관의 두번째 부분
자궁 동맥
요관의 첫째부분
요관천추인대
아래배벽동맥
자궁
난소
넓은 인대
요관
골반누두 인대

골반뼈

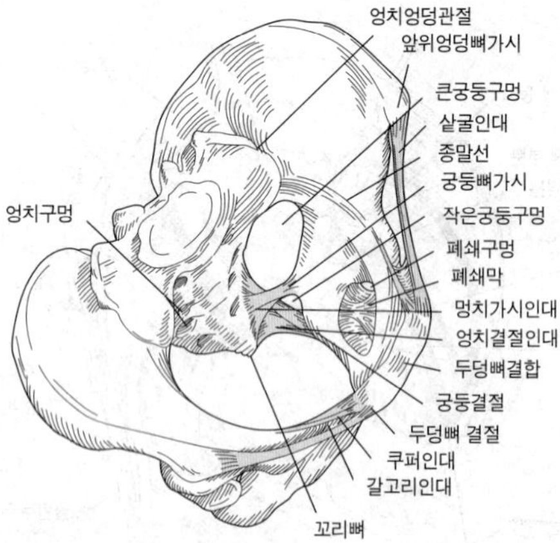

요추 / 천추 신경총들

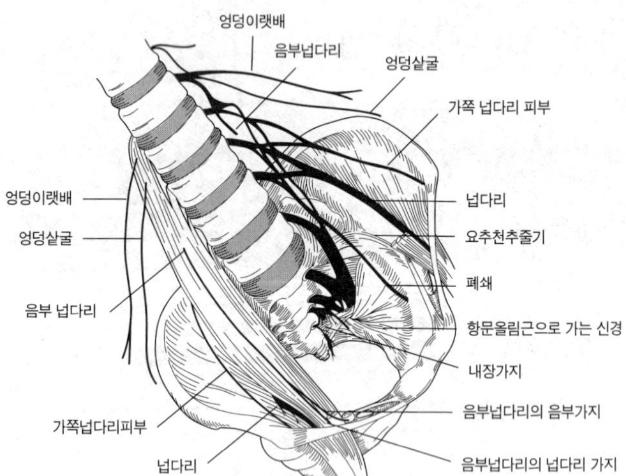

역학

정의

- 인구 집단에서 건강과 건강 문제에 대한 연구

다른 정의

- 의대생: 의과대학에서 최악의 수업
- 레지던트: 수학과 의학이 접목된 매우 두려운 분야
- David Grimes' 엄마: 피부과의 부전공

역학적인 연구 디자인

- 기술 연구
- 분석 연구
- 코호트 연구
- 환자 - 대조군 연구
- 실험 연구
- 무작위 임상 시험

기본 개념

$$유병률\ (prevalence) = \frac{그\ 시점에서\ 질병을\ 가지고\ 있는\ 사람들의\ 수}{그\ 시점에서\ 위험성이\ 있는\ 사람들의\ 수}$$

$$발생률\ (incidence) = \frac{그\ 기간\ 동안에\ 새로\ 질병이\ 생긴\ 수}{그\ 기간\ 동안\ 위험성이\ 있는\ 사람들의\ 수}$$

민감도 = 질환을 가지고 있는 사람 중 시험에서 양성으로 나온 사람의 비율 (a/a+c)

특이도 = 질환이 없는 사람 중 시험에서 음성으로 나온 사람의 비율 (d/b+d)

예측도

- 양성 - 양성으로 나온 시험에서 정말 질환이 있음을 나타내는 것 (a/a+b)
- 음성 - 음성으로 나온 시험에서 정말 질환이 없음을 나타내는 것 (d/d+c)

		Disease	
		I	
Test	+	a	b
	-	c	d

기술 연구 (Descriptive studies)

장점

- 자료를 상대적으로 얻기 쉽다.
- 자료 얻는데 드는 비용이 비교적 적다.
- 조사자가 어떤 건강 서비스를 제공할 지 결정하지 않기 때문에 윤리적인 문제가 적다.

단점

- 비교 집단이 없다.
- 원인과 결과 관계가 오직 제안될 수 밖에 없다.

연구 디자인

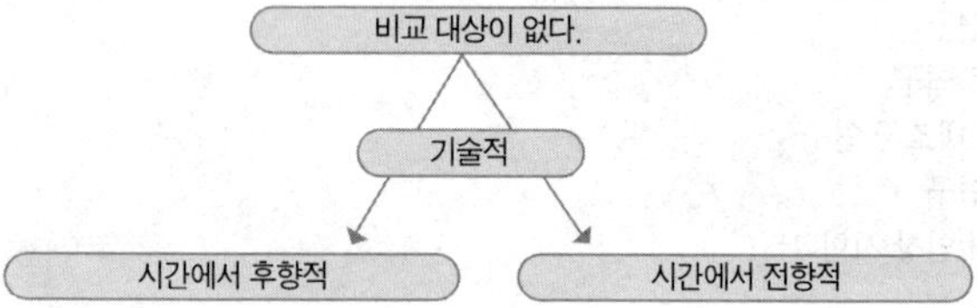

분석

- 표
- 히스토그램
- 선 그래프
- 분산 그림
- 다른 그래픽 표현

분석 연구

중요한 특징

적어도 2개의 연구 대상이 있다.

- 관심 분야에 노출되었거나 결과를 가진 그룹과 건강 문제가 없거나 관심 분야에 노출되지 않은 그룹
- 노출과 결과 간에 연관성을 알아볼 수 있다.
- 연구 아형은 연구 그룹의 결정에 따라서 이름이 붙여진다.

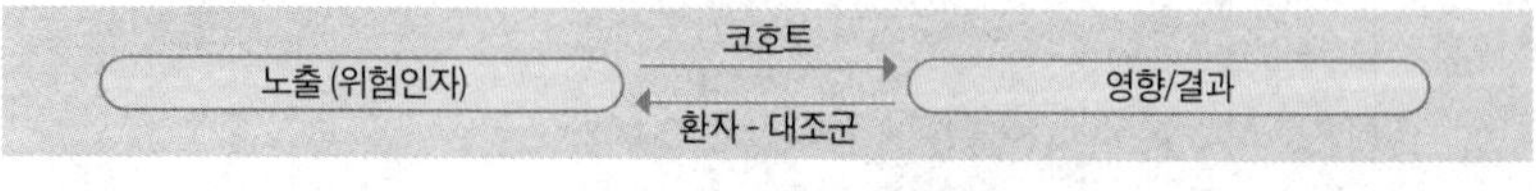

코호트 연구 (Cohort studies)

장점

- 그 치료를 받기 원하는 사람을 배재하지 않아도 된다.
- 적합기준, 방법, 결과 평가의 기준에 따른 전향적으로 수집된 자료를 사용한다.
- 동시에 대조군을 이용: 동시 처치는 결과에 영향을 적게 준다.
- 전향적으로 수집된 자료를 사용한다.
- 자료 수집동안 잠재적인 교란요인에 대해 짝짓기 할 수 있다.

단점

- 집단에 동등하게 영향을 미친 다양한 교란요인을 확실히 알기는 불가능하다.
- 연구자에 의해 식별되지 않은 일부 인자들이 방법과 결과에 영향을 주지 않는 다고 확실히 정의하기 힘들다.
- (경험 집단의 참석을 증가시키는 것과 같은) 비뚤림을 일으키는 간섭 때문에 눈가림법을 성공하기는 어렵다.
- 치료법이 유행한다면 동반 대조군을 만들기 힘들다.
- 시간과 돈, 그리고 환자에 많은 비용이 든다.

연구 계획

노출 (위험인자) → 코호트 연구 → 영향/결과

- 적어도 두 집단이 연구된다.
- 이 집단의 참가자를 무작위로 추출되지 않는다.
- 양측 그룹은 각 그룹에서 결과의 빈도를 결론내기까지 일정기간 경과관찰 된다.
- 노출그룹/ 비 노출 그룹에 대한 결과를 비교하여 유의한 차이가 있는지 확인한다.
- 노출 (위험 인자)과 결과값 (건강 문제) 사이의 연관성 여부를 확인한다.

분석

		결과 Yes	결과 No	
노출	Yes	a	b	N_1
	No	c	d	N_0

비교위험도 (Relative Risk) $= \dfrac{a/N_1}{c/N_0}$

기여위험도 (Attvibutable Risk) $= a/N_1 - c/N_0$

환자 대조군 연구

장점

- 빈번하지 않게 발생하는 건강상 문제에 유용하다.
- 오랜 기간 동안 잠재된 건강 문제의 연구에 유용하다.
- 간편한 추출 방법과 비교적 짧은 연구 기간 때문에 코호트 연구보다 시간과 비용이 덜든다.

단점

- 선택비뚤림 - 환자 대조군 연구는 두 개의 분리된 집단에서 추출한다.
  - 외부의 무관한 위험 요인과 정보 왜곡 간의 관계를 비교하기가 힘들다.
- 정보 왜곡 - 노출 자료는 질병 발생 후에 기록이나 기억으로 얻어진다.
  - 기록은 불완전하고 과거의 기억은 잘못되거나 선택적이다.
- 발생률을 결정하는데 부적절하다.
- 노출의 다른 가능한 건강문제를 결정하는데 부적절하다.

연구 계획

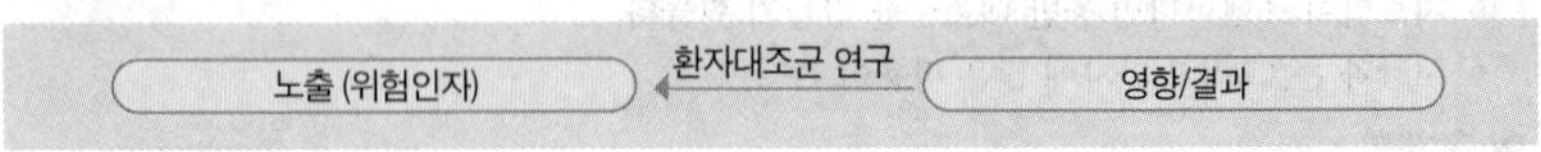

- 두 집단: 결과를 경험한 집단 (환자)과 그렇지 않은 집단 (대조군)
- 두 집단은 연구자에 의해 영향 받지 않으므로 무작위가 불가능 하다.
- 환자는 주어진 기간 동안만 인정된다.
- 두 집단의 과거 특정 위험요인에의 노출이 연구된다.
- 특정 위험요인에 노출된 환자가 같은 위험요인에 노출된 대조군과 분명한 차이가 나타나는지를 비교한다.

		결과 Yes	결과 No
노출	Yes	a	b
	No	c	d

$$\text{비차비} = \frac{a/b}{c/d} = \frac{ad}{bc}$$

- 환자와 대조군의 비율은 전체인구집단에서는 알려지지 않는다.
- 상대 위험도는 교차생산비로 측정될 수 있다.
- 교차비는 (odds ratio) 결과 발생률이 5% 미만시 상대 위험도에 가까워진다.

무작위적 임상시험

장점

- 선택 비뚤림을 효과적으로 제어한다.
- 다양한 잠재적 교란변수에 균형을 맞춘다.
- 적당한 기준, 노출, 결과 판단의 표준을 형성한다.
- 노출된 군과 비노출된 군의 수가 같기 때문에 통계학적으로 유의하다.
- 분석상 교란변수가 통제된다면 통계학적 효력을 유지 하기 때문에 통계적으로 유의하다.
- 많은 통계학적 방법이 무작위적 방법에 기초하므로 이론적으로 관심을 끈다.
- 비교 집단이 일치한다.

단점

- 계획과 수행이 복잡하다.
- 전 인구집단의 추정에는 한계가 있다.
- 윤리학적 문제에 노출되어 있다 : 한 집단에는 윤리적으로 하지 말아야 하는 것에 노출되어야 한다.

연구계획

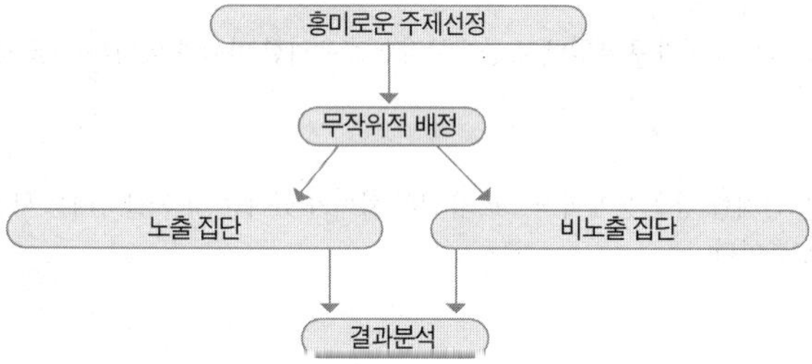

- 두 개의 집단이 설정되고 각 집단은 두 개의 치료중 하나를 실행한다.
- 두 치료 집단 중 하나를 할당한다.
- 프로토콜에 따른 치료를 다 마치지 못했던 환자들도 분석대상이 된다.

분석

		결과		
		Yes	No	
노출	Yes	a	b	N_1
	No	c	d	N_0

상대위험도 = $\frac{a/N_1}{c/N_0}$

- 상대위험도를 구하는데 코호트 연구와 같은 방법으로 한다.

연구 규모와 파워 분석

제 1형 오류 (알파 오류)

실제로 다른 점이 없음에도 통계학적으로 유의한 차이가 있다고 보여질 확률이다. p-value - 0.05는 실제적 차이가 없음에도 차이가 있다고 할 가능성이 5%임을 나타낸다.

제 2형 오류 (베타 오류)

위음성은 실제적 차이가 존재함에도 통계학적으로 유의한 차이가 있다는 것을 찾는데 실패할 확률이다.

파워

실재 차이가 존재할 경우 통계학적으로 유의한 차이가 있다는 것을 알아내는 확률이다. 파워=1-베타오류이다.

비뚤림

선택적 비뚤림 (Selection bias)

한 연구 집단에서 질병의 유무 이외의 다른 요인 (환자 대조군 연구) 혹은 측정되지 않은 노출 (코호트 연구) 여부가 달라서 분석에 보정을 할 수 없다.

확인 비뚤림 (Ascertainment bias)

코호트 연구에서의 결과 혹은 환자 대조군 연구에서의 노출병력에 대한 정보가 동등한 방식으로 획득되지 않은 것이다.

교란변수 (Confounding)

두 비교 집단에서 직접적으로 연관이 되지는 않지만 결과와 노출에 자가 연관하는 경향이 있는 것이다.

무작위 비뚤림 (Random bias)

두 개의 집단은 우연 현상에 의해 다르다. 신뢰구간이 (confidence intervals) 귀무가설 (null hyphthesis) 검증을 시행하여 상대위험도 추정치에 대해 계산될 수 있다.

제왕절개술

수술 전 진단:
1. 42주 자궁 내 임신
2. 유도분만 실패
3. 태아가 분만을 견디기 어려움

수술후 진단: 동일
시술: Pfannenstiel을 통한 일차적 낮은 가로 제왕절개
수술자:
보조자:
마취: 경막외
합병증: 없음
EBL: 800 CC
수액: 1,500 CC LR
소변 배출: 시술 마지막에 깨끗한 300 CC 소변

적응증: 42주에 G1P0인 20세, 만기후 임신에 의한 유도분만, 옥시토신 후 늦은 심장박동 감소, 최고 2cm 개대

소견: 머리태위인 남자 태아. 탯줄 아래 두꺼운 태변 없음, 분만 시 소아과의사 있었고, Apgar 점수 6/8, 몸무게 2,980 g. 정상 자궁, 자궁관, 난소.

시술: 환자는 수술방으로 옮겨졌고 그곳에서 경막외 마취는 적절하게 보였다. 등쪽 앙와위로 왼쪽이 들어 올려진 상태에서 멸균된 것으로 그녀를 덮었다. Pfannenstiel 피부를 작은 칼로 절개하였고 전기소작기로 근막층을 들어올렸다. 근막을 중간선에서 절개하였고 Mayo 가위로 외측으로 확장되게 절개하였다. 근막 절개의 위쪽은 Kocher 클램프로 잡아서 위로 당겼고 곧은근이 분리되었다. 이 절개 후 아래쪽 역시 같은 방식으로 하였고 곧은근이 분리되었다. 곧은근은 중앙선에서 분리되었고 복막이 나타났고, Metzenbaum 가위로 세밀하게 들어가서 들어올렸다. 복막 절개는 방광이 잘 보이도록 위와 아래로 벌렸다. 방광 블레이드는 들어가서 방광자궁오목의 복막을 드러내고 위로 들어올리고, Metzenbaum 가위로 세밀하게 들어갔다. 이 절개는 가쪽으로 이어졌고 방광이 잘 보였다.
방광블레이드를 재삽입하고 아래 자궁 부분을 작은칼로 횡방향을 절개하였다. 자궁 절개는 붕대 가위로 가쪽으로 하였다. 방광 블레이드를 제거하고 태아의 머리를 외상없이

분만시켰다. 코와 입은 DeLee suction trap으로 흡입하였고 탯줄은 클램프로 잡고 잘랐다. 태아를 기다리고 있던 소아과 의사에게 넘겨주었다. 탯줄 가스분석을 보냈다.

태반을 손으로 제거하였다. 자궁을 꺼내고 모든 피떡과 잔재들을 제거하였다. 자궁 절개를 1-0 크롬실로 이어지고 고정 (running and locked) 봉합을 실시 하였다. 같은 방식으로 두 번째 층 봉합을 완전히 지혈시키기 위해 시행 하였다. 방광 피판을 이어진 vicryl 3-0로 재건하고 자궁을 배안으로 넣었다. 장관의 모든 피떡을 청소하고 3-0 Vicryl로 복막을 꿰맸다. 근막도 이어진 0 Vicryl로 재건하고 스테이플리로 피부를 닫았다. 환자는 모든 시술을 잘 견뎌냈고, 스폰지, 바늘 수는 모두 맞았다. 2 g의 Cefotetan을 탯줄클램프에 주었다. 환자는 안정한 상태로 회복실에 보내어졌다.

나팔관 결찰술

술전 진단: 다산모, 영구적 불임을 원함
술후 진단: 동일
시술: 산후 자궁관 결찰술, Pomeroy 방법
수술자:
보조자:
마취: 경막외
부작용: 없음
EBL: 〈20 CC
수액: 500 CC LR

적응증: NSVD였던 G5P4014인 35세 환자로 영구적 불임술을 원함. 시술의 이점과 만약 임신이 된다면 자궁외 임신의 증가와 시술시 3-5/1,000의 실패율의 위험성을 환자와 논의함.

소견: 정상 자궁, 자궁관, 난소

시술: 환자는 수술방에 왔고 경막외마취는 적절하게 보였다. 작은 가로. 배꼽밑의 피부 절개를 작은칼로 실시하였다. 절개는 복막이 보일 때까지 아래로 넣었다. 복막은 유착이 보이지 않았고 Metzenbaum 가위로 절개하였다.

환자의 왼쪽 자궁관이 나타났고 절개하여 Babcock 클램프로 잡았다. 나팔관은 난소술 까지 확인 하였다. Babcock 클램프로 자궁각으로부터 4 cm지점의 나팔관을 잡았다. 나팔관의 3 cm 부분은 단순 창자실로 묶고 잘라냈다. 지혈을 잘 했고 나팔관을 배안으로 다시 넣었다. 오른쪽 나팔관도 역시 묶고 3 cm 부분을 동일하게 잘랐다. 완전한 지혈을 하고 나팔관을 배안에 넣었다.

복막과 근막은 3-0 Vicryl 을 사용하여 한층으로 닫았다. 피부 봉합은 피하내봉합 방법으로 3-0 Vicryl Keith 바늘을 사용하였다.

환자는 시술을 잘 견뎌냈다. 스폰지, 바늘 숫자 역시 맞았다. 환자는 안정한 상태로 회복실로 보내졌다.

병리: 오른쪽, 왼쪽 자궁관 부분

확장과 소파술 (Dilatation and curretage)

술전 진단: 불완전 유산이 있는 8주 자궁 내 임신
술후 진단: 동일
시술: 흡인 확장과 소파술
수술자:
보조자:
마취: 자궁경관주위차단, IV Fentanyl
부작용: 없음
EBL: 50 CC

소견: 8주 크기의 앞으로 숙여진 자궁, 중간 양의 수태물

시술: 질경유 초음파로 변형된 태낭을 본 후 부인과 병동에 있는 특별 시술방으로 환자를 보냈다. 멸균된 질경으로 환자의 질을 벌리고 자궁경부가 1 cm 열려 있으며 자궁경관 입구에 수태물이 있는 것을 보았다. 질과 자궁경부를 베타딘으로 닦아내고 2cc Xylocaine을 자궁경부의 앞부분에 주입하였다 당기개로 고정하고 자궁경관주위차단 시술을 하기 위해 Xylocaine 5 cc를 4시와 7시 방향에 주입하였다.

자궁은 자궁저부까지 9 cm 이었으며, 8 mm인 흡입큐렛을 자궁저부까지 진입시켰다. 흡인 장치를 켜고 수태물을 제거하기 위해 큐렛을 회전시키며 소파술 시행하였다. 세밀한 소파술은 억센 조직이 나타날 때까지 시행되었다. 흡입 소파는 남아있는 수태물을 깨끗이 하기 위해 다시 넣어졌다. 출혈은 경미하였고 지혈이 잘 되고 당기개는 제거되었다.

환자는 시술을 잘 참았다. 환자는 안정한 상태로 회복실로 보내어졌다.

병리: 수태물

복강경 자궁관 결찰술

술전 진단: 다산모, 영구적 불임을 원함
술후 진단: 다산모, 영구적 불임을 원함
시술: 복강경 자궁관 결찰술
수술자:
보조자:
마취: 전신마취
합병증: 없음
EBL: 25 cc
수액: 1,500 cc LR
소변양: 시술 후 100 cc의 깨끗한 소변

소견: 정상 자궁, 자궁관, 난소

방법: 환자는 수술실로 들어와 전신마취를 큰 어려움 없이 시행하였다. 환자를 마취하고 정상 부속기관과 작은 앞으로 누운 자궁을 찾았다. 환자는 dorsal lithotomy 자세를 취하였고 멸균된 것으로 감쌌다. 질경으로 환자의 질을 벌리고 자궁경부의 앞쪽을 당기개로 잡았다. HUMI 자궁 조작기를 자궁 속에 넣고 자궁을 조작했다. 질경을 질로부터 제거하였다.

배꼽주름에 10 mm 피부 절개를 하였다. 복벽을 위로 끌어당겨 45도 각도로 복강내로 veres 바늘을 조심스럽게 삽입하였다. 복강내 위치를 물로 가득찬 실린지로 확인하고 CO_2 가스를 복강내로 넣었다. 트로카와 슬리브를 어려움 없이 넣었고 그것을 복강경으로 확인하였다. 기복을 CO_2 4 L로 만들고 10 mm 트로카와 슬리브를 어려움 없이 넣고 복강경으로 확인하였다. 두 번째 피부 절개는 치골결합의 중간선의 2 cm 위에서 하였다. 두 번째 트로카와 슬리브는 직접 보면서 하였다.

환자의 골반과 복부는 정상 구조였다. 자궁관원 국소기구를 (Falope ring applicator) 두 번째 트로카와 슬리브를 통해 넣었고 환자의 왼쪽 자궁관을 찾고 난소술의 끝으로 따라갔다. 자궁관원을 중간 협부에 주먹결절의 좋은 부위에 넣었고 적용 부위에 좋은 창백 반응을 만들었다. 자궁관막에는 출혈이 없었다. 자궁관원 국소기구를 오른쪽 자궁관에 동일한 방법을 사용하였다.

기구를 환자의 복부로부터 제거하였고 3-0 Vicryl로 절제부분을 수복하였다. HUMI를 질에서 분리하였고 자궁경부로부터 출혈은 없었다. 환자는 시술에 잘 견뎌냈다. 스폰지와 바늘 수는 정확히 맞았다. 환자는 안정 상태에서 회복실로 보내졌다.

전 자궁 절제술

술전 진단: 1. 약물치료에 반응하지 않는 월경과다증과 다발월경증
술후 진단: 1. 약물치료에 반응하지 않는 월경과다증과 다발월경증
시술: 전 자궁 절제술과 양측성 나팔관-난소절제술
수술자:
보조자:
마취: 전신마취
부작용: 없음
EBL: 150 cc
수액: 1,000 cc LR
소변량 : 시술 후 200 cc의 깨끗한 소변

소견: EUA: 광범위하게 커진 자궁. 수술 소견: 정상 나팔관과 난소에 8×7 cm 자궁. 자궁 절개시 2×2 cm의 줄기있는 근종이 있음. 동결 절편 상 양성 조직으로 드러남. 모든 표본은 병리과에 보냄

시술: 위험과 이득, 적응증과 시술 변화를 환자와 의논하고 사전 동의를 받았다. 환자는 정맥을 확보하고 폴리 카테터를 달고 수술방에 왔다.

환자는 앙와위 자세를 취하고 전신마취를 하고 준비하고 멸균된 것으로 싸였다. 치골결합의 2 cm 위에서 Pfannenstiel 절개를 실시하고 곧은근의 근막까지 세밀하게 벌렸다. 굴곡된 Mayo 가위로 근막을 양쪽으로 벌리고 앞 복벽의 근육을 세밀하고 둔하게 박리를 하면서 분리시켰다.

복막을 두 개의 올리개로 들어 올려 작은칼로 예리하게 들어갔다. 골반은 위에서 기술한 소견이 보였다. O' Connor-O'Sullivan 당김기를 절개 안쪽에 넣고 장을 젖은 스폰지에 넣어놓았다. 두개의 Pean 클램프를 자궁각에 넣고 잡아당겼다. 양쪽 자궁원인대를 잡아당기고 가로절단하고 #0 Vicryl로 봉합하였다. 자궁넓은인대의 앞부분은 양측으로부터 중간선까지 방광반사를 따라 절개하였다. 방광을 아래 자궁부분과 자궁경부로부터 스폰지 스틱으로 조심스럽게 박리했다.

양쪽 깔때기골반 인대는 두 번 잡아당기고 가로절단하고 #0 Vicryl로 봉합하였다. 지혈은 하였다. 자궁동맥을 양쪽으로 박리한 후 Heaney 클램프로 잡아 가로 절단하고 #0 Vicyl로 봉합하였다. 다시 지혈을 확인하였다. 자궁천골인대를 양쪽으로 잡아당기고 가로절개하고 같은 방법으로 봉합하였다.

자궁경부와 자궁을 지짐기로 잘라내었다. 질둘레띠를 #0 Vicryl로 8자 형태 봉합을 시행하고 동측의 주인대와 자궁천골인대에 고정하였다. 남아있는 질둘레띠를 #0 Vicryl로 8자 형태 봉합을 시행한 후 지혈을 확인하였다.

골반을 따뜻한 식염수로 여러 번 세척하였다. 모든 개복술 스폰지와 기구를 배에서 제거하였다. 근막을 이어진 #0 Vicryl로 봉합하고 지혈을 확인하였다. 피부를 스태이플로 봉합하였다. 스폰지와 랩, 바늘 그리고 기구수는 정확히 맞았다. 환자는 PACU로 보내졌고 깨어났고 안정한 상태이다.

질식 자궁 절제술

술전 진단: 자궁 탈출증
술후 진단: 자궁 탈출증
시술: 전 질식 자궁절제술
수술자:
보조자:
마취: 전신마취
부작용: 없음
EBL: 100 cc
소변양: 시술 후 200 cc 깨끗한 소변
수액: 500 cc LR

소견: EUA: 불규칙적인 윤곽의 작게 앞으로 쏠린 자궁. 수술 소견: 7×6 cm의 작고 불규칙한 모양의 자궁, 정상 자궁관, 난소는 보이지 않음

시술: 위험과 이득, 적응증과 시술 변화를 환자와 의논하고 사전 동의를 받았다. 환자는 정맥을 확보하고 폴리 카테터를 달고 수술방에 왔다. 환자는 dorsal lithotomy 자세였고 멸균된 것으로 싸여졌다.

무거운 벌리개를 질에 삽입하고 당기개로 자궁경부를 잡았다. 자궁경부의 주위에 1%의 Xylocaine과 1 : 200,000의 Epinephrine을 투여하였다. 자궁경부를 동그랗게 작은 칼로 절개하였고 방광을 Metzenbaum 가위와 스폰지 스틱으로 치골방광 자궁경부 근막 앞으로 박리하였다. 앞쪽 막힌 주머니를 예리하게 들어갔다. 같은 방법을 뒤쪽부분에 실행하여 뒤쪽 막힌 주머니로 어렵지 않게 들어갔다.

여기서 Heaney 클램프를 사용하여 양쪽 자궁천골인대를 잡아 가로 절단하고 #0 Vicryl 로 봉합하였다. 지혈을 확인하였다. 주인대를 양옆으로 잡아당기고 가로 절단하고 같은 방법으로 봉합하였다.
자궁 동맥과 자궁넓은인대를 Heaney 클램프로 연속해서 잡고 가로 절단하고 양옆으로 봉합하였다. 확실한 지혈을 하였다. 양쪽 자궁각을 Heaney 클램프를 사용 잡아 당기고 가로 절단하고 봉합하고 자궁을 꺼냈다. 이 줄기를 (pedicles) 봉합하고 확실한 지혈을 시행 하였다.
복막은 #0 Vicryl로 연속적으로 봉합하였다. 질둘레띠 양측을 #0 Vicryl로 8자 형태 봉합을 시행 하였고 동측 주인대와 자궁천골인대에 고정시켰다. 남아있는 질둘레띠를 #0 Vicryl로 8자 형태 봉합술을 시행하여 막았다.

Penrose 배출관을 봉합된 사이의 질둘레띠에 넣었다. 모든 기구를 질로부터 제거하고 환자의 등절석술자세를 바로 눕히고 전신마취로부터 깨웠다. 환자는 안정한 상태로 PACU로 갔다. 스폰지와 랩, 바늘과 기구 수는 모두 정확했다.

숫자

하나	uno (una)
둘	dos
셋	tres
넷	cuatro
다섯	cinco
여섯	seis
일곱	siete
여덟	ocho
아홉	nueve
열	diez
열하나	once
열둘	doce
열셋	trece
열넷	catorce
열다섯	quince
열여섯	dieciseis
열일곱	diecisiete
열여덟	dieciocho
열아홉	diecinueve
스물	veinte
서른	trienta
마흔	cuarenta
쉰	cincuenta
예순	dsesenta
일흔	setenta
여든	ochenta
아흔	noventa
백	cien
천	mil

년도

1930	mil novecientos treinta
1943	mil novecientos cuarenta y tres
1960	mil novecientos sesenta
1970	mil novecientos setenta
1974	mil novecientos setenta y cuatro

시간

아침	la manana
오후	la tarde
저녁	la tarde
밤	la noche
오늘	hoy
내일	manana
어제밤	anoche
어제	ayer
그저께	anteayer

요일

월요일	lunes
화요일	martes
수요일	miercoles
목요일	jueves
금요일	viernes
토요일	sabado
일요일	domingo

달

1월	enero
2월	febrero
3월	marzo
4월	abril
5월	mayo
6월	junio
7월	julio
8월	agosto
9월	septiembre
10월	octubre
11월	noviembre
12월	diciembre

인사

좋은아침 Buenos dias

오늘 어때요?

Como se siente? Como esta?

내이름은 _______ 입니다.

Me llamo _______.

제발 Por favor

산부인과 병력

언제부터 월경을 하였습니까?

A que edad empezo su menstruacion?

언제가 마지막 월경시작일이었나요?(월경, 기간)

Cuando fue el primer dia de su ultima regla? (menstruacion, perido)

언제가 마지막 월경일이었나요?

Cuando fue su ultima regla?

정상월경주기가 언제죠?

Tuvo una regla normal? (Fue esta regla normal?)

임신

Embarazo, encinta, "gorda"

임신 몇 번했나요?

Cuantos embarazos ha tenido usted?

몇 명의 자녀를 두었나요?

Cuantos ninos ha tenido usted?

그들은 모두 살아있나요?

Estan vivos todos?

죽음의 원인이 무엇인가요? 언제에?

Cual fue la causa de la muerte? A que edad?

예전 임신에 어떤 문제가 있었나요?

Ha tenido algunos problemas con sus embarazos pasados?

출혈? 고혈압? 중독?

Sangrando (hemorragia)? Alta pression de la sangre? Toxemia?

과거 출산 때 어떤 문제를 가지고 있었나요?
Ha tenido problemas con sus partos pasados?

가장 오랜(짧은) 진통이 얼마나 되었나요?
Cuantas horas duro su parto mas largo (mas corto)?

마지막 임신일이 언제죠?
Cual fue la fecha de su ultimo embarazo?

출산시 가장 과숙아 (미숙아)의 몸무게가 얼마죠?
Cuanto peso el bebe mas grande (mas pequeno) al nacer?

임신이 모두 끝인가요?
Fueron de tiempo (de nueve meses) sus otros ninos?

출생 후 아이들은 문제가 없나요?
Despues de nacer, tuvo algun o algunos problemas con los ninos?

유산하신 적이 있나요? 첫 번째였습니까? 두 번째였습니까? 언제 하셨나요?
Ha tenido un malparto, aborto? Fue el primero, el segundo? Que fecha?

사산아는 있었나요?
Ha tenido un nino que ha nacido muerto?

제왕절개는 했나요? 언제했죠?
Ha tenido usted una operacion cesarea? Que fecha?

과거 복용력과 수술력

수술한적 있나요? 무슨수술? 언제? 어떤 병원에서?
Ha tenido algunas operaciones? Para que? Cuando? En cual hospital?

큰 병이 있던 적이 있나요?
Ha tenido algunas enfermedades graves?

사고나 골절이 있었나요?
Ha tenido algunos accidentes, fracturas?

수혈한적 있나요?
Ha tenido una transfusion (infusion) de sangre?

약물을 복용한적이 있나요?
Que medicinas ha estado tomando?

약이나 음식에 알러지가 있나요?
Es usted alergica a medicinas o comidas?

담배 피우세요? 하루 (한주)에 몇갑?
Fuma usted? Cuantos paquetes en un dia (una semana)? Cigarillos

가족력

당신이나 당신의 가족 중에 당신과 같은 병이 있나요?
Usted o alguien en su familia ha tenido?

천식	asma
암	cancer
경련	convulsiones
당뇨병	diabetes
간질	epilepsia
임질	gonorrea
매독	sifilis
건초열	fiebre del heno
심장병	mala (enfermedad) del corazon
간염	hepatitis (higado)
고혈압	alta pression de la sangre
인플루엔자	influenza, gripe
황달	ictericia (la piel amarilla)
홍역	sarampion
수두	viruela
폐렴	pulmonia, pneumonia
류마티스 열	fiebre reumatica
스칼렛 열	fiebre escarlatina
뇌졸중	hemoragia cerebral
갑상선	tiroides
결핵	tuberculosis
암	tumor
방광과 신장의 감염	infecciones de la vejiga, de los rinones
가슴과 폐의 감염	infecciones del pecho o de los pulmones

해부학적 구조

머리	cabeza	심장	corazon
눈	ojos	폐	pulmones (pulmon)
귀	oidos	배	abdomen (vientre)
코	nariz	간	higado
입	boca	장	intestinos
혀	lengua	충수돌기	apendice
이	dientes	직장	recto
목	cuello	방광	vejiga
팔	brazo	질	vagina
어깨	hombro	자궁경부	cervis
손	la mano	자궁	utero (matriz)
손가락	dedos	자궁관	las trompas, los tubos
겨드랑이	axila	난소	ovarios
가슴	pecho	낭종	quiste
유방	pecho (seno)		

현임신력

병원에 왜 왔었습니까?
Porque ha venido al hospital (a la clinica)?

병원에 온적이 있습니까?
Ha venido a las clinicas?

얼마나 많이 왔습니까?
Cuantas veces

언제 마지막으로 병원에 왔었나요? 날짜가 언제죠?
Cuando fue la ultima vez que vino a la clinica? Que fecha?

산전 진단을 시작한 것이 임신 몇 달째 입니까?
En que mes de su embarazo vio al doctor para empezar el cuidado de maternidad?

이번 임신에 어떤 문제가 있습니까?
Ha tenido algunos problemas con este embarazo?

예정일이 언제입니까?
Para cuando supone sera la fecha del nacimiento de su bebe?

출혈이 있었습니까?
Ha sangrado?

감염이 있었습니까? 어떤 감염이였습니까?
Ha tenido algunas infecciones? De que?

고혈압이 있었습니까?
Ha tenido alta pression de la sangre?

손과 얼굴과 다리에 부종이 있었습니까?
Se le han hinchado las manos, el rostro (la cara). las piernas?

몸무게가 얼마나 늘었죠? 몇 킬로나 나가죠? 당신의 정상 체중은?
Cuanto peso ha ganado? Cuanto pesa? Su peso normalmente?

눈앞에 점이 보입니까?
Ha tenido manchas enfrente de los ojos?

머리가 (심하게) 아픈적이 있습니까? 일주일에 몇 번?
Ha tenido dolores (fuertes) de la cabeza? Cuantas veces en una semana?

숨쉬기 곤란하지 않습니까? 누울 때? 일한 후에?
Ha tenido dificultad para respirar? Al acostarse? Despuse de trabajar?

쉽게 피곤해지십니까?
Se cansa facilmente?

가슴 두근거림이 있었습니까?
Ha tenido problemas del corazon?

설사나 변비가 있었습니까?
Ha tenido diarrea? Estrenimiento?

구토를 한 적이 있나요?
Ha estado vomitando?

배뇨곤란이 있나요?
Ha tenido dolores al orinar?

진통과 분만

아기를 가질 계획인가요?
Va a tener un nino?

통증이 있나요?
Tiene dolor?

통증이 언제부터 있었나요?
Cuando empezaron los dolores (las contracciones)?

규칙적인 통증은 언제부터 있었죠?
A que hora fueron (empezaron) regulares (los dolores)?

통증이 규칙적 일때 몇분 간격 입니까?
Con que frecuencia cuando empezaron regulares?

얼마나 종종 통증이 있나요?
Cada cuando le dan los dolores?

통증이 얼마나 지속되나요?
Cuanto duran?

출혈이 있었나요?
Ha sangrado?

출혈은 분홍 또는 선홍빛이었나요?
Fue de color rosado o rojo claro?

얼마나 많이? 한 컵정도? 한 스푼정도? 한 티스푼정도?
Cuanta sangre? Una taza? Una cucharada? Una cucharadita?

양막 파열인가요? 물주머니가 터졌나요?
Se le revento la bolsa de agua? (Se le) ha roto la bolsa de agua?

언제 터졌나요?
A que hora se le revento?

얼마나 많이 물이 나왔나요? 다리 아래로?
Cuanta agua perdio? Se le bajo por las piernas?

오늘 태동을 느꼈나요?
Ha sentido mover el nino?

당신의 자궁경부가 열리지 않았어요.
Su cuello no esta dilatado.

당신의 자궁경부는 5 cm 열렸어요.
Su cuello tiene cinco centimetros.

당신은 진통중이네요. 당신의 양막이 터졌어요.
Esta en trabajo de parto. Sus membranas estan rojas.

아이의 심박수가 정상이예요
El corazon del nino esta normal.

교육

당신이 옷을 벗으세요
Quitese la ropa.
당신의 바지를 벗으세요
Quitese su ropa interior.
제가 당신을 검사할께요.
Voy a examinarle.

무릎을 구부리세요.
Doble las rodillas.

다리를 벌리세요.
Abra las pies.

발을 모으세요
Junte los pies.

몸에 힘을 빼세요.
Descanse (relaje) el cuerpo.

등을 대고 누우세요.
Acuestese en su espalda. (Acuestese boca arriba.)

오른 (왼)편으로 누우세요
Acuestese del lado derecho (izquierdo).

테이블 위로 내려가세요
Bajese.

움직이세요.
Muevase.

병원에서 머물 것입니다.
Se va a quedar en hospital.

당신은 집에 갈거예요.
Se puede ir a casa.

당신은 조기 진통이 온 상태 입니다.
Esta en la primera parte del parto.

병원에 머물고 2시간동안 걸으세요.
Quedese aqui en el hospital y ande por dos horas.

누르지 마세요.
No puje.

입으로 숨 쉬세요.
Respire por la boca.

통증을 참으세요.
Puje con sus dolores.

이해가 되세요?
Entiende?

축하합니다. 남자(여자) 아기 예요.
Felicitaciones. Es un nino (una nina)!

Stanford 대학 의학센터 연구실

혈액학

Hct	35~47%
Hgb	11.7~15.7 g/dL
Plt	150~400 K/uL
WBC	4.0~11.0 K/uL
Poly	42.7~73.3%
Bands	0.0~11.0%
Mono	2.0~11.0%
Lymph	12.5~40.0%
Eos	0.0~7.5%
Baso	0.0~2.0%
RBC	3.8~5.2 MIL/uL
MCV	82~98 fl
MCH	27~34 pg
MCHC	32~36 g/dL
RDW	11.5~14.6%

응고

PT-seconds	10.5~13.1 sec
PT-INR	0.89~1.11 INR
Coumadin range	
Low intensity	2.0~3.0 INR
High intensity	3.0~5.0 INR
APTT	23~33 sec
Thrombin Time	13~17 sec
Fibrinogen	160~350 mg/dL
FSP	0~10 mcg/mL
D-Dimer	0~200

약물농도

Carbamazepine	8~12 mcg/mL
Digoxin	0.5~2.0 mcg/mL
Lithium	0.6~1.2 mEq/L
Phenobarb	10~40 mcg/mL
Phenytoin	10~20 mcg/mL
Pro cainamide	4~8 mcg/mL
Quinidine	2.5~5.0 mcg/mL
Theophylline	5~20 mcg/mL
Vancomycin	
Peak	20~30 mcg/mL
Trough	5~10 mcg/mL
Gentamicin	
Peak	6~8 ng/mL
Trough	〈2 ng/mL

화학

Sodium	135~148 mEq/L
Potassium	3.5~5.3 mEq/L
Chloride	95~105 mEq/L
CO_2	24~31 mEq/L
유이온차	8~16 mEq/L
Osm (혈청)	285~310 mOsm/kg
Glucose	70~110 mg/dL
BUN	5~25 mg/dL
Creatinine	0.5~1.4 mg/dL
Calcium	1.12~1.32 mmol/L
Phosphorus	2.5~4.5 mg/dL
Magnesium	1.5~2.0 mEq/L
Uric acid	2.5~7.5 mg/dL
Total protein	6.3~8.2 g/dL
Albumin	3.9~5.0 g/dL
Bilirubin, Total	0.2~1.3 mg/dL
Bilirubin, Direct	0.0~0.4 mg/dL
Alk Phos	38~126 IU/L
AST (SOOT)	8~39 IU/L
ALT (SGPT)	9~52 IU/L
Gamma GT	8~78 IU/L
Cholesterol	
Low Risk	〈200 mg/dL
Moderate Risk	200~239 mg/dL
High Risk	〉239 mg/dL
Triglyceride	35~135 mg/dL
Amylase	30~110 IU/L
Ammonia	9~33 mcmol/L
Ferritin	
Female 18-50 yrs old	6~81 ng/mL
Female 〉50 yrs old	14~186 ng/mL
Male	30~284 ng/mL
TIBC	240~450%
Transferrin	230~430 mg/dL
Haptoglobin	50~320 mg/dL약물 농도

내분비 검사 결과

	고식적 단위	전환 인자	SI 단위
Adrenocorticotropin hormone (ACTH)			
6:00 AM	10~80 pg/mL	0.2202	2.2~17.6 pmol/L
6:00 PM	〈50 pg/mL	0.2202	〈11 pmol/L
Androstenedione	60~300 ng/dL	0.0349	2.1~10.5 nmol/L
Cortisol			
8:00 AM	5~25 mcg/dL	27.9	140~700 nmol/L
4:00 PM	3~12 mcg/dL	27.9	80~330 nmol/L
10:00 PM	〈50% of AM value	27.9	〈50%of AM value
Dehydroepiandrosterone sulfate	80~350 mcg/dL	0.0027	2.2~9.5 mcmol/L
11-Deoxycortisol	0.05~0.25 mcg/dL	28.86	1.5~7.3 nmol/L
11-Deoxycorticosterone	2~10 ng/dL	30.3	60~300 pmol/L
Estradiol	20~400 pg/mL	3.67	70~1500 pmol/L
Estrone	30~200 pg/mL	3.7	110~740 pmol/L
FSH, reproductive years	5~30 mIU/mL	1.0	5~30 IU/L
Glucose, fasting	70~100 mg/dL	0.0556	4.0~6.0 mmol/L
Growth hormone	〈10 ng/mL	1.0	〈10 mcg/L
17-Hydroxyprogesterone	100~300 ng/dL	0.03	3~9 nmol/L
Insulin,fasting	5~25 mcU/mL	7.175	35~180 pmol/L
Insulin-like growth factor-1	0.3~2.2 U/mL	1000	300~2200 U/L
LH,reproductive years	5~20 mIU/mL	1.0	5~20 IU/L
Progesterone			
Follicular phase	〈3 ng/mL	3.18	〈9.5 nmol/L
Secretory phase	5~30 ng/mL	3.18	16~95 nmol/L
Prolactin	1~20 ng/mL	44.4	44.4~888 pmol/L
Testosterone, total	20~80 ng/dL	0.0347	0.7-2.8 nmol/L
Testosterone, free	100~200 pg/dL	0.0347	35~700 pmol/L
Thyroid stimulating hormone (TSH)	0.35~6.7 mcU/mL	1.0	3.5~6.7 mU/L
Thyroxine, freeT4	0.8~2.3 ng/dL	1.29	10~30 nmol/L
Triiodothyronine, T3,total	80~220 ng/dL	0.0154	1.2~3.4 nmol/L
Triiodothyronine, T3,free	0.13~0.55 ng/dL	15.4	2.0~8.5 pmol/L
Triiodothyronine, reverse	8~35 ng/dL	15.4	120~540 pmol/L

Alberman E. The epidemiology of repeated abortion. In Beard RW, Sharp F. *Early Pregnancy Loss: Mechanisms and Treatment.* New York: Springer-Verlag, 1988:9.

Amar AP, Couldwell WT, et al. Predictive value of serum prolactin levels measured immediately after transsphenoidal surgery. *J Neurosurg.* 2002;97(2):307.

Ayvaliotis B, Bronson R, et al. Conception rates in couples where autoimmunity to sperm is detected. *Fertil Steril.* 1985;43(5):739.

Baillargeon JP, Jakubowicz DJ, et al. Effects of metformin and rosiglitazone, alone and in combination, in nonobese women with polycystic ovary syndrome and normal indices of insulin sensitivity. *Fertil Steril.* 2004;82(4):893.

Bajekal N, Li TC. Fibroids, infertility and pregnancy wastage. *Hum Reprod Update.* 2000;6(6):614.

Bates G.W, Jr., Hill JA. Autoimmune ovarian failure. *Infertil Reprod Med Clinics NA.* 2002;13(1):65.

Blake D, Proctor M, et al. Cleavage stage versus blastocyst stage embryo transfer in assisted conception. *The Cochrane Database of Systematic Reviews.* Issue 2, 2002.

Breitkopf DM, Frederickson RA, et al. Detection of benign endometrial masses by endometrial stripe measurement in premenopausal women. *Obstet Gynecol.* 2004;104(1):120.

Brenner B, Sarig G, et al. Thrombophilic polymorphisms are common in women with fetal loss without apparent cause. *Thromb Haemost.* 1999;82(1):6.

Burrow GN, Wortzman G, et al. Microadenomas of the pituitary and abnormal sellar tomograms in an unselected autopsy series. *N Engl J Med.* 1981;304(3):156.

Buttram VC, Jr. Mullerian anomalies and their management. *Fertil Steril.* 1983;40(2):159.

Canonico M. Hormone therapy and venous thromboembolism among postmenopausal women: impact of the route of estrogen administration and progestogens: the ESTHER study. *Circulation.* 2007;115(7): 840-845.

Carr B, Breslau N, et al. Oral contraceptive pill, GnRH agonists, or use in combination for treatment of hirsutism. *J Clin Endocrinol Metab.* 1995;60(4):1169.

Catarci T, Fiacco F, et al. Empty sella and headache. *Headache.* 1994;34(10):583.

Cermik D, Arici A, Taylor HS. Coordinated regulation of HOX gene expression in myometrium and uterine leiomyoma. *Fertil Steril.* 2002;78(5):979-984.

Christiansen OB, Pedersen B, et al. A randomized, double-blind, placebo-controlled trial of intravenous immunoglobulin in the prevention of recurrent miscarriage: evidence for a therapeutic effect in women with secondary recurrent miscarriage. *Hum Reprod.* 2002;17(3):809.

Ciccarelli E, Camanni F. Diagnosis and drug therapy of prolactinoma. *Drugs.* 1996;51(6):954.

Ciotta L, Cianci A, et al. Clinical and endocrine effects of finasteride, a 5 α-reductase inhibitor, in women with idiopathic hirsutism. *Fertil Steril.* 1995;64(2):299.

Clarke GN, Elliott PJ, et al. Detection of sperm antibodies in semen using the immunobead test: a survey of 813 consecutive patients. *Am J Reprod Immunol Microbiol.* 1985;7(3):118.

Col NF, Pauker SG. The discrepancy between observational studies and randomized trials of menopausal hormone therapy: did expectations shape experience? *Ann Intern Med.* 2003;139(11):923.

Colao A, Di Sarno A, et al. Withdrawal of long-term cabergoline therapy for tumoral and nontumoral hyperprolactinemia. *N Engl J Med.* 2003;349(21):2023.

Colao A, Di Somma C, et al. Prolactinomas in adolescents: persistent bone loss after 2 years of prolactin normalization. *Clin Endocrinol (Oxf).* 2000;52(3):319.

Copperman AB, Wells V, Luna M, et al. Presence of hydrosalpinx correlated to endometrial inflammatory response in vivo. *Fertil Steril.* 2006;86(4):972-976.

Dabirashrafi H, Bahadori M, et al. Septate uterus: new idea on the histologic features of the septum in this abnormal uterus. *Am J Obstet Gynecol.* 1995;172(1 Pt 1):105.

Daniely M, Aviram-Goldring A, et al. Detection of chromosomal aberration in fetuses arising from recurrent spontaneous abortion by comparative genomic hybridization. *Hum Reprod.* 1998;13(4):805.

Davis OK, Berkeley AS, et al. The incidence of luteal phase defect in normal, fertile women, determined by serial endometrial biopsies. *Fertil Steril.* 1989;51(4):582.

Dewan S, Puscheck EE, Coulam CB, et al. Y-chromosome microdeletions and recurrent pregnancy loss. *Fertil Steril.* 2006;85:441-445.

di Nisio M, Peters L, Middeldorp S. Anticoagulants for the treatment of recurrent pregnancy loss in women without antiphospholipid syndrome. *Cochrane Review.* 2005;(2):CD004734.

Djahanbakhch O, McNeily AS, et al. Changes in plasma levels of prolactin, in relation to those of FSH, oestradiol, androstenedione and progesterone around the preovulatory surge of LH in women. *Clin Endocrinol (Oxf).* 1984;20:463.

Dorn C, Mouillet JF, et al. Insulin enhances the transcription of luteinizing hormone-beta gene. *Am J Obstet Gynecol.* 2004;191(1):132.

Dunaif A. Insulin resistance and the polycystic ovary syndrome: mechanism and implications for pathogenesis. *Endocr Rev.* 1997;18(6):774.

Dunaif A, Segal KR, Futterweit W, et al. Profound peripheral insulin resistance, independent of obesity, in polycystic ovary syndrome. *Diabetes.* 1989;38:1165-1174.

Dunaif A, Segal KR, Shelley DR, et al. Evidence for distinctive and intrinsic defects in insulin action in polycystic ovary syndrome. *Diabetes.* 1992;41:1257-1266.

Dunaif A, Zia J, et al. Excessive insulin receptor serine phosphorylation in cultured fibroblasts and in skeletal muscle. A potential mechanism for insulin resistance in the polycystic ovary syndrome. *J Clin Invest.* 1995;96(2):801.

Eagleson CA, Gingrich MB, et al. Polycystic ovarian syndrome: evidence that flutamide restores sensitivity of the gonadotropin-releasing hormone pulse generator to inhibition by estradiol and progesterone. *J Clin Endocrinol Metab.* 2000; 85(11):4047.

Edmonds DK, Lindsay KS, et al. Early embryonic mortality in women. *Fertil Steril.* 1982;38(4):447.

Eisenhardt S, Schwarzmann N, Henschel V, et al. Early effects of metformin in women with polycystic ovary syndrome: a prospective randomized, double-blind, placebo-controlled trial. *J Clin Endocrinol Metab.* 2006;91(3):946-952.

Elias KA, Weiner RI. Direct arterial vascularization of estrogen-induced prolactin-secreting anterior pituitary tumors. *Proc Natl Acad Sci U S A.* 1984;81(14): 4549.

Espeland MA, Rapp SR, et al. Conjugated equine estrogens and global cognitive function in postmenopausal women: Women's Health Initiative Memory Study. *JAMA.* 2004;291(24):2959.

Farquhar CM, Lethaby A, et al. An evaluation of risk factors for endometrial hyperplasia in premenopausal women with abnormal menstrual bleeding. *Am J Obstet Gynecol.* 1999;181(3):525.

Fassnacht M, Schlenz N, et al. Beyond adrenal and ovarian androgen generation: increased peripheral 5 alpha-reductase activity in women with polycystic ovary syndrome. *J Clin Endocrinol Metab.* 2003;88(6):2760.

Ferriman D, Gallway JD. Clinical assessment of body hair growth in women. *J Clin Endocrinol Metab.* 1961;21:1440.

Foka ZJ, Lambropoulos AF, et al. Factor V Leiden and prothrombin G20210A mutations, but not methylenetetrahydrofolate reductase C677T, are associated with recurrent miscarriages. *Hum Reprod.* 2000;15(2):458.

Foulk RA, Martin MC, et al. Hyperreactio luteinalis differentiated from severe ovarian hyperstimulation syndrome in a spontaneously conceived pregnancy. *Am J Obstet Gynecol.* 1997;176(6):1300; discussion, 1302.

Freedman RR, Roehrs TA. Lack of sleep disturbance from menopausal hot flashes. *Fertil Steril.* 2004;82(1):138.

Fritz B, Hallermann C, et al. Cytogenetic analyses of culture failures by comparative genomic hybridisation (CGH)-Re-evaluation of chromosome aberration rates in early spontaneous abortions. *Eur J Hum Genet.* 2001;9(7):539.

Fruzzetti F, Bersi C, et al. Treatment of hirsutism: comparisons between different antiandrogens with central and peripheral effects. *Fertil Steril.* 1999;71: 445.

Fujimoto VY, Clifton DK, et al. Variability of serum prolactin and progesterone levels in normal women: the relevance of single hormone measurements in the clinical setting. *Obstet Gynecol.* 1990;76(1):71.

Gilbert C, Valois M, Koren G. Pregnancy outcome after first-trimester exposure to metformin: a meta-analysis. *Fertil Steril.* 2006;86:658-663.

Gillam MP. *Endo Reviews.* 2005;27(5):485-534.

Girardi G, Redecha P, Salmon JE. Heparin prevents antiphospholipid antibody-induced fetal loss by inhibiting complement activation. *Nature Medicine.* 2004; 10:1222-1226.

Glueck CJ, Wang P, et al. Pregnancy outcomes among women with polycystic ovary syndrome treated with metformin. *Hum Reprod.* 2002;17(11):2858.

Gnoth C, Godehardt E, Frank-Herrmann P, et al. Definition and prevalence of subfertility and infertility. *Hum Reprod.* 2005;20(5): 1144-1147.

Gnoth C, Godehardt D, et al. Time to pregnancy: results of the German prospective study and impact on the management of infertility. *Hum Reprod.* 2003;18(9): 1959.

Goodarzi MO, Shah NA, Antoine HJ, et al. Variants in the 5alpha-reductase type 1 and type 2 genes are associated with polycystic ovary syndrome and the severity of hirsutism in affected women. *J Clin Endocrinol Metab.* 2006;91: 4085-4091.

Guzick DS, Overstreet JW, et al. Sperm morphology, motility, and concentration in fertile and infertile men. *N Engl J Med.* 2001;345(19):1388.

Hansen LM, Batzer FR, et al. Evaluating ovarian reserve: follicle stimulating hormone and oestradiol variability during cycle days 2–5. *Hum Reprod.* 1996;11 (3):486.

Hansen M. Assisted reproductive technologies and the risk of birth defects—a systematic review. *Hum Reprod.* 2005;20(2):328.

Harborne LR, Sattar N, Norman JE, Fleming R. Metformin and weight loss in obese women with polycystic ovary syndrome: comparison of doses. *J Clin Endocrincol Metab.* 2005;90:4593-4598.

Hassold TJ. A cytogenetic study of repeated spontaneous abortions. *Am J Hum Genet.* 1980;32(5):723.

Haynes PJ, Hodgson H, et al. Measurement of menstrual blood loss in patients complaining of menorrhagia. *Br J Obstet Gynaecol.* 1977;84(10):763.

Heard MJ, Pierce A, et al. Pregnancies following use of metformin for ovulation induction in patients with polycystic ovary syndrome. *Fertil Steril.* 2002;77(4): 669.

Heck KE, Schoendorf KC, et al. Delayed childbearing by education level in the United States, 1969–1994. *Matern Child Health J.* 1997;1(2):81.

Hellmuth E, Damm P, et al. Oral hypoglycaemic agents in 118 diabetic pregnancies. *Diabet Med.* 2000;17(7):507.

Herman-Giddens ME, Slora EJ, et al. Secondary sexual characteristics and menses in young girls seen in office practice: a study from the Pediatric Research in Office Settings network. *Pediatrics.* 1997;99(4):505.

Hobbs L, Ort R, et al. Synopsis of laser assisted hair removal systems. *Skin Therapy Lett.* 2000;5(3):1.

Hofle G, Gasser R, Mohsenipour I, Finkenstedt G. Surgery combined with dopamine agonists versus dopamine agonists alone in long-term treatment of macroprolactinoma: a retrospective study. *Exp Clin Endocrinol Diabetes.* 1998.

Isik AZ, Gulekli B, et al. Endocrinological and clinical analysis of hyperprolactinemic patients with and without ultrasonically diagnosed polycystic ovarian changes. *Gynecol Obstet Invest.* 1997;43(3):183.

Jaffe R, Jauniaux E, et al. Maternal circulation in the first-trimester human placenta—myth or reality? *Am J Obstet Gynecol.* 1997;176(3):695.

Jain T, Soules MR, Collins JA. Comparison of basal follicle-stimulating hormone versus the clomiphene citrate challenge test for ovarian reserve screening. *Fertil Steril.* 2004;82:180-185.

Jakimiuk AJ, Weitsman SR, et al. Luteinizing hormone receptor, steroidogenesis acute regulatory protein, and steroidogenic enzyme messenger ribonucleic acids are overexpressed in thecal and granulosa cells from polycystic ovaries. *J Clin Endocrinol Metab.* 2001;86(3):1318.

Jakubowicz DJ, Iuorno MJ, et al. Effects of metformin on early pregnancy loss in the polycystic ovary syndrome. *J Clin Endocrinol Metab.* 2002;87(2):524.

Jasonni VM, Raffelli R, et al. Vaginal bromocriptine in hyperprolactinemic patients and puerperal women. *Acta Obstet Gynecol Scand.* 1991;70(6): 493.

Jeng GT, Scott JR, et al. A comparison of meta-analytic results using literature vs individual patient data. Paternal cell immunization for recurrent miscarriage. *JAMA.* 1995;274(10):830

Jivraj S, Rai R, Underwood J, Regan L. Genetic thrombophilic mutations among couples with recurrent miscarriage. *Hum Reprod.* 2006;21(5):1161-1165.

Johnson NP, Mak W, et al. Laparoscopic salpingectomy for women with hydrosalpinges enhances the success of IVF: a Cochrane review. *Hum Reprod.* 2002;17 (3):543.

Kamel HS, Darwish AM, et al. Comparison of transvaginal ultrasonography and vaginal sonohysterography in the detection of endometrial polyps. *Acta Obstet Gynecol Scand*. 2000;79(1):60.

Kaplowitz PB, Oberfield SE. Reexamination of the age limit for defining when puberty is precocious in girls in the United States: implications for evaluation and treatment. Drug and Therapeutics and Executive Committees of the Lawson Wilkins Pediatric Endocrine Society. *Pediatrics*. 1999;104(4 Pt 1):936.

Kaufman RH, Adam E, et al. Continued follow-up of pregnancy outcomes in diethylstilbestrol-exposed offspring. *Obstet Gynecol*. 2000;96(4):483.

Khorram O, Helliwell JP, Katz S, Bonpane CM, Jaramillo L. Two weeks of metformin improves clomiphene citrate-induced ovulation and metabolic profiles in women with polycystic ovary syndrome. *Fertil Steril*. 2006;85:1448-1451.

Kleinhaus K, Perrin M, Friedlander Y, et al. Paternal age and spontaneous abortion. *Obstet Gynecol*. 2006;108:369-377.

Kodama H, Fukuda J, et al. Characteristics of blood hemostatic markers in a patient with ovarian hyperstimulation syndrome who actually developed thromboembolism. *Fertil Steril*. 1995;64:1207.

Kouides PA, Phatak PD, et al. Gynaecological and obstetrical morbidity in women with type I von Willebrand disease: results of a patient survey. *Haemophilia*. 2000;6(6):643.

Kovalevsky G, Gracia CR, Berlin JA, et al. Evaluation of the association between hereditary thrombophilias and recurrent pregnancy loss: a meta-analysis. *Arch Intern Med*. 2004;164(5):558-563.

Kriplani A, Agarwal N. Effects of metformin on clinical and biochemical parameters in polycystic ovary syndrome. *J Reprod Med*. 2004;49(5):361.

Kruger TF, Coetzee K. The role of sperm morphology in assisted reproduction. *Hum Reprod Update*. 1999;5(2):172.

Kundsin RB, Driscoll SG, et al. Ureaplasma urealyticum incriminated in perinatal morbidity and mortality. *Science*. 1981;213(4506):474.

Lanigan SW. Incidence of side effects after laser hair removal. *J Am Acad Dermatol*. 2003;49(5):882.

Legro RS, Barnhart HX, Schlaff WD, et al. Clomiphene, metformin, or both for infertility in the polycystic ovary syndrome. *New Engl J Med*. 2007;356(6):551-566.

Levi AJ, Raynault MF, et al. Reproductive outcome in patients with diminished ovarian reserve. *Fertil Steril*. 2001;76(4):666.

Lipscomb GH, Bran D, et al. Analysis of three hundred fifteen ectopic pregnancies treated with single-dose methotrexate. *Am J Obstet Gynecol*. 1998;178:1354.

Lipscomb GH, Givens VA, et al. Previous ectopic pregnancy as a predictor of failure of systemic methotrexate therapy. *Fertil Steril*. 2004;81(5):1221.

Lipscomb GH, McCord ML, et al. Predictors of success of methotrexate treatment in women with tubal ectopic pregnancies. *N Engl J Med.* 1999;341:1974.

Lipscomb GH, Stovall TG, et al. Nonsurgical treatment of ectopic pregnancy. *N Engl J Med.* 2000;343(18):1325.

Lo JC, Schwitzgebel VM, et al. Normal female infants born of mothers with classic congenital adrenal hyperplasia due to 21-hydroxylase deficiency. *J Clin Endocrinol Metab.* 1999;84(3):930-936.

Lobo R, Shoupe D, et al. The effects of two doses of spironolactone on serum androgens and anagen hair in hirsute women. *Fertil Steril.* 1985;43(2):200.

Looker AC, Orwoll ES, et al. Prevalence of low femoral bone density in older U.S. adults from NHANES III. *J Bone Miner Res.* 1997;12(11):1761.

Lord JM, Flight IH, et al. Insulin-sensitising drugs (metformin, troglitazone, rosiglitazone, pioglitazone, D-chiro-inositol) for polycystic ovary syndrome. *Cochrane Database Syst Rev.* 2003;(3):CD003053.

Lucidi RS, Pierce JD, Kavoussi SK, et al. Prior fertility in the male partner does not predict a normal semen analysis. *Fertil Steril.* 2005;84(3):793-794.

Mahabeer S, Naidoo C, et al. Metabolic profiles and lipoprotein lipid concentrations in non-obese patients with polycystic ovarian disease. *Horm Metab Res.* 1990;22(10):537.

Makris M. Hyperhomocysteinemia and thrombosis. *Clin Lab Haematol.* 2000;22(3):133.

Many A, Elad R, et al. Third-trimester unexplained intrauterine fetal death is associated with inherited thrombophilia. *Obstet Gynecol.* 2002;99(5 Pt 1):684.

Markee JE. Menstruation in intraocular endometrial transplants in the rhesus monkey. *Contrib Embryol.* 1940;177:221.

Marshall WA, Tanner JM. Variations in pattern of pubertal changes in girls. *Arch Dis Child.* 1969;44(235):291.

Martinelli I, Mannucci PM, et al. Different risks of thrombosis in four coagulation defects associated with inherited thrombophilia: a study of 150 families. *Blood.* 1998;92(7):2353.

McDonough PG. Puberty. In *Precis, Reproductive Endocrinology: an Update in Obstetrics and Gynecology.* Washington, DC: American College of Obstetricians and Gynecologists, 1998:32.

Naftolin F, Taylor HS, et al. The Women's Health Initiative could not have detected cardioprotective effects of starting hormone therapy during the menopausal transition. *Fertil Steril.* 2004;81(6):1498.

Navot D, Scott RT, Droesch K, et al. The window of embryo transfer and the efficiency of human conception in vitro. *Fertil Steril.* 1991;55:114-118.

Nestler JE. Metformin and the polycystic ovary syndrome. *J Clin Endocrinol Metab.* 2001;86(3):1430.

Nestler JE, Powers LP, et al. A direct effect of hyperinsulinemia on serum sex hormone-binding globulin levels in obese women with the polycystic ovary syndrome. *J Clin Endocrinol Metab.* 1991;72(1):83.

New MI. Extensive clinical experience: nonclassical 21-hydroxylase deficiency. *J Clin Endocrinol Metab.* 2006;91(11):4205-4214.

Ng EH, Chan CC, Tang OS, et al. Comparison of endometrial and subendometrial blood flows among patients with and without hydrosalpinx shown on scanning during in vitro fertilization treatment. *Fertil Steril.* 2006;85:333-338.

Ober C, Karrison T, et al. Mononuclear-cell immunisation in prevention of recurrent miscarriages: a randomised trial. *Lancet.* 1999;354(9176):365.

Ogasawara M, Aoki K, et al. Embryonic karyotype of abortuses in relation to the number of previous miscarriages. *Fertil Steril.* 2000;73(2):300.

Orio F, Jr., Palomba S, et al. The cardiovascular risk of young women with polycystic ovary syndrome: an observational, analytical, prospective case-control study. *J Clin Endocrinol Metab.* 2004;89(8):3696.

Pagotto U, Marsicano G, et al. Normal human pituitary gland and pituitary adenomas express cannabinoid receptor type 1 and synthesize endogenous cannabinoids: first evidence for a direct role of cannabinoids on hormone modulation at the human pituitary level. *J Clin Endocrinol Metab.* 2001;86 (6): 2687.

Papanikolaou EG, Tournaye H, et al. *Early Pregnancy Outcome Is Impaired in Early Ovarian Hyperstimulation Syndrome (OHSS) Comparing to Late OHSS.* St. Louis: American Society for Reproductive Immunology, 2004.

Patton PE, Burry KA, Thurmond A, et al. Intrauterine insemination outperforms intracervical insemination in a randomized, controlled study with frozen, donor semen. *Fertil Steril.* 1992;57(3):559-594.

Pearlstone AC, Fournet N, et al. Ovulation induction in women age 40 and older: the importance of basal follicle-stimulating hormone level and chronological age. *Fertil Steril.* 1992;58(4):674.

Pellestor F, Andreo B, et al. Maternal aging and chromosomal abnormalities: new data drawn from in vitro unfertilized human oocytes. *Hum Genet.* 2003;112(2):195.

Pierpoint T, McKeigue PM, et al. Mortality of women with polycystic ovary syndrome at long-term follow-up. *J Clin Epidemiol.* 1998;51(7):581.

Polson DW, Adams J, et al. Polycystic ovaries—a common finding in normal women. *Lancet.* 1988;1(8590):870.

Poppe K, Glinoer D, et al. Assisted reproduction and thyroid autoimmunity: an unfortunate combination? *J Clin Endocrinol Metab.* 2003;88(9):4149.

Preston FE, Rosendaal FR, et al. Increased fetal loss in women with heritable thrombophilia. *Lancet.* 1996;348(9032):913.

Price TM, Allen S, et al. Lack of effect of topical finasteride suggests an endocrine role for dihydrotestosterone. *Fertil Steril.* 2000;74(2):414.

Proctor JA, Haney AF . Recurrent first trimester pregnancy loss is associated with uterine septum but not with bicornuate uterus. *Fertil Steril.* 2003;80(5): 1212.

Ray NF, Chan JK, et al. Medical expenditures for the treatment of osteoporotic fractures in the United States in 1995: report from the National Osteoporosis Foundation. *J Bone Miner Res.* 1997;12(1):24.

Rey E, Kahn SR, et al. Thrombophilic disorders and fetal loss: a meta-analysis. *Lancet.* 2003;361(9361):901-908.

Ridker PM, Miletich JP, et al. Factor V Leiden mutation as a risk factor for recurrent pregnancy loss. *Ann Intern Med.* 1998;128(12 Pt 1):1000.

Rivera JL, Lal S, et al. Effect of acute and chronic neuroleptic therapy on serum prolactin levels in men and women of different age groups. *Clin Endocrinol (Oxf).* 1976;5(3):273.

Robertson L, Wu O, Langhorne P, et al. Thrombophilia in pregnancy: a systematic review. *Br J Haematol.* 2006;132(2):171-196.

Roque H, Paidas MJ, Funai EF, et al. Maternal thrombophilias are not associated with early pregnancy loss. *Thromb Haemost.* 2004;91(2):290-295.

Rubinek T, Hadani M, et al. Prolactin (PRL)-releasing peptide stimulates PRL secretion from human fetal pituitary cultures and growth hormone release from cultured pituitary adenomas. *J Clin Endocrinol Metab.* 2001;86(6):2826.

Salat-Baroux J. [Recurrent spontaneous abortions]. *Reprod Nutr Dev.* 1988;28 (6B):1555.

Sam S, Legro RS, Essah PA, et al. Evidence for metabolic and reproductive phenotypes in mothers of women with polycystic ovary syndrome. *Proc Natl Acad Sci U S A.* 2006;103(18):7030-7035.

Sanson BJ, Friederich PW, et al. The risk of abortion and stillbirth in antithrombin, protein C-, and protein S-deficient women. *Thromb Haemost.* 1996;75(3):387.

Sargent IL, Wilkins T, et al. Maternal immune responses to the fetus in early pregnancy and recurrent miscarriage. *Lancet.* 1988;2(8620):1099.

Schlechte J, Dolan K, et al. The natural history of untreated hyperprolactinemia: a prospective analysis. *J Clin Endocrinol Metab.* 1989;68(2):412.

Scott RT, Opsahl MS, et al. Life table analysis of pregnancy rates in a general infertility population relative to ovarian reserve and patient age. *Hum Reprod.* 1995;10(7):1706.

Seki K, Kato K, et al. Parallelism in the luteinizing hormone responses to opioid and dopamine antagonists in hyperprolactinemic women with pituitary microadenoma. *J Clin Endocrinol Metab.* 1986;63(5):1225.

Sharara FI, Scott RT, Jr., et al. The detection of diminished ovarian reserve in infertile women. *Am J Obstet Gynecol.* 1998;179(3 Pt 1):804.

Shumaker SA, Legault C, et al. Conjugated equine estrogens and incidence of probable dementia and mild cognitive impairment in postmenopausal women: Women's Health Initiative Memory Study. *JAMA.* 2004;291(24):2947.

Slayden SM, Azziz R. The role of androgen excess in acne. In Azziz R, Nestler JE, Dewailly D. *Androgen Excess Disorders in Women*. Philadelphia: Lippincott–Raven Publishers: 131, 1997.

Sluijmer AV, Lappohn RE. Clinical history and outcome of 59 patients with idiopathic hyperprolactinemia. *Fertil Steril*. 1992;58(1):72.

Speiser PW, White PC. Congenital adrenal hyperplasia. *N Engl J Med*. 2003; 349(8):776.

Stein ZA. A woman's age: childbearing and child rearing. *Am J Epidemiol*. 1985;121 (3):327.

Steiner AZ, Chang L, et al. 3alpha-hydroxysteroid dehydrogenase type III deficiency: a novel cause of hirsutism (O-307). *J Soc Gynecol Invest*. 2004;11 (2S):307.

Strandell A, Lindhard A, Eckerlund I. Cost-effectiveness analysis of salpingectomy prior to IVF, based on a randomized controlled trial. *Hum Reprod*. 2005; 20(12):3281-3292.

Strandell A, Lindhard A. Why does hydrosalpinx reduce fertility? The importance of hydrosalpinx fluid. *Hum Reprod*. 2002;17(5):1141.

Strandell A, Lindhard A, Waldenstrom U, Thorburn J. Hydrosalpinx and IVF outcome: cumulative results after salpingectomy in a randomized controlled trial. *Hum Reprod*. 2001a;16(11):2403.

Strandell A, Lindhard A, Waldenstrom U, Thorburn J. Prophylactic salpingectomy does not impair the ovarian response in IVF treatment. *Hum Reprod*. 2001b;16(6):1135.

Sun L, Peng Y, Sharrow AC, et al. FSH directly regulates bone mass. *Cell*. 2006;125:247-260.

Tartagni M, Schonauer MM, et al. Intermittent low-dose finasteride is as effective as daily administration for the treatment of hirsute women. *Fertil Steril*. 2004;82(3):752.

Thatcher SS, Jackson EM. Pregnancy outcome in infertile patients with polycystic ovary syndrome who were treated with metformin. *Fertil Steril*. 2006;85:1007-1009.

Toner JP. Age = egg quality, FSH level = egg quantity. *Fertil Steril*. 2003;79(3):491.

Trio D, Strobelt N, et al. Prognostic factors for successful expectant management of ectopic pregnancy. *Fertil Steril*. 1995;63:469.

van Montfrans JM, Dorland M, et al. Increased concentrations of follicle-stimulating hormone in mothers of children with Down's syndrome. *Lancet*. 1999; 353(9167):1853.

Velazquez E, Acosta A, et al. Menstrual cyclicity after metformin therapy in polycystic ovary syndrome. *Obstet Gynecol*. 1997;90:392.

Verhelst J, Abs R, et al. Cabergoline in the treatment of hyperprolactinemia: a study in 455 patients. *J Clin Endocrinol Metab.* 1999;84(7):2518.

Waggoner W, Boots LR, et al. Total testosterone and DHEAS levels as predictors of androgen-secreting neoplasms: a populational study. *Gynecol Endocrinol.* 1999;13(6):394.

Walker-Bone K, Dennison E, et al. Epidemiology of osteoporosis. *Rheum Dis Clin North Am.* 2001;27(1):1.

Wang X, Chen C, et al. Conception, early pregnancy loss, and time to clinical pregnancy: a population-based prospective study. *Fertil Steril.* 2003;79(3):577.

Warburton D. De novo balanced chromosome rearrangements and extra marker chromosomes identified at prenatal diagnosis: clinical significance and distribution of breakpoints. *Am J Hum Genet.* 1991;49(5):995.

Warburton D, Fraser FC. Spontaneous abortion risks in man: data from reproductive histories collected in a medical genetics unit. *Am J Hum Genet.* 1964;16:1.

Wild S, Pierpoint T, et al. Cardiovascular disease in women with polycystic ovary syndrome at long-term follow-up: a retrospective cohort study. *Clin Endocrinol (Oxf).* 2000;52(5):595.

Wong IL, Morris RS, et al. A prospective randomized trial comparing finasteride to spironolactone in the treatment of hirsute women. *J Clin Endocrinol Metab.* 1995;80(1):233.

World Health Organization. *WHO Laboratory Manual for the Examination of Human Semen and Semen-Cervical Mucus Interaction.* New York: Cambridge University Press, 1999.

Yates J, Barrett-Connor E, et al. Rapid loss of hip fracture protection after estrogen cessation: evidence from the National Osteoporosis Risk Assessment. *Obstet Gynecol.* 2004;103(3):440.

Young RL, Goldzieher JW, et al. The endocrine effects of spironolactone used as an antiandrogen. *Fertil Steril.* 1987;48(2):223.

Yucelten D, Erenus M, et al. Recurrence rate of hirsutism after 3 different antiandrogen therapies. *J Am Acad Dermatol.* 1999;41(1):64.